건강도시의 이론과 실제

강은정 엮음

강은정 · 고광욱 · 김건엽 · 김 영 · 김은정
김진희 · 김태환 · 박남수 · 성현곤 · 이원재 공저

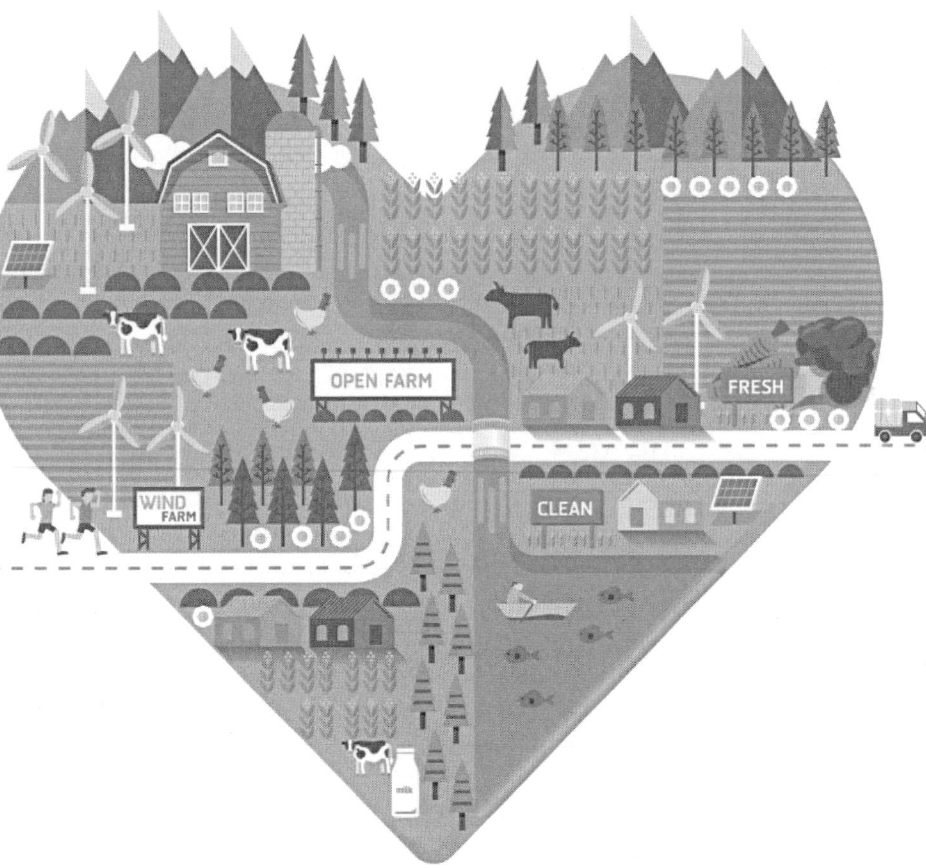

홍릉과학출판사

머리말

건강한 도시는 어떤 도시인가? 어떤 이들은 100세가 넘는 장수 노인이 많은 도시를 떠올릴 것이고, 어떤 이들은 공원과 녹지가 풍부하고 맑은 공기를 가진 도시를 떠올릴 것이다. 또 어떤 이들은 자전거를 타는 사람들과 조깅하는 사람들이 많은 도시라고 말할 것이다. 여러분은 무엇이 건강한 도시라고 생각하는가? 우리는 보통 건강이라고 하면 개인의 건강을 생각하기 때문에 건강한 도시 혹은 건강도시에 대해서는 이해하기가 쉽지 않다. 이 책은 건강도시란 무엇인가에 대해 고민하는 전문가, 학생, 활동가, 일반인들을 위해 그 동안에 여기저기 흩어져 있던 건강도시에 관한 지식들을 모아서 건강도시에 대한 이해를 돕기 위해서 만들게 되었다.

국내에서 건강도시는 1998년 과천시가 처음으로 건강도시를 천명한 이후로 2006년에는 창원시를 중심으로 건강도시들의 네트워크인 대한민국건강도시협의회가 만들어졌다. 그리고 2018년 2월 현재 90개의 지자체가 이 협의회에 가입해 있을 만큼 양적으로 크게 성장하였다. 주로 보건소 건강증진사업을 타부문과의 협력을 통해 확대하는 형태의 사업에서 2009년부터는 건강도시에서 건강영향평가를 도입함으로써 모든 정책에서의 건강(Health in All Policies)을 실행하는 내용상의 발전도 크게 이루어졌다.

이러한 건강도시의 발전에도 불구하고 보건의료 분야의 전문가와 실무자 사이에서도 여전히 건강도시의 개념과 접근방법에 대한 이해가 부족하다는 것을 느낀다. 건강도시에 대한 이해가 부족한 이유를 두 가지로 정리할 수 있을 것 같다. 첫째는 건강도시 접근방식은 전통적인 보건사업 현장에서는 상당히 낯선 것이다. 담당 공무원이 사업기획부터 실행, 평가까지 주도하는 관주도형의 보건사업에서 벗어나 기획부터 평가까지 지역사회 주민을 참여하게 하고 교통이나 도시계획과 같은 다른 부서와 함께 보건사업을 추진하도록 요구하는 건강도시는 어렵게 느껴질 수 있다. 두 번째, 건강도시가 국내 현장 속에서 체계화 된 것이라기보다는 세계보건기구 유럽사무소를 중심으로 한 유럽의 현장에서 이론으로 체계화된 것이기 때문이다. 건강도시에서 강조되는 것이 도시 거버넌스인데 거버넌스를 결정짓는 정치체계나 민주주의 성숙도에서 차이가 나는 상황에서 이를 국내에 그대로 도입하는 것이 현실과 맞지 않을 수 있는 것이다.

이 두 가지 중 첫 번째는 시간이 흐르면서 차츰 해소가 되는 것을 보게 된다. 보건소 통합건강증진사업도 이제는 지역사회 자원 연계와 주민의 참여를 평가지표로 포함하였다. 또한 건강도시가 확산되는 동안 안전도시, 고령친화성도시, 건강생태계 사업, 그리고 건강한 마을

머리말

만들기 사업 등 다부문간의 협력과 지역사회 참여를 강조하고 도시의 모든 부문이 건강을 위해 협력해야 한다는 원칙을 공유하는 다양한 사업들이 전개되어 왔다는 점에서도 그러하다. 하지만 건강도시에 대한 지식은 소수의 전문가집단과 건강도시 사업을 하고 있는 지자체 공무원들에게만 국한된 실정이다. 두 번째 이유인 국내 현실에 맞는 건강도시 이론의 부재는 건강도시가 계속 실행되면서 경험들이 지식으로 체계화되면서 해결이 될 수 있을 것이다.

이 책은 크게 두 부분으로 구성되어 있다. 제1부는 건강도시 이론 편으로 아직은 건강도시에 대한 한국적 이론이 만들어지지는 않았지만 건강도시 이론이라고 할 만한 개념들을 체계적으로 정리하는 시도를 하였다. 이와 더불어 제2부에서는 현재 국내에서 실행되고 있는 건강도시 사업들을 주제별로 소개하고 있다.

이 책은 건강도시 사업을 하고 있거나 할 계획이 있는 공무원들뿐만 아니라 대학생 및 대학원생들의 교재로도 활용되도록 기획되었다. 다양한 전공 배경을 가진 학생들이 자신의 전공분야가 어떻게 건강을 이롭게 할 수 있는지를 깨닫게 된다면, 사회 곳곳에서 건강에 이로운 환경들이 보다 쉽게 만들어질 수 있을 것이다. 또한 자기가 살고 있는 동네를 건강하게 만드는데 관심이 있는 활동가들의 자체 학습이나 일반 시민들을 위한 교육 자료로도 활용할 수 있을 것이다. 어떤 대상이 이 책을 이용하든지 각 장마다 제공된 토론문제를 통해서 다른 사람들과 지식을 나누고 생각을 발전시킬 수 있도록 유도한다.

이 책은 보건학, 예방의학, 도시계획, 안전, 교통, 주택 분야의 전문가들이 참여한 학제간 연구의 산물이다. 바쁜 일정 가운데서도 저술에 참여해 주신 모든 공동저자들께 진심으로 감사드린다. 또한 건강도시의 가치를 알아주시고 디자인과 편집에 정성을 기울여주신 홍릉과학출판사 관계자분들께도 감사드린다.

2018년 2월 21일

엮은이 강은정

차례

PART 1
건강도시 이론

차례

차례

차례

PART 2
건강도시의 실제

차례

차례

차례

차례

PART 1

건강도시 이론

01 건강도시란?

1 서론

1.1 도시화

과거로부터 세계적으로나 한국에서도 도시화가 진행되어 왔고 또 앞으로도 도시화가 진행될 것으로 예측된다. 도시화란 한 국가 또는 사회에 대한 도시지역 전체 인구의 비율 또는 그러한 비율의 증가를 의미한다(한국행정학회, 2017). 표 1.1은 한국과 세계의 도시화율을 보여준다. 세계와 한국 모두 도시화율의 증가가 확연하게 보인다. 한국의 도시화율은 1960년 이전에는 세계 평균에 못 미쳤지만 1960년대를 지나면서 앞지르기 시작하였고 2020년에는 83.1%, 2030년에는 84.5%가 도시화 될 것으로 예상된다. 도시화는 도시로의 인구유입과 도시에서의 인구의 자연증가의 요인으로 발생하는데 한국은 국가 전체 인구성장률에 비해 도시 인구성장률이 월등히 높은 국가로 후자보다는 전자의 영향이 더 크다고 할 수 있다(한국행정학회, 2017).

표 1.1 한국과 세계의 도시화율 비교

(단위 : %)

	1950	1960	1970	1980	1990	2000	2010	2020	2030
세계	29.2	34.2	37.1	39.3	42.9	46.6	51.6	56.2	60.0
한국	18.3	33.8	49.8	56.7	73.8	79.6	81.9	83.1	84.5

[자료] 통계청(2017)

1.2 도시화와 건강의 관계

도시화는 건강에 이로울까 아니면 해로울까? 도시화는 건강에 이로울 수도 있고 해로울 수도 있다는 것이 답이다. 도시에는 교육, 보건, 복지, 교통 서비스 등의 자원이 농촌에 비해 더 풍부하고 그 결과로 좋은 건강결과를 낳을 수 있다. 서태평양지역에서 도시화는 기대수명의 증가, 신생아, 영유아, 5세 미만 아동의 사망률의 감소, 식수원의 개선, 위생상태의 개선을 가져왔다(보건복지부, 한국건강증진개발원, 2015). 한편 한 도시가 관리할 수 있는 수준 이상으로 인구가 유입되게 되면 슬럼의 증가와 같은 사회경제적 불평등이 나타나고 결국 건강의 불평등으로 이어질 수 있다.

일반적으로 도시의 건강을 이해하고자 할 때 공존하는 세 가지 체계로 이해하는 것이 도움이 된다(Sarkar, Webster, Gallacher, 2014). 첫 번째는 개인-인구집단 체계로 건강결과가 드러나는 곳이다. 두 번째는 가구-이웃-도시 체계로 건강결정요인들이 공간적, 행태적, 조직적 차원에서 작용을 하는 곳이다. 세 번째 유형의 체계는 거버넌스와 의사결정 체계로 정부의 거버넌스 구조와 이들의 토지, 서비스, 건강 계획 능력 등과 관련되어 있다. 각 체계의 구성요소별로 건강결정요인들을 나열하면 표 1.2와 같다.

도시화와 건강을 이해하는 또 다른 방법은 앞서 수직적으로 나열한 건강결정요인들을 수평적으로 나열해 보는 것이다. Galea와 Vlahov(2005)는 도시에서의 생활이 어떻게 건강에 영향을 미칠 수 있는 지를 도시의 물리적 환경, 사회적 환경, 보건 및 사회 서비스의 가용성 및 접근성이라는 세 가지 차원으로 설명하였다.

도시의 물리적 환경이란 건조환경(built environment), 대기 및 수질, 소음, 공원, 기후상태와 같은 요소들을 포함한다. 건조환경이란 인간에 의해 인위적으로 디자인, 조성, 개량, 관리된 환경을 말하는 것으로서 집, 학교, 일터, 근린공원, 도로, 대중교통 체계 등이 모두 포함된다(앤드류 댄넌버그 등, 2011).

건조환경과 건강의 관계에 관한 문헌은 너무 많은데, 특히 신체활동, 대기질, 수질, 손상(injury), 정신건강, 사회적 자본에 영향을 미친다(앤드류 댄넌버그 등, 2011). 도시는 산업단지, 발전소, 그리고 자동차 배기가스의 배출로 인해 대기질 오염이 발생한다. 미세먼지로 인한 대기오염은 호흡기질환, 심뇌혈관질환, 신경정신질환, 저체중아출산 등의 원인이 된다(경선영, 정성환, 2017). 수질 또한 건강과 밀접하게 관련이 있다. 수질과 관련된 위험은 크게 위생적인 물을 공급하지 못할 때 설사, 장염 등이 발생하고, 수자원을 관리하지 못했을 때는 말라리아, 뎅기열, 일본뇌염 같은 전염병이 발생할 수 있다(황선빈 등, 2011). 도시

표 1.2 도시건강 모형 안의 다수준의 건강결정요인들

위계수준	건강결정요인
지역수준	거버넌스
	거시경제
	사회 이념(민주주의, 인권, 인종주의, 관습)
	도시재생
	도시팽창, 교외화, 이민
	생물다양성, 자연적 서식지, 기후변화
도시수준	도로 형태(도시 전체의 네트워크 연결성 혹은 접근성)
	도시 전체의 토지이용의 역동성(서비스 목적지의 위치 및 밀도)
	교통(활동적 교통의 역할, 정책)
	거버넌스와 단속규제
	미시경제구조
	노동시장, 농업시장 및 식품 네트워크
	교육체계, 보건서비스, 복지혜택 등
	오염, 쓰레기처리, 미학
이웃수준	도로 형태(네트워크 연결성 혹은 접근성)
	토지이용 형태(서비스 목적지의 위치 및 밀도)
	주거 밀집도
	디자인(보행친화적 설계)
	사회경제적 상태
	사회적 자본, 공동체라는 느낌
	안전(범죄율, 낙서, 도로 안전)
주거공간/작업장	가구 유형, 거주기간, 층수, 가구 밀집도
	가구 소득 혹은 부, 부대시설
	위생 및 오염 수준(실내오염, 소음 수준)
	물리적 상태(조명, 습기, 채광시간, 평균 개인 공간 등)
	사회적 유대, 사회적지지, 가구구성
	영양 및 식이, 위생
개인수준	생활양식(수면시간, 흡연, 음주, 중독, 신체활동)
	나이, 성별, 인종
	교육, 고용
	생리적 요인(알레르기반응, 면역능력, 약물반응성, 항원에 대한 노출 등)
	유전형
	심리적 요인에 대한 반응 양상
	선천적 결함, 사고, 장애를 갖게 하는 손상

[자료] Sarkar, Webster, Gallacher(2014). pp.52-53.

주거의 대다수를 차지하는 공동주택(아파트, 연립주택, 다세대주택)에서의 층간소음으로 인한 문제는 오늘날 대한민국에서 살인사건으로 이어질 만큼 심각한 수준이다(연합뉴스, 2017). 반면에 도시의 높은 녹지 비율은 신체활동을 증가시키고 스트레스 감소와 정신건강을 증진시키며 비만위험율을 낮추는 효과를 갖는다(앤드류 댄넨버그 등, 2011).

도시의 사회적 환경은 사람들과의 다양한 상호작용을 말한다. 사회적 긴장(social strain)이론에 의하면 도시에서의 사람들과의 상호작용 속에서 불편한 자극을 받음으로 인해 스트레스를 받고 이것이 정서 및 행동에 부정적인 영향을 미친다고 한다(Galea, Vlahov, 2005). 한편 개인적으로 가지고 있는 사회적지지(social support) 자원도 사회적 환경의 중요한 차원이다. 금전적 도움이 필요할 때, 아플 때, 마음이 힘들 때 물질적으로나 정서적으로 혹은 직접 돌봄으로 나를 도와줄 수 있는 사람을 갖고 있는 것은 개인으로서 귀중한 자원이다. 도시, 특히 대한민국의 도시에서는 도시화가 빠르게 진행되어 왔고 따라서 다른 지역에서 이주한 낯선 이웃을 만날 확률이 높다. 이런 환경에서 얼마나 사회적 지지를 얻을 수 있는가는 도시민의 건강과 밀접한 관련이 있을 수 있다.

사회적 환경을 구성하는 세 번째 차원으로 생각이나 사회적 모델의 확산성을 들 수 있다. 특히 정보통신기술의 발달로 다양한 사회적 네트워크 서비스(Social Network Service, SNS)가 발달한 대한민국에서 각종 정보의 확산 속도는 엄청나게 빠르다. 유용한 건강정보들을 온라인 매체 상에서 쉽게 찾을 수 있기 때문에 건강관리에 대한 지식이 향상되고 이에 따라 개인의 건강관리 기술이 향상될 수 있다. 반면에 정보의 홍수 속에서 허위정보로 인한 잘못된 의사결정의 위험도 커졌다. 마지막으로 도시에서의 불평등은 중요한 건강결정요인이다. 소득 및 기타 자원의 불평등은 그 자체로서 다양한 기전으로 건강에 영향을 미친다(Kawachi et al., 1997; Lynch et al., 2001).

도시가 갖는 보건 및 사회 서비스의 가용성 및 접근성 또한 건강에 영향을 미친다. 미국의 경우 사회경제적 수준이 낮은 계층들은 의료보험이 없어서 질이 낮은 서비스를 받거나 응급의료체계로 더 많이 들어가게 된다. 또한 개발도상국의 경우 인구가 밀집된 도시에서는 전염병 예방 및 관리 여건이 부족하여 전염병의 확산이 더 빠르다.

2 건강도시의 개념 및 특징

2.1 건강도시의 개념

건강도시는 도시의 물리적, 사회적 환경을 지속적으로 개선하고, 시민이 삶의 모든 기능을 수행하고 최대한의 잠재력을 개발하는 데 있어 서로 협력할 수 있도록 지역사회 자원을 확장해나가는 도시이다(Hancock, Duhl, 1988). 이것은 세계보건기구가 채택하고 있는 정의로서 건강결과보다는 인간의 건강 잠재력을 키워나가는 과정, 즉 보다 나은 물리적 환경과 사회적 환경을 만드는 데에 초점을 맞추고 있다. 따라서 도시개발과 관리의 과정에 건강을 고려하도록 만드는 것이 건강도시에 있어서 매우 중요하다(WPRO, 2000).

2.2 건강도시의 특징

Hancock과 Duhl(1988)은 건강도시의 특징을 그림 1.1과 같이 11가지로 제시하였다. 건강도시의 정의에서와 같이 11번째 특징인 건강수준이 높다는 특징만 있는 것이 아니라 이를 달성하기 위해 그 과정에서 필요한 다양한 노력들이 나머지 10개의 특징에 담겨있다. 이 중 전통적인 보건의료 부문과 관련된 특징은 열 번째와 열한 번째 요소로서 각각은 건

1. 물리적인 환경이 깨끗하고 안전한 도시(주거의 질 포함)
2. 안정적이며 지속가능한 생태계를 보전하는 도시
3. 상호협력이 잘 이루어지며, 자연자원을 절약하는 도시
4. 정책에 대한 시민들의 참여와 통제기능이 원활한 도시
5. 모든 시민에게 의식주를 비롯한 기본적인 욕구(음식, 물, 주거, 소득, 안정, 직장)가 충족되는 도시
6. 건강과 관련된 자원, 경험, 서비스에 대한 접근의 기회가 공평한 도시
7. 다양하고 활기 넘치는 혁신적 경제구조를 가진 도시
8. 역사적, 문화적 유산이 보존되는 도시
9. 건강도시의 제반 조건을 충족할 수 있는 행정체계가 갖추어진 도시
10. 모든 시민에게 공중보건과 의료서비스가 공평하게 보장되는 도시
11. 시민의 건강수준이 높은 도시

» **그림 1.1** 건강한 도시의 11가지 특징
[자료] Hancock & Duhl(1988)

강보장과 보건의료체계의 결과 혹은 성과를 의미한다. 나머지 아홉 가지 특징들은 주거, 환경, 생태계, 경제, 문화, 행정, 시민참여 등 도시의 다양한 부문들과 관련이 있다. 이는 앞서 기술한 건강도시의 정의에서와 같이 시민의 모든 삶의 기능을 최대한 수행할 수 있도록 지역사회 전체가 협력하고 자원을 확장해 나가야 함을 의미한다.

2.3 건강도시의 접근방법

건강도시는 다음과 같은 접근방법을 택한다(보건복지부, 한국건강증진개발원, 2015).

- 건강 및 개발을 위한 우수한 거버넌스(governance)
- 정부 정책과 활동의 중심에 건강 형평과 인적 개발 고려
- 최적의 건강 및 인적 개발을 위한 강력한 정치적 몰입(commitment)
- 다부문 간 협력(intersectoral collaboration)
- 정책 입안과 실행 과정에 지역사회가 함께 참여
- 모니터링과 평가
- 투명성, 법치주의와 책무성(accountability)
- 국가 및 국제적 네트워킹, 글로벌 거버넌스와 연대

이 중 첫 번째, **건강 및 개발을 위한 우수한 거버넌스**와 두 번째, **정부 정책과 활동의 중심에 건강 형평과 인적 개발 고려**는 다음 절인 4. 건강도시의 전략적 목적에서 설명을 하고 있으므로 나머지에 대해서 차례로 설명하도록 하겠다.

최적의 건강 및 인적 개발을 위한 강력한 정치적 몰입은 지방자치단체장, 의회의원 등 지역사회 정치적 리더십이 건강과 인적 개발에 대해 우선순위를 두고 정치적 지원을 하는 것을 의미한다. Fox, Balarajan, Cheng, Reich(2015)는 정치적 의지를 표현된 의지, 제도적 의지, 예산적 의지로 구분하였다. 표현된 의지는 정치 리더의 시정연설이나 캠페인 활동 등을 통해 지지를 표현하는 행위를 말하고, 제도적 의지는 조례를 채택하거나 실행계획을 수립하고 실행하는 등의 행위를 말하며, 예산적 의지는 충분한 예산을 마련하는 것을 말한다.

다부문간 협력(inter-sectoral collaboration)은 한 개 이상의 특화된 기구가 공동의 목적을 위하여 서로 다른 역할을 수행하면서 관여하는 집단적인 행동으로서 단순한 다부문의 활동(multi-sectoral actions)을 의미하지는 않으며, 반드시 부문들 간의 노력을 조정하는 부분이 필요하다(Adeleye & Ofili, 2010). 부문간 협력은 건강결정요인이 매우 복잡하고 따라서 하나의 기관이 모든 공중보건 문제를 다룰 수 없다는 사실 때문에 중요하다. 공중보건에서

는 개인 및 집단을 대상으로 한 보건교육을 통한 행태 변화의 한계를 느껴왔고, 사회 및 물리적 환경의 변화가 수반되어야 한다는 인식이 나타나게 되면서 부문간 협력의 중요성이 부각되어왔다(Kang, Park, Kim., 2011).

정책 입안과 실행 과정에서 지역사회 참여하기는 주민들이 자신의 건강에 관련된 과제를 설정하고, 자신의 삶에 영향을 끼치는 요소들을 파악하여 정책을 수립・집행하고, 필요한 서비스를 계획하고 제공하는 등 변화를 유발하는 모든 과정에 자발적이고 진심에서 우러나와 참여할 수 있게 되는 것을 의미한다(WHO Regional office for Europe, 2002). Davidson(1998)은 정보, 의견수렴, 참여 및 권한강화(empowerment)의 4가지 영역에서 각각 목표를 수립하고 달성하다보면 바퀴에 힘이 실려 굴러가듯이 자연스럽게 지역사회의 참여를 이끌어낼 수 있다고 하였다.

모니터링과 평가는 지속적인 건강도시의 개선을 위해 필요하다. 모니터링이란 "시간에 따른 일의 진행에 관한 정보를 체계적이고 지속적으로 수집하고 분석하는 것"을 말하는데 모니터링을 통해 활동들이 실행되고 있는지 확인하고, 목표 달성 정도를 측정하고, 키워야 할 장점을 확인하며, 변화하는 상황에 적응함으로써 건강도시사업이 계획대로 진행될 수 있도록 한다. 평가는 기획 과정의 한 부분이 되어야 한다. 건강도시사업이 사업 목표를 달성하고 있는지 알고 싶다면, 사업 초기단계에 평가를 도입하는 것이 중요하다.

투명성, 법치주의와 책무성은 건강도시의 윤리적 차원의 특징이다. 투명성이란 어떤 기관이 갖고 있는 정보가 무엇이고 어떤 과정을 거쳐 결정이 이루어지는가를 외부에서 분명히 파악할 수 있는 상태를 의미하고(한국행정학회, 2017), 법치주의란 법에 의해 모든 것이 지배되는 것을 말한다. 책무성은 전통적으로 관료들의 도덕적 책임과 법률적 책무를 일컫는 용어로 사용되어 왔다(라영재, 2009).

마지막으로 건강도시는 **국가 및 국제적 네트워킹, 글로벌 거버넌스와 연대**를 중시한다. 건강도시운동이 시작된 유럽지역에서는 WHO 유럽건강도시네트워크를 중심으로 여러 나라들이 함께 참여함으로써 시작되었고, 국내 건강도시 또한 시작단계에서부터 대한민국건강도시협의회가 형성되었다. 유럽의 경우 현재 20개의 WHO 인증 국가 네트워크들이 있는데, 제2기(1993-1997)에는 WHO 유럽건강도시네트워크에서 각 국가별로 건강도시네트워크를 만들도록 공식적으로 요구하였고, 이를 통해 건강도시에 참여하는 도시의 수를 확대하고자 하였다(WHO Regional Office for Europe, 2015). 건강도시 네트워크는 건강도시의 내용 및 방법의 표준화나 실무자들과 정책결정자들의 기술적, 정치적 역량을 강화시키는데 활용가치가 크다.

2.4 건강도시의 전략적 목적

세계보건기구는 건강도시의 전략적 목적으로 우수한 도시 거버넌스, 모든 정책에서의 건강, 그리고 불평등 감소를 제안하고 있다(보건복지부와 한국건강증진개발원, 2015).

(1) 우수한 도시 거버넌스

거버넌스(governance)란 행정에 있어서 병렬적인 기관 간의 관계들을 말하며 권한의 감소, 통치권 범위의 중요성의 감소 및 제도적 분산을 특징으로 한다(Frederickson and Smith, 2003). 반면에 정부(government)는 통치(governing) 기구, 권위 혹은 기능을 의미한다(Fasenfest, 2010). 시장실패와 정부실패로 시장과 정부 모두 독자적인 문제해결의 한계에 부딪히면서 시장, 정부, 시민사회의 상호작용을 강조하는 거버넌스 개념이 등장하였다. 도시 거버넌스는 개인과 기관, 공공과 민간이 도시의 공동 문제를 관리하는 많은 방법들을 말하는데 상충되거나 다양한 이해들을 수용하거나, 협력적인 조치를 취하게 하는 연속적인 프로세스이다(United Nations Human Settlements Programme, 2002). 또한 공식적 제도뿐만 아니라 비공식적 협정과 시민의 사회적 자본도 포함된다((United Nations Human Settlements Programme, 2002).

우수한 도시 거버넌스는 조직과 사회의 목표를 실현하고, 모두를 위한 최적의, 공평한 혜택(사회적, 경제적, 건강)을 달성하는 데 있어 핵심적인 요소이며 모두의 건강을 위해 권력과 자원의 평등한 분배와 도시의 다양한 이해관계자가 상충하는 욕구 사이에서 적절한 균형을 맞추는 것과 관련이 있다(Global Research Network on Urban Health Equity, 2010). 우수한 도시 거버넌스를 성취하기 위해서는 참여적 파트너십과 지역사회 권한강화(empowerment)가 요구된다.

참여적 파트너십은 자발적 네트워크 구성형(self-committing network-like) 파트너십으로도 불린다. 이는 계약상의 파트너십과는 달리 공공, 민간, 제3부문의 주체들이 공동의 의사결정을 통해 정책 수립과 실행에 참여하는 파트너십이다(임혜수, 이태동, 2017). 즉, 공공부문과 민간부문의 본인-대리인 위탁관계가 아닌 상호 수평적인 의사소통 방식과 운영이 특징이다. 참여적 파트너십은 의사결정과정의 신속성과 효율성이 저하될 수 있다는 단점도 있지만 다양한 이해관계자의 입장을 고려하기 때문에 정책의 일관성이 유지될 가능성은 더 높다는 장점을 갖는다(임혜수, 이태동, 2017; Lee, 2012).

지역사회 권한강화(empowerment)는 지역사회에 영향을 미치는 요인들에 대한 통제력을 행사하는 것이다. WHO의 오타와선언에서는 건강증진을 “사람들로 하여금 건강에 대한 통제력을 증가시켜 건강수준을 향상시키는 능력을 배양하는 과정"이라고 정의함으로써 권한강화를 건강증진의 핵심개념으로 선언하였다(WHO, 1986). 개인이 아닌 지역사회 수준의 권한강화는 지역사회 구성원 스스로 건강과 관련된 문제를 규정하고 자원을 동원하고, 전략을 수립하며, 사업을 수행함으로써 지역사회의 목표를 달성하도록 도와주는 지역사회 조직화(community organizing)의 핵심요소이다(김장락, 정백근, 박기수, 강윤식, 2012). 도시 거버넌스에서도 지역사회 권한강화는 공공행정의 수혜자로서가 아닌 행정의 추진 주체로서 지역사회가 활동하는데 있어 필수적인 요소가 된다.

(2) 정책 협력: 모든 정책의 건강(Health in All Policies)

건강을 결정하는 요인은 무엇일까? 우리는 신약의 개발과 유전자치료와 같은 획기적인 의료기술의 발달이나 첨단의료기기가 갖추어진 종합병원의 설립을 떠올릴 수 있을 것이다. 물론 이러한 보건의료서비스가 건강수준을 향상시키는 것이 사실이지만 건강에 영향을 미치는 요인은 훨씬 다양하다. 건강에 영향을 미치는 포괄적인 요인을 건강의 사회적 결정요인이라고 부르며, 사람이 태어나고, 자라고, 생활하고, 일하고, 나이 드는 환경을 말한다. 여기에는 교육, 노동, 환경, 교통, 주거 등이 포함한다. 따라서 건강을 향상시키기 위해서는 보건의료서비스 뿐만 아니라 다양한 환경들을 건강에 이롭게 만드는 것이 필요하다.

건강의 사회적 결정요인을 이해하면 모든 정책의 건강(Health in All Policies: HiAP)이 필요하다는 것은 쉽게 이해할 수 있을 것이다. HiAP이란 보건의료를 포함한 모든 부문에서 건강을 추구해야 함을 의미한다. HiAP은 2006년 핀란드가 유럽연합 수장으로 있으면서 HiAP를 주요 의제로 상정한 것을 실질적인 출발점으로 볼 수 있다(장원기, 2016). 이후 세계보건기구는 2010년 호주의 아델레이드(Adelaide)와 2013년 핀란드 헬싱키(Helsinki)에서 개최된 제7차 및 제8차 건강증진 국제회의에서 건강증진의 기본전략으로 HiAP를 천명하였다(장원기, 2016). HiAP의 촉진을 위해 유용한 도구로는 ① 부처 간, 부서 간 위원회, ② 지역사회 자문, ③ 파트너십 플랫폼, ④ 통합 예산과 회계, ⑤ 건강 렌즈 분석(Health Lens Analysis), ⑥ 영향 평가, ⑦ 입법 등이 있다(보건복지부와 한국건강증진개발원, 2015).

세계보건기구(2010)는 HiAP의 추진을 위해 다음과 같은 요소들이 필요하다고 하였다.

- 상호 이해관계 및 공동 목표 인식으로 강력한 연맹과 파트너십 만들기
- 정부 수장, 내각 및 의회뿐만 아니라, 행정 대표자를 참여시켜 정부의 전체적 지원 이끌어내기

- 강력하고 높은 수준의 정책 프로세스 개발하기
- 정부의 총괄 전략, 목적, 대상 안에 책무성(accountability) 포함시키기
- 의사결정과 결과에 대한 공동의 책임 보장하기
- 이해관계자 승인과 옹호를 얻기 위하여 충분한 논의 과정을 통한 접근과 개방적인 태도 만들기
- 최고 수준(고위층)에서의 추진 상황 평가 및 모니터링을 위한 피드백 메커니즘 제공하기

(3) 불평등 감소

건강불평등은 사람 간에 혹은 나라 간에 건강에 있어서의 피할 수 있는 불평등으로서 사회적 불평등으로부터 초래된다(WHO, 2017). 앞서 언급한 바와 같이 사회 및 경제적 환경과 이것이 사람들의 삶에 미치는 영향이 질병의 위험과 질병을 예방하거나 질병을 치료하는 행위를 결정한다. 예를 들어, 아이슬란드의 영아사망률은 출생아 1,000명당 2명인데 반해 모잠비크에서는 1,000명당 120명이다(WHO, 2017). 국내 사망률의 격차를 예를 들면, 서울이 84.0으로 표준사망비가 가장 낮고 경상남도는 111.5로 서울의 1.33배이다(Kim, Yoon, 2008).

우리나라는 건강증진정책의 장기적인 종합계획인 국민건강증진종합계획(Health Plan)의 두 번째 계획(Health Plan 2010; 보건복지부, 2005)에서부터 건강수명 연장과 함께 건강형평성을 국가건강증진정책의 목적으로 삼아오고 있다. 사실 한국인의 건강수준은 비약적으로 향상되었는데 2016년 세계보건통계(World Health Statistics)에 따르면, 한국 여성의 기대수명은 85.48세로 세계 3위 수준이다. 문제는 건강형평성이 악화되고 있다는 점이다. 1970년에서 2010년 사이 건강수준이 크게 향상되었는데 교육수준에 따른 건강불평등은 악화되거나 정체상태를 보였다(Bhak, Lynch, Khang, 2016).

건강형평성은 사회 및 경제적 불평등에서 비롯되므로 도시는 사회적, 경제적 불평등을 줄여야 한다. WHO는 건강형평성을 개선함으로써 건강한 도시 개발을 달성하기 위하여 건강도시를 장려한다(보건복지부, 한국건강증진개발원, 2015). 건강형평성을 개선하는데 도움이 될 수 있는 도구에는 도시건강 불평등 평가 및 대응도구(Urban HEART), 건강 렌즈 분석(Health Lens Analysis), 건강영향평가(Health Impact Assessment: HIA) 또는 형평성 중심의 건강영향평가(Equity-Focused Health Impact Assessment: EfHIA) 등이 있다.

3 건강도시의 개발 과정(강은정, 2010)

WHO 유럽 지역 사무국은 건강도시 개발을 위한 일반적인 지침으로서 20단계를 제시하였다(그림 1.2). 이 20단계는 초기 단계, 조직화 단계, 그리고 실행 단계로 구분된다. 이 과정을 순차적으로 밟아나갈 수도 있지만 실제에서는 동시에 진행될 가능성이 높다.

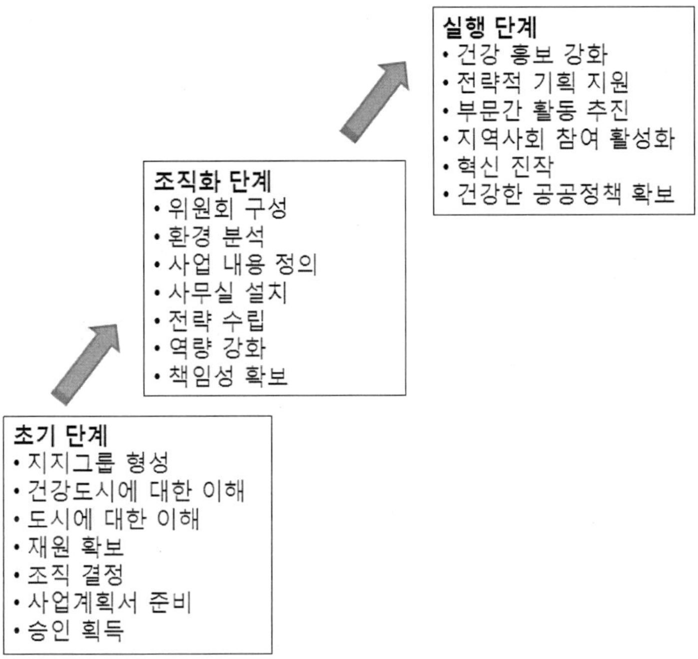

» **그림 1.2** 건강도시 개발의 20단계

3.1 초기 단계

초기 단계에는 지지그룹을 형성하고 건강도시 개념에 대한 이해와 도시에 대한 이해 등이 필요하다. 건강도시는 다부문에서 진행되어야 하기 때문에 다양한 부문의 지원이 필요하다. 지지그룹에는 건강문제에 관심 있는 지역의 정치인들, 보건, 환경, 도시 계획, 주거, 교육, 사회서비스 분야의 행정 책임자들, 그리고 일차의료와 건강증진에 관심이 있는 전문가들이 포함될 수 있다. 다음으로 건강도시 개념과 목적을 분명하게 이해해야 한다. 유럽의 경우는 "Health for All" 전략의 추진 과정에서 건강도시가 시작되어 그 기원이 분명하다고 할 수 있다. 건강도시의 개념과 목적이 불분명할 때는 건강도시가 추진력을 잃게 될 것이다. 또한 초기 단계에는 해당 도시에 대한 이해가 필요하다. 즉, 무슨 건강문제가 중요한지, 경제 및 사회적 조건이 건강에 어떻게 영향을 미치는지, 건강도시의 성공을 위해서 누구의 도움이 필요한지, 정치적으로는 어떻게 움직이게 될 것인지 등에 대한 바른 이해가 필요하다. 이 밖에도 예상되는 재원을 추정하고 확보하도록 노력할 것, 추진 조직을 도시 행정체계 내에 포함할 것, 사업계획서를 작성하고 승인을 받는 것이 초기 단계에 이루어져야 할 기본적인 내용이다.

3.2 조직화 단계

건강도시 사업이 승인되면 본격적인 건강도시가 추진될 수 있으며 그 시작은 필요한 조직을 구성하는 것이다. 조직화 단계에서는 운영위원회를 구성하게 된다. 운영위원회는 도시의 정치체계와의 연결 고리로서 건강 향상을 위한 방법들에 관해 여러 부문들이 협상하도록 하는 핵심적인 기구이다. 시장을 비롯한 다양한 부문의 지도자들로 구성되어 도시의 대표성을 갖도록 해야 하며 투명한 의사결정이 이루어질 수 있는 구조를 가져야 한다.

운영위원회와 함께 건강도시를 담당하는 부서를 설치해야 한다. 건강도시 담당부서의 역할은 운영위원회와 시의회가 결정한 사안에서 협력 파트너들이 실질적으로 행동을 하도록 설득하는 것이다. 건강도시 담당부서의 사무실은 가시성과 접근성이 필요한데, 가시성이란 말 그대로 시민들의 눈에 잘 띄어야 한다는 것이고 접근성은 시민들이 쉽게 방문할 수 있어야 한다는 것을 말한다. 이런 맥락에서 유럽에서는 행정부서의 일부로서의 건강도시 사무실 이외에 "건강도시 가게(healthy cities shops)"를 시민들이 쉽게 찾아올 수 있는 곳에 설치한다.

조직화 단계의 세 번째 임무는 건강도시의 전략을 추진하는데 필요한 환경을 분석하는 일이다. 즉, 도시의 정치적 의사결정체계와 관련된 의무들을 고려하는 가운데 어떻게 건강도시 사업을 통해 건강증진을 성취할 수 있는지 분석해야 한다. 아울러 건강도시에 참여할 수 있는 지역사회의 파트너들을 분석하는 것이 필요하다.

조직화 단계에서의 네 번째 임무는 사업 내용을 정의하는 것이다. 건강도시의 정의는 매우 포괄적이고 추상적이기 때문에 사업 내용은 각 건강도시에서 구체화해야 한다. 오타와선언에서는(1986) 건강증진을 "사람들이 자신의 건강에 대한 통제력을 갖고 그것을 향상시킬 수 있도록 하는 과정"이라고 정의함으로써 건강증진이 사람들에게 능력을 주고(enabling), 자원을 매개하고(mediating), 지원하는(advocating) 것임을 강조하였다. 따라서 건강도시는 무엇을 직접 제공하는 것이라기보다는 협력 파트너들의 참여를 통해 변화가 일어나도록 지도하고 조정하고 지원하고 자극하는 것임을 기억할 필요가 있다.

조직화 단계에서는 이 밖에도 사업의 전략 구성, 사업을 위한 인력, 예산, 정보 면에서의 역량 형성, 그리고 건강도시 사업의 책무성 확보 체계가 추진된다. 이 가운데 건강도시 사업에 책무성을 부여하는 방법들을 몇 가지 제안하면 다음과 같다. 첫째는 건강도시 사업의 파트너들, 시의회, 재정적 지원자들, 그리고 시민들에게 정기적인 보고를 하는 것이다. 두 번째는 건강도시의 현황을 보여줄 수 있는 지표들로 구성된 연차보고서를 발표하는 것이다. 세 번째는 시의회 등에서 건강영향평가를 수행하도록 함으로써 도시에서 일어나는 정책이나 사업들이 건강을 지향하도록 할 수 있다.

3.3 실행 단계

초기단계와 조직화 단계를 거친 건강도시의 세 번째 개발 단계는 실행 단계이다. 이 단계에서 실행되는 사업은 건강도시의 6가지 사업 결과 영역(six results areas)으로 구분된다.

(1) 건강 인식(health awareness)의 강화

여기서 말하는 건강이란 세계보건기구에서 정의하였듯이 신체적, 정신적, 사회적 차원에서의 안녕(well-being)을 뜻하며 이러한 건강을 모든 사람들이 누리는 것을 말한다. 즉, 건강도시는 "Health for All"의 이념을 지향해야 하며 이를 홍보하고 실현해야 한다. 건강에 대한 인식의 강화는 관련 자료의 개발과 이들에 대한 접근성 보장, 그리고 직접적인 홍보 캠페인을 통해 이루어질 수 있을 것이다. 또한 현재 도시 각 부서에서 이루어지고 있는 활동들에 대한 체계적인 검토를 통해 건강에 기여하는 정도를 평가하는 건강 감시(health audit)도 건강 의식을 강화할 수 있는 수단이 될 수 있다.

(2) 전략적 기획

전략적 기획이란 장기적인 전략을 의미한다. 건강증진을 위한 도시 행정 및 정치가 이루어지기 위해서는 장기적인 노력이 필요하고, 구체적인 장기적 전략이 있을 때 여러 부문의 참여를 설득할 수 있다는 것이 그 배경이다. 건강도시에서 추진할만한 장기적인 사업으로는 건강영향평가(health impact assessment)와 도시건강개발계획(city health development planning)이 대표적인 예이다. 유럽의 제4기 건강도시(2003~2008)에서 채택한 네 가지 핵심 주제에 이 두 가지가 포함되어 있었다는 점에 주목할 필요가 있다.

(3) 부문간 협력 활동

앞서 서론에서 설명한 바와 같이 다양한 사회경제적, 환경적 요인들이 건강에 영향을 미치고 있다는 것을 이해한다면 이러한 건강결정요인들을 관할하는 부문들과의 협력이 필수적이라는 것은 쉽게 이해할 수 있을 것이다. 건강도시는 부문간 협력을 이끌어내기 위한 조직 구조와 행정 체계를 만드는 것이 그 임무라고 할 수 있다. 이러한 임무는 운영위원회 회원 구성에서 여러 부문을 참여시킨다거나 건강영향평가를 한다거나 전략적 계획을 수립함으로써 이루어질 수 있다. 또한 건강친화적 정책에 대하여 재정적인 지원을 하는 것은 매우 효과적인 방법일 수 있다. 도시 주민들의 욕구나 공공서비스에 대한 만족도를 조사하고 연구하는 것과 같은 주민참여 활동 또한 부문간 협력을 이끌어 내는 기회가 될 수 있다.

(4) 지역사회 참여 활성화

임파워먼트와 함께 지역사회 참여는 건강증진 담론의 핵심이다. 임파워먼트는 지역사회 참여를 가능하게 하는 핵심요소이다. 이것은 앞서 기술한 바와 같이 건강증진이 개인 스스로가 자기 건강에 대한 통제권을 갖는 것을 의미하기 때문이다. 따라서 건강도시는 주민을 정책 대상으로만 보는 것이 아니라 "주민에 의한, 주민과 함께 하는" 정책이나 사업을 만들어 나간다.

지역사회 참여는 실제로 주민들이 자신의 행동양식을 선택하고 보건의료서비스를 사용하는 방식에서 시작된다. 그러나 넓게는 자원봉사 조직이나 자조집단 혹은 동호회 등의 자발적 조직을 통하여 지역사회 보건의료사업의 우선순위를 결정하고, 관련된 정책을 결정하고, 전략을 구상하고 실행함에 있어서 의사결정 과정에 참여하는 것을 말한다. 지역사회 참여의 수준은 다양한데 건강도시에서는 보다 높은 차원의 참여가 이루어지도록 노력해야 한다.

지역사회 참여는 다음과 같은 방법으로 활성화시킬 수 있다. 먼저 건강도시에 대한 물리적, 심리적 접근성을 강화하는 것이다. 건강도시 사무소에 시민들이 자주 방문할 수 있도록 친근함을 높일 필요가 있다. 건강도시 운영위원회에 시민단체 대표들을 포함하는 것도 중요하며, 건강도시 사업에 대한 정보를 지속적으로 지역사회에 알려주는 것도 필요하다. 또한 여러 가지 형태로 건강도시 사업 과정에 참여시킬 수 있다. 이들을 정보원으로 활용한다거나 자문을 받는 것이 그 예가 될 수 있다. 지역사회 주민 조사 또한 지역사회 참여의 한 형태가 될 수 있으며 취약한 지역을 대상으로 지역사회 개발이 추진될 때 그 일부로 건강도시 사업이 참여하는 방법도 있다.

(5) 혁신 진작

이상의 건강도시 결과 영역들을 실현하는 것은 창의성과 유연성을 요구한다. 이것은 건강도시가 기본적으로 "변화"를 지향하기 때문이다. 건강증진을 위한 지역사회의 변화는 혁신적인 사고와 행동을 요구한다. 건강도시는 혁신이 잘 이루어질 수 있는 분위기를 조성해야 할 것이다.

(6) 건강한 공공정책 강화

건강도시의 성공을 판단하는 한 기준은 가정, 학교, 작업장, 보건의료기관 등 시민의 일상 생활터를 관할하는 도시 정부의 각 부서들이 보다 건강한 생활터를 만드는 노력을 하도록 하는 체계가 존재하느냐의 여부이다. 그리하여 건강도시 담당부서는 이러한 모습을 이루기 위해 앞서 기술한 다섯 가지 영역, 즉 건강 인식의 강화, 전략적 기획, 부문간 협력, 지역사회 참여, 혁신에서 성과를 거두는 것이 그 임무라고 할 수 있다.

4 국내 건강도시 발전과정 및 현황

4.1 건강도시 발전과정

대한민국의 건강도시 발전과정은 도입기, 발전기, 성숙기로 나누어 볼 수 있다.

4.1.1 도입기(1998~2006)

대한민국에서 최초로 건강도시를 도입한 도시는 과천이다. 과천시는 1998년부터 "건강한 도시 과천21"사업을 도입하였다. 이 사업은 질병이 없는 건강사회를 만들기 위해 지역사회가 시민들과 연대해 금연, 금주, 적절한 운동, 식생활, 생활환경 등 현대인의 생활양식을 개선하기 위해 만든 것이다. 중점사업으로는 건강정보지를 매월 발간하여 전 가정에 배포하였고, 성인을 위한 비만교실, 성인과 청소년을 위한 금연교실, 임산부를 대상으로 한 여성건강교실 등을 운영하였다.

우리나라 건강도시를 최초로 추진한 또 하나의 도시는 창원이다. 과천시가 시장(이성환)의 주도로 시작되었다면 창원시는 보건소장(이부옥)의 주도로 시작되었다. 2000년도부터 자체적으로 심포지엄과 세미나를 개최하고, 건강도시 시범사업을 하고 있던 필리핀의

도시들(마리키나, 마카티, 케손시티)을 견학하였으며, WHO 서태평양 지역사무처와 일본의 동경의과치과대학(WHO 서태평양지역 건강도시연맹 사무국 소재)에서 연수하였다(대한민국건강도시협의회, 2013). 건강도시 관련 국외 문헌을 번역한 자료들과 함께 건강도시사업에 동참하기를 권유하는 서한문을 작성하여 전국 243개의 기초지방자치단체장(시・군・구)과 보건소장들에게 3차례나 보냈으며 그 결과 서울특별시, 부산광역시 부산진구, 강원도 원주시가 동참하기로 하였다(대한민국건강도시협의회, 2013).

한편 아시아 지역에서 건강도시를 체계적으로 추진하기 위해 2003년에 건강도시연맹(Alliance for Healthy Cities)이 출범하게 된다. 그리고 2004년에는 건강도시연맹 창립총회를 말레이시아 쿠칭시에서 개최하였는데, 한국에서는 서울특별시, 부산광역시 부산진구, 강원도 원주시, 경상남도 창원시가 창립회원(Founding member)로, 준회원(Associate member)으로는 연세대학교 건강도시연구센터가 참석하였다(대한민국건강도시협의회, 2013).

2004년에는 국내에서도 자체적인 건강도시 네트워크를 만드는 움직임이 이루어졌다. 2004년 11월 "전국 건강도시 심포지엄"이 개최하면서, 이미 건강도시연맹의 회원인 서울특별시, 부산광역시 부산진구, 강원도 원주시, 경남 창원시를 비롯한 도시들이 모여서 건강도시 사업 도입확산과 네트워크 구축에 대해 논의하였다(대한민국건강도시협의회, 2013).

4.1.2 발전기(2006~2009)

2006년도 9월에 국내 건강도시 네트워크인 대한민국건강도시협의회(Korea Healthy Cities Partnership, KHCP)가 창립되었고, 창원시가 초대 의장 도시로 선출되었다. KHCP의 설립 목적은 시민 삶의 질 향상과 가장 높은 수준의 건강 달성과 건강형평성 구현을 위하여 지방정부간 공공정책과 정보를 공유하며 지속가능한 도시 개발을 위해 노력하기 위함이다(대한민국건강도시협의회, 2017a). KHCP는 매년 1회 정기총회를 의장도시에서 개최하고 비정기적으로 임시총회를 개최한다. 회원도시의 장으로 구성된 운영위원회에서 주요 의사결정을 하며 자문기구로 학술자문위원회를 두고 있다. KHCP를 통해 처음으로 건강도시를 실시하는 도시는 기존 도시의 경험으로부터 정보를 얻고 기존 회원도시들 또한 우수사례를 공유하고 격려하는 등 건강도시 관계자들의 구심점이 되고 있다.

2007년 6월 7일-8일에는 강남구에서 제1회 건강도시 국제 심포지엄을, 2009년 8월 27일~28일에는 성북구 보건소 주관으로 건강도시 국제 세미나를 개최하는 등 국제적인 교류를 통해 건강도시 수준을 국제 수준으로 향상시키는 노력이 이루어졌다. 이 밖에도 이 시기에는 학계, 정부, 그리고 도시에서 활발한 활동이 있었다. 예를 들어, 보건복지부는 2006

년과 2009년에 건강도시포럼을 운영하면서 건강도시에 대한 인식을 높이고자 하였고 건강도시사업을 표준화하고 질을 높이고자 건강도시의 평가 혹은 모니터링 방안에 관한 연구들이 있었다. 또한 모든 정책에서의 건강을 위한 도구인 건강영향평가에 대한 연구가 2008년부터 시작되었고 2009년부터는 일부 건강도시에서 시범사업이 도입되면서 건강도시사업에 질적인 변화를 모색하게 된다.

4.1.3 성숙기(2010~)

2010년에는 제4차 건강도시연맹(AFHC) 총회를 강남구에서 개최하였다. 당시 AFHC에서 대한민국의 회원 수가 가장 많았으며 국제사회에 소개할 정도로 대한민국 건강도시의 사례가 풍부함을 보여준 것이다.

보건복지부는 2009년과 2010년에 "건강친화형 지자체 선정제도"를 실시하여 건강도시 우수사례를 발굴하고 확산하고자 하였다. 한편 과거 건강도시 평가 및 모니터링 연구들을 토대로 "건강도시인증제도"가 만들어지고 이를 세계보건기구 서태평양지역사무국(Western Pacific Regional Office of World Health Organization: WPRO)이가 인정(recognition)하는 체계가 2012년에 만들어졌다.

2015년 2월에는 순천향대학교의 건강도시 및 건강영향평가 연구소가 세계보건기구 서태평양지역사무국으로부터 협력센터로 지정을 받았다. 이는 대한민국 건강도시 연구자들의 역량이 국제적으로 인정받은 것을 의미하며, 건강도시 분야에서 대한민국을 넘어서 서태평양지역의 여러 국가들의 역량을 강화하는데 기여할 수 있게 되었다.

4.2 건강도시 현황

2017년 5월 현재 정회원 87개, 준회원 10개가 가입되어 있다. 각 시도별 가입현황은 표 1.3과 같다.

표 1.3 대한민국건강도시협의회 회원 현황(2017.5)

시도(회원도시 수)		
서울(22)	부산(4)	대구(1)
인천(3)	광주(3)	대전(1)
울산(1)	세종(1)	경기(11)
강원(3)	충북(4)	충남(7)
전북(5)	전남(4)	경북(9)
경남(7)	제주(1)	총 87개

[자료] 대한민국건강도시협의회(2017b)

건강도시 네트워크 가입연도별 회원도시 수는 표 1.4와 같다. KHCP는 2006년과 2008년에 집중적으로 가입하고, AFHC는 2008년에 가입이 집중되었다. KHCP 가입을 기준으로 2007년 혹은 그 이전부터 10년 이상 활동한 도시는 22개이고, 5년에서 10년 미만 활동한 도시(2008년-2012년 가입)는 39개이며 최근 5년(2013년 혹은 그 이후) 이내로 활동한 도시는 26개로 꾸준히 가입 도시 수가 증가하는 경향을 보이고 있다.

표 1.4 건강도시 네트워크 가입연도

	2004	2005	2006	2007	2008	2009	2010
KHCP	1	1	12	8	6	15	5
AFHC	4	6	5	6	18	7	5
	2011	2012	2013	2014	2015	2016	2017
KHCP	7	6	7	5	8	5	1
AFHC	6	5	5	4	4	2	1

[자료] 대한민국건강도시협의회(2017b)

특광역시도 및 구는 36개(41%), 시는 33개(38%), 군은 18개(21%)가 가입되었다. 이는 대한민국의 건강도시가 “도시”만의 의제가 아니라 농어촌 지역의 의제가 되고 있음을 말해준다. 또한 건강도시가 도시의 전형적인 건강문제뿐만 아니라 농어촌의 고유한 환경에 맞는 차별적인 사업이 필요함을 시사한다.

2013년의 한 조사에 의하면 지방자치단체장의 지시에 의해 건강도시가 추진된 경우가 70%, 보건소장의 지시에 의해 추진된 경우가 25%였다(표 1.5 참조). 하지만 건강도시 담당부서가 시/군/구청에 있는 경우는 28%에 불과하고 나머지는 보건소와 보건진료소에 있는 것으로 나타나 건강도시가 전통적인 보건영역의 사업으로 인식되고 있는 실정을 반영한다.

표 1.5 건강도시 추진 리더 및 담당부서

범주		빈도	%
건강도시 추진 리더	지방자치단체장	40	70.18
	보건소장	14	24.56
	기타	3	5.26
	계	57	100.00
건강도시 담당부서	시/군/구청	16	28.07
	보건소	40	70.18
	보건진료소	1	1.75
	계	57	100.00

[자료] 대한민국건강도시(2013). p.116.

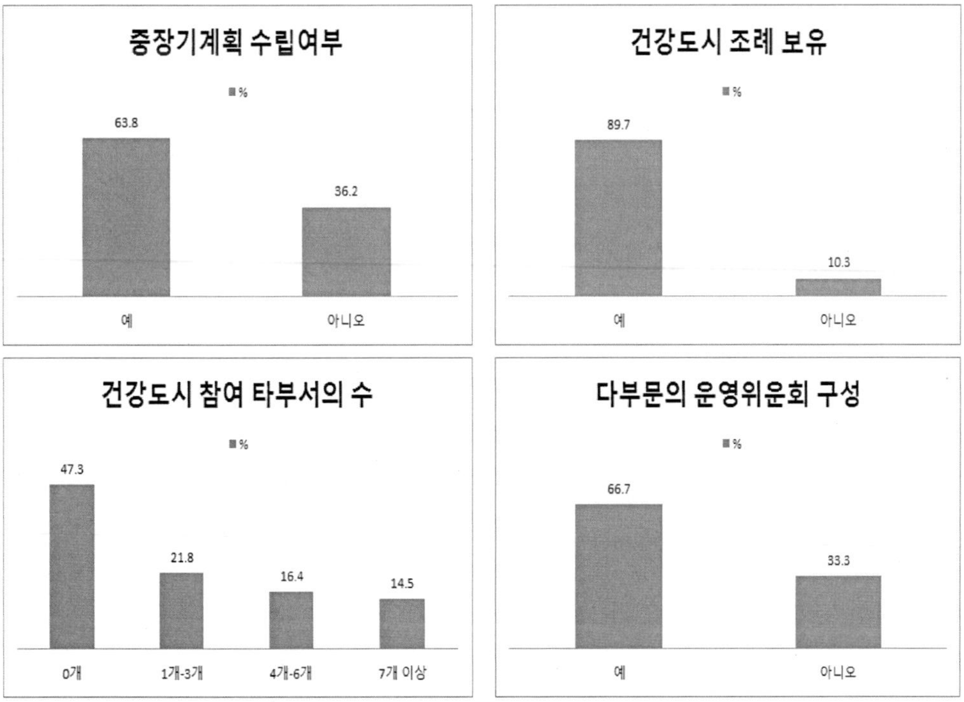

» **그림 1.3** 건강도시 운영체계 현황

그림 1.3은 건강도시 운영체계와 관련된 몇 가지 지표들의 현황을 보여준다. 강은정 등(2016)의 조사에 의하면 건강도시 중장기계획을 수립하는 건강도시는 36.2%이고, 건강도시 조례를 갖고 있는 곳은 89.7%였다. 66.7%는 다부문으로 구성된 운영위원회를 통해 중요 의사결정을 하고 있으며, 한 개 이상의 타부문에서 건강을 고려하도록 하는 모든 정책에서의 건강을 실현하고 있는 곳은 52.7%였다.

건강도시를 지속적으로 운영하기 위해서 공무원과 지역주민의 건강도시에 대한 인식 개선과 역량강화가 중요하다. 지난 1년간 건강도시 담당자와 타부서 공무원이 건강도시에 관한 교육을 1회 이상 받은 비율은 각각 59.6%와 20.7%였다(강은정 등, 2016). 지난 1년간 지역사회의 건강관련 리더 및 일반주민을 대상으로 교육을 1회 이상 실시한 도시의 비율은 각각 18.0%와 15.7%였다(그림 1.4 참조). 보다 장기적인 관점에서 건강도시의 지속적인 발전을 위해서는 역량강화를 위한 프로그램들이 보다 많이 실행될 필요가 있다.

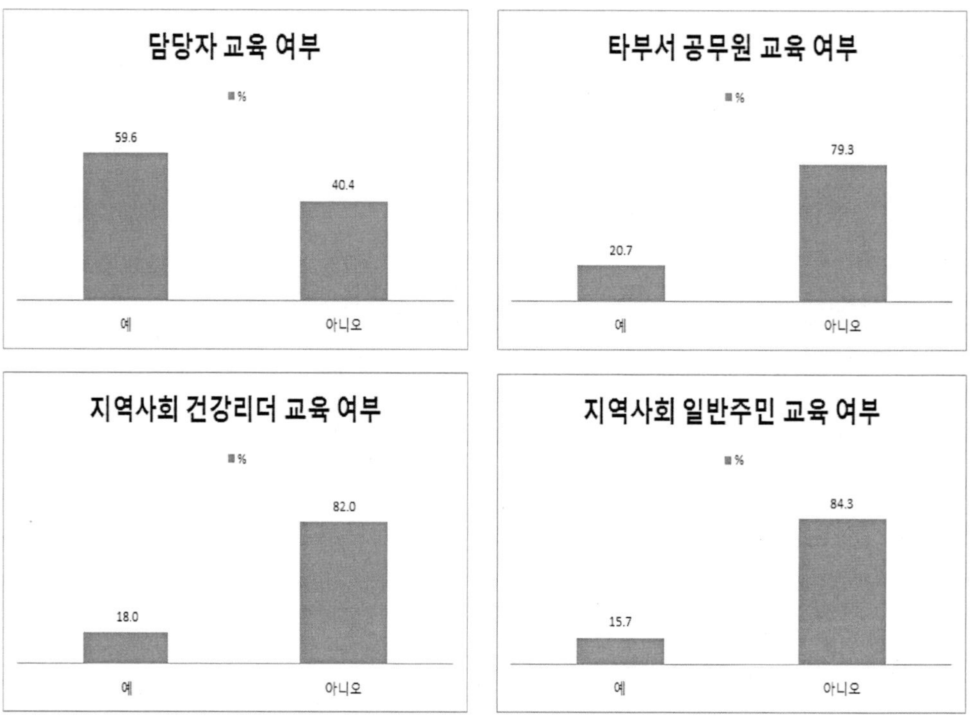

» **그림 1.4** 건강도시 인력에 대한 역량강화 현황

건강도시 프로파일이란 도시의 건강상태 및 건강결정요인에 대한 주요 정보를 모아서 해석하고 분석한 보고서이다. 즉 시민들의 건강과 그들의 건강에 영향을 미치는 요인들에

대한 양적이고 질적인 하나의 기술서라고 볼 수 있다(장원기 등, 2013). 건강도시 프로파일의 작성 목적은 도시의 건강문제를 확인하고, 이를 개선하기 위한 포괄적인 제안을 하고 활동을 자극하는데 있다. 도시의 건강과 환경 상황에 대한 포괄적인 시각과 기본 정보를 제공함으로써 사업의 우선순위의 설정 및 평가의 기초자료로 활용될 수 있다(장원기 등, 2013).

건강도시 프로파일을 작성하여 갖고 있는 도시는 조사 참여 도시의 57.1%인 것으로 조사되었다(강은정 등, 2016). 건강도시의 현황은 매년 개선되는 것이 바람직하고 따라서 건강도시 프로파일 또한 정기적으로 재작성될 필요가 있다. 건강도시 프로파일을 보유한 건강도시 중 50%가 한 번 이상 개정한 것으로 조사되었으며, 46.9%는 홈페이지를 통해 지역주민들에게 정보를 공개하는 것으로 나타났다(강은정 등, 2016)(그림 1.5 참조).

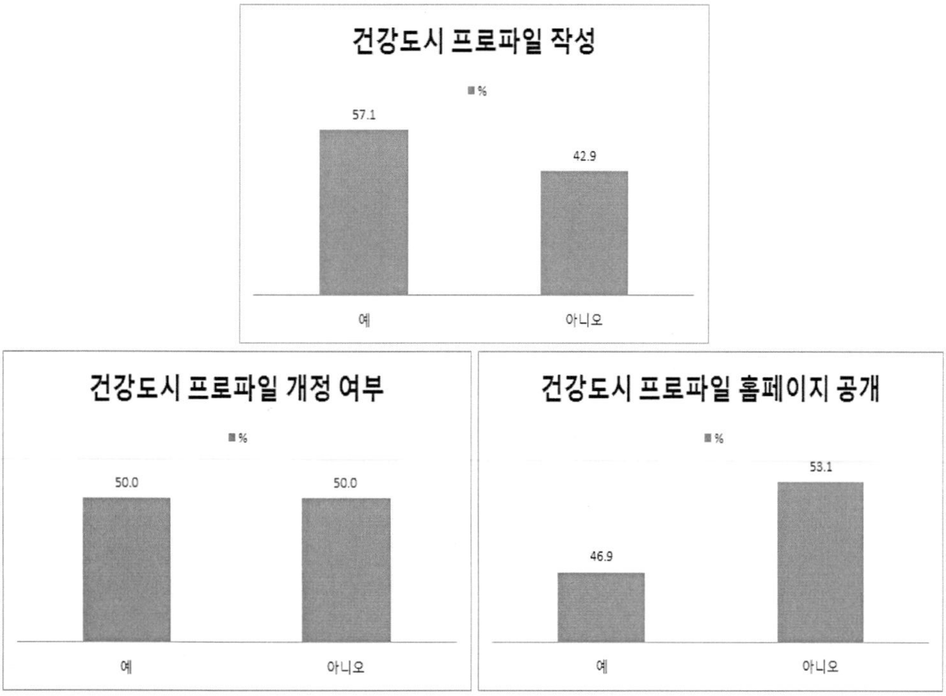

» **그림 1.5** 건강도시 프로파일 작성 현황

그림 1.6은 건강도시 사업의 기획 및 평가와 관련한 현황을 파악한 설문조사 결과이다(강은정 등, 2016). 기획시 타부서와 어떤 형태로든지(단순한 자료 전달부터 자문, 공동으로 사업기획 수립, 실행예산 공동 사용, 공동 사업관리 등에 이르기까지) 협력을 하는 도시는

전체 조사대상의 82.5%였다. 지역사회, 즉 일반 주민들이 사업기획을 주도하거나 의사결정에 참여하거나 의견을 제시한 곳은 각각 8.9%, 3.9%, 16.1%였으며, 단순히 주민들에게 정보만 제공한 곳이 41.1%, 지역사회 참여가 전혀 이루어지지 않았다고 응답한 곳도 25.0%에 이르렀다. 건강도시 프로파일의 목적대로 건강도시사업 기획에 활용하는 도시는 35.1%인 것으로 조사되었고, 건강도시사업 수행 이후 사업평가를 하는 곳은 59.6%인 것으로 나타났다.

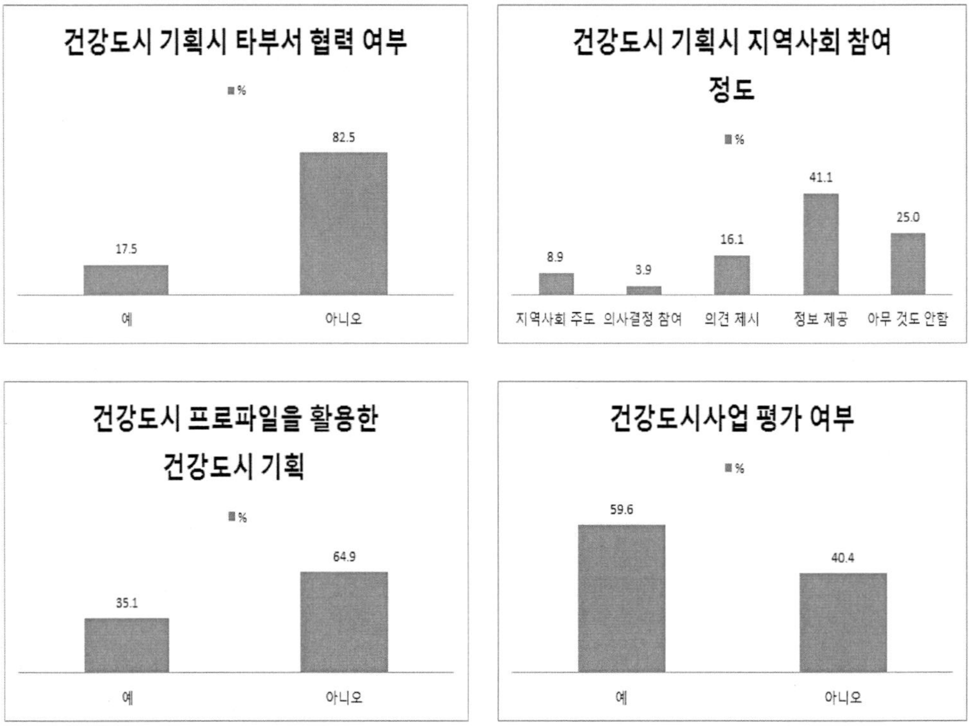

» **그림 1.6** 건강도시 기획 및 평가 현황

5 해외 건강도시의 발전과정

건강도시는 사실 세계보건기구 유럽사무소에 의해 개발된 국제적인 운동이다. 유럽의 건강도시 운동은 WHO를 통해 공식적으로 실행되었고 다른 지역의 도시들은 유럽 모형을 채택해 왔다. 따라서 유럽지역의 건강도시의 발전과정을 돌아보는 것은 오늘날 대한민국의 건강도시를 이해하는데 도움이 될 것이다.

5.1 건강도시의 등장 이전

19세기에 시작된 산업혁명으로 도시는 농촌에서부터 삶의 기회를 찾아 이주한 많은 노동자들로 붐볐으나 그들에게 필요한 생활환경을 갖추지 못하였다. 1842년 Edwin Chadwick은 그의 보고서『Sanitary Condition of the Labouring Population and the Means of its Improvement』에서 당시 도시 빈민들의 생활환경과 건강상태의 관계를 세상에 알렸다. 당시 도시 빈민들은 불결한 배수관과 하수관, 오물 및 악취, 부족한 환기나 채광, 인구밀도가 높은 주거환경, 영양부족과 의복부족, 그리고 장시간의 노동을 경험하고 있었다. 이러한 열악한 환경은 도시 빈민들 사이에 발진티푸스, 말라리아, 열병, 설사병 및 각종 전염병을 발생시켰고, 그 결과 상류계층에 비해 이들은 높은 사망률과 짧은 수명을 경험하였다(강은정, 2010).

이러한 문제에 대하여 잉글랜드는 1848년 최초의 공중보건법을 제정하여 위생개혁을 벌였다. 위생개혁은 주거기준 확립, 하수도 체계, 위생 규제, 공공 음용수 공급 등과 같은 공중보건의 각종 조치들로 구성되었다(Hancock, 1993). 이러한 활동은 오늘날의 기준으로 볼 때는 도시계획의 문제들로 보이는 것들이다. 위생개혁의 추진 주체는 다학제적 조직으로서 대부분 비의료인들로 구성된 초당적 협력체인 "Health and Towns Association"을 조직하였다(강은정, 2010). 1844년에 처음 조직된 이것은 이후 영국 전 도시로 빠르게 확산되었고, 이를 통해 위생개혁 또한 빠르게 실행되었다(Aston, 1992). Health and Towns Association은 오늘날의 건강도시운동의 가장 오래된 원형이라고 할 수 있다.

다음으로 Chadwick의 제자인 Benjamin Ward Richardson이 제안한 "Hygeia"의 개념 역시 건강도시와 매우 흡사하다. 1875년 영국 Brighton에서 Richardson은 건강도시(a city of health)에 관한 비전을 다음과 같이 발표한다: "자유의지에 따라 상황이 주어지고 관리되는 공동체로서 위생의 완벽함을 추구하고, 완전하지는 않아도 가능한 최저의 사망률과 가능한 최고의 수명이 공존하는 곳이다"(Hancock, 1993). Hygeia는 인구 약 10만 명으로 구성되어 있으며 고층건물이 없고 철도는 주요 고속도로 밑에 놓이고 지하철체계를 갖추고 있다. 흡연자나 음주자가 없으며 아플 때는 작은 종합병원으로 간다. 고아, 정신질환자, 노인들은 공동체 내의 가정과 유사한 형태의 그룹홈에서 도움을 받는다(Hancock, 1993).

캐나다 정부는 1909년 보존위원회(Commission on Conservation)를 수립하였다. 이 위원회는 자연환경과 자원뿐만 아니라 사회적 환경 및 인적자원을 모두 보존하고자 하였다. 이 위원회의 한 분과위원회였던 공중보건위원회는 도시계획의 문제를 다루었는데 그 이유는 도시계획이 자연환경 및 자원의 일부와 사회적 환경 및 인적자원의 대부분에 관여하기 때문이었다(Hancock, 1993).

5.2 건강도시의 등장

1986년 1월 당시 WHO 유럽사무소의 건강증진 책임자였던 Ilona Kickbush는 덴마크 코펜하겐에서 WHO 유럽 건강도시 프로젝트 추진을 위해 회의를 소집하였다. Kickbush는 1984년의 건강한 공공정책(Healthy Public Policy)에 관한 학회와 함께 조직되었던 "Healthy Toronto 2000"에서의 워크숍에서 크게 영감을 얻었다고 한다(Hancock, 1993). 당시 WHO에서는 건강증진이라는 개념을 개발하는 단계였고 그녀는 건강도시가 건강증진을 실행하는데 유용할 것이라고 기대하였다.

그리하여 WHO 유럽 건강도시 프로젝트는 1986년 포르투갈의 리스본에서 17개국의 21개 도시에서 56명의 참가자들이 모여 탄생하였다. 1986년에 11개 도시가 건강도시로 선정된 것으로 시작하였고, 1991년에는 35개 도시로 늘어났다. WHO 유럽 건강도시 프로젝트는 1987년부터 Phase I이 시작되어 현재까지 Phase VI가 진행되고 있다(표 1.6).

최초의 건강도시 및 지역사회 국제회의가 Len Duhl에 의해 조직되어 1993년에 샌프란시스코에서 개최되었다. 이로써 국제적 활동이 보다 활발해졌다. 당시 이란, 사우디아라비아, 이집트, 튀니지, 모로코 등의 국가에서 자체 네트워크를 조직하였고, 아프리카, 동남아시아, 서태평양지역에서 지역 네트워크를 조직하였다.

1996년에 WHO는 건강도시를 세계보건의날(4월 7일) 주제로 채택하였다. 이는 당시 WHO의 관련 자료에서 언급된 바와 같이 건강도시가 세계적으로 천 개 이상의 도시와 50개국이 참여할 정도로 확산된 상태였음을 반영한다.

표 1.6 WHO 유럽 건강도시 프로젝트 활동(1987~현재)

	기간	회원도시 수 (국가 수)	Core Themes
Phase I	1987-1992	35(25)	도시 건강에서 새로운 방식의 도입
Phase II	1993-1997	37(25)	건강한 공공정책, 포괄적인 도시건강계획
Phase III	1998-2002	56(25)	형평성, 지속가능한 발전과 사회 발전, 건강개발을 위한 통합적 계획(도시건강계획)
Phase IV	2003-2008	70(25)	건강한 노화, 건강한 도시계획, 건강영향평가, 신체활동과 활동적 노화
Phase V	2009-2013	100(25)	돌보고 지원하는 환경, 건강생활, 건강한 도시디자인
Phase VI	2014-2018		Health 2020의 추진(모든 이의 건강 및 건강불평등 감소, 리더십과 참여적 거버넌스 증진)

[자료] Tsouros(2015), Table 1

6 국내 건강도시 사례

6.1 강원도 원주시

인구 35만명의 원주시는 1읍 8면 16동으로 구성된 도농복합도시이다. 2004년부터 AFHC에 가입하였고 2006년에는 KHCP에 가입한 초기 건강도시 중의 하나이며 2011년 1월부터 2014년 12월까지 KHCP의 제3대와 제4대 의장도시였다. 담당부서는 건강체육과 내 건강도시팀이며 건강도시만을 위한 홈페이지를 운영하고 있다(http://healthycity.wonju.go.kr/). WHO로부터 재정(2006), 기후변화(2008), 금연사업(2008), 신체활동(2010), 도로안전(2012), 여성친화(2014), 학교 밖 청소년(2016) 영역에서 수상을 하였고, AFHC로부터도 2008년과 2010년에 수상을 할 정도로 많은 우수사례를 만들어내고 있다(대한민국건강도시협의회, 2017). 원주시의 대표적인 건강도시사업은 "국민체력100사업 거점체력센터 운영"이다.

원주시의 또 다른 신체활동 증진사업으로 "평생건강.운동의학센터"가 있다. 사업목적은 스포츠-의학-평생건강을 통합관리・운영함으로써 미래형 건강도시의 기반을 확대하고 지역주민의 건강형평성을 확보하고자 함이다. 사업내용으로는 고품격 평생건강관리 지원 프로그램, 종합적인 체력측정, 서비스개인별 맞춤형 운동처방 및 지도 서비스, 만성질환 예방 및 관리를 위한 건강 개선 프로그램, 운동선수 지원 프로그램유관기관 연계 프로그램 등이 있다.

표 1.7 원주시 대표사업

<table>
<tr><td colspan="2">사업명</td><td colspan="2">국민체력100사업 거점체력센터 운영</td></tr>
<tr><td>사업비(천원)</td><td>162,000</td><td rowspan="2">사업기간</td><td rowspan="2">2017.2~2017.12</td></tr>
<tr><td>재원</td><td>기금 100%</td></tr>
<tr><td colspan="2">사업목표</td><td colspan="2">과학적 체력관리 프로그램 제공을 통한 시민건강증진 기여</td></tr>
<tr><td colspan="2">세부프로그램</td><td colspan="2">• 찾아가는 국민체력100 서비스
• 소외계층(다문화, 사회복지시설) 체력측정 출장서비스 지원
• 체력증진교실
• 체력왕 선발</td></tr>
<tr><td colspan="2">수행결과</td><td colspan="2">• 과학적 건강 체력 평가와 맞춤형 운동처방 프로그램을 통한 시민 체력수준 향상에 기여
• 건강생활 실천 분위기 확산으로 시민 건강증진에 기여
• 대표건강도시로써 국민 체력100 사업 당위성 홍보 거양</td></tr>
</table>

[자료] 대한민국건강도시협의회, 2017b

이 밖에 신체활동을 증진하기 위한 도시환경 조성 노력으로 원주시는 "도로 다이어트"를 실시하였다. 도로 다이어트는 차도의 일부를 보행자에게 돌려주는 것이다. 원주시내의 가장 분주한 도로를 보행자전용거리로 개편하고 주변의 왕복 4차선 두 개 도로를 편도 3차선으로 줄이고 1차선을 보행자도로로 전환하였다. 시민들의 걷기를 활성화하기 위해 원주천변에 걷기 코스를 개발하고 산책로와 자전거도로를 분리하며 자전거 횡단보도와 도로표지판 설치 등 보다 안전한 자전거 이용을 돕기 위한 노력도 기울이고 있다. 원주에는 또한 건강관리와 의료, 체육시설 및 문화시설이 집적된 헬스파트단지가 있다.

6.2 서울특별시 강동구

인구 48만명의 강동구는 18개 동으로 구성된 곳이다. 2015년 1월부터 현재 의장도시로 활동하고 있다. 건강도시 담당부서는 2008년 AFHC 가입부터 줄곧 보건소 지역보건과 건강도시팀이었으나 최근 시청 기획예산과로 건강도시팀이 옮겼다. 2012년에는 건강증진학교와 신체활동 사업으로 WHO로부터 수상을 하였고, AFHC로부터는 건강도시발전과 건강체계 부문에서 수상을 하였다. 또한 2014년에는 건강식단(저염)사업으로 WHO로부터 수상을 하였다. 강동구의 대표사업은 "건강한 학교 만들기 사업"이다.

강동구는 거대도시 서울특별시에 있으면서도 도시텃밭, 녹지체계(green way), 에너지 절약 정책 등 "생활환경 중심의 건강환경 조성"을 추진하는 도시이다. 이런 노력의 효과로 첫째, 허브, 약초농장, 도시양봉 등을 장려하면서 생물다양성이 증가하여 건강해진 도심생태계가 형성되고 있다. 낙엽으로 부엽토를 만들고 음식물 퇴비를 만들며 지렁이를 사육하는 분변토를 만들어 사용하는 등 친환경적인 자원선순환을 만들기 위해 노력하고 있다.

표 1.8 강동구 대표사업

사업명		건강한 학교 만들기 사업	
사업비(천원)	622,130	사업기간	2009~2014
재원	구비 100%		
사업목표		학생, 학부모, 교사가 사업의 주체가 되어 건강문제를 찾아내고 적극적인 지역주민 참여로 지속적 학교 건강증진 이끌어냄	
세부프로그램		• 건강동아리: 교사 연수 후 직접 운영 • WHO 건강증진학교 시범사업: 마음이 건강한 학교 • 힐링 뮤지컬 공연, 또래상담, 학교 건강위원회, 프로그램 진행자 교육 • 좋은 중학교 만들기: 3無 운동(폭력, 따돌림, 흡연, 휴대전화 공해) • 아토피, 천식 안심학교 운영: 아토피에 안전한 건강 환경 조성 • 건강과일바구니: 취약계층 아동 영양관리사업	
수행결과		• 건강학교 참여 후 건강에 대한 관심 90% 아동에서 향상 • 건강과일바구니: 건강지식 8.05에서 8.92점 • 과일섭취 및 선호도 90% 상승, 아동보호자 사업 수혜 만족도 96%	

[자료] 대한민국건강도시협의회, 2017b

둘째, 강동구는 텃밭을 통해 공동체의식을 배양하고 있다. 텃밭가꾸기의 과정에서 이웃 혹은 세대간에 대화가 증가하고 유대가 강화되며 공동체 소모임(테마텃밭)을 통해 텃밭을 함께 가꾸고 수확물의 70%를 나누어 가진다. 2015년 현재 자치안전과 외 9개과에서 테마텃밭 프로그램을 운영하고 있으며 기타 강동어린이회관, 구의회의정회, 구화학교, 강동토종지킴이, 대한노인회 강동구지회에서도 테마텃밭을 운영하고 있어 테마텃밭에 참가하는 시민은 1,004명에 이른다.

셋째, 강동구는 도시농업사업을 정부주도가 아닌 주민 참여를 장려하고 있다. 강동친환경농가협의회, 사회적협동조합 도시農담, 협동조합 소셜다이닝밥상, 강동도시양봉농업협동조합, 강동토종지킴이 동우회, 발효동우회 등은 주민의 생활터에서 각자의 흥미와 목적에 따라 다양하게 도시농업 확산에 애쓰고 있다(강동구 도시농업과 내부자료, 2016).

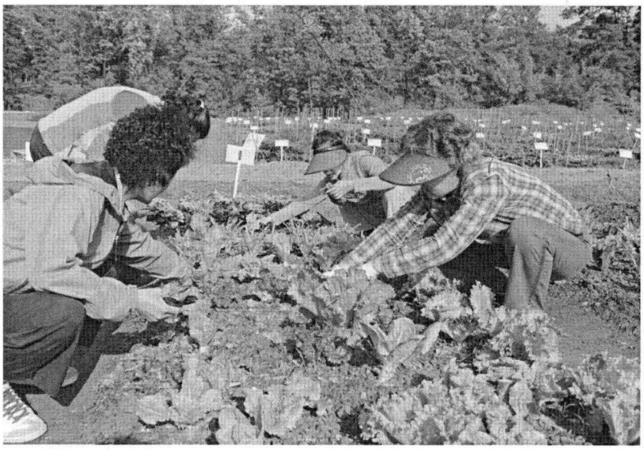

» **그림 1.7** 이웃과 함께 텃밭 가꾸는 모습

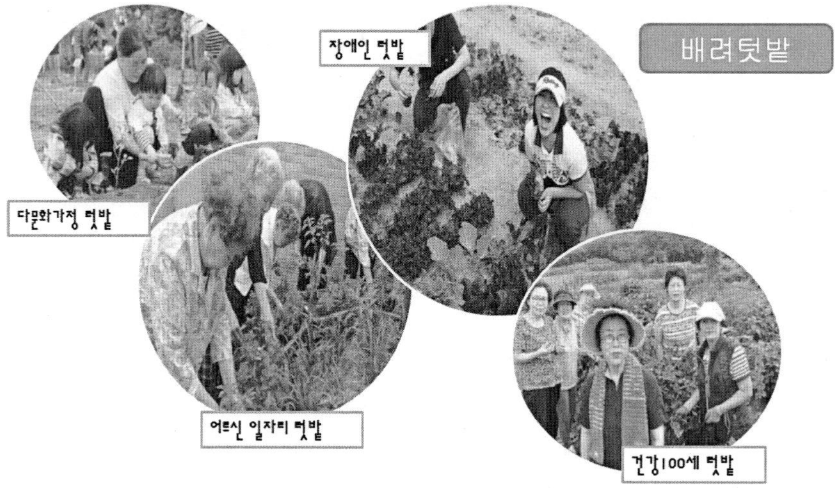

» **그림 1.8** 강동구의 각종 테마텃밭

6.3 경기도 시흥시

인구 43만명의 시흥시는 17개 동으로 구성된 도시이다. 시청 내 건강도시지원과가 설치되어 있으며, 건강도시지원과, 보건소, 보건지소, 체육진흥과, 위생과의 5개 부서로 구성된 건강도시추진본부가 건강도시 컨트롤타워이다. 85명이 근무하는 건강도시추진본부는 전국 지자체 가운데 최초로 만들어진 것으로, 시흥시가 얼마나 건강 도시를 중요하게 생각하는가를 반영한다(손완주, 2016). 2009년부터 KHCP에 가입하여 활동하고 있으며, 2014년에 KHCP 우수사업상과 AFHC 건강도시발전상을 수상하고, 2016년에는 AFHC 건강도시우수사업상을 수상하였다. 시흥시의 대표사업은 "생활터중심 운동사업"이다.

표 1.9 시흥시 대표사업

<table>
<tr><th colspan="2">사업명</th><th colspan="2">생활터중심 운동사업</th></tr>
<tr><td>사업비(천원)</td><td>15,433</td><td rowspan="2">사업기간</td><td rowspan="2">2009~현재</td></tr>
<tr><td>재원</td><td>시비</td></tr>
<tr><td colspan="2">사업목표</td><td colspan="2">생활권내 쉽게 접근이 가능한 신체활동 공간 확보와 프로그램 운영으로 신체 활동 증진</td></tr>
<tr><td colspan="2">세부프로그램</td><td colspan="2">• 학교운동장 야간개방 50% 확대추진: 27개교 → 31개교
• 별빛체조 달빛운동 야간신체활동 프로그램 활성화
– 수요자 입장에서 지역주민의 요구도 적극 반영
– 야간운동 프로그램 활성화를 위한 고민과 새로운 시도
– 주민주도 건강동아리 신규발굴 · 지원
• 소규모 공원 운동실천 프로젝트: 유관단체 협업</td></tr>
<tr><td colspan="2">수행결과</td><td colspan="2">• 야간 운동장 개방: 31개교(50%)
• 야간 운동장 프로그램 운영: 801회/14,681명
• 걷기 동아리 결성: 5개팀/40명(2015. 12월 기준)
• 야야간 운동프로그램 만족도 조사결과: 99.6% 만족</td></tr>
</table>

[자료] 대한민국건강도시협의회, 2017b

시흥시는 건강 중심의 도시행정을 하기 위해 시흥시의 1,500명 전체 공무원을 대상으로 건강도시의 필요성과 개념을 교육하였으며, 매년 건강도시 사업을 발굴하도록 하고 있다. 또한 시민체감형 사업을 하기 위해 학교, 마을, 일터, 경로당 중심으로 "건강공동체"를 지원해 현장 중심의 기획과 접근을 하고 있다.

> "시흥시에서 추진하는 '건강 도시'는 시민 누구나 소외받지 않고 차별 없이 스스로 건강을 관리할 수 있는 물리적, 사회적 환경을 지속적으로 만드는 것입니다. 이를 위해 시 여러 부서와 협업해서 도시 환경, 시정 정책 등의 모든 정책에 건강을 담아내는 것입니다."(박명희 건강도시지원과장)

[자료] 손완주(2016)

6.4 충청남도 금산군

표 1.10 금산군의 대표사업

<table>
<tr><th colspan="2">사업명</th><td colspan="2">• 건강생활터 “약령시장” 만들기
• 유쾌 · 상쾌 · 통쾌 건강아파트 만들기</td></tr>
<tr><th>사업비(천원)</th><td>50,490</td><th rowspan="2">사업기간</th><td rowspan="2">2017. 1월 ~ 12월</td></tr>
<tr><th>재원
(천원)</th><td>기금: 12,820
도비: 3,846
군비: 33,824</td></tr>
<tr><th colspan="2">사업목표</th><td colspan="2">주민 스스로 참여하는 건강생활실천 분위기 및 환경조성으로 활기차고 즐거운 건강생활 터로 군민 행복만족도 향상</td></tr>
<tr><th colspan="2">세부프로그램</th><td colspan="2">• 건강아파트 월 1회 정기적 방문으로 기초건강측정(혈압 혈당, 콜레스테롤 등)
• 건강관련강좌 및 다양한 프로그램 운영
• 건강강좌: 치매예방관리, 금연, 절주, 영양, 중풍예방교실 웃음치료교실, 등
• 프로그램 운영: 근력강화를 위한 기공체조(경로당), 건강 체조(아파트 광장 등)
• 걷기 참여증진을 위한 건강계단 꾸미기(2개동)
• 아토피 · 천식 예방관리 사업으로 아토피 · 천식 안심학교 운영 및 천연제품 만들기 프로그램 운영(12회)
• 산꽃 술래길 건강걷기 운영</td></tr>
<tr><th colspan="2">수행결과</th><td colspan="2">• 기초건강 측정으로 자가 건강관리 능력 함양과 건강한 아파트 및 시장분위기 형성
• 활기차고 건강한 생활 터로 주민 행복 만족도 향상
• 다양한 프로그램 진행으로 주민이 건강하고 살고 싶은 일터, 아파트 환경을 조성함
• 아토피 · 천식 예방사업 안심학교 운영으로 알레르기 질환 아동의 학습능력 향상</td></tr>
</table>

[자료] 대한민국건강도시협의회, 2017b

금산군은 1읍 9개 면으로 구성된 농촌도시이다. 인구는 약 5만 5천명이다. 2005년부터 AFHC에 가입하여 지속적으로 활동하고 있다. AFHC에서는 건강도시상(2007), 다이나믹 건강도시상(2008)을 수상하였고, 2008년에는 대한민국 국민건강문화대상을 수상하였다. 금산군의 대표사업은 “건강생활터 약령시장 만들기”와 “유쾌 · 상쾌 · 통쾌 건강아파트 만들기”이다.

금산군은 지리적으로 전국에서 접근성이 좋고 천혜의 자연환경을 갖고 있으며 최고의 인삼약초 인프라를 갖추고 있다. 한편 금산군은 농촌으로서 인구가 감소되어 일부 마을은 존립이 불투명해지고 학교는 폐교 위기에 놓이게 되었다. 이런 배경 하에 추진된 사업이 “아토피자연치유마을 조성사업”이다. 즉, 폐교 위기에 놓인 학교 두 곳을 아토피안심학교로 운영하고, 마을에 아토피미래꿈센터를 설립하는 등 마을을 아토피자연치유를 위한 공간으로 개발한 것이다. 아토피안심학교에서는 아토피케어 프로그램, 음악교실, 통학버스를 제공하고 있으며, 약 40평 규모의 아토피미래꿈센터는 공부 및 놀이방, 치유실, 사우나실, 주방 등을 갖추고 키 크는 체조, 과학실험, 영어동요 등의 프로그램을 마을에 거주하는 어머니의 지도하에 진행하고 있다(금산군 내부자료, 2016). 또한 아토피 황토 치유방을 24동 조성하여 마을을 확대 보강하였다.

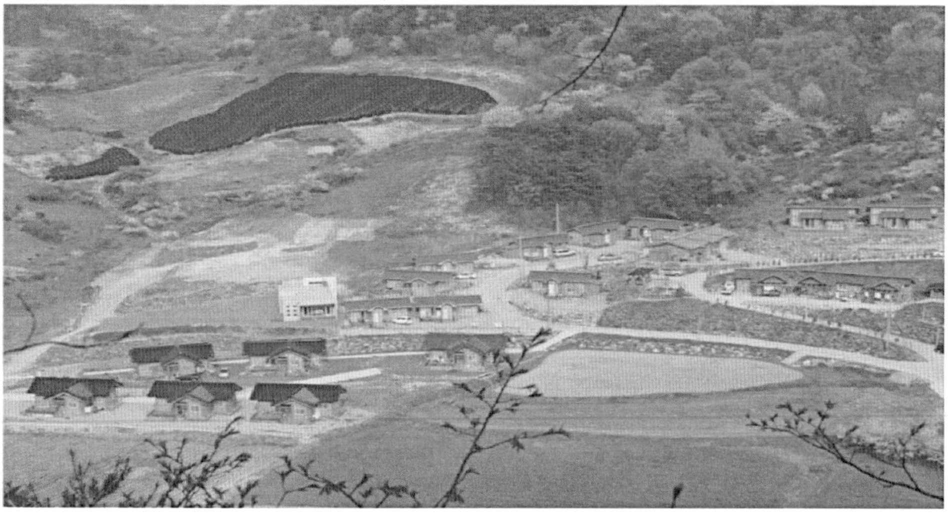

≫ **그림 1.9** 금산군 아토피자연치유마을 전경

그 결과 산골오지마을로 인구유출이 심하고 초등학교는 폐교 위기에 하였으나 52명의 학생이 초등학교로 전학을 왔고 총 80여명의 인구가 유입되었다. 또한 자연스럽게 경제활동인구가 증가하면서 지역경제가 활성화되었고 마을홍보비용이 40억 절감되고, 20억원 정도의 브랜드가치가 창출되었다고 추산된다(금산군 내부자료, 2016).

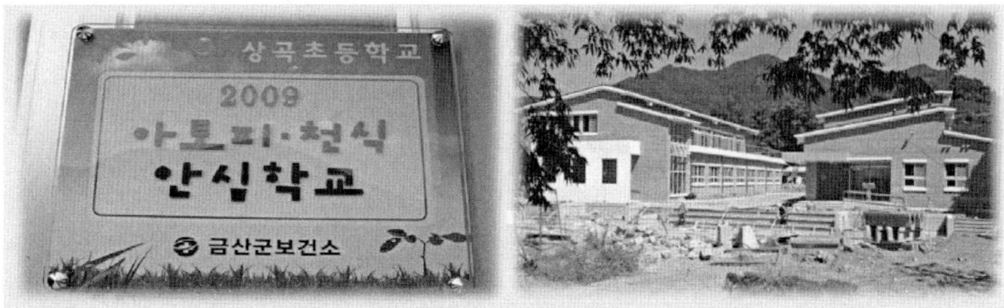

» **그림** 1.10 아토피천식안심학교

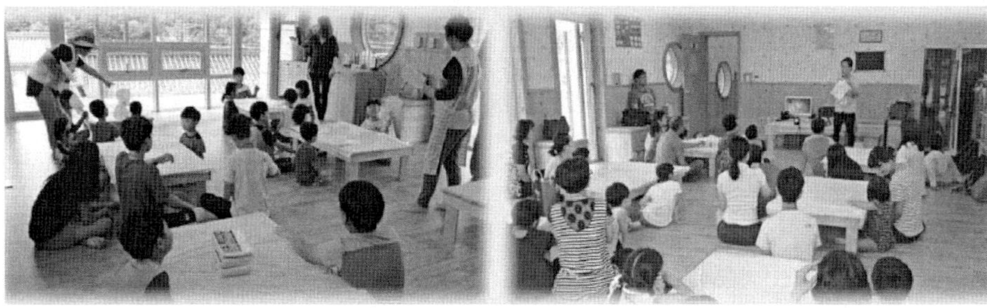

» **그림** 1.11 아토피미래꿈센터 프로그램 활동

토론문제

1. **두 사람씩 짝을 지어 다음 세 가지를 상대방에게 설명하여 납득시켜 보자.**

   ① 건강도시 사업이 중요한 이유
   ② 환경과 생활습관이 밀접한 관계를 가지고 있다는 사실
   ③ 도시에서 건강형평성 추구가 중요한 이유

2. **4명이 한 조가 되어 다음에 관하여 토론해보자.**

   도시 한 쪽에 흐르는 개울과 인접한 작은 산을 이용하여 공원을 조성하려고 한다. 포괄적 건강도시 프로그램으로 구성하기 위하여 필요한 사업들을 열거하고 각각의 사업수행을 위하여 협력이 필요한 부서 및 민·관 조직을 생각해 보자.
   예) 자전거 도로 안전 시스템 구축: 환경과, 교통과, 보건과, 병원, 구급대 등

참고문헌

강은정. 건강도시 현황 및 과제. 보건복지포럼 2010.

강은정, 고광욱, 김건엽, 김은정, 김복미. 대한민국건강도시지수개발. 순천향대학교, 대한민국건강도시협의회. 2016.

경선영, 정성환. 미세먼지의 건강영향. J Korean Med Assoc 2017;60(5):391-398.

김장락, 정백근, 박기수, 강윤식. 사망률이 높은 지역사회에서 임파워먼트 및 사회적 자본과 주관적 건강수준의 연관성. 농촌의학지역보건학회지, 2012;37(3):131-144.

대한민국건강도시협의회. 협의회 소개. 2017a. (cited July 19 2017) URL:http://www.khcp.kr/hb/main/sub01_02.

대한민국건강도시협의회. 협의회 회원. 2017b. (cited July 19 2017) URL:http://www.khcp.kr/hb/main/sub02_02

대한민국건강도시협의회. 대한민국 건강도시 백서. 원주: 대한민국건강도시협의회. 2013.

라영재. 공공부문 책무성의 변천과 통제방안. 한국정책연구, 2009;9(1):235-265.

보건복지부, 한국건강증진개발원. 건강도시. 보건복지부, 한국건강증진개발원. 2015.

보건복지부. 국민건강증진종합계획 2010. 2005.

손완주. 모든 정책에 '건강 씨앗'을 뿌려 '건강도시'로 성장시키다: 시흥시 건강도시지원본부 건강도시지원과. 도시와 사람 2016. 48-51.

연합뉴스. '이웃사촌 옛말' 주먹다짐에 살인까지... '층간소음' 심각. 2017.6.3. (cited 20 July 2017). URL:http://www.yonhapnews.co.kr/bulletin/2017/06/03/0200000000AKR20170603023500062.HTML.

앤드류 댄넌버그, 하워드 프럼킨, 리차드 잭슨 엮음. 김태환, 김은정 외 옮김. 국토연구원, 2011.

임혜수, 이태동. 민관협력 파트너십과 정책 일관성 영향 연구: 뉴욕시와 서울시의 건강도시 정책 비교. 지방정부연구, 2017;21(1):267-290.

장원기. 모든 정책의 건강: 건강증진과 부문 간 협력의 진화. 보건행정학회지 2016;26(1):79-91.

장원기, 박윤형, 고광욱, 김건엽, 강은정, 김진희, 박관준, 유병인. 건강도시 인증제도 시행에 따른 운영 매뉴얼 개발. 순천향대학교, 보건복지부. 2013.

통계청. 도시화율. (cited 20 July 2017). URL: http://kosis.kr/statHtml/statHtml.do? orgId=101&tblId =DT_2KAA204#.

한국행정학회. 도시화. (cited 20 July 2017). URL: http://www.kapa21.or.kr/.

한국행정학회. 투명성. (cited 17 October 2017). URL: http://www.kapa21.or.kr/.

황선빈, 김형수, 윤석준, 이건세, 김은정, 조민우, 오인환, 김현진. 수질관련 질환에 의한 한국인의 질병부담. 한국환경보건학회지 2011;37(4):250-257.

Adeleye OA, Ofili AN. Strengthening intersectoral collaboration for primary health care in developing countries: Can the health sector play broader roles? *Journal of Environmental and Public Health*, 2010, 1-6.

Ashton, J. (ed.). "Introduction." In *Healthy Cities*. Milton Keynes, England: Open University Press, 1992.

Bahk J, Lynch JW, Khang YH. Forty years of economic growth and plummeting mortality: the mortality experience of the poorly educated in South Korea. J Epidemiol Community Health 2016 Oct 5 [Epub]. DOI:https://doi.org/10.1136/jech-2016-207707.

Davidson S. Spinning the wheel of participation. Planning, 1998;1262:14-15.

Fasenfest, D. Government, governing, and governance. Critical Sociology 2010;36(6):771-774.

Fox AM, Balarajan Y, Cheng C, Reich MR. Measuring political commitment and opportunities to advance food and nutrition security: piloting a rapid assessment tool. Health Policy and Planning, 2015;30:566-578.

Frederickson, H. G., Smith, K. B. The Public Administration Theory Primer. Boulder, Colorado: Westview Press, 2003.

Galea S, Vlahov D. Urban health: population, methods, and practice. In Handbook of Urban Health: Populations, Methods, and Practice. Sandro Galea and David Vlahov eds. New York: Springer, 2005.

Network on Urban Health Equity. Improving urban health equity through action on the social and environmental determinants of health. Final report of the GRNUHE. London: University College London and Rockefeller Institute; 2010 (http://www.ucl.ac.uk/gheg/GRNUHE/GRNUHEPublication/grnuhefinal, accessed 23 December 2014).

Hancock T. The evolution, impact, and significance of the Healthy Cities/Communities movement. Journal of Public Health Policy 1993:5-18.

Hancock T, Duhl L. Promoting Health in the Urban Context. WHO Healthy Cities Papers No. 1. Copenhagen: FADL Publishers; 1988.

Kang E, Park HJ, & Kim JE. Health impact assessment as a strategy for intersectoral collaboration. *Journal of Preventive Medicine and Public Health*, 2011;44(5):201-209.

Kawachi I, Kenneday BP, Lochner K, Prothrow-Stith D. Social capital, income inequality and mortality. Am J Public Health 1997;87:1491-1498.

Kim JH, Yoon TH. Comparisons of health inequalities in small areas with using the standardized mortality ratios in Korea. J Prev Med Public Health 2008;41:300-306.

Lee, KK. Developing and implementing the actie design guidelines in New York City. Health & Place, 2012;18(1):5-7.

Lynch J, Smith GD, Hillemeier M, Shaw M, Raghunathan T, Kaplan G. Income inequality, the psychosocial environment and health: Comparisons of wealthy nations. Lancet 2001;358:1285-1287.

Sarkar C, Webster C, Gallacher J. Healthy Cities: Public Health through Urban Planning. Northampton, MA:Edward Elgar. 2014.

Tsouros AD. Twenty-seven years of the WHO European Healthy Cities movement: a sustainable movement for change and innovation at the local level. Health Promot Int 2015;30(S1): i3-i7.

United Nations Human Settlements Programme. Global campaign on urban governance. 2002 https://unhabitat.org/books/global-campaign-on-urban-governance-the/ (cited 15 July 2017).

World Health Organization(WHO). Adelaide statement on Health in All Policies: moving towards a shared governance for health and well-being. World Health Organization and Government of South Australia, 2010 (http://www.who.int/social_determinants/publications/isa/hiap_statement_who_sa_final.pdf?ua=1, accessed 23 December 2014).

World Health Organization(WHO). Social determinants of health. 2017. (cited 17 July,2017). URL: http://www.who.int/social_determinants/thecommission/finalreport/key_concepts/en/.

WHO. Ottawa Charter for Health Promotion. 1986. (cited 17 October, 2017). URL: http://www.who.int/hpr/archive/docs/ottawa.html.

WHO Regional office for Europe. National Healthy Cities Networks in the WHO European Region: Promoting Health and Well-Being Throughout Europe. 2015. Copenhagen: WHO Regional Office for Europe.

WHO Regional office for Europe. Community Participation in Local Health and Sustainable Development: Approaches and Techniques. 2002. Copenhagen: WHO Regional Office for Europe.

World Health Organization Regional Office for Western Pacific(WPRO). Regional Guidelines for Developing a Healthy Cities Projects. 2000. (cited 20 July 2017). URL: http://www.wpro.who.int/health_promotion/documents/regional_guidelines_for_developing_a_healthy_cities_project.PDF.

02 건강도시를 위한 부문간 협력

1 서론

건강은 일상의 현장에서 창조되며, 주거, 교통, 고용, 경제, 문화 등 사회의 각 부문에 의해 건강이 결정된다. 그러므로 건강증진을 위해서는 전통적인 보건의료 부문 이 외에도 다부문의 적극적인 협력과 참여가 필요하다.

건강도시가 세계보건기구 유럽지역사무소에서 처음 도입될 때부터 부문간 활동(intersectoral action)은 건강도시 접근법의 가장 중요한 기전으로 자리매김하였다. 보건의료 부문 이외의 부문에서 동참하여 도시의 건강을 증진하기 위한 정책을 개발하고 추진하는 것이 건강도시 접근법의 과정이자 목표이다. 부문간 활동은 건강과 건강형평성 증진이라는 목표를 달성하기 위해 보건부문(health sector)과 비-보건부문(non-health)이 사회적 건강결정요인에 대처하는데 정보공유(information sharing), 협조(cooperation), 협력(collaboration), 통합(integration)하는 과정을 의미한다. 그런데 건강과 건강형평성을 증진하기 위하여 지속가능한 부문간 협력체계를 형성하는 것은 쉽지 않다. 효과적이며 효율적인 부문간 협력을 구축하기 위해서는 기존 체계와 맥락을 고려하고 관련 이해관계자들의 특성을 이해하여야 한다.

본 장에서는 건강증진을 위한 부문간 협력의 의의와 역사를 검토하고, 건강도시에서 부문간 협력의 유형과 전략을 제시하고자 한다.

2 부문간 협력의 배경과 역사

(1) 부문간 협력의 필요성

현대사회는 고령화로 인해 질병이 장기화되고 만성 질환 유병율이 증가하고 있으며, 불평등과 건강 불평등의 증가, 기후 변화, 및 재정 위기를 맞이하고 있다. 이러한 상황에서 우리는 건강증진을 위해 효율적이고 효과적인 전략이 필요한데, 문제의 원인들은 복잡하고 불가분하게 연계되어 있어 이러한 '사악한 문제(wicked problems)'를 해결하기 더욱 어렵다. 부문간 협력은 우리가 현재 직면한 가장 큰 건강상의 과제들은 매우 복잡하며, 사회적 건강결정요인과 관련된다는 것을 인식하는 데서 출발한다.

사회적 건강결정요인은 건강과 건강형평성의 원인들의 원인으로, 개인, 조직 및 지역사회가 함께 협력하여, 역량, 기술, 지식, 연결 자산 및 자원을 파악하고 모으는 전체 시스템 접근법(whole system approach)을 적용하여야 효과적으로 대처할 수 있다. 건강과 건강형평성은 보건부문만의 문제가 아니라 관련 정책 분야(예: 경제 개발 정책 또는 교통 정책)의 참여가 필요하다. 즉, 비만이나 정신 건강 등의 문제를 단지 보건 부문 만의 문제로 다루는 대신, 관련 부문에서 비만이나 정신 건강에 잠재적인 직접 및 간접적 혜택에 대해 생각하도록 하는 것이 부문간 협력의 출발점이다.

사례 비-보건 부문에서의 정책이 건강 결과에 영향을 끼친 사례

- 지난 40년 동안 유럽의 도로 교통사고 사망률이 60% 이상 감소하였는데, 이는 도로 설계와 자동차 안전 규제에 기인함.
- 소금 섭취량이 평균 10g에서 5g로 감소하면 뇌졸중 발생률이 23% 감소하고 심혈관계 질환이 17% 감소함.
- 담배와 주류에 대한 세금을 증가하면 흡연과 음주로 인한 사망률을 현저하게 줄일 수 있음.
- 산업안전 정책을 개선하면 사고로 인한 사망이나 사고를 예방할 수 있을 뿐 아니라, 국민 총생산량(GDP)도 증가함.
- 사스(SARS)와 같은 전염성 질환에 대한 성공적인 대처에는 부문간 협력이 필수적임.

예 비만 문제에 대한 부문간 협력의 필요성

비만은 근본적으로 에너지 섭취와 소비의 균형이 깨졌을 때 발생한다. 그런데 그 균형(혹은 불균형) 상태는 매우 복잡한 다면적인 원인들의 체계에 의해 발생하게 된다. 그림 2.1은 비만 체계도를 나타내고 있는데, 중앙에 에너지 섭취와 에너지 소비가 위치하고 있다.

이 균형에 관련되는 모든 요소들을 유형별로 구분하면, 개인 차원의 원인으로는 생물적인 요인, 신체활동, 식품섭취, 심리적인 요인이 있고, 사회적인 차원의 원인으로는 신체활동 환경, 식품 생산체계, 사회 심리적인 요인으로 구분된다. 개인을 대상으로 비만을 예방하는 개입 전략은 식습관 개선이나 신체활동량을 증가하는 것이 효과적이다. 그러나 인구집단 전체를 대상으로 비만을 예방하기 위해서는 비만유발 환경(obesogenic environment)을 개선하는 전략이 필수적이다. 현재 우리가 살고 있는 현대 사회에서는 소위 '건강하지 않은 행동(unhealthy behaviors)'들이 보다 '쉬운 선택(easy option)'인 경우가 많다. 매일 자동차로 학교에 통학하는 어린이들이 걷거나 자전거를 이용하고 싶더라도 부모가 걱정하거나, 길이 위험하고, 거리가 멀거나, 편리한 것에 대한 선호가 더 커서 건강하지 않은 선택을 하게 된다고 볼 수 있다. 따라서 건강한 행동이 보다 쉬운 선택이 되는 사회를 만들기 위해서는 교통, 도시계획, 문화, 교육, 주거 등 다양한 부문에서의 활동이 동반되어야 한다.

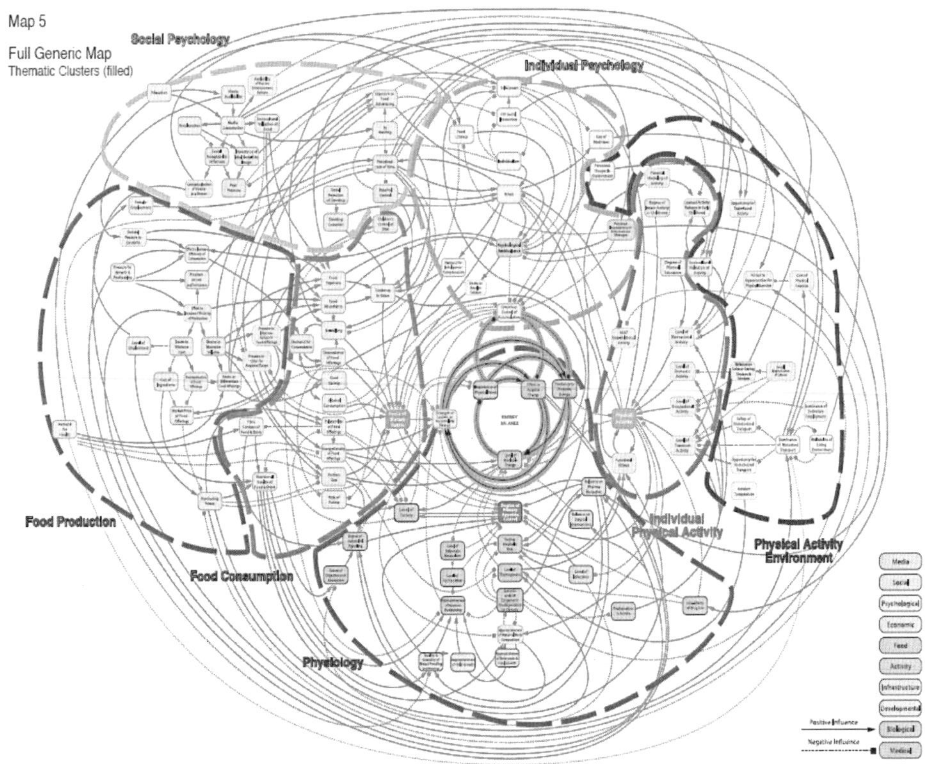

» **그림 2.1** 비만 체계도(Obesity System Map)(2007)

이와 같이 비만이라는 건강문제에 대한 원인을 분석해 보면 상당히 많은 분야에서의 정책들에 의해 영향을 받는다. 따라서 이에 대해 비만 문제를 해결하기 위해 각 부문에 정책분야와 이를 활용한 대안을 정리해 보면 다음 그림 2.2와 같다. 비만에 영향을 주는 요인을 크게 식생활과 신체활동으로 분류해 볼 수 있다. 식생활의 경우, 식품에 대한 접근성, 거주지역, 비용, 사회적 접근성, 요리 기술, 사회적 규범과 같은 영향요인이 있다. 이들 영향요인과 관련된 정책분야는 식품과 음료의 생산과정이 되며, 이에 대한 정책대안으로 토지이용, 지역사회 식품 생산구조, 신선한 식료품에 대한 접근성 강화, 모유수유 지원, 식품 중 지방이나 당 함양 규제와 같은 것들을 도입한다면 비만 문제를 개선할 수 있다. 신체활동의 경우, 운동장소, 비용, 문화, 시간, 접근성, 비정기적인 운동기회 등의 영향요인이 있다. 그리고 이에 대한 정책분야는 도시계획, 교통, 체육과 여가, 교육, 고용과 같은 부문과 관련이 있으며, 정책대안으로는 공공 운동시설 확대, 운동시설 접근성 개선, 가정이나 직장 근처에 운동시설 확대, 도시내 도로 범죄율 감소, 일과 삶의 균형과 같은 것을 제안할 수 있다. 이와 같이 비만이라는 문제(건강문제)를 해결하기 위하여 식품, 교통, 도시계획, 고용, 교육, 체육, 여가 등의 비-보건 부문에서의 활동이 요구된다.

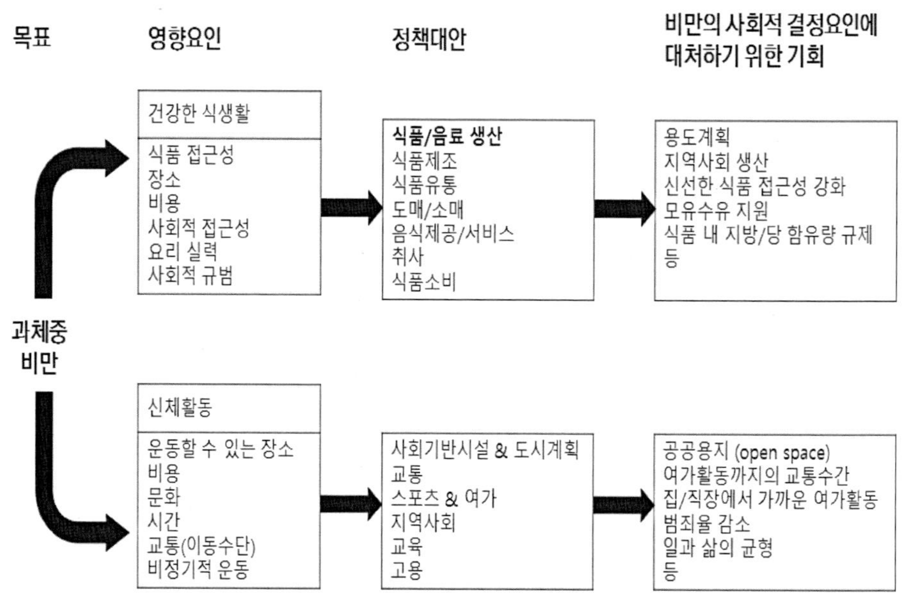

» **그림 2.2** 비만 관련 영향요인과 정책대안(Newman et al., 2016)

(2) 부문간 협력의 다양한 접근법

건강증진을 위한 부문간 협력과 관련하여 다양한 접근법들이 있지만, 모두 건강과 건강형평성을 증진하기 위해 사회적 건강결정요인과 관련된 부문들이 정책결정과 집행에 있어 건강의 영향을 고려하고 건강의 가치를 중심에 두는 것에서 공통된다. 최근 중국 상하이에서 개최된 9차 세계건강증진대회(9th Global Conference on Health Promotion)에서는 건강이라는 공동목표를 달성하기 위해 부문 간 시너지를 구축하는 것을 "좋은 거버넌스(good governance)"의 개념으로 통칭하고 있다. 그 간에 건강증진에서 부문간 협력의 구체적인 전략을 강조하기 위하여 부문간 활동(Intersectoral action, ISA), 모든 정책에서 건강(Health in All Policies, HiAP), 범정부 접근법("whole-of government" approach), 범사회 접근법("whole-of-society" approach) 등의 전략들이 등장하였다. 이들 간의 차이점을 구분하는 것보다, 각각의 접근법들이 발전하게 된 맥락과 상황이 중요하다고 볼 수 있다. 각 접근법의 특징은 다음과 같다.

① 부문간 활동(Intersectoral action, ISA)

부문간 활동(Inersectoral action)이라는 개념은 1978년 일차보건의료에 관한 알마아타 선언에서 소개되어, 1980년대와 90년대로 이어진 WHO의 '모든 이에게 건강을(Health for All)' 운동에서도 중심적인 개념이었다. 1997년 WHO에서 주관했던 '건강을 위한 부문간 협력 국제회의(Intersectoral Action for Health Conference)'에서 부문간 활동(IS)을 다음과 같이 정의하였다. 부문간 활동은 보건 부문과 다른 부문이 건강 결과를 달성하기 위한 활동을 수행하기 위해 맺은 협력 관계이며, 이는 보건 부문 단독으로 수행했을 때보다 효과적이고, 효율적이며 지속가능하다.

부문간 활동은 정부의 각 수준에서 발생할 수 있고, 정부와 비-정부 부문 간에도 일어날 수 있다. 또한, 위원회나 법제화와 같이 공식적인 조직을 반드시 취할 필요도 없다. 그렇기 때문에 임시적인 관계일 수 있고, 부문간 활동은 담배규제와 같이 특정 이슈를 해결하기 위해 맺어질 수 있고, 삶의 질과 같은 거시적인 이슈를 해결하는 과정에서도 나타날 수 있다.

일각에서는 2개 이상의 공공부문이 협력하는 것에 대해 다부문 협력(multisectoral collaboration)이라는 용어를 사용하기도 하는데, WHO에서는 다부문 협력과 부문간 협력은 일반적으로 호환하여 사용하고 있다.

② 모든 정책에 건강(Health in All Policies, HiAP)

부문간 활동(IS)이 건강과 건강형평성 증진을 위해 다양한 부문들이 맺고 있는 협력 관계를 총체적으로 의미한다면, 모든 정책에 건강(Health in All Policies)은 부문간 활동의 형태 중에서 가장 체계화되고 공식적이며 행정적으로 통합된 것이라고 볼 수 있다. 모든 정책에 건강(HiAP)은 국가 혹은 지방정부가 보건부문과 비-보건부문의 활동들을 조정하여 각 부문에서 다루는 건강결정요인에 대한 정책들이 긍정적인 건강결과로 연결되도록 건강한 정책을 만드는 것이며, 이를 위해 체계적으로 협력관계를 구축하는 것이다.

모든 정책에 건강(HiAP) 접근법을 도입한 정책은 다음과 같은 특성이 있어야 한다. ① 정부의 부문간의 협력 관계가 단순 정보 공유의 수준을 넘어서 통합(integration), 조정(coordination) 혹은 협조(cooperation)의 관계여야 한다. ② 건강이나 건강형평성 이슈를 다루는데 있어서 단일한 활동이 아닌 총체적이며 복합적인 접근을 취해야 한다. ③ 사회적 건강결정요인에 대한 정책들이 하류의 건강결정요인이 아닌 중류나 상류의 건강결정요인에 대한 대처이어야 한다. ④ 건강에 대한 관점이 다부문적이며, 비-보건 부문의 정책들이 인구집단의 건강과 건강형평성에 영향을 준다는 관점이 포함되어야 한다. ⑤ 단순히 건강 형평성 문제에 대한 분석에 머물러 있지 않고, 건강형평성 문제에 대한 대응책이 포함되어야 한다.

③ 범정부 접근법(“whole-of-government” approach)

범정부 접근법(“whole-of-government” approach)은 정부의 부서 간에 경직된 구조로 인해 발생하는 부처주의(departmentalism)와 이로 인해 자원이나 유인요인을 공유할 수 없는 상황을 극복하기 위해서 도입된 개념으로, 건강이나 보건 뿐 아니라 일반적인 행정 운영에도 널리 적용되고 있다. 범정부 접근법은 동일한 목표를 성취하기 위해 관련 정부 기관 간에 공식적 혹은 비공식적으로 경계를 넘나들며 협력하는 것이다. 모든 정책에 건강(HiAP)은 건강 목표를 위해 모든 부서의 정책결정에서 건강을 체계적으로 고려하는 정책 수준에서의 전략이라면, 범정부 접근법은 효과성과 효율성을 제고하기 위해 정책 일관성을 도모하며, 정책 뿐 아니라 개별 사업이나 프로그램에도 적용되는 개념이다.

④ 범사회 접근법(Whole-of-society approach)

건강을 형성하고 영향을 미치는데 역할을 하는 것은 정부에 국한되지 않는다. 개인, 가족, 지역사회, 종교기관, 시민사회, 학계, 대중매체, 비정부기관, 민간 기업, 산업분야 등의 사회의 모든 요소가 건강에 중요한 역할을 한다. 따라서 건강증진을 위해서는 이 모든 이해관계자들의 활동을 조정하고 강화해야 하며, 이러한 노력을 통틀어 범사회 접근법이라

한다. 즉, 부문간 협력, 모든 정책에 건강, 범정부 접근은 일반적으로 정부 부처 혹은 공공 영역에서의 다부문 협력을 의미한다면, 범사회 접근법은 정부기관을 포함하여 사회의 모든 요소간의 협력을 의미한다. 범사회 접근법과 유사한 개념으로 다중이해관계자 활동(multistakeholder action)이 있으며, 이는 건강증진 활동을 촉진하는데 중요한 역할을 하는 비정부 분야에서의 핵심관계자들과의 협력을 의미한다.

(3) 건강증진을 위한 부문간 협력의 기원

건강증진을 위해서 사회적, 경제적, 환경적 건강결정요인을 다루어야 한다는 것은 건강증진의 개념이 처음 탄생한 당시부터 강조된 기본 전제이다. 건강증진은 1978년 일차보건의료에 관한 알마아타 선언(Declaration of Alma Ata)과 1986년 제1차 세계건강증진대회에서 채택된 건강증진에 관한 오타와 헌장(Ottawa Charter for Health Promotion)에 기본 개념이 확립되었는데, 여기에는 사회적 건강결정요인을 다루기 위해서 부문간 협력이 필수적이라는 것이 강조되어 있다. 이후 사회적 건강결정요인에 대한 경험적인 근거가 계속 쌓이고, 건강증진을 위한 부문간 협력에 대한 세계적인 관심이 증대되면서 WHO를 중심으로 부문간 협력을 강화하기 위한 정책 선언, 기술적인 지침서 발간 및 연구 활동이 활발하게 이루어졌다. 다음은 WHO에서 건강증진을 위한 부문간 협력이 처음 도입되고 건강도시의 주요 전략으로 자리잡게 된 배경에 대한 설명이다.

① 일차보건의료에 관한 알마아타 선언(1978)

건강증진 분야에 있어서 부문간 협력의 중요성에 대한 인식은 1978년 알마아타 선언(Alma Ata Declaration)으로 거슬러 올라간다. 소련의 알마아타(현재 카자흐스탄 수도)에서 열린 WHO와 UNICEF 공동주최의 일차보건의료에 관한 회의(International conference on primary health care)에서 채택된 선언 알마아타 선언에서는 2000년까지 전 세계 사람 모두에게 수용할 만한 수준의 건강을 달성하기 위해 일차보건의료의 목표가 강조되었다. 알마아타 선언에서는 일차보건의료를 성취하기 위한 전략들을 제시하였는데, 그 중의 하나가 부문간 협력이었다.

② 건강증진에 관한 오타와 헌장(1986)

1986년 캐나다의 수도인 오타와에서는 제1차 세계건강증진대회(1st Global Conference on Health Promotion)에서 채택한 오타와 헌장(Ottawa Charter)에서는 건강증진의 5대 활동 분야로 ① 건강한 공공 정책 수립, ② 건강을 지원하는 환경 조성, ③ 지역사회 활동의 강화, ④ 개인 기술 개발, ⑤ 보건의료서비스 재정립을 제안하였다. 이 5대 활동 전략 중 건강한 공공 정책 수립은 건강증진이 보건의료를 넘어서서 모든 부문과 정부 수준의 정책 결정에 건강을 최우선시하고, 정책결정으로 인한 건강 결과를 고려하는 것을 의미한다. 건강증진 정책은 법과 규제, 재정적인 제도, 세금 및 조직 차원에서의 변화를 포함한다. 형평성을 달성하기 위해 건강, 소득 및 사회적 정책에 관한 협력적인 활동을 의미하며, 비-보건 부문에서 건강한 공공 정책을 수립하는데 장애물을 제거하는 것이다.

③ 건강도시 접근법에서의 부문간 협력

건강도시는 제1차 세계건강증진대회 직후에 탄생하였는데, 오타와 헌장에서 정의한 건강증진의 개념과 전략들을 효과적으로 적용할 수 있는 최적의 세팅이 지방정부라는 점에 착안하여 WHO 유럽사무소에서 시범사업으로 시작하게 된 것이다. WHO 유럽사무소에서는 건강도시 사업에 참여할 지방정부를 모집하였고, 참여하는 지방정부에 대해 몇 가지 조건을 제시하였는데, 그 중 핵심적인 것이 지방정부 내에 건강을 위한 부문간 협력 체계를 구축하는 것이었다.

3 부문간 협력의 작용 기전

부문간 협력의 기전을 설명하는 이론은 매우 다양한데, 이 중 건강증진에서 가장 많이 적용되고 있는 베르겐 모형을 소개하고자 한다. 베르겐 모형은 협력 과정을 설명하는 분석적인 틀을 제공하고 있으며, 현장에서 적용하거나 협력과정을 평가하는 등 다양한 목적에 활용할 수 있다. 베르겐 모형은 협력 관계의 긍정적인 면과 부정적인 면을 모두 인식하고 있으며, 협력의 과정에 초점을 둔다.

베르겐 모형은 그림 2.3에서와 같이 협력의 세과정인 투입(input), 협력과정(collaboration/throughput), 산출(output)을 순환적이며 상호적인 과정으로 기술하고 있다. 투입에는 협력의 자원, 목적/목표, 재정적 자원이 있으며, 이들은 추가 투입요소들의 참여를 독려한다. 투입 요소들이 협력과정(throughput)에 진입하면, 협력과정의 요소인 리더십, 의사소통, 역할/구조, 권력, 신뢰, 균형 등에 의해 긍정적이거나 부정적인 상호작용을 거친다. 이에 따라 협력의 산출은 가산적인 결과, 시너지, 혹은 적대적 결과로 나타나게 되는데, 가산적인 결과는 협력과정이 없었더라도 나타나게 될 결과를 의미하며, 시너지는 부분의 합보다 더 큰 결과가 나타나는 것을 의미하며, 상쇄결과는 개별적으로 활동하는 것보다도 절감된 결과가 나타나는 것을 의미한다.

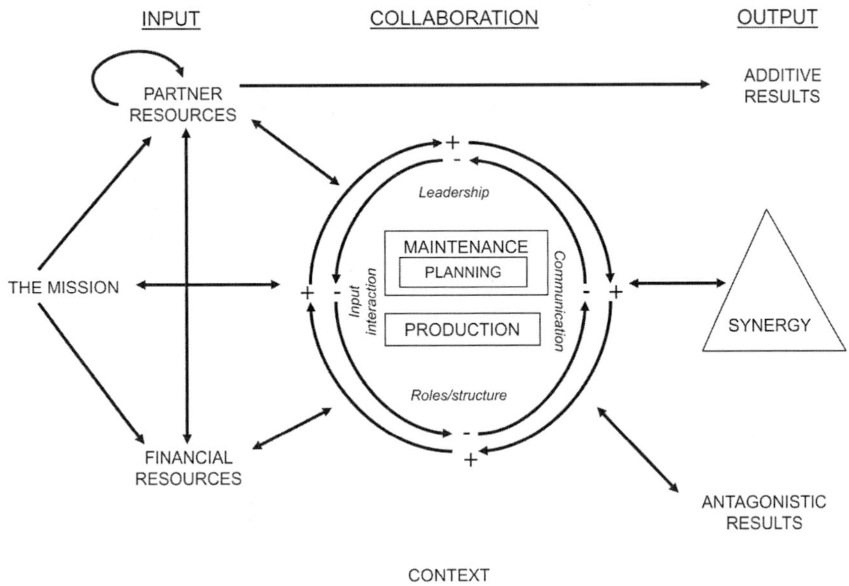

» **그림 2.3** 협력에 관한 베르겐 모형(Corbin et al., 2016)

(1) 투입(Input)

① 협력 자원(Partnership resources)

협력자원은 시간, 기술, 전문성, 평판, 개인의 인적네트워크, 인적자원 등을 의미한다. 다양하고 전문성 있는 파트너들이 협력에 참여할 경우, 그 협력관계는 효과적으로 진행된다. 실제로 파트너가 회의에 참석하는 것은 협력의 성공에 중요한 요인이다. 협력에 참여하는 기간이 길거나 참여자들 간의 과거 협력 이력이 있는 것은 긍정적으로 작용한다. 반대로, 파트너의 잦은 변동은 협력관계에 부정적인 영향을 준다. 특히, 소위 '경계를 가로지르는 파트너(boundary-spanners)'들은 부문 간의 수직적인 구조를 넘나들며 협상하면서 갈등을 조정하는 능력이 있으며, 새로운 기회를 포착하기 때문에 협력 관계에 중요한 역할을 한다.

② 목적/목표(Mission/purpose)

목적(Mission)은 협력 관계의 궁극적인 의도이며, 공유된 비전과 일관된 목적을 의미한다. 협력의 목적에 따라 파트너들의 참여가 결정된다. 참여자 모두가 동의하는 공동의 목적이 확립되어야 참여자들이 협력관계에 참여하는 의의가 생기기 때문이다. 예를 들어, 지역사회 참여의 중요성을 인식하고 있는 기관이더라도, 자신의 기관의 목적과 부합되는 경우에만 예산을 지원하게 된다. 따라서 공동의 목적을 잘 수립하여 모든 참여자들이 동의할 수 있는 기반을 마련하는 것이 중요하다.

③ **재정적 자원**(Financial resources)

협력을 위한 재정적 자원에는 물질적 자원과 금전적 자원이 있다. 재정적 자원은 협력관계의 가장 중요한 요소라고 해도 과언이 아니다. 재정적 자원이 부족할 경우, 자원봉사에 크게 의존하게 되며, 이것은 결국 지속가능하지 못하고 부정적인 결과를 초래하게 된다.

(2) 협력과정(Throughput)

① **리더십**(Leadership)

리더십에는 진실, 신뢰, 자율, 존경을 촉진하는 능력을 포함한다. 리더십과 시너지 사이에는 밀접한 관계가 있다. 성공적인 리더는 자원을 확보하고 조율하고 분배하는 창의적인 방법을 구사할 수 있다. 리더십은 일반적으로 개인 차원의 특성이나, 한 명의 리더가 협력관계를 오랫동안 이끌고 있을수록 협력관계는 더 원활하게 추진되는 경향이 나타난다.

② **의사소통**(Communication)

의사소통은 협력관계 내부에서 뿐 아니라, 협력관계 외부와 정보를 주고받는 것을 의미한다. 의사소통이 원활할수록 참여도, 참여자 만족도, 성공적인 정책 추진, 효과성 등이 높다. 이메일이나 전화보다는 대면 의사소통이 보다 효과적이며, 일관된 방식으로 소통하는 것이 중요하다. 특히, 협력관계에 참여하는 참여자들마다 효과적으로 생각하는 의사소통의 방법, 빈도, 의사소통 특성 등이 다르기 때문에 이에 대한 공감대를 형성하는 것이 중요하다.

③ **역할/구조**(Role/structure)

역할과 구조는 협력관계의 형식이나 구체성의 수준을 의미한다. 협력관계에 있어서 참여자들 간에 명확한 각자의 역할을 규명하는 것은 매우 중요하다. 모호한 협력관계의 형식이나 구조, 불분명한 역할, 불명확한 일정 등은 원활한 협력을 방해한다. 그러나 동시에 너무 경직된 구조도 협력을 방해할 수 있다. 역할이나 예산 지원에 유연성을 둘 경우, 협력의 생산성은 떨어지지만, 보다 많은 참여자들을 모집할 수 있는 장점이 있다.

④ **투입요소 간 상호작용**(Input interaction)

투입요소들은 서로 상호작용을 하면서 협력관계에 영향을 준다. 참여자와 재정적인 자원이 서로 균형을 이루면 협력관계가 원활할 수 있다. 충분한 참여자와 충분한 재정적인 자원이 있는 경우, 그 협력관계는 많은 부문에서 신뢰를 얻는다. 참여자들이 협력의 목적이 중요하다고 생각하거나 자신의 목적과 부합한다면 참여도가 증대된다. 일반적으로 재정적인 지원을 많이 하는 참여자의 권한이 크지만, 전문성이나 지역사회 참여 등이 충분하거나 다양한 재원이 있을 경우 균형을 이룰 수 있다.

⑤ **협력관계 유지를 위한 과업**(Maintenance tasks)

협력관계가 운영되고 유지되기 위한 실질적인 활동들을 의미한다. 협력관계의 최종 목적에 직접적인 기여는 없지만, 협력관계의 운영을 위한 제반 행정적인 활동(예: 예산 기획서 작성, 평가, 보고, 의사소통)이 포함된다. 이와 같은 유지 과업들은 협력 관계의 재정적인 자원과 직결된다. 또한, 보고나 평가 등의 활동은 협력관계의 기능 강화에 중요한 역할을 한다.

⑥ **협력관계의 결과를 위한 생산 과업**(Production tasks)

협력관계의 목적을 달성하기 위해 수행하는 모든 활동을 생산 과업이라 할 수 있다. 전술한 과정과 상호작용들은 협력관계의 결과 – 가산적인 결과, 시너지, 상쇄 결과 – 에 기여한다.

⑦ **맥락**(Context)

맥락은 협력관계를 둘러싼 외부 환경을 의미한다. 참여자들이 처한 개별적인 맥락 뿐 아니라, 전반적인 경제적, 정치적, 사회적, 문화적 맥락이 포함된다. 맥락의 변화에 유연하게 대처하기 위한 리더십과 형식이 필요하다.

외부 환경과 함께, 내부의 조직적인 맥락을 고려하는 것도 중요하다. 각 기관마다 의도하는 목표가 다르기 때문에 이는 전체 협력관계의 운영에 영향을 준다.

(3) 산출(Output)

① **가산적 결과**(Additive results)

가산적인 결과물은 협력관계의 영향을 받지 않은 것이다. 참여자들이 협력으로 인한 혜택이 없이도 달성할 수 있는 결과물이다.

② **시너지**(Synergy)

시너지 효과는 협력관계를 통해 달성하고자 의도하는 결과로, 참여자들이 개별적으로는 달성할 수 없는 결과이다. 시너지는 과정이나 산출물인데, 협력관계의 초기 단계에서는 대체로 시너지가 증가하나 실행단계에서는 새로운 파트너의 참여나 참여자 변동이나 목적의식 저하로 시너지가 감소하는 경우도 있다. 또한, 시너지는 다시 협력관계에 동기를 부여하여 새로운 파트너나 재원을 부르기도 한다.

③ **상쇄 결과**(Antagony)

상쇄 결과는 시너지 효과와는 반대로 협력 과정을 통해 오히려 결과물을 상실한 경우를 의미한다. 예를 들어, 시간, 참여의지, 신뢰, 재정적 자원 등을 상실한 것이 대표적인 예이다. 대부분의 경우, 협력관계의 결과로 시너지와 함께 상쇄결과도 발생한다. 이들 간의 균형이 중요하며, 상쇄결과를 교훈삼아 미래의 협력관계에 피드백하는 것이 필요하다.

4 부문간 협력의 유형

(1) 보건부문과 비-보건 부문 간 관계에 따른 분류

보건부문이 비-보건 부문과 형성하는 관계의 특성에 따라 부문간 협력은 다음과 그림 2.4와 같이 구분할 수 있다. 이 분류에서 보건부문은 궁극적으로 이상적인 상태인 모든 정책에 건강을 달성하기 위해 일종의 발전 단계가 있다는 것을 가정한다. 그러나 각 형태가

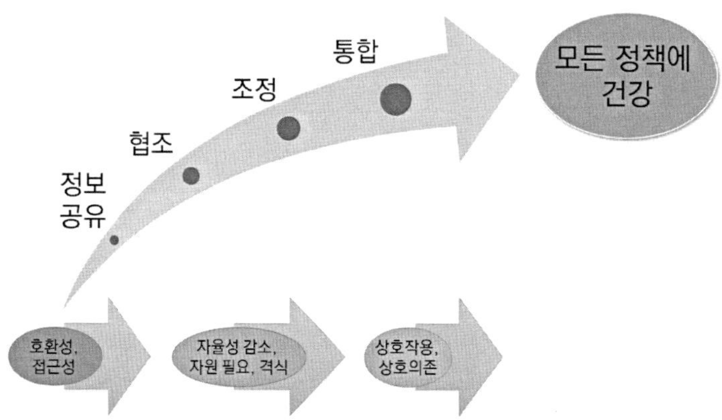

» **그림 2.4** 보건부문과 비-보건부문 간 협력 관계의 유형(Solar et al., 2009)

공존할 수도 있고, 반드시 선형적으로 진행하는 것도 아니다. 정책적 기회의 창이 열리거나 적절한 조건이 형성되면 단계를 건너뛰고 통합이나 모든 정책에 건강 단계로 도약할 수도 있다.

① 정보 공유(information sharing) 관계

정보 공유(information sharing) 관계는 협력의 단계 중 가장 초보적인 단계로서 보건부문에서 다른 부문에 연구결과나 현안에 대한 분석 등의 정보를 공유하는 것을 의미한다. 보건부문과 다른 부문들과의 관계가 공식적으로 형성되지 않은 상태이다. 부문간 활동을 형성해 나가는 과정의 첫 단계로 볼 수 있으며, 부문간 원활한 의사소통을 위해 서로의 언어를 이해하고 공감대를 형성하는 단계이다. 보건부문에서 일방적으로 다른 부문에 지침을 전달하며, 다른 부문은 수동적으로 참여한다. 의사소통의 특성으로는 각 부문의 관리자들이 특정 사업에 대해 회의를 개최하거나 문서를 통해 일반적으로 정보를 공유한다. 체계적인 소통이 이루어지지 않는다.

② 협조(cooperation) 관계

부문간 협조(cooperation)하는 관계는 불필요한 사업 중복을 줄이면서 자원을 효율적으로 활용하기 위하여 부문간 업무에 약간의 공식적인 관계가 형성되기 시작한다. 그 과정에서 각 부문의 자율성의 손실이 발생할 수 있다. 협조 관계는 참여하는 부문들이 각자의 이득이나 혜택이 있다는 것을 암시하며, 정책 기획 단계에서는 협조관계가 잘 나타나지 않으며 주로 정책의 실행 단계에서 이루어진다. 예를 들어, 상호간 고객이나 대상자들을 연계하거나 서비스를 연계하여 제공하거나, 법 제정이나 예산 획득을 위해 공동으로 로비를 하는 노력 등이 여기에 포함된다.

③ 조정(coordination) 관계

부문간 협력의 또다른 유형으로 '조정(coordination)' 관계가 있다. 조정 관계는 다양한 부문들이 효율성과 효과성을 증대하기 위해 정책과 사업을 조정하는 것을 의미한다. 공동의 목표, 산출, 결과들을 설정하고 함께 일하는 단계이다. 그 과정에서 부문들 간에 수평적인 네트워킹이 증가하게 된다. 일반적으로 공동의 예산원을 사용하고 해당 이슈에 대한 통합적인 접근을 취하고 있는 것이기 때문에 행정기관 전체적인 차원에서는 시너지를 도모할 수 있지만, 참여하는 부문들은 상호 의존하게 되며 자율성을 상당히 손실할 수 있다. 또한 부문간 조정 관계에서는 아직 공동 기획이나 역할 분담 정의가 명확하지 않는 경우가 많고 새로운 업무 체계와 부문간 권력 분포가 나타나기 때문에 각 부문의 사업계획이나 예산에 이와 같은 협력의 특성에 대한 고려를 할 필요가 있다.

④ 통합(integration) 관계

부문간 협력 관계 중 가장 높은 단계인 '통합(integration)'은 다부문의 참여가 필수적인 새로운 정책을 기획할 때 형성된다. 통합은 독립적인 참가 기관들이 협력을 위해 새로운 운영체계를 수립하고 공동의 자원을 확보하여 보다 더 지속적인 관계를 형성하는 정치적인 과정이라고 할 수 있다. 참여하는 부문들은 공동의 정책 목표를 가지고 행정적인 업무 절차가 단일화되며, 예산, 책임, 활동이 통합된다.

(2) 정책의 초점에 따른 협력 유형의 특징

건강이나 사회에 대한 인식의 차이에 따라 협력 유형은 다양한 특징을 나타낸다(표 2.1). 정책 활동의 초점이 질병에 있거나, 건강증진에 있거나, 건강형평성에 있는지에 따라 협력 유형이 다르게 나타난다. 정책의 초점이 질병에 있는 경우, 정보와 책임은 대체로 보건부문에 있기 때문에, 이러한 관계는 부문간 협력관계에도 그대로 반영된다. 타 부문에서는 보건부문에서 지시하는 대로 협력에 참여하는 경우가 많으며, 지역사회 역시 통제력을 얻지 못하고 전달된 정보에 따라 활동하게 된다. 정책의 초점이 예방이나 건강증진에 있는 경우, 위험요인을 줄이고 개인의 건강생활실천을 강화하는 것에 집중하게 된다. 이 때 정책 목표는 보건부문의 목표인 건강생활실천에 있으므로, 다른 부문과의 관계 역시 이를 반영하여 협조나 조정의 형태를 띤다. 지역사회의 건강행동을 변화하는 것이 목표이므로, 지역사회와는 정보 제공, 협력, 협의의 과정이 이루어진다. 정책의 초점이 건강형평성에 있는 경우, 건강 문제를 사회적인 건강결정요인의 시각에서 분석하게 된다. 따라서 정책의 목표

표 2.1 정책의 초점에 따른 협력의 특성(Solar et al., 2009)

정책의 초점	질병 중심	예방 및 건강증진 중심	건강형평성 중심
부문간 협력 관계	정보 공유 – 협조 관계	협조 – 조정	통합
협력의 결과물	질병에 대한 구체적인 협력 활동(예: 대중매체 홍보사업, 중재활동 등)	위험요인에 대한 협력적 중재활동(예: 규제정책 등)	부문간에 공동 기획, 재원 공유, 공동 목표의 수립
지역사회 참여 특성	정보 전달 혹은 일부 건강 중재에 대한 지역사회 협조	목표를 달성하기 위한 정보제공, 협력, 협의(예: 건강생활실천)	숙의과정, 엠파워먼트 등을 통해 협력활동에 참여

는 보건 부문만의 목표가 아니라, 관련된 모든 부문에서 공유하는 목표이며, 지역사회가 통제권을 가지고 정책 과정에 참여하게 된다.

(3) 지방정부 부문간 협력의 성숙도에 따른 유형

지방정부가 건강과 건강형평성을 위해 부문간 협력을 이룩해 나가는데 일종의 성장하는 과정을 거친다. 일반적으로 비-보건 부문에서 추진하는 정책은 그 최종 목표가 건강이나 건강형평성 증진이 아니다. 대부분의 지방정부에서 건강문제는 보건분야의 책임이다.

표 2.2 지방정부에서 부문간 협력의 성숙도 모형(Storm et al., 2014)

성숙도 단계		특 징	주요 특성
0	인식전	건강문제 해결을 위한 부문간 협력에 관심이 없는 단계	건강 정책에 대해 타부문의 인식이 없는 상태.
1	인식	지방정부가 건강문제에 대한 해결책으로 부문간 협력의 필요성을 인지한 단계	• 부문간 협력의 중요성을 인지하고 있다. • 비-보건 부문에서 건강을 염두에 둔 정책 결정이 일부 나타난다.
2	고려	일부 건강문제에 대하여 부문간 협력 기전을 적용하기 위한 준비를 시작하는 단계	• 부문간 협력의 원칙이 선언적이더라도 정책 문서에 명시되어 있다. • 개별 사업 차원에 다른 부문들과의 협력 관계가 존재한다. • 건강증진을 위한 협력 관계가 작동하기 시작한다. • 비-보건 부문에서 건강을 염두에 둔 정책과 활동들이 시행되고 있다.
3	실행	일부 문제에 대하여 부문간 협력 기전이 작동하고 있는 단계	• 구체적인 협력관계가 형성되어 있다. • 부문간 협력의 추진을 전담하는 인력이 있으며 역할이 명확하게 제시되어 있다. • 정책 차원에 다른 부문들과의 협력 관계가 존재한다.
4	통합	부문간 협력의 구체적인 성과가 나타나고 있는 단계	• 건강을 위한 부문간 협력의 거시적인 비전이 있으며 정치적 및 전략적 차원에서 공유되고 있다. • 부문간 협력의 추진결과가 가시적인 형태로 나타나고 있으며, 그 내용은 긍정적이다.
5	제도화	부문간 협력을 질적으로 성장시키기 위한 체계적인 노력이 있는 단계	• 조직 차원에서 부문간 협력이 내재되었다. • 부문간 협력을 통해 달성한 성과를 기반으로 지속적으로 발전하고 있다.

[자료] Storm et al., 2014

따라서 건강과 건강형평성을 위해 다른 부문에서도 그 영향관계를 인지하고 건강이라는 공동의 비전을 향해 활동을 조정해 가는 과정에서 지방정부는 여러 성장 단계를 거친다고 볼 수 있다. 물론, 모든 지방정부가 같은 성장과정을 거치지는 않을 것이다. 일반적으로 성장 과정을 살펴보면 다음과 같이 나타낼 수 있다. 표 2.2의 성숙도 모형은 지방정부의 부문간 협력의 성장 정도를 비교해 볼 수 있는 기준으로 활용하는 것이 바람직할 것이다.

5 부문간 협력을 추진하기 위한 전략

WHO를 비롯하여 다양한 국제기구, 국가 기관, 전문기관에서 부문간 협력을 추진하기 위한 지침서를 개발하여 발간하고 있다. 대표적인 지침서로 다음과 같은 예시가 있는데, 본 장에서는 가장 최근인 2016년 영국에서 발간된 지방정부를 위한 매뉴얼에서 제시하는 전략들을 중심으로 설명하고자 한다.

참고 부문간 협력에 관한 지침서(가이드라인)

① 모든 정책에 건강: 지방정부를 위한 매뉴얼(Health in All Policies: a manual for local government)(2016) – 영국 지방정부협의회(UK Local Government Association)

② 아메리카 지역에서 모든 정책에 건강 개발하기: 보건 부문의 역할은 무엇인가? 부문간 협력을 강화하기 위한 간략한 지침과 권장(Advancing the Health in All Policies Approach in the Americas: What Is the Health Sector's Role? A Brief Guide and Recommendations for Promoting Intersectoral Collaboration)(2015) – PAHO

③ 모든 정책에 건강: 국가 차원에서 실행하기 위한 지침(Health in All Policies: Framework for Country Action)(2014) – WHO

④ 모든 정책에 건강: 주와 지방정부를 위한 가이드라인(Health in All Policies: A Guide for State and Local Governments)(2013) – 공중보건연구소(Public Health Institute), 캘리포니아 공중보건부(California Department of Public Health), 미국공중보건협회(American Public Health Association)

⑤ 건강을 위한 부문간 협력: 효과적이고 지속가능한 정책을 실행하기 위한 정책결정자들의 지침(Intersectoral Action on Health: A path for policy-makers to implement effective and sustainable action on health)(2011) – WHO 고베연구소(WHO Kobe Centre)

(1) 협력 준비하기

① 변화를 위한 기회 찾기

건강을 위한 부문간 협력이나 모든 정책에 건강을 추진할 때 비전, 공동의 의사결정과 참여 약속, 전략과 실행계획을 수립하는데 상당한 노력이 필요하다. 그 첫 단계로 부문간 협력의 작동 가능성을 보여줄 수 있는 사례를 찾아 기회를 포착하는 것이 될 수 있는데, 이는 공공보건 분야 바깥의 단일 파트너와의 협력을 요하는 사업이든, 구체적인 지역사회의 요구에 대응하는 사업이든, 공공보건이 주요 목표가 아닌 기관이나 부서의 사업이나 업무과정에 건강을 고려하도록 하는 것 등이 해당된다.

② 비전 공유하기

다른 사람으로 하여금 목표를 달성 할 수 있다는 잠재성을 깨닫게 하기 위해서는 당신의 비전을 공유하는 것이 중요하다. 부문간 협력을 통한 활동에 대해 다양한 아이디어를 가지고 이를 관련 부문과 공유하는 것이 필요하다. 사람들이 이 접근법과 그들 자신의 작업을 강화시킬 기회의 중요성을 인식함에 따라, 건강을 증진하는 파트너십을 개발하는 것은 쉬워진다.

③ 구체적인 공공 보건 문제로 접근하기

비만과 같은 문제는 여러 기관이 참여하는 파트너십에 기반한 접근이 필요하지만, 아직까지는 보건 부문의 문제로 인식되고 있다. 비만과 같은 중요한 건강 문제에서 성과를 내는 것은 부문간 협력 접근법이 어떻게 추진되는지 보여줄 수 있는 하나의 방법이다.

④ 주요 정책 분야로 접근하기

또 다른 방식으로는 교통이나 주택분야와 같이 건강영향이 유의한 정책분야에 집중하는 것으로서, 해당 지역에서 공공 보건 및 전문가 사이에 상호간 학습이 이루어지는 한편, 공공 보건 전문가가 어떻게 기여할 수 있는지를 보여줄 수 있다.

⑤ 기회의 창을 찾기

대부분의 지방정부와 다른 지방 조직은 수백 가지의 문제의 정책 대안에 대해 논의가 활발하게 이루어지는 경우가 있다. 이럴 때 “정책 창(policy window)”이 열리며, 이는 짧은 편이다. 예를 들어, 주요 부서의 장이나, 다른 조직의 기관장 혹은 지역사회 리더가 해당 주제에 관심이 있을 때, 예기치 않은 위기나 자연 재해가 있을 때, 또는 지역사회가 문제에 대한 조치를 요구할 때, 전략적 계획 과정을 시작할 때 기회의 창을 찾을 수 있다. 정책 창이 열리는 시점이나 그 내용에 대해서는 여러분의 권한 밖이지만, 기회를 잘 포착한다면, 건강을 위한 협력을 시작할 수 있는 좋은 기회가 될 것이다.

(2) 다른 부문과 대화를 시작할 때의 전략

① 환경을 틀로 잡기

부문간 협력은 사람들이 태어나고, 살고, 공부하고, 일하고, 놀고, 나이 들어가는 환경이 그들의 건강 차원의 결과를 결정짓는다는 사실에 뿌리를 두는 것이다. 환경이 건강에 중요하다는 것을 강조해야 하며, 우리는 환경을 형성하는 것과 관련된 정책결정을 내릴 때 환경의 변화로 인한 건강상의 결과를 고려해야 한다. 따라서 다른 부문과의 대화를 할 때 '환경'을 대화의 기본 틀로 가지고 건강 메시지를 형성해야 한다.

② 공유된 가치를 기반으로 대화하기

사람들은 일반적으로 가치의 표현으로 유발되는 감정을 통해 문제와 연계하므로, 가치 표현을 포함하는 것은 효과적인 의사소통의 중요한 일부이다. 모든 사람이 같은 가치를 공유하는 것은 아니지만, 대부분의 사람들은 공정성, 효율성, 기화와 평등 등과 같은 가치에는 동의한다. 이는 부문간 협력에 대해 이야기할 좋은 시작점을 만들어 준다. 예를 들어, 부문간 협력의 주요 요소 중 하나는 이 일이 다수의 파트너에게 혜택을 주고, 이는 효율성, 협동 및 공정함의 가치와 관련된 것이라는 점이다. 메시지를 개발할 때, 개념에 대해 청중을 끌어들일 수 있는 공유된 가치를 파악하는 것은 중요하다.

③ 모든 정책에 건강을 지원하는 메시지 만들기

먼저, 환경의 영향을 강조한 후, 가능한 간단하고 구체적으로 추구한 결과를 파악하는 것이 중요하다. 그리고 부문간 협력으로 해결할 수 있는 해결책을 제시하며, 이를 가치와 연결한다. 근거에 기반을 둔 대안을 선택하게 되는 경우도 많지만, 사람들을 움직이고 활동에 동기를 주는 것은 바로 가치이다. 가치는 환경적 계기, 문제나 해결책의 일부로 메시지의 모든 곳에 나타날 수 있다. 효과적으로 의사소통하는 공식을 다음과 같이 요약할 수 있다.

환경을 틀로 잡기 + 해결책(대안) 제시 + 가치 + 근거 = 부문간 협력

예를 들어, 위의 공식을 적용하여 도시계획 부서에 다음과 같은 메시지를 만들 수 있다. 가족은 학교와 직장으로 가는 쉽게 접근 가능한 안전한 도보길이 있을 때 더 건강하고 이는 계획이 영향을 미칠 수 있는 것이다. 부모가 아이들이 학교에 걸어가는 게 안전하다고 생각할 수 있도록 하는 도로 계획 새로운 주택 개발 계획에 포함되어 있는지 확인할

필요가 있다. 이를 위해, 계획 및 공공 보건은 서로의 목적을 지지하고 모든 아동을 위해 학교로 가는 안전한 길을 만들기 위해 협력해야 한다. 협력하면, 두 부서는 집단적 경험을 활용하고 건강 결과를 개선하는 대안을 찾을 수 있을 것이다.

(3) 다른 부문과 관계 형성하기

① 신뢰 구축에 집중하기

부문간 협력은 개인과 기관에게 기존에 편안함을 느끼는 방식에서 벗어나 새로운 방식으로 새로운 파트너와 일하고, 우려와 이상에 대해 공개적으로 말하고 위험을 감수할 것을 요구한다. 권한니마 자원 손실 또는 문제에 대한 주인의식을 포함하여, 기관의 업무가 서로 연관됨에 따라 "자기 구역(turf)"을 침범하는 것에 대한 우려를 제기할 수 있다. 이를 대처하기 위해서는 이러한 우려에 대해 물어보고 이해하는 것, 리더십에 대해 터놓고 말하는 것, 다른 사람들에게 공로를 돌리는 것, 그리고 리더로 볼 수 있는 충분한 기회를 다른 사람에게 제공하여 이목을 공유하는 것이 포함된다.

② 상호주의

상호주의는 장기적이고, 협력적인 상부상조의 형태를 의미한다. 여기에는 동등한 수익이 보장되지 않더라도 시간이나 자원을 투자하는 위험을 감수하는 것도 포함된다. 자원이 부족하고 경쟁해야 한다는 마음가짐에서 장기적인 관점으로 장려하고 지원하는 협력 모델로 전환하는 것이 필요하다. 상호주의를 입증하는 전략에는 다음이 포함된다.

- 도움을 제안하기

  정보 공유, 지방정부에서 일하고, 파트너의 프로젝트에 직원의 시간을 제안하는 것이 포함될 수 있다.

- 공로를 인정하기

  문제에 대해 새로운 수준의 조치 또는 혁신적인 해결책을 도입할 수 있지만, 오랜 시간 동안 문제를 가지고 씨름한 사람들의 일에 기반을 둘 수 있다. 그러므로 정책의 성공을 위한 기반을 제공했던 다른 사람에게 공로를 인정하는 것은 필수적이다.

- 좋은 의도가 있다고 추정하기

  지방정부와 다른 공공 부문 조직의 전통적인 수직적인 형태의 업무 추진 배경으로 인하여 여러분이 잘 모르는 분야에 대해 오해와 잘못된 의사소통을 할 수도 있다. 상대방도 좋은 의도(즉, 파트너의 의도가 당신이 지지하는 가치와 같다고)를 가지고 있다고 가정한다면, 그들이 취하는 입장이 왜 그러한 지 당신이 이해하도록 도움을 요청할 수 있다. 이는 해당 문제에 대한 상호간의 이해를 깊게 하는 데 도움을 줄 것이다.

- 상호성(mutuality) 추구하기

상호성은 목적이 기관과 정책 부문 전반에 맞춰 일치한다고 생각하는 것이다. 독립적이고, 수직적이며, 주제 기반 이익을 추구하는 것으로부터 공유된 신념을 포용하고 공통의 목적을 추구하는 것으로의 문화적 전환을 나타낸다. 사람들이 공통의 비전과 공유된 목적의 혜택을 보게 됨에 따라 상호성을 포용할 가능성이 더 높다.

- 공유하는 가치를 발견하기

부문간 협력에 참여하는 모든 사람은 개인 차원의 가치와 조직 차원의 가치를 가지고 온다. 초기단계에 서로의 가치에 대해 대화를 나눈다면 공유된 목적을 찾기 더욱 쉽다.

- 윈–윈과 공동–혜택 찾기

부문간 협력은 모든 파트너가 분명한 이득을 볼 수 있을 때 가장 잘 작동한다. 윈-윈 기회를 파악하면 타부문과의 참여관계를 구축하는 데 도움을 주고, 한 가지 노력을 통해 한 가지 노력을 통해 다수의 목적을 추구하여 파트너가 자원을 활용하고 효율성을 높일 수 있게 해주고, 상호간의 비전과 공유된 목적을 구축하기 위한 필수적인 전략이다.

③ 관계를 형성하기 위한 기타 전략들

- 맥락을 이해하기

과거 협력했던 사례, 상호작용, 성공과 실패, 또는 현재 노력의 관점에 영향을 줄 수 있는 다른 문제를 포함하여 당신의 파트너가 작업하는 정치적, 조직적 맥락에 관심을 기울인다. 예를 들어, 특정한 지역에서 부문간 협력의 기회를 포착하게 된다면, 잠재 파트너의 우려 사항, 다른 목적을 희생하거나 그들의 일을 실수로 망치지 않고 당신이 어떻게 참여하여 시작할 수 있는지 확실히 이해해야 한다.

- 정보와 아이디어를 공유하기

좋은 건강상태는 대부분의 사람들이 지지하고자 하는 일반적으로 공유된 가치이다. 하지만 건강에 대한 연결이 얼마나 명백한지 관계없이, 다른 분야에서 일하는 사람들은 그들 업무의 건강상의 영향에 대해 아주 조금밖에 알지 못한다. 그러므로 당신의 역할 중의 일부는 데이터, 적절한 과학적 문헌, 현장의 사례 연구를 공유하여, 지방정부 전반의 직원 그리고 파트너 기관이 건강 관점을 그들의 업무에 통합할 수 있는 기회를 강조하는 데 도움을 주는 것이다.

- 융통성을 갖기

부문간 협력은 행정상의 변화, 직원 교체, 지속적으로 변하는 법안, 그리고 불안하거나 단기간적이기도 한 자금 지원을 특징으로 하는 환경에서 이루어지는 장기적인 전략이므로, 엄청난 융통성이 필요하다. 예를 들어, 새로운 법안이 제정되어 달성하고자 했던 변화가 실현될 수도 있다. 그러면 변화를 위한 합의를 구축했던 협력 체계의 정책 목표는 이제 실행 계획의 개발로 변하게 된다. 준비만 되어 있다면 이러한 변화는 새로운 관계구축의 기회도 만들 수 있다. 예를 들어, 참여하는 조직 간에 과거의 협업관계가 좋지 않았던 경우, 리더십이나 행정의 변화는 협업을 위한 새로운 관계형성을 제공할 수 있다.

- 서로 소개하기

부문간 협력관계를 구축해 나가면서 사람들이 얼마나 서로에 대해 모르는지 알게 될 것이다. 당신은 잠재적인 파트너를 서로 소개하는데 중요한 역할을 수행할 수 있다. 관계를 발전시키는 데 있어 지방정부 시의원의 역할을 잊지 말아야 할 것이다. 그들은 지방정부 외부의 다양한 조직들과 이미 연계되어 있을 것이고, 부문간 협력 전략을 도입하고자 하는 지역과 이미 관계를 구축하고 있을 수 있다.

- 언어 문제 극복하기

공공 보건을 포함한 모든 분야에는 자체 용어, 언어와 약어가 있다. 관계를 구축하는 첫 번째 단계는 사람들이 서로를 이해할 수 있도록 확실히 하는 것이다. 여기에는 약어를 피하고, 이해하기 어려운 언어를 주의하고, 용어 사용의 차이가 혼동이나 반대를 초래할 수 있다.

(4) 협력을 위한 행정체계(구조) 구축하기

① 지방정부 전반에 건강 내재시키기

부문간 협력의 주요 요소는 장기적으로 정책 분야 전반에서 의사결정 과정에 건강 및 건강 형평성을 고려하는 것을 지원하는 구조적 또는 절차적 변화를 만드는 것이다. 이 접근법은 결정이 이루어진 후 건강 영향을 고려하기 보다는 건강 영향에 대한 검토를 의사결정과정에 내재시켜서 프로그램 개발, 계획과 정책 결정의 초기 단계에서 건강 영향을 고려하도록 해준다. 건강과 건강형평성을 고려하는 것에 대한 강력한 지지가 있더라도, 옹호자나 리더는 떠날 수 있고, 예산이나 정책 우선순위가 변하는 등 상황이 변할 수도 있기 때문에 올바른 구조와 과정을 갖추는 것은 장기적이고 지속 가능한 건강영향에 중요하다.

② 공식적 및 비공식 접근법

부문간 협력의 추진전략의 구조와 형식은 광범위한 스펙트럼이 있다. 파트너와 관계가 확대됨에 따라 그 구조는 부문간 협력을 지속하기 위한 인력 자원의 가용성, 협력 및 부문

표 2.3 협력을 촉진하는 거버넌스 도구

유형	거버넌스 도구	효과성
구조	의회 위원회	정책적으로 가장 고위급의 구조로, 부문간 협력이 성공할 가능성이 가장 크다.
	부서간 위원회	가장 빈번하게 나타나는 구조로, 부문마다 다른 목표의식을 조율하는데 기여하지만, 추가적인 행정 부담이 수반된다.
	운영위원회	협력이 필요한 실행계획의 추진을 위해 위원장을 선발하고, 참여기관의 역할을 명시하는 것은 정책 실행에 효과적인 방식이다.
	네트워크	보다 유연한 형태의 부문간 운영 구조이지만, 지속적인 존재를 보장할 수 없다. 네트워크에의 참여는 자발적이며, 참여자 간 신뢰가 높을 때 운영된다.
	전담 부서	자원은 투입할 정도로 부문간 협력에의 헌신이 크고 실제적이며 안정적이고 장기적인 운영을 반영한다. 성공적인 부문간 협력 혹은 모든 정책에 건강에 필수적이다.
과정	기획 및 우선순위 선정 과정	공동의 목표를 확립하는 것은 협력의 중요한 성공요인이다. 우선순위 선정과 기획과정에서 리더십이 중요하며, 초기 단계에 신속하게 구축하는 것이 필요하다.
	공동 평가	통합적인 결과물을 공유한다면 정부 부문간 통합은 보다 원활하게 진행된다. 공동의 평가과정은 비-보건 부문에서의 활동으로 인한 건강 영향을 확인하는데 기여하기 때문에 협력을 촉진한다.
재정	협업 과제를 위한 예산	명확한 예산 구조는 협력 성공의 필수 요건이다.
	재원에 대한 협정	파트너의 참여 의지를 반영한다.
명령	법·규제	유의미한 변화를 가져올 수 있는 강력한 도구이다.
	상호이해 협정	참여잣의 역할, 자원과 책임, 평가체계 등 협력의 조건이나 운영에 대한 명확한 기술을 하는 것은 중요하다. MOU나 계약과 같은 공식적인 형식을 취하는 것이 권장된다.
	책임기반	다수의 참여자들이 있는 경우, 책임 기관이나 담당자를 두어 책임기반을 확립하는 것이 권장된다.

간 활동에 대한 현재의 참여 수준,(지방정부 및 기타 기관에서의) 리더의 공약과 지원 수준, 그리고 사업의 규모에 달려 있다. 비공식적인 접근법은 협동 문화를 정부 프로세스에 내재시키는 데 있어 첫 번째 단계가 될 수 있지만, 장기적으로, 의사결정에 건강을 포함시켜서 정부를 변형하는 목적은 리더십과 자금 지원의 변화를 견딜 수 있는 안정된 공식구조가 더욱 효과적이다.

(5) 건강렌즈를 통해 문제를 바라보기

'건강 렌즈(health lens)'를 이용하는 것은 건강 및 건강 형평성을 개선하고 이러한 원칙을 의사 결정에 내재시킬 수 있는 기회를 찾는 체계적인 방법이다. 이상적으로는 주요 결정이 잠재적인 건강 영향에 의해 이루어지도록 확실히 하기 위해 건강 렌즈는 전체 지방정부 및 그 파트너 전반에서 통합될 것이다. 사우스 오스트레일리아 주의 모든 정책에 건강(HiAP) 모델의 핵심적인 구성요소가 건강 렌즈 분석(Health Lens Analysis(HLA))이었고, 건강렌즈의 개념을 도입하여 건강 문제를 협력적으로 대처하는데 효과적이었다. HLA는 정책이나 사업이 실행되기 전, 실행 중 혹은 후에 그로 인한 건강 영향을 평가하는 도구인 건강영향평가(HIA)와 공통점이 많다. HLA는 HIA와 비슷한 방법을 이용하지만, HLA의 목적은 개념단계에서 정책 개발에 영향을 주는 것이다. HLA와 HIA는 건강과의 광범위한 연계를 파악하기 위해 높은 수준에서 수행하거나 보다 자세한 수준에서 정책, 프로그램 또는 프로젝트의 잠재적인 불리한 또는 이로운 건강상의 결과를 해결할 수 있다.

어떤 경우, HLA와 HIA는 어느 한 기관의 권한을 벗어나 보일 수 있는 지역사회 관심사를 해결하거나 표현할 수 있는 방식을 제공할 수 있다. 이 프로세스는 정책 입안가를 교육시키는 도구로 사용할 수 있고, 이로써 의사 결정에 건강 및 건강 형평성의 고려사항을 내재시키기 위한 지원을 구축할 수 있다.

건강 및 형평성 렌즈를 적용하면 지방정부의 부서간, 그리고 다른 기관 사이의 비공식적인 논의, 그리고 적절한 영향의 공식적이고 구조적인 검토, 다양한 정책 분야와 건강 사이의 관계에 대한 형식적인 공공 보건의 참여를 포함하여 다양한 형태를 보일 수 있다.

(6) 평가

효율성을 입증하고 연속적인 학습 및 개선을 촉진하고, 프로그램 전개, 자원 할당에 대한 정보를 안내하고 이해관계자 참여를 장려하는데 도움을 줄 수 있기 때문에 평가는 모든 공공 서비스에서 중요한 구성요소이다. 부문간 협력에 대한 평가는 파트너와 이해관계자를 참여시키고, 건강 개선, 건강에 대한 고려가 지방정부와 파트너 조직 전반에서 어떻게 내재되는지, 협력적 접근이 보다 통합된, 협동 및 시너지 작업을 얼마나 잘 촉진하는지 등의 결과를 측정할 수 있다.

① 과정평가

과정평가는 파트너와 이해관계자가 운영그룹이나 과정의 기능을 개선할 수 있는 개인 및 조직적 필요와 기회를 충족시킨다고 느끼는 정도 등 협력적 측면에 대한 중요한 정보를 제공할 수 있다. 건강 또는 건강 형평성 렌즈를 적용하는 성공을 탐색하기 위해서도 사용할 수 있다.

② 영향평가

보다 협동적이고 건강-지향적인 조직 문화를 만드는 것부터 의사 결정 프로세스와 건강한 공공 보건 정책을 촉진, 그리고 궁극적으로는 인구의 건강 및 형평성을 개선하는 것까지 다수의 결과로 이어진다. 영향평가는 부문간 협력이나 특정한 정책의 결과로 발생할 수 있는 정책 및 조직적 결과를 살펴볼 것이다. 영향평가는 건강 개선으로 이어지는 변화, 그리고 건강이나 형평성 분석이 작동하는지, 얼마나 잘 작동하는지 측정하는 것이 목적이다. 분석의 결과로 건강과 형평성 고려사항이 정책이나 프로그램에 통합되었다는 다른 증거를 찾는 것이 평가에 포함될 수 있다.

③ 건강 결과 평가

결과적으로 부문간 협력은 인구집단의 건강을 증진하기 위한 하나의 전략이므로, 정책 변화로 인한 건강수준 변화를 측정하여 정책을 개선하는데 활용하는 것이 중요하다. 지만, 구분하기 어려울 수 있는 많은 요소의 영향을 받아 인구 건강 상태의 변화는 측정하기 어렵고 변경하는 데 오랜 시간이 걸릴 수 있다. 이러한 어려움으로 인해, 프로세스를 입증하는 데 도움을 줄 수 있는 중간의 건강 결과를 식별하는 것이 중요하다. 사회적 건강결정요인의 변화를 측정하면, 공공 보건 분야 내부와 외부에서 파트너와 관련된 개선을 표시하여 협동 작업을 지원할 수 있다. 건강 결과 평가는 파트너 기관의 정책 우선순위가 건강을 고려하도록 변화되었는지 여부 등 중기적 내지는 장기적 변화를 표시하기 위해 대리 측정을 이용할 수도 있다.

6 유럽 건강도시의 부문간 협력 사례

1987년 WHO 유럽사무소에서 처음 건강도시 네트워크를 발족했을 때부터 건강을 위한 부문간 협력을 구축하고 실행하는 것은 필수 과제 중 하나였다. 도입 초기부터 WHO의 기술지원을 받아 건강을 위한 부문간 협력을 발전시킬 수 있었다.

제3기(1988-2003)에 참여한 모든 도시는 건강도시를 추진하기 위한 다부문으로 구성된 운영위원회를 설립하였다. 운영위원회는 건강도시 사업의 추진의 주요 의사결정을 내리는 기구로 다양한 부문에서 참여하고, 전략적 기획을 하였으며, 지역사회에서 부문간 협력에 기반한 사업을 추진하기 위한 기회를 마련하는 역할을 하였다. 그런데 협력 기구의 형태는 도시마다 다르게 나타났다. 대부분의 경우, 시정부 내의 보건 부서나 시장 직속 기관에 위치하였고, 일부 도시는 시정부 외부에 독립적인 기관으로 위치하기도 하였다.

제4기(2003-2008)에는 보다 심층적인 평가 결과가 발표되어 협력관계에 대해 더 많은 정보를 제공한다. 가장 협력이 긴밀하게 이루어지는 비-보건 부문으로는 사회복지 서비스, 교육, 시민단체, 그리고 도시계획 부문인 것으로 나타났다. 협력이 가장 약한 부문은 환경, 교통, 그리고 경제 부문이었다. 건강도시 협력체의 역할은 협력 초반에는 단일 사업에 집중되는 경향이 있고, 협력 관계가 성숙할수록 전략적 기획을 하게 되는데, 제4기에 참여하는 도시의 19%는 전략적 기획을 하고 있었으며, 이들 도시에서는 실행과 세부 운영은 해당 분야에서 담당하고 있었다. 아직까지 부문간 협력의 유형은 통합보다는 조정이나 협조의 단계에 있는 것으로 보였다. 특히 WHO에 참여함으로 인해 도시의 고위급 인사의 리더십을 이끌어내는데 효과적인 것으로 나타났으며, 대부분의 경우 부문간 협력 체계가 도시에 잘 확립되어 WHO 건강도시 네트워크를 떠나도 협력 체계는 계속 운영될 것으로 분석하고 있었다.

제5기(2009-2014)에는 협력 체계의 개념을 넘어 건강을 위한 거버넌스의 개념을 도입하였다. 건강을 위한 거버넌스는 범정부 접근법이나 범사회 접근법을 통하여 건강을 정책의 주요 목표로 통합시키기 위해 정부가 지역사회와 부문을 참여시키는 과정이다. 이 시기에는 유럽 지역사무소의 총괄적인 전략인 Health 2020 전략에서 거버넌스를 주요 개념으로 도입하였기 때문에 유럽의 건강도시들은 건강도시를 위한 부문간 협력과 거버넌스에 탄력을 받게 되었다. 건강도시를 추진하는 유럽의 도시들은 거버넌스에 있어 6개의 유형으로 그 중점분야가 구분되어 나타났다. 대표적인 사례는 다음의 표 2.4에 제시하고 있다.

표 2.4 제5기 유럽 건강도시 거버넌스 활동의 사례

중점요소	도시(사례)	내용
정책	Pécs(헝가리)	2011년 12월 Pécs 시의회에서는 시의 모든 정책, 사업, 전략계획은 먼저 건강도시재단에 보내어 건강영향평가에 기반한 검토를 받을 것을 의결하였다.
형평성	Liverpool(영국)	건강을 증진하거나 건강형평성을 감소하는데 기여하지 않을 것으로 여겨질 경우 건강도시 원칙을 적용하였다.
거버넌스	Sandnes(스웨덴)	Sandnes의 미래 세대에게 좋은 여건을 보장하도록 미래지향적이며 장기적인 결정을 내린다.
리더십	Newcastle(영국)	시정책의 4대 정책과제는 - 일하는 도시; 좋은 동네; 형평성 개선하기; 적절한 정부구조 개편 - 이며, 사회적 건강결정요인과 건강형평성을 정책의 중심에 둔다.
참여	Barcelona(스페인)	지역사회에서 건강문제의 우선순위를 결정하도록 하며, 지역사회 우선순위의 날을 개최하여 투표를 통해 결정한다.
파트너십	Copenhagen(덴마크)	'담배 없는 코펜하겐 2025' 정책은 Copenhagen 시정부, 민간부문 및 공공부문의 파트너십으로 추진된다.

7 우리나라 부문간 협력의 특성과 과제

(1) 기존 보건소 건강증진사업의 협력 유형

서울시 25개 지자체의 지역사회 건강증진사업의 협력 유형은 아래와 같이 10개 영역으로 범주화할 수 있고, 각각의 비율은 표 2.5와 같다. 서울시 지자체의 경우, 협력 기관에서 서비스를 직접 제공하거나 서비스 제공을 위해 협력기관과 연계하거나 외부장소를 활용하는 형태의 협력이 가장 흔하게 이루어지고 있다. 우리나라 기존의 보건소 건강증진사업에서 협력의 형태는 질병 중심적이며, 보건 부문에서 의사결정을 하고, 정보를 공유하거나 관련 기관에 협조를 구하는 양식이라고 볼 수 있다.

표 2.5 서울시 보건소 건강증진사업의 협력 유형(장명화 등, 2009)

유형	내용 및 예시	비율
서비스 직접 제공	대상자가 속한 기관 혹은 단체와 협력하여 보건소의 서비스를 직접 제공하는 것 • 관내 어린이집, 초·중·고등·대학교 등에 이동교육관 부스설치 및 운영 • 관내 학교, 사업장 방문 교육 및 이동금연클리닉 운영 • 관내 복지시설 및 경로당 방문 영양 및 운동교실 운영 • 관내 보건교사, 상담교사, 사업장 보건담당자 등을 대상으로 전문교육 실시 등	33.1%
연계실시	프로그램 개발 혹은 서비스 제공 등의 활동을 함께 실시하거나 그 전후의 협조과정 • 관내 학교, 의료기관, 민간단체, 사업장 등과 협력체계 구축 및 연계사업 실시 • 학교 대상 사업 수행 시 교육청과 연계 등	26.1%
외부장소 활용	보건소 외부의 장소에서 서비스를 제공하기 위하여 협력하는 것 • 구청, 주민자치센터, 학교, 문화센터, 타 기관 강당 및 운동시설 대여 활용 • 지하철역에 포스터, 스티커 등 홍보물 제작 및 배포, 캠페인 실시 • 전문공연장소에서(보건교육)인형극 공연 등	7.6%
매체활용 홍보	매체를 활용하여 불특정 다수를 대상으로 건강증진과 관련된 메시지를 전달하는 것 • 인터넷, 신문, TV 및 라디오 방송, 소식지 등을 활용하여 건강정보 홍보 • 관내 마을버스에 홍보물 부착하여 홍보 등	7.2%
교육자료 제공	직접 교육은 아니나, 교육적 효과를 위하여 특정 대상에게 교육자료를 제공하는 것 • 관내 학교, 어린이집, 사업장, 병의원 등을 대상으로 교육자료, 홍보물 제작 및 배포 • 관내 어린이집, 초·중·고등학교의 학부모를 대상으로 건강정보를 포함한 가정통신문 발송 • 지역단체에 교육자료 대여 및 지원 등	6.5%
위원회/간담회/협의체 운영	보건사업 수행을 위하여 전문가, 주민대표, 관계 공무원 등으로 조직을 구성하여 운영하는 것 • 건강생활실천협의회, 지역사회운영위원회, 생활체육협의회 등 구성 및 운영 • 자문위원회 구성 및 자문회의 개최 • 간담회, 관리자 소집회의, 협의회 개최 등	5.4%

보건소 외부행사 참여	보건소 외부(구청 포함)에서 개최한 행사와 병행하여 보건사업을 실시하는 것 • 학교 축제 및 지역사회 행사 시 캠페인 실시 및 홍보관 운영 등	4.7%
외부 전문가 활용	지역사회 전문기관 혹은 단체, 대학에 등에 소속한 전문가가 보건사업 수행에 참여하는 것 • 대학교, 병원, 금연운동협의회, 국제절제본부 등의 전문가가 교육 프로그램의 강사로 참여 • 대학교, 병원, 관련기관 등의 전문가 자문 등	4.4%
대상자 의뢰	서비스 제공 과정에서 좀 더 심화된 서비스를 위하여 전문 기관에 대상자를 의뢰하는 것 • 전문상담센터, 정신보건센터, 의료기관 등에 대상자 의뢰 • 관내 병원 연계 무료시술 등	1.6%
기타	자원봉사 활용, 보건소 내부행사 참여 등 • 건강주간행사 및 절주의 날 등 해당사업팀 이외의 사업팀에서 개최하는 보건소 행사시 건강축제 및 캠페인 실시 • 자원봉사자를 활용하여 캠페인 및 홍보활동 실시 • 관내 대학병원 주관 연구 실시 등	3.4%
합 계		100%

(2) 건강도시를 위한 부문간 협력을 위한 과제

건강증진과 건강형평성을 위하여 보건소의 건강증진사업의 범위에서 벗어나 효과적인 부문간 협력을 도모하기 위해서는 다음의 과제가 요구된다(유승현 외, 2013).

① 건강증진에 대한 이해 형성

건강증진이 건강 친화적 환경의 조성, 건강한 공공 정책 수립, 지역사회의 건강증진 역량강화 등 보다 복합적이고 다차원적이라는 것에 대한 이해가 형성되어야 한다. 개인 중심의 생의학적 건강증진 인식은 건강과 관련된 일은 보건소가 전담해야 한다는 제한적 견해를 형성하게 되고, 이는 협력에 저해가 된다. 공공, 민간, 산학, 보건의료, 지역사회 등 다부문과 연계되어 다양한 경로와 매체를 통해 인식변화 노력이 수반되어야 할 것이다.

② 부문간 협력의 구조화(시스템화)

우리나라 지방정부에서 협력을 저해하는 또 다른 큰 요인은 공무원 인사와 예산집행 시스템 및 평가기전의 한계에 기인한다. 잦은 인력 교체와 사업의 단기성을 감안할 때, 이러한 상황에도 불구하고 협력이 지속될 수 있는 기전이 구조화 되어야 한다. 즉, 장기발전계획의 일환으로 협력이 유지될 수 있도록 예산집행 방식의 변화 등 협력이 구조화 되는 것이 필요하다.

③ 리더십 강화

비-보건 부문의 협력을 이끌어 내기 위해서는 지방정부의 장이 협력에 참여하는 동기를 부여하고 협력의 결과를 조직이나 업무 평가에 반영하는 등의 조치가 있어야 한다. 협력을 위한 협의체 구조를 형성하고 운영하며, 단기적 활동과 장기적 전략의 균형을 이루고, 참여자 간의 조정과 조율, 자원 확보 등의 역량이 있는 리더십이 발휘되어야 할 것이다.

④ 협력자 역량 강화

협력을 위한 구조적인 기전이 마련되었더라도 협력은 사람들 간의 상호작용을 기반으로 하는 것이기 때문에 의사소통기술, 신뢰형성기술, 업무조정능력 향상 등과 같이 개인차원에서의 역량을 강화해야 한다. 보건소 또는 공공부문의 건강증진담당자들에게 이와 같은 기술에 대한 역량을 강화하는 훈련과 경험 축적이 필요하다.

8 결론

건강증진을 위해서 사회적, 경제적, 환경적 건강결정요인을 다루어야 한다는 것은 건강증진의 개념이 처음 탄생한 당시부터 강조된 기본 전제이다. 건강도시는 지방정부에서 건강증진을 실현하기 위해 시작된 것으로 건강을 위한 부문간 협력을 기본 요소로 한다. 부문간 협력은 건강 목표를 달성하기 위하여 전통적으로 건강 문제를 다루어 왔던 보건부문이 비-보건 부문과 협업하는 제반 활동을 지칭한다.

부문간 협력에는 다양한 차원과 전략들이 있다. 어느 관계가 적합할지를 판단할 때 해당 정책문제의 특성이나 목표, 지역사회의 내외부 맥락, 협력의 역사 등의 요소에 따라 달라진다. 따라서 부문간 협력을 위한 전략에는 비전을 공유하는 과정에서부터 의사소통, 리더십 등의 개인 및 조직 차원에서의 역량이 요구된다. 또한, 공식적 비공식적인 협력 구조를 구축하고, 근거나 평가를 통해 협력 과정을 분석하고 개선해 나가는 과정도 필요하다.

유럽 건강도시의 사례는 지속적인 노력에 의해 건강을 위한 부문간 협력과 거버넌스가 발전하는 것을 보여준다. 우리나라에서도 지방정부가 건강도시 활동을 통해 효율적이고 효과적인 부문간 협력 체계를 구축하기 위하여 역량을 강화하고 지속적인 협력의 추진이 필요하다.

토론문제

1. 지방정부가 건강과 건강형평성 증진을 결과목표로 보건부문과 비-보건부문간에 기존에 경험하지 못했던 새로운 협력체계를 생성하고 유지하기 위해서 지방정부에서 필요한 조건들은 무엇입니까? 개인 차원, 조직 차원, 지역사회 차원에서 어떠한 요소들이 보강되어야 하는지 논의해 봅시다.

2. 현재 우리나라 지방정부의 제도적 특성을 고려했을 때, 부문간 협력을 가장 원활하게 먼저 시작할 수 있는 건강문제는 무엇일까?

참고 문헌

유승현, 김광기. (2013). 보건소의 지역사회 건강증진 협력 모색. 보건교육건강증진학회지, 30(4), 77-85.

장명화, 조원섭, 윤난희, 곽민선, & 유승현. (2009). 지역사회 건강증진사업의 협력유형 분류. 보건교육건강증진학회지, 26(3), 125-135.

Butland B, Jebb S, Kopelman P, McPherson K, Thomas S, Mardell J, et al. Foresight. tackling obesities: future choices - project report. Second edition. UK: Government Office for Science; 2007 Available from: http://www.bis.gov.uk/assets/foresight/docs/obesity/17.pdf

Corbin, J.H., Jones, J., & Barry, M. (2016). What makes intersectoral partnerships for health promotion work? A review of the international literature. *Health Promotion International*, **31**, 1-23.

de Leeuw, E., Kickbusch, I., & Spanswick, L. (2015). Europeane Healthy Cities come to terms with health network governance. *Health Promotion International*, **30**, i32-i44.

Freiler, A., Mutaner, C., Shankardass, K., Mah, C., Molnar, A., Renahy, E., & O'Campo, P. (2013). Glossary for the implementation of Health in All Policies (HiAP). *Journal of Epidemiology and Community Health*, **67**, 1068-1072.

Green, G., Price, C., Lipp, A., & Priestly, R. (2009). Partnership structures in the WHO European Healthy Cities project. *Health Promotion International*, **24**, i37-i44.

Lipp, A., Winters, T., & de Leeuw, E. (2012). Evaluation of partnership working in cities in Phase IV of the WHO Healthy Cities Network. *Journal of Urban Health*, **90**, S37-S51.

Ministry of Social Affairs and Health, Finland. (2013): Health in All Policies: Seizing opportunities, implementing policies. Leppo K, Ollila E, Peña S, Wismar M & Cook S (Eds.) Helsinki, Finland.

Newman, L., Ludford, I., Williams, C., & Herriot, M. (2016). Applying Health in All Policies to obesity in South Australia. *Health Promotion International*, **31**, 44-58.

Shankardass, K., Solar, O., Murphy, K., Greaves, L., & O'Campo. (2012). A scoping review of intersectoral action for health equity involving governments. *International Journal of Public Health*, **57**, 25-33.

Solar O. et al. (2009). Moving Forward to Equity in Health: What Kind of Intersectoral Action is

Needed? An Approach to an Intersectoral Typology. Presented at the 7th Global Conference on Health Promotion: "Promoting Health and Development: Closing the Implementation Gap", Oct. 26-30, Nairobi, Kenya.

Storm, I., Harting, J., Stronks, K. & Schuit, A. (2014). Measuring stages of health in all policies on a local level: The applicability of a maturity model. *Health Policy*, **114**, 183-191.

WHO. (1997). Report of a Conference on Intersectoral Action for Health: A cornerstone for Health-for-All in the twenty-first century, 20-23 April 1997, Halifax, Canada.

WHO Centre for Health Development. (2014). Report of the Expert Consultation on "Intersectoral Action on Health, a path for policy-makers to implement effective and sustainable action on health", 29-30 May 2014, Kobe, Japan

WHO. (2014). Health in All Policies (HiAP) Framework for Country Action.

WHO. (2015). Contributing to social and economic development: sustainable action across sectors to improve health and health equity (follow-up of the 8th Global Conference on Health Promotion). Sixty-eighth World Health Assembly A68/17.

03

지역사회 참여

1 들어가는 말: 새로운 공중보건을 향하여

최근 250여년에 걸쳐 농경과 정착생활이후 본격화된 인류의 오랜 건강문제이었던 감염병의 유행과 사망으로부터 다수의 국가들이 기적으로 탈출하여 기대여명의 증가를 이루어낸 주요인은 감염병과 이로 인한 어린이 사망의 격감이 주요한 요인임이 앵거스 디턴 등의 연구를 통해 잘 알져져 있다. 특히 250년간의 자료를 분석한 스웨덴의 경우 건강수준에 향상에는 국가와 교구조직을 통한 생정통계의 정기수집, 천연두백신 초기에 광범위 보급, 예방적모자보건, 무상의료접근, 알콜제한정책, 일부지역의 사고예방, 금연정보 켐페인과 함께 사회보장, 고등교육기준, 높은 취업률, 지역 및 주거 보조금과 같은 보편적 복지정책을 통하여 꾸준한 기대여명 증가를 견인한 것으로 알려져 있다.

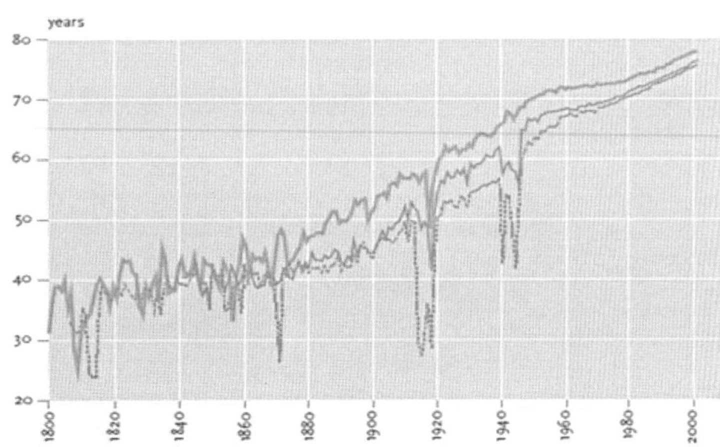

» **그림 3.1** 스웨덴 기대여명 증가의 추기
[자료] Social change and health in Sweden 250 years of politics and practice Jan Sundin and Sam Willner Swedish National Institute of Public Health R 2007:21

감염병의 성공적 관리후에는 흡연에 대한 전 사회적 대처와 심혈관질환에 대한 북카렐리아 등에서의 성공적 대처에 힘입어 이제 비감염성질환 질환의 시대에서 새로운 공중보건적 접근이 필요할 때가 되었다. 미국 Yale 대학교 보건대학원 교수 Winslow는 공중보건이란 환경 위생, 지역사회 감염관리, 개인위생에 관한 원리들에 대해서 개인대상 교육, 질병의 조기 진단과 예방적 치료를 위한 의료 및 간호 서비스의 조직, 지역사회 내의 모든 개인들이 건강을 유지하기에 충분한 삶의 표준을 보장하는 사회적 기전의 개발 등을 하기 위하여, **조직된 지역사회의 노력**을 통하여 질병을 예방하고, 생명을 연장하며, 건강과 효율을 증진하는 과학이며 예술이라고 하였다. 비감염성질환인 심혈관대처에 있어서 지역사회 전체의 참여를 이루어내 대표적 사례를 핀란드 북카렐리아의 수십년간에 걸친 노력일 것이다.

이에 더하여 2011년 9월 유엔 총회 고위급회의에서 만성질환 예방과 관리에 대한 '정치적 선언문(Political Declaration)'이 채택된 이후 회원국들에게 각 선언문에 대해 이행하도록 권고하고 있다. 만성질환의 공통위험요인인 음주, 흡연, 불건강한 식습관, 신체활동 부족은 보건 분야 외에도 다양한 분야의 통합적 접근 전략이 필요하다. 따라서 세계보건기구는 모든 정책에 건강문제를 포함(Health in all policy)시키기 위해 범정부적(Whole-of-government), 범사회적(Whole-of-society) 전략을 실천하도록 권고하고 있다. 핀란드의 노스카렐리아(North Karelia) 프로젝트시작 30년 후에는 핀란드 전 지역의 심근경색으로 인한 사망률이 80%이상 감소하였고, 소금 섭취율, 현재흡연율, 식습관도 개선하게 되었고 그 핵심에는 마르다 연합회를 비롯한 지역사회의 참여가 자리잡고 있다.

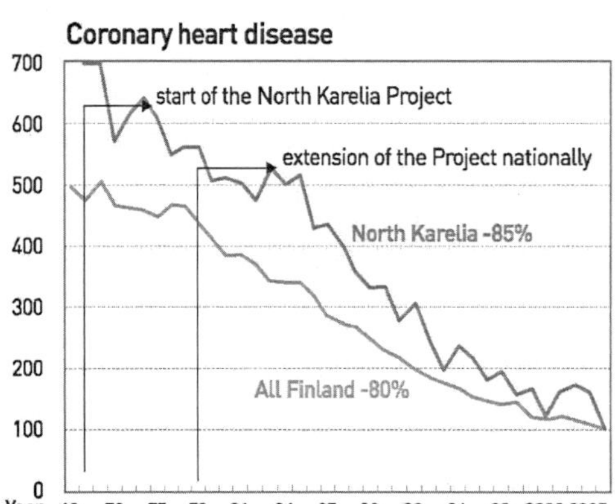

	Rate per 100,000		
	1969-1971	2006	Change from 1969-1971 to 2006
All causes	1,328	583	-56%
All cardiovascular	680	172	-75%
Coronary heart disease	489	103	-79%
All cancers	262	124	-53%

» **그림 3.2** 핀란드 남성(35-64세) 연령표준화 10만명당 사망률 변화
[자료] 심뇌혈관질환 예방을 위한 핀란드 노스카렐리아 프로젝트의 성공요인 질병관리본부 서순려

Fran Baum 교수(2011)는 그녀의 저서"New Public Health"에서 "구"공중보건과 "신"공중보건의 유사점과 차이점을 다음 표에서 볼 수 있는 바와 같이 9개 항목으로 나누어 서로 대비하면서 제시하고 있는데 물리적 기반을 넘어 사회적 지원과 사회적 자본 및 행태와 생활양식에 초점을 두고 부분간 활동의 중요성 인식과 함께 **지역사회참여**를 매우 강조하였다. 또 다양한 연구조사법의 적법화와 함께 질병예방과 건강증진에 있어서이 적극적 건강개념을 강조하면서 만성 및 정신질환 포함하여관심의 폭이 넓어졌고 지속가능성과 생태환경의 건강영향에 관심이 더해졌고 형평과 사회정의가 명시적 목표로 추구되었다.

표 3.1 새로운 공중보건의 특성

구 공중보건	신 공중보건
물리적 기반 특히 물, 위생, 주거 초점	물리적 기반 + 사회적 지원, 사회적 자본, 행태와 생활양식에 초점
입법과 정책기전 19세기 공중보건법	입법과 정책의 재발견, 청지기 의료
의료가 중심	부문간 활동 중요성 인식. 의료는 일부
생활여건향상 사회운동 전문가 주도	지역사회참여 매우 강조
역학조사가 주된 연구수단	+ 다양한 연구조사법의 적법화
질병예방에 초점. '건강은 질병 없음'이라는 부정적 건강개념	질병예방+건강증진. 적극적 건강개념
주로 인체의 감염, 토착적 건강위협에 관심	만성 및 정신질환 포함. 지속가능성과 생태환경의 건강영향에 관심
빈자와 특수욕구그룹의 여건향상관심	형평과 사회정의가 명시적 목표화

2 지역사회 참여?

1978년 알마아타 선언과 함께 세계보건기구가 내린 지역사회참여의 정의는 다음과 같다. **"지역사회참여란 각 개인과 가족이 그들 자신의 건강과 복지 뿐 아니라 지역사회의 건강문제와 복지문제 해결의 책임을 지며 그들 자신과 지역사회의 발전에 기여할 수 있는 능력을 발전시키도록 하는 과정이다"** 또한 1981년에 보건 정책에 관한 세계보건기구와 국제 아동기금의 연합 위원회(UNICEF/WHO Joint Committee on Health Policy)가 낸 보고서에서는 지역사회참여를 **"지역사회 주민이나 그 주민들로 구성된 조직들에게 건강증진에 관하여 보다 더 적극적인 역할을 부여하는 것이다."**라고 정의하고 있다. 이 같은 정의에서 나타난 지역사회 참여 개념의 구성 요소는 주민의 책임, 주민 능력 향상, 적극적 역할 부여 등으로 정리할 수 있다.

전통적인 보건의료의 영역으로 여겨지는 신체적 건강 영역과 정신적 영역은 건강보험 등을 통해 어느 정도 개선이 이루어 지고 있어나 건강에 미치는 사회적 결정요인이 지대하고 또 그 방법론으로 건강도시운동이 추진되고 있지만 주민 참여에 의한 사회적 건강 만들어 나가기는 또 다른 과제라고 생각된다. WHO에서도 지역의 건강과 지속가능한 개발을 위한 지역사회 참여에 관한 지침서에서 지역사회참여의 중요성을 다음과 같이 역설하고 있으며

- 민주주의를 증대시킨다(Increasing democracy).
- 배제와 싸운다(Combating exclusion).
- 사람들을 역량 강화시킨다(Empowering people).
- 자원과 에너지를 동원시킨다(Mobilizing resources and energy).
- 전체론적이고 통합된 접근법을 개발한다(Developing holistic and integrated approaches).
- 보다 좋은 결정과 보다 효과적인 서비스를 달성한다(Achieving better decisions and more effective services).
- 프로그램들의 소유권과 지속 가능성을 확실하게 한다(Ensuring the ownership and sustainability of programmes).

건강도시 조성에서 자주 인용되는 지역사회 참여의 수준은 표 3.2와 같이 도시된다.

표 3.2 지역사회 참여의 사다리: 참여의 정도, 참여자들의 활동 그리고 그것을 달성하기 위한 예증 양식

통제	참여자들의 활동	예시들
고 ▲	통제력을 가지고 있다	조직은 지역사회로 하여금 문제를 확인하고 목적 및 수단에 대해 모든 주요 결정을 내리도록 요청한다. 목적을 달성하기 위해 각 단계에서 지역사회를 기꺼이 돕도록 함
	위임된 당국을 가지고 있다	조직은 지역사회에 대한 문제를 확인하고 제출한다. 한계를 규정하고 그것이 받아들일 어떤 계획에서 구체화될 수 있는 일련의 결정들을 내리도록 지역사회에 요청한다.
	합동으로 계획한다	조직은 변화에 시험적인 계획 주제를 내보이고 영향을 받은 그런 것들로부터의 변화에 공개한다. 적어도 경미하게 그리고 아마도 보다 이어서 계획을 변화시키도록 기대한다.
	조언한다	조직은 어떤 계획을 제출하고 질문을 청한다. 절대적으로 필요할 때만 계획을 변화시키도록 준비한다.
	논의된다	조직은 계획을 추진하도록 노력한다. 수용을 용이하게 하기 위한 지원을 개발하도록 노력하거나 행정적 승낙이 예상될 수 있는 계획을 충분히 재가한다.
▼ 저	정보를 받는다	조직은 계획을 만들고 그것을 공표한다. 지역사회는 정보 목적을 위해 소집된다. 승낙이 예상된다.
	아무 것도 안한다	지역사회는 아무 말도 하지 않는다.

[자료] Brager & Sprecht cited in *Community development and health: the way forward in Sheffield(37)*

3 지역사회참여의 사례와 방법론

지역사회 참여가 지속 가능하고 효과적이려면 시종 일관하고 , 조정되며 전략적인 방식으로 개발되고 실행되어야 하는데이는 지역사회 참여활동이 많은 다양한 수준에서 다양한 수준에서 많은 다양한 방식으로 일어나야 한다는 것을 의미한다. 즉 풀뿌리 지역사회-수준 역량-확립 및 개발을 위한 지원, 지역사회와 전문가를 위한 네트워 및 하부구조의 확립과 강화 그리고 의미있는 조직 개발에 대한 전렴을 포함하여야 하는데 그림 3.3과 같이 이들 세 가지 별개의 요인들을 설명할 수 있다. 그리고 이와 관련된 다양한 참조사례도 있어서 한국실정에 맞게 응용할 수가 있을 것이다.

A. 의사 결정의 공식적(법정) 기전에의 참여

B. 지역사회 수준 활동
- 압력 집단
- 자기-보호 및 자기-신념 집단
- 자조 집단
- 자원 서비스
- 사회 운동
- 옹호 활동
- 지역사회 개발 프로젝트
- 지역사회 자조-관리
- 사회 네트워킹

지역사회 잠재력과 자원

C. 실행 및 지원 기술을 가능하게 하는 지역사회 조직
- 지역사회 분석
- 활동을 위한 조직화
- 옹호 기술
- 지역 계획입안
- 대중 매체 사업
- 공공 정보
- 역동 유지

» **그림 3.3** 건강을 위한 지역사회 활동의 범주 및 형식

실제현장에서의 응용을 위해 WHO 건강도시 시리즈에서는 건강도시를 위한 지역사회 참여를 위한 구체적인 도구로서 다음과 같은 방법을 제시하고 있으며 각각의 방법 마다 그 사례를 제시하고 있다.

지역사회참여는 단순히 어떤 보건사업을 이제 '지역주민참여를 기초로 수행할 것'이라고 선언하는 문제가 아니다. 이러한 참여는 본래 하나의 과정이고 보건의료사업이 수행되는 동안 개발되어야 한다. 특히 중요한 것은 지역사회참여 방법론의 지침이 되는 기본 원칙들을 인식하는 것이다. 지역사회참여의 기본 원칙에는 다음과 같은 것들이 있다.[1)]

- 특정한 보건의료 문제에 대한 즉각적이고 양적인 영향에 중점을 두지 말고 참여 과정 자체에 중점을 두어야 한다. 주민의 참여를 추구하는 보건사업은 미리 정해놓은 목표에 집착하지 말고, 융통성이 있어야 하며 새로운 실험을 허용해야 한다.

1) 신영수. 보건의료발전을 위한 지역주민참여: 새로운 보건의료를 향하여. 서울의대 의료관리학교실. 1994 일부 내용 인용

A. 요구도 및 자산을 사정한다.
1. 지역사회 프로파일 및 평가: 북아일랜드, 벨파스트 그레이트 샨킬지역사례
2. 지역 및 교구 지도: 리투아니와와 루마니아 사례
3. 신속 참여적 사정: 크로아티아 도시들에서의 사례

B. 어떤 비젼에 대해 합의한다.
1. 향후 웍샵: 우크라이나 도시들에서의 사례
2. 안내된 시각화: 북 아일랜드 탑 마운틴 사례
3. 인식 및 시나리오 웍샵: 스웨덴 괘테보르크 사례
4. 향후 연구: 위스콘신, 밀워키 사례

C. 활동을 위한 아이디어 및 계획을 만들어낸다.
1. 모델링과 시뮬레이션: 포츠담 바베이스버그의 사례
2. 워크북 방법: 스웨덴 선즈발 사례
3. 시민 배심제: 프랑스 르노 자살예방 사례

D. 실행을 가능하게 한다.
1. 지역사회 네트웍: 영국 프레스톤 지역 사례
2. 지역사회 참여 자문 집단 및 지역사회 협의체: 이스라엘 예루살렘 사례
3. 억압자들의 극장: 영국 런던시 사례

E. 모니터링하고 평가한다.
1. 실화-대화 방법: 캐나다 사스카툰 지구 사례
2. 지역사회 지표: 독일 브레멘 지구 사례

- 주민참여가 계속될 수 있는 적절한 기반을 조성하기 위해서는 지역주민을 자각시키기 위한 활동과 보건의료 활동 사이에 균형이 맞아야 한다. 보건의료의 쟁점과 문제에 관한 자각이 있어야 참여가 이루어지므로 보건의료 활동은 이 과정을 생략해서는 안된다.
- 지역의 주체를 만들어라. 지역의 주체는 앞으로의 보건개발의 확실한 기반이 될 수 있고 외부 기관에 대한 의존을 최소로 줄일 수 있다.

  또한 지역사회는 지역사회참여 방법론을 개발하는 과정에서 다음과 같은 장애물에 부딪치게 된다.
- 전문주의: 공식적인 보건의료서비스 요원들이 가지고 있는 강한 전문주의는 지역사회참여로 방향을 전환할 때는 많은 어려움에 부딪히게 된다. 모든 과정이 이미 정해져 있고 실행과 전문적 활동들이 위에서 지시되는 공식적인 보건의료 실행의 고정된

범위 안에서는 지역사회참여가 발전할 수 없다.

• 보건의료 전문가에 의한 의사결정: 일반적으로 공식적인 보건의료서비스 안에서는 보건의료 전문가들이 모든 결정을 내린다. 따라서 지역주민에게는 보건개발에 관한 결정에 직접 참여하도록 권하지 않는다. 보건의료정책은 전문가들이 만들고, 지역주민들은 미리 결정된 정책의 수행에 참여하는 역할만 할 뿐이다.

• 보건의료 지식의 독점: 보건의료 전문가들은 그들만이 보건의료에 관한 지식을 가지고 있다고 생각한다. 따라서 그들은 현지의 지식은 부적합하고 비과학적이며 오늘날의 의료와는 거의 관련이 없는 것으로 생각하는 경우가 많다. 지역주민의 지식에 기반한 개방적인 사업을 하는 경우는 거의 없고, 지역주민의 지식을 보건개발의 기반으로 장려하려고 하는 경우도 거의 없다.

• 고정 불변성: 기존의 지역사회 보건시스템에서 지역사회참여를 시행하게 되면, 관료나 전문가들은 기존 방식과 다르게 진행되는 지역사회참여의 방법론에 대해 거부감을 보인다. 지역사회참여의 실행은 관료적 완고함, 통제와 타성 때문에 실패하는 경우가 많다.

4 지역사회참여의 인증기준

건강도시를 도입하고 추진하려는 지방자치단체들을 위해 지역사회 참여의 정도를 스스로 자가평가하고 개선하려는 지방자치단체들을 위해서는 표 3.3과 같이 지역사회 참여의 정도를 지역주민들에게 건강정보의 제공, 건강정책 결정과정에 지역사회의 의견수렴, 건강정책 결정과정에 있어서의 지역사회 참여의 정도, 지역주민들이 직접 건강관련 정책이나 사업을 결정하고 추진할 수 있는 체계가 있는 지 등을 건강도시 인증기준으로 쓸수 있도록 분류하여 기본기준과 우수기준으로 제시하고 있다.

표 3.3 건강도시인증을 위한 지역사회 참여의 기준

영역	지표	구분	기준
1-6 건강도시 정책결정과정 에서의 지역사회의 참여	1-6-1 지역주민에게 건강 정보를 적절히 제공하고 있는가?	**기본**	건강도시 홈페이지가 구축되어 있으며, 정기적으로 보도 자료를 발표하는 등 지역주민에게 건강도시 정보를 제공한다.
		우수	건강도시 프로파일이나 건강도시발전계획 등의 자료를 공개하여 지역사회의 건강정책 관련 정보 접근을 보장하고 있다.
	1-6-2 건강정책 결정과정에 지역사회의 의견을 적절히 수렴하고 있는가?	**기본**	건강관련 정책이나 사업을 추진하면서 주민들이 의견이나 불편사항 등을 제시하도록 의견서를 받거나 직접 질의한다.
		우수	주민 패널이나 포커스그룹을 구성하여 정책이나 사업을 추진하는 과정에 의견이 수렴될 수 있도록 하고 있다.
	1-6-3 건강정책 결정과정에 지역사회의 참여 수준은 적절한가?	**기본**	지역주민이나 단체가 직접 건강 관련 정책 및 사업을 제안하는 제도적 장치가 있다.
	1-6-4 지역주민이 직접 건강관련 정책이나 사업을 결정하고 추진할 수 있는 체계가 존재하는가?	**기본**	지역주민이나 단체가 스스로 건강 관련 정책 및 사업을 추진하고 있다.

5 지역사회참여의 사례

사례 유럽건강도시들에서의 참여 사례

1. 취지

건강도시 프로젝트는 지역사회 참여 및 역량 강화에 대한 강력한 전렴을 특징으로 하므로 건강도시 프로젝트에 참여하는 모든 도시들은 Davidson의 참여의 수레바퀴의 사분면에 걸친 고무적인 활동을 보여주도록 하게 하였다. 즉 시민들 에게 알게 하고, 지역 사람들과 논의하고, 의사-결정에의 참여를 가능하게 하며 지역사회를 역량 강화시키도록 하였다.

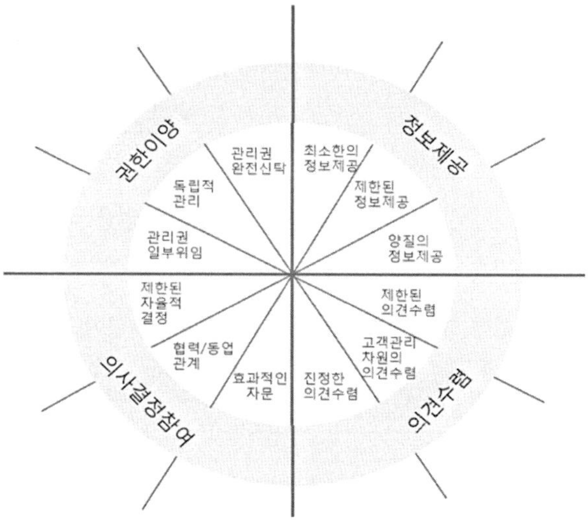

» **그림 3.3** 데이비슨의 참여의 수레바퀴

2. 상황과 개념

지역사회 참여 및 역량 강화의 핵심 원칙은 WHO 유럽 건강도시 네트웍의 모든 기들에서 바탕에 깔려있었을 뿐 만 아니라 일련의 국제 헌장과 선언들이 WHO의 사업을 지도하여왔고 건강도시 개발을 위한 하나의 틀을 제공하여왔다. 건강증진을 위한 오타와 헌장에서도 "건강증진 과정의 중심에는 지역사회의 역량 강화, 그들의 소유권 그리고 그들 자신의 노력과 운명의 통제가 있다"고 선언하였다. 비록 참여가 관여된다는 것을 의미한다고 일반적으로 동의되지만, 역량 강화의 개념은 다양한 방식으로 이용될 수 있다. 그 핵심은 권한의 관념으로서, "사람들의 삶을 결정하는 요소들을 통제할 수 있는 능력"으로 정의된다. 실제적으로, 이것은 건강도시들이 "지역사회-수준 활동과 역량-확립을 위한 지원; 하부구조 및 네트웍의 강화; 그리고 의미 있는 조직 개발 및 변화"를 촉진시켜야 한다는 것을 의미하였다. 아른스타인에 의해 대중화된, 유명한 참여의 사다리는 최고 단계에 진정한 역량 강화를 중간에 참여를 그리고 보다 낮은 단계에 논의를 두었으나 WHO 유럽 건강도시 네트웍에서는 데이비슨의 참여의 수레바퀴로 대중화된 비-단계적 모델을 선호한다. 그리하여 건강도시 유럽 제4기에 참여한 도시들의 상황을 검토하는데 있어서는 데이비슨의 참여의 4분면에 따라 각 도시들이 그 사분면에 그들의 활동을 다음과 같이 기술하여 대한민국 건강도시들에서도 참조할 만 한 간명한 개념가 사례라고 판단된다.

- 시민들에게 알게 한다: 모든 도시는 건강 이슈들에 대해 그들의 시민들에게 알리는 것에 우선순위를 두었다. 2/3는 거의 인터넷을 이용하는 많은 도시들과 함께, 텔레비전, 라디오 혹은 신문의 전통적인 대중 매체를 이용하였다. 예를 들어, 벨파스트는 4기 동안에 자체의 새로운 웹싸이트를 만들어 가동하였다. 도시들의 절반은 뉴스레터와 회보를 이용하였다.
- 지역 사람들과 논의한다: 도시들은 특정 프로젝트에 대한 논의를 시작하여, 일부 도시들은 그들의 사업의 전체에 걸쳐 참여적 논의를 지속하였다. 가장 흔히 이용되는 기전은 회의 및 공공 이벤트(48%), 그리고 설문조사(도시들의 62%)였다.
- 결정에의 참여: WHO 유럽 네트웍의 도시들의 1/3은 그들의 건강도시 운영 집단에 있는 비정부 조직의 대표자들을 관여시켰다. 또 다른 18%는 전략작성 과정에 대한 보다 일반적인 참여의 중요성을 강조하여 지방자치 차원의 모험적 사업으로서 주민 참여 프로그램을 구체화하고 전달하였다. 한 예시는 도시 건강 포럼으로 건강을 위한 도시의 우선순위를 선정하기. 권위있는 공공 조직(연금 수령자들, 환경 조직 그리고 어린이 및 청소년 비정부 조직)의 참여를 이끌어 내기 등이었다.
- 시민들을 역량 강화시킨다: 건강도시들은 논의와 참여를 역량 강화로 향한 단계로 간주하였다. 전문가에 의한 역량강화 역할과 활동적인 참여, 리더십 그리고 시민들에 의한 관리를 강력하게 강조하여 도시의 의사-결정 과정에 참여할 수 있는 기술, 자신감 그리고 능력을 시민들에게 갖추게 하는 것을 예로 들 수 있다.

사례연구

건강한 마을 만들기에서의 주민참여

- 정의와 취지

건강한 마을 만들기란 '주민들의 자발적 참여를 기반으로, 지역의 자원을 활용하여 물리적 환경개선, 사회적 · 경제적 · 문화적 환경을 종합적으로 개선함으로써 주민의 삶의 질을 높이는 일련의 활동'으로 정의 내릴 수 있으며, '주민들의 자발적 참여'가 가장 중요한 요인이다.[2] 건강마을 만들기의 추진 취지와 목표에서도 주민 참여의 여러 측면이 다음과 같이 잘 반영되어 있다.

먼저 추진의 취지는 다음과 같다

- 건강수명연장을 위한 주민 자가 건강생활실천 확산
- 지역자원과 파트너쉽 활동으로 주민 주도적 역할 수행을 위한 역량 강화
- 지역주민 건강지도자 양성 및 건강동아리 운영 등 주민 주도적 사업 추진
- 만성질환 예방과 건강증진을 목적으로 한 주민 건강생활 실천운동 확산을 위한 건강지도자의 역할 확대
- 주민 조직화를 통해 지역주민 자생능력 함양
- 지역 간 건강불평등 해소를 위하여 구 전역으로 확대
- 주민 주도형 건강도시사업 정착
- 마을 단위의 공동체 복원을 통한 사람 중심의 건강도시 구현

2) 부산광역시 마을만들기 지원 등에 관한 조례, 서울특별시 마을만들기 지원 등에 관한 조례

다음과 같은 추진의 목표에서도 주민참여적 요소가 잘 녹아들어 있는 것을 볼 수 있다.

- **목표 1. 특색 있는 교육과정 운영 노력**
  - 지역 주민들로 구성된 사업 추진단을 구성하고 정례회의 개최
  - 상호 학습 및 전문 교육을 통한 역량 강화로 지역사회문제 해결능력 강화
  - 건강 지킴이 활동 활성화
- **목표 2. 건강 친화적 환경 조성**
  - 금연·절주 실천 환경 조성
  - 금연·절주 조례 제정/자살 예방 및 생명 존중 문화 조성에 관한 조례 제정
  - 걷기 동아리 활성화 : 1530 걷기 운동 실천
  - 건강증진 프로그램 상설 운영/생명존중 문화제 개최
- **목표 3. 건강 생활 습관 향상**
  - 중등도 이상 운동 실천율 개선/걷기 실천율 개선
  - 흡연율 감소/고위험 음주율 감소
- **목표 4. 지역 자원과의 파트너 쉽 형성 및 네트워크 구성**
  - 교육청, 교육복지투자 우선지역 학교 및 유치원 연계 프로그램 개발
  - 생활체육협의회, 국민건강보험공단 연계 프로그램 개발
  - 맞춤형 방문 영양 지도: 방문 보건팀, 대학팀과의 연계
- **목표 5. 자원 배치의 선택과 집중**
  - 기존 보건소 사업과 연계하여 통합건강증진서비스 제공
  - 건강생활실천 통합서비스사업, 방문보건사업, 구강보건사업, 만성질환관리사업, 전염병관리사업을 집중화하여 건강형평성 제고건강 매니저팀 배치(간호사, 영양사, 운동 처방사 등)
  - 보건-복지 사례회의를 통한 통합적 서비스 제공

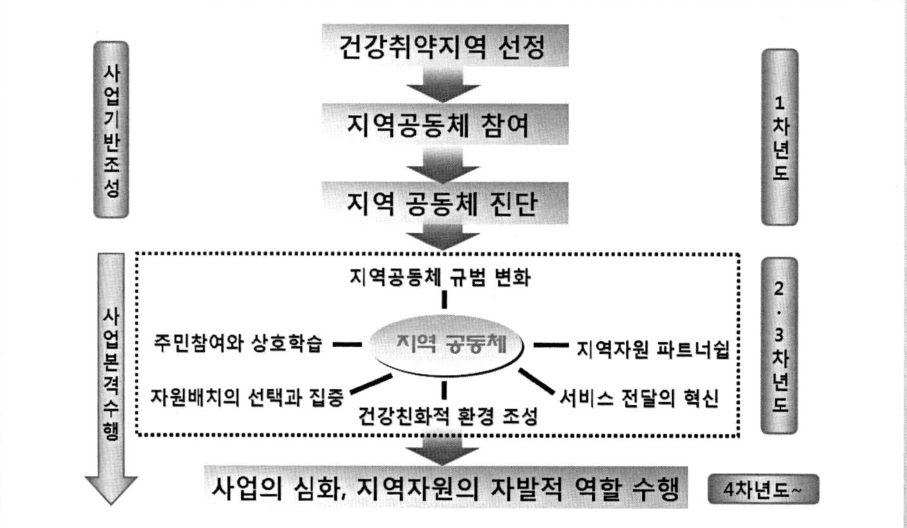

그림 3.4 건강한 마을 만들기의 사업 수행도 자료: 해운대구 보건소 마을 만들기 사례집

주요 추진내용에서의 주민 참여적 요소는 다음과 같았다.

1. 건강한 마을 만들기 사업은 지역 공동체를 중심으로 지역 간 건강에 영향을 미치는 요인의 격차를 완화하여 건강격차를 완화·해결하는 것을 목표로 하고 있으며, 이러한 목표를 달성하기 위하여 주민참여와 상호학습, 지역의 다양한 자원들과의 파트너쉽 형성, 건강 친화적 마을 환경 조성, 건강서비스 전달의 혁신적 방법 개발, 건강에 대한 지역공동체의 의식 및 행태 변화 등을 주요한 활동 내용으로 하고 있다.
2. 그 중에서 가장 핵심적인 것은 바로 주민의 직접적인 참여와 지역 자원들과의 파트너 쉽 형성이라 할 수 있으며, 이는 지역 공동체의 건강 문제와 그 현실적 해결 방안은 지역 주민들이 가장 잘 알고 있다는 인식에 기초한다. 또한 건강에 영향을 미치는 요인들이 다양하기 때문에 보건소를 중심으로 하는 보건의료부문만의 노력으로는 해결방안을 제시하기는 애로사항이 많음으로 지역 내 복지관, 주민센터, 공공기관, 다양한 마을의 자치 단체들의 조직화된 공동의 노력이 필요하다.
3. 건강한 마을 만들기 사업은 개인 수준의 직접적인 건강서비스를 제공하는 기존의 사업 방식과는 달리, 건강에 영향을 미치는 요인 및 환경적 요소들을 해결하는 것을 그 주요 사업 내용으로 하고 있다. 이는 개인의 건강에 영향을 미치는 사회적, 물리적 환경의 개선을 주요 내용으로 하는 건강도시의 기본 개념과도 부합하는 것이다.
4. 현재 수행하고 있는 건강한 마을 만들기 사업은 마을 만들기 사업의 주요 목표인 공동체성의 회복 내지는 강화 외에도 건강에 영향을 미치는 주요한 사회적, 물리적 환경 요인들인 주거와 도시계획, 생태공간의 조성, 범죄 및 범죄 위험의 감소, 건강 관련 시설의 활용 및 확충, 도로 안전, 대기오염 모니터링 등을 하고 있다

더 구체적으로 건강한 반송만들기에세 주민 참여적 요소는 다음과 같은 사업 방향에 잘 녹아 있다.

• 건강반송네트워크 조직 정비 및 추진단 구성 정비
• 건강지킴이단 조직 및 활동: 치매예방 지킴이단 등 신규 건강지킴이 확충
• 걷기동아리 자립적 역할 수행 및 확산
• 사회적 건강환경 조성: 생명사랑 홍보단 결성, 알콜상담센터 연계 사업 전개
• 성장하는 지역자원 만들기: 도개공 아파트 지역주민 조직화 사업 및 1단체 1역할 수행 사업 개발
• 통합적 건강증진 프로그램 운영: 건강인식 개선 교육 및 건강 행태 개선 교육
  – 지역 자생적 풀뿌리 건강 마을 만들기
    마을만들기 자생적 주민 단체 "희망세상"과 파트너쉽 형성을 통한 건강 반송 만들기 협의회 운영
  – 건강 마을 만들기 민관 네트워크 형성
  ▹ 희망세상 : 지역 자생적 주민 조직으로 주민 모금 활동을 통한 느티나무 도서관 개관, 행복 마을 만들기 사업 일환으로 「나무」 까페 및 사회적 기업으로 도시락 배달 사업 운영 등 후원회원만 500명 이상인 반송 지역의 주민자치상징
  ▹ 보건소 : 건강생활실천 프로그램 지원, 사업추진계획 수립 및 지역주민 주도형 건강마을 만들기 사업확대에 대한 보건소 역량강화
  ▹ 복지관 : 마을주민 참여 프로그램 운영

토론문제

1. 우리지역에서의 지역사회 참여의 정도는 어떠한가?

2. 우리지역 건강문제 해결에 있어서 지역사회 참여의 사례가 있는가?

3. 우리지역 지역사회 참여 향상 대책은 무엇일까?

부록

살기 좋은 지역사회를 참여해서 만드는 101가지 방법

- 혼자서도 할 수 있는 일
- 가족과 같이 할 수 있는 일
- 이웃 친구들과 함께 할 수 있는 일
- 직장에서 실천할 수 있는 일

■ 혼자서도 할 수 있는 일

1. 안면이 있지만 서로 인사를 하지 못하였던 이웃을 찾아가 자기 소개를 한다.
2. 가까운 자원봉사센터에 전화를 하거나 방문해서 어떤 분야에서 자원봉사할 수 있는지 문의한다.
3. 지역 어린이 스포츠 프로그램의 코치를 맡는다.
4. TV 시사토론회를 시청하거나 직접 참여한다.
5. 평소 마음에 두었던 지방의회 의원후보를 위해서 자원봉사를 한다.
6. 지역 신문의 사설란을 매일 읽는다.
7. 한달에 한번은 우리 농산물 직거래 장터에서 쇼핑을 한다.
8. 재활용품을 최대한 자주 이용하고, 서신으로 지역 회사와 관공서에 '재활용품 사용 캠페인'을 건의한다.
9. 지역사회의 숨은 미담을 찾아서 신문이나 잡지에 기고한다.
10. 지역의 시민단체와 자원봉사단체에 가입한다.
11. 공동체 붕괴의 원인과 그 해결 방안을 다룬 책을 읽는다.
12. 청소년 유해환경감시프로그램에 자원봉사로 참여한다.
13. 지역의 시민단체나 사회복지기관에 매월 후원금을 낸다.
14. 지인들에게 다과를 대접하고 안부를 묻는다.
15. 시민의 의견을 묻는 라디오 프로그램에 적극 참여하여 자신의 의견을 개진한다.

16. 노숙자센터에서 상담자원봉사를 한다.
17. 관심있는 사회문제에 관한 신문스크랩을 시작한다.
18. 지역 의정감시단에 참여한다.
19. 지역 사회복지관의 방과후 프로그램 교사를 맡는다.
20. 일주일에 한번 카풀이나 대중교통수단을 이용하여 출퇴근한다.
21. 시・도의회 본회의를 방청하고 지역의 중요한 문제를 파악한다.
22. 지방의회 선거에 당선된 의원들과 면담해 보고 당신의 의견을 피력한다.
23. 투표시에는 "연고주의・지역주의 배격" 캠페인에 참여한다.
24. 여러복지시설과 협의, 이력서 쓰는 법이나 면접요령에 대한 교육을 함으로써 복지시설의 수용자들 에게 도움을 준다.
25. 보호관찰 청소년 선도교육에 참여한다.
26. 지역의 점자도서관에서 녹음 도서배달 서비스에 참여한다.
27. 가정이나 직장에서 발생하는 갈등해결에 관한 강의를 듣는다.
28. 공휴일 중 하루를 골라 무료급식소에 자원봉사자로 참여한다.
29. 컴퓨터통신의 시민단체 토론방에 토론자로 참여한다.
30. 인공 호흡법을 배운다.
31. 국내에서 일하고 있는 외국인 노동자들을 돕니다.
32. 백열등을 보다 경제적인 형광등으로 교체하여 전력발전으로 인한 공해를 감소시킨다.
33. 지역도서관에 연락하여 도서관 관리에 도움을 줄만한 일이 있는지 문의한다.
34. 복지관의 독거노인을 위한 반찬배달 서비스에 참여한다.
35. 노인들에게 시・군・구의 무료 건강교육과 사회교육 과정을 소개한다.
36. 사후 장기기증에 서약한다.
37. 지역의 문화・체육센타에 연락하여 운동경기, 미술, 공연 프로그램등에 자원봉사자로 일할 수 있는지 알아본다.
38. 올해에는 우리 지역사회에 관한 책을 적어도 두권 이상 읽는다.
39. 지금 이 내용을 친구들에게 알린다.
40. 투표권을 반드시 행사한다.

■ **가족과 같이 할 수 있는 일**

41. 일년에 두 번정도 지역박물관이나 관광명소를 방문하여 자녀들에게 올바른 관람 태도를 가르쳐준다.
42. 온가족이 모여 10년후 지역사회가 어떻게 변하면 좋을지에 대한 목록을 작성하여 보고 그 목표를 달성하기 위해 기금 무엇을 하면 좋을 지를 토론한다.
43. 자식에게는 최소한의 상속을, 나머지는 사회에 환원한다.
44. 가정용 재할용품 수집상자를 마련하고 재활용품 수집을 위한 역할을 분담한다.
45. 호텔 숙박시 방에 비치된 샴푸와 비누를 모아 두었다가 노숙자 쉼터에 기증한다.
46. 오늘 하루 관광객이 되어 당신이 살고 있는 지역을 천천히 둘러 본다.
47. 자녀들에게 집안어른들게 정기적으로 전화하도록 권한다.
48. 구청 문화회관에서 공연하는 연극,음악회,전시회, 영화 등을 관람한다.
49. 잘 입지 않는 옷이나 장난감, 생활용품을, 재활용품판매소에 기증한다.
50. 건전한 TV 청소년 프로그램을 하나 정해 자녀들과 함께 시청한다.
51. 화장 또는 납골당 운동에 적극 참여한다.
52. 눈이 온 후에 거리에 쌓여있는 눈을 치운다.
53. 나무 열 그루를 구입하여 당신 집의 앞마당과 이웃집 마당, 공한지나 학교에 심어 준다.

■ **'이웃' '친구'들과 함께 할 수 있는 일**

54. 주민회보를 만든다. 편집과 제작은 돌아가면서 한다.
55. 주말에는 이웃과 가족단위로 배드민턴 시합이나 각종 스포츠를 즐긴다.
56. 이웃과 함께 가족 소풍을 가서 아버지들이 식사준비나 설거지를 한다.
57. 놀이터 안전 여부를 점검하고 놀이기구 청소 및 보수를 한다.
58. 지역의 주민운동단체에 이웃과 함께 가입한다.
59. 아파트 주민학교나 지역문제 토론회와 반상회에 참가한다.
60. 주민 전화연락망을 만들어 이웃들에게 지역 소식을 전한다.
61. 자녀들과 지역역사 조사계획을 세워 지역 어른들과 인터뷰하고 그 분들의 증원을 테이프에 녹음한다.
62. 지역방범대에 가입한다.

63. 서로 다른 종교를 가지고 있느 STKFKA들에게 교회, 사찰, 성당, 이슬람사원 등을 방문케 하여 종교적인 교류를 촉진시킨다.
64. 먹거리나 생필품을 공동구매하는 팀을 만들어 안전하고 값싸게 구입한다.
65. 이웃끼리 아이를 번갈아 맡아본다.
66. 우리동네 생태지도를 만들어 본다.
67. 이웃주민이 돌아가면서 재활용쓰레기 수집과 분류를 맡는다.
68. 지역의 개발계획에 주민이 참여할 수 있는 방법을 알아본다.
69. 동네가게나 문방구의 유해식품, 유해장난감을 조사하고 추방을 위해 노력한다.
70. 주민과 함께 '우리동네 푸르게 가꾸기' 계획을 세워 꽃과 나무를 심는'가로수 가꾸기 날' 을 정한다.

■ **이웃 / 친구들과 함께 할수 있는 일**

71. 이웃과 함께 '숲가꾸기 체험 프로그램'에 참여한다.
72. 자전거 산책로나 횡단보도 증설을 관공서에 건의한다.
73. 주민바자회를 열어 수익금을 공익단체에 기부한다.
74. 뒷산 등산로, 약수터를 정비한다.
75. 지역현안에 관한 의견을 나누고 지역신문이나 미누언실에 편지를 보낸다.
76. 사회복지시설에 어떠한 생필품이 필요한지 알아보고, 그 물품들의 공급을 위한 캠페인을 가진다.
77. 이웃과 함께 남녀 평등과 지역 감정에 대해 토론한다.
78. 과외공부의 폐단과 교육개선에 대해 부모가 해야 할 일들을 이웃과 의논한다.
79. 주인의 허가 아래 동네 공터에 나무를 심고 놀이터나 체력단련장으로 만든다.
80. 학교나 마을 단위로 재활용장터를 개최한다.
81. 이웃들과(특히 새로 이사온 사람들을 위하여)저녁식사를 함께 하며 서로를 소개한다.
82. 학교주변 안전지도를 만들고 안전한 통학로 만들기 캠페인을 한다.
83. 학교운영 및 교육개선에 대해 학급의 부모님들이 함께 상의하고 학부모회 및 학교에 건의한다.
84. 이웃과 함께 주변 양로원이나 장애시설 어린이들을 위한 소풍을 계획한다.
85. 이웃의 혼자 사는 노인과 장애인을 정기적으로 방문하고 안부전화를 드린다.
86 교회, 사찰, 성당 등에 주민을 위한 복지서비스 프로그램 마련을 권유한다.

■ **직장에서 실천할 수 있는 일**

87. 동료들이 지역사회에 관심을 가질수 있도록 지역의 시민단체들을 소개한다.
88. 동료들이 소개받은 시민단체나 복지기관들 중 하나를 택해서 후원할수 있도록 권한다.
89. 동료들과 회식자리에서 자원봉사를 하면서 느끼는 즐거움을 자랑한다.
90. 동료들과 함께 회사와 직원들이 지역사회문제해결에 참여할수 있는방법을 모색하는 토론회를 가진다.
91. 동료들이 가진 재능을 마음껏 칭찬한 후, 그러한 재능이 필요한 곳이 있다는 사실을 일러준다.
92. 함께 모여서 지역 사회 문제해결에 대한 아이디어를 모아보고, 그 중 1가지를 선택해 실행에 옮긴다.
93. 연말에 동료들과 빈곤지역 아이들을 돕는 바자회에 참여한다.
94. 노숙자들을 위한 옥솨 이불 모으기 캠페인을 벌인다.
95. 동료 두세 사람과 함께 단전호흡, 그림, 요가, 에어로빅, 또는 스트레스 해소 에 도움이 되는 강좌에 참여한다.
96. 인근 사회단체나 복지단체, 학교들 중 하나를 선택하여 그 기관의 재정으로 구입할 수 없는 교재와 자재 등을 회사차원에서 후원할 수 있도록 돕는다.
97. 환경단체 캠페인에 참여하고 동료 몇 사람을 참여시킨다.
98. 자원봉사자가 필요한 기관의 수요를 모아 지속적으로 사내 게시판에 공고한다.
99. 청소년들이 여러 가지 집업에 대한 흥미와 꿈을 기르도록 직장으로 초대하여 회사의 사업과 주요시설들을 소개해 준다.
100. 회사에서 쓰지 않는 집기나 컴퓨터 등을 필요한 비영리단체에 제공하도록 연계한다.
101. 이제 무엇이든 당신이 지역사회를 위해 할 수 있는 일을 한다.

참고문헌

건강도시 중장기 발전계획 학술용역 2010년 부산광역시 건강증진과 발간

신영수. 보건의료발전을 위한 지역주민참여: 새로운 보건의료를 향하여. 서울의대 의료관리학교실. 1994

2007년~2012년 건강한 마을 만들기 사업보고서. 건강반송네트워크

초의수, 김해몽, 홍재봉, 박미경 부산의 마을만들기 모형 분석과 좋은 마을 만들기 매뉴얼 작성. p.14~25.

한국건강증진개발원. 건강도시를 위한 리더쉽. 2012

해운대구 보건소. 건강한 마을 만들기 사례집. 2010

C.-E A. Winslow. The Evolution and Significance of the Modern Public Health Campaign. Yale University Press. 1923.

Fran Baum. The New Public Health(3rd Ed.). Oxford University Press. 2011.

Ilona Kickbusch. The End of Public Health As We Know It:Constructing Global Health in the 21st Century. Hugh R. Leavell Lecture. 19-22 April, 2004.

Lester Breslow. From Disease Prevention to Health Promotion. JAMA 1999:281(11);1030-33.

Milton Torris. Concepts of Health Promotion : Dualities in Public Health Theory. Journal of Public Health Policy 1992;13(3):267-276.

Milton Torris. Public Health in the United States : The Next 100 Years.Public Health Reports1976: 93(6):602-606.

Niyi Awofeso. What's New About the "New Public Health". AJPH 2004:94(4);705-09.

Theodore H Tulchinsky, Elena A Varavikova. What is the "New Public Health"?Public Health Reviews, 32(1);25-53.

World Health Organization. The Ottawa Charter for Health Promotion. WHO.1986.

World Health Organization. The Bangkok Charter for Health Promotion. WHO. 2005.

04

건강도시 계획 및 평가

1 건강도시 계획

1.1 건강도시 계획의 두 종류

건강도시 계획은 전략계획과 실행계획으로 구분할 수 있다. 전략계획에는 비전, 목적, 사업의 원칙, 우선순위 분야, 장기 및 단기 목표와 대상이 포함된다. 실행계획은 전략계획을 실현하기 위한 구체적인 방법들을 포함한다.

1.2 건강도시 전략계획의 수립

(1) 운영위원회와 이해관계자 참여

건강도시 전략계획은 다부문의 고위급 대표로 구성된 운영위원회에서 수립하는 것이 바람직하다. 건강도시의 전략계획 수립단계에서부터 다부문을 참여시킴으로써 향후 전개되는 건강도시사업에 책임감과 주인의식을 가지도록 할 수 있다. 또한 운영위원회는 제안된 전략계획에 대해 광범위한 이해관계자들과 협의하는 과정을 거쳐야 한다.

(2) 상황 분석

상황 분석은 건강도시에 무엇이 필요한지 확인하여 건강도시의 목적과 목표를 설정하는 기초자료를 만드는 과정이다. 건강도시 운영위원회와 사무국은 이 과정에서 모든 이해관계자들이 참여할 수 있도록 노력하고, 관련된 기존의 국내외 전략계획들을 검토하여 사회적 건강결정요인들 중에 빠진 것이 없는지 확인하여야 한다(보건복지부 & 한국건강증진개발원, 2015). 이해관계자들이 참여하는 참여적 상황 분석에 유용한 도구들로는 건강도시 프로파일, 도시 건강형평성 평가 및 대응 도구(Urban Health Equity Assessment and Response Tool: Urban HEART), 신속 사정 도구, 그리고 건강도시지수가 있다.

① 건강도시 프로파일

건강도시 프로파일은 시민들의 건강과 그들의 건강에 영향을 미치는 요인들에 대한 양적이고 질적인 기술이다(장원기 등, 2013). 건강도시 프로파일의 목적은 도시의 건강문제를 확인하고, 이를 개선하기 위한 포괄적인 제안을 하고 활동을 자극하는데 있다. 건강도시 프로파일은 기존 자산, 자원, 역량, 정책, 계획과 프로그램을 지도나 도표 등 시각적 자료로 만들 수 있게 하며, 주기적으로 활용될 때에는 개선사항을 측정할 수 있는 모니터링 도구의 역할을 할 수도 있다. 또한 부서간이나 부문간에 정보 공유를 활발하게 하는 사용자 친화적인 의사소통 도구가 되기도 한다. 어떤 목적으로 사용되든지 건강도시 프로파일은

건강도시 프로파일 지표의 예

- **인구 통계와 역학**: 총 인구/성별 연령별 인구구성
  출산율/출생률/사망률
  이환율건강에 대한 주관적 인식
  개인적 건강행태(흡연/음주/영양/신체활동/건강검진/수면 등)
- **도시 배경**: 역사, 문화, 기후, 지형
- **물리적 환경**: 환경의 질(대기, 물, 토양, 소음)
  경관
  녹지 및 공원의 비율
- **생활 환경**: 주택 시설의 적절성
  식품 위생
  노숙자
  하수 처리
  쓰레기 처리
  재활용
- **조직과 서비스**: 지방정부의 행정 구조
  부문 간 조율 메커니즘
  서비스 조직 및 서비스 가용성(병원, 학교, 스포츠시설, 복지시설 등)
- **경제**: 주요 산업 및 비즈니스
  개발 수준
- **사회**: 사회적지지 및 네트워크 (가족/세대, 지역사회, 문화, 젠더)

[자료] 보건복지부, 한국건강증진개발원 (2015). pp. 154-155.

건강과 환경의 복잡한 관계를 반영하기 위해 충분히 포괄적이어야 한다(보건복지부 & 한국건강증진개발원, 2015).

② **도시 건강형평성 평가 및 대응 도구**(Urban Health Equity Assessment and Response Tool: Urban HEART)

Urban HEART는 정부기관의 공무원들이 건강 불평등의 원인을 규명하고 불평등을 줄이기 위한 활동에 대한 계획을 수립을 도와주는 지침서이다. WHO의 사회적 건강결정요인 위원회(WHO Commission on Social Determinants of Health)에서 나온 근거에 기반을 두고 있다. Urban HEART 이행은 (i) 포괄적인(inclusive) 팀 구축 (ii) 지역 지표와 벤치마크의 정의 (iii) 관련된 유효한 정보 수집 (iv) 근거 생산 (v) 건강 형평성 격차와 변화도(gradient) 평가 및 우선순위 선정 (vi) 가장 좋은 대책의 확인의 6단계로 이루어진다(부산복지개발원, 2016).

③ **신속 사정 도구**(Rapid Assessment Tools)

신속 사정 도구란 비교적 간단한 절차를 통해 지역사회의 건강 문제를 분석하는 의사결정 지원도구를 의미한다. 여기에는 윈드쉴드 조사(Windshield survey), 지도(Map) 해석, 전문가 집단토의, 그리고 지역사회 협의 혹은 포커스그룹 인터뷰(Focus group interview)가 포함된다(보건복지부 & 한국건강증진개발원, 2015).

윈드쉴드 조사는 해당 지역을 걸어서 관찰하는 방법으로 물리, 사회, 경제적 특징들을 전반적으로 빠르게 검토할 수 있는 방법이다. 지도 해석은 지도를 통해 소지역별 건강 격차의 존재와 특성을 한 눈에 이해할 수 있게 한다. 전문가 집단토의는 전문가들이 모여서 지역사회가 움직이는 기전을 이해하고 건강과 지역사회 환경의 인과관계를 분석하여 적절한 대처방안을 도출하는 방식이다. 마지막으로 지역사회 협의 혹은 포커스그룹 인터뷰는 이해관계가 있는 지역사회 단체나 주민들로부터 지역사회의 문제에 대한 통찰을 얻을 수 있는 방법이다.

④ **건강도시지수**

건강도시지수는 건강도시의 현황을 이해할 수 있는 지표들을 각각 점수화 하여 다시 하나의 수치로 계량화 한 것이다. 일본 고베 WHO 건강개발센터(Centre for Health Development)와 미국 조지아주립대학교는 도시건강지수(Urban Health Index)를 개발했다(Rothenberg 등, 2014). 국내에서는 강은정 등(2016)이 대한민국건강도시지수를 개발하였다.

(3) 우선순위의 목표와 대상 결정

상황분석 결과 수집된 자료를 바탕으로 우선순위에 놓여야 할 목표와 대상을 결정한다. 건강상태, 형평성, 실현 가능성, 정치적 관심사 등에 대해 부담 정도를 사정하여 목표의 우선순위 기준을 확인한다(보건복지부 & 한국건강증진개발원, 2015). 목표는 구체적이어야 하고, 측정 가능해야 하고, 달성할 수 있으며, 현실적이고 달성 시한이 정해져 있어야 한다.

(4) 이해관계자와의 협의

우선순위 목적과 대상이 포함된 건강도시의 전략 계획 초안에 대해 이해관계자(국가기관, 공공 및 민간 부문의 이해관계자, 시민 사회, 지역사회)와 협의를 통해 필요한 부분을 수정한다. 이러한 협의의 과정을 통해 이해관계자들은 도시 개발에 대한 관심사를 표현하고, 목소리 낼 수 있는 기회를 가질 수 있다. 또한 이들이 전략계획에 대한 소유권을 공유하고 공동목적을 위해 실행을 할 때 조정이 가능하게 한다. 이해관계자들과의 성공적인 협의를 위해서는 협의의 목적이 명확해야 하고, 자료의 내용이 이해하기 쉬워야 한다(보건복지부 & 한국건강증진개발원, 2015).

(5) 승인 및 배포

완성된 건강도시 전략계획은 지방정부의 승인을 받은 뒤 모든 주요 이해관계자들에게 배포한다.

1.3 건강도시 실행계획의 수립[3)]

건강도시 실행계획의 수립 절차는 전략계획과 유사한 면이 있으면서 보다 상세하다(그림 4.1 참조).

(1) 상황분석 및 결과검토

건강과 관련된 여러 부문의 지표들의 측면에서 도시의 상황분석 자료를 수집하고 주제별로 심화분석하여 그 결과를 면밀히 검토한다.

---

3) 이 내용은 보건복지부 & 한국건강증진개발원(2015)에서 발췌한 것임.

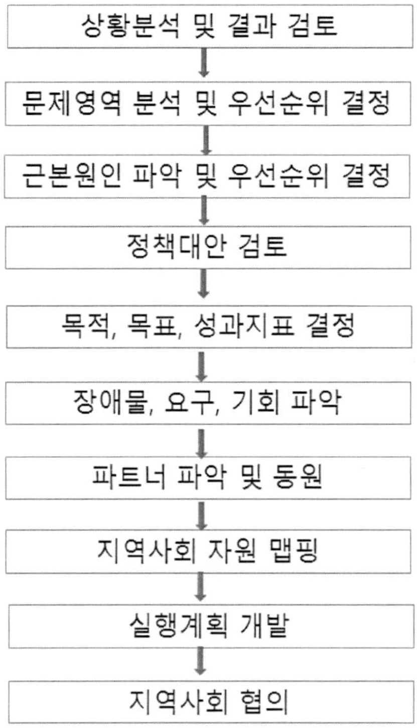

» **그림 4.1** 건강도시 실행계획 작성의 흐름도

(2) 문제영역 분석 및 우선순위 결정

문제 해결의 중요성(예: 높은 부담, 광범위한 불평등과 해결되지 않은 사회적 분쟁), 실행 가능성, 그리고 정치적 관심 또는 파악된 문제를 다루기 위한 개입의 수용 가능성 등을 평가하여 우선순위를 설정할 수 있다.

표 4.1 세부목표의 우선순위 정하기의 예시

세부목표	중요성(B)	정치적 이해관계 혹은 수용가능성(P)	실행가능성(F)	총점(B+P+F)
활동적 노인인구의 증가	4	4	4	12
흡연율 절반 감소	3	4	4	11
실업률 감소	2	3	3	8
고등학생 중퇴율 감소	2	1	2	5

[자료] 보건복지부, 한국건강증진개발원(2015). p.124.

(3) 근본원인 파악 및 우선순위 결정

건강문제의 직접적인 원인과 근본적인 원인을 구분하여 파악할 필요가 있다. 왜냐하면 직접적인 원인을 제거한다고 하더라도 근본적인 원인을 제거하지 않으면 동일한 경로 혹은 다른 경로를 통해서 동일한 건강문제가 재발할 수 있기 때문이다. 따라서 근본적인 원인을 해결하는데 정책의 우선순위를 두어야 한다. 예를 들어, 노인들이 겨울에 바깥에서의 신체활동이 저조한 이유 중 하나는 낙상을 우려하기 때문인데, 낙상은 눈을 제 때 치우지 않거나 인도에 장애물이 많기 때문이다. 따라서 근본원인인 인도의 눈과 장애물을 제거하는 것에 우선순위를 두어야 한다.

(4) 정책대안 검토

파악된 근본 원인을 제거하기 위하여 이용 가능한 정책대안들을 검토한다. 이 때 교육 프로그램의 실행, 정책 및 법제도 도입, 사회기반시설의 구축 등 다양한 대안들을 혼합하여 실행하는 것이 효과적일 수 있다. 예를 들어, 미세먼지의 근본원인을 다루기 위해 노후 경유차에 부담금을 부과하고, 마스크 착용법을 교육하며, 숲을 조성하는 등 다양한 노력을 생각해 볼 수 있다.

(5) 목적, 목표, 성과지표 결정

문제와 관련하여 합리적이고 달성 가능한 목적과 목표를 결정한다. 목적과 대상은 구체적이고, 측정 가능해야 하며, 달성 가능하고, 현실적이며 목표달성 기준일이 있어야 한다. 목적 달성하기까지 진행 상황을 모니터링하기 위해 성과지표들을 설정해야 한다.

(6) 장애물, 요구, 기회 파악

다른 프로젝트와 마찬가지로 건강도시 프로젝트에도 성공을 막는 장애물이나 촉진시킬 수 있는 요구와 기회가 있다. 우수한 프로젝트 관리자는 계획 단계에서 다음 활동을 통해 성공할 가능성을 높일 수 있다.

- 과정 기록하기
- 위험을 예측하고 위험을 최소화하거나 예방할 수 있는 조치를 실행하기
- 활용할 수 있는 기회 인식하기
- 매끄러운 이행을 보장하기 위해 역량의 차이 인식하기

(7) 파트너 파악 및 동원

도시의 문제를 다루기 위해서는 여러 부문들과 이해관계자가 협력해야 한다. 예를 들어, 막힌 배수구는 수도 설비, 폐기물 관리국, 도시계획 당국과 지역 의회가 함께 협력해야 한다. 따라서 주요 이해관계자를 맵핑하고 동원하며, 그들의 관할권과 영향력에 속한 책임과 역할을 확실하게 명시할 필요가 있다. 파트너에는 지역사회 구성원, 서비스 제공자, 민간 기업, 매체, 교육 기관 또는 종교 기반 조직이 될 수도 있다.

파트너십 맵(지도)은 공동 목적을 달성하는데 중요한 파트너에게 시각적으로 보여 줄 수 있고, 각 관계의 속성에 대한 빠른 개념을 제공한다. 이로 인해 파트너십을 관리하고 상호 간의 지원 및 강화 분야를 파악할 수 있게 한다(그림 4.2 참조).

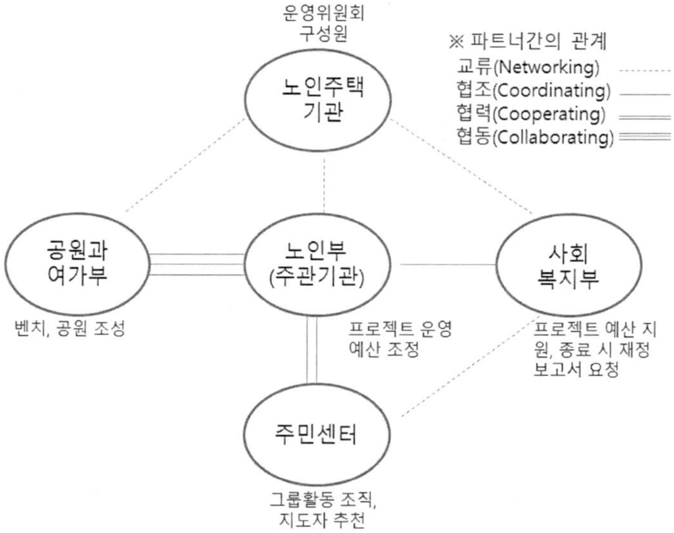

≫ **그림 4.2** 건강도시 파트너십 맵 사례: 노인의 신체활동 증진이 목적일 때

(8) 지역사회 자원 맵핑

이상에서 도출된 지역의 여러 요구사항들은 한정된 지역사회의 자원에 맞추어야 한다. 자원에는 크게 인적 자원과 금전적 자원이 있다.

(9) 실행계획 개발

실행 계획의 구성요소는 다음과 같다.

- 도시의 비전

- 운영위원회의 사명과 건강도시의 가치와 원칙
- 하부위원회의 목표
- 도시의 특징: 예, 지형과 기후, 역사, 문화유산, 행정 구조, 인구통계학
- 건강 문제와 관련된 유행병적, 사회적, 생태적, 관리적 및 정책 상황
- 건강 문제를 다루기 위한 전략
- 우선순위 문제와 근본 원인
- 계획의 목적과 목표
- 우선순위 문제와 실행 메커니즘을 해결하기 위한 개입(정책과 활동)
- 파트너와 개인 그룹, 조치/활동을 실행하는 데 있어 그들의 역할 목록
- 조치/활동의 실행을 위해 활용가능하고 요구되는 자원
- 모니터링과 평가 메커니즘, 진행 상황 지표
- 부록

(10) 지역사회 협의

의미 있는 지역사회 협의는 정부와 시민들을 연결하고, 지역사회가 자신들의 관심사와 염원을 표현할 수 있는 기회를 제공한다. 또한 시민이 개입에 대한 설계, 계획과 실행에 참여하도록 장려한다.

2 건강도시 평가

2.1 건강도시 평가의 개념

WHO는 평가를 "경험으로부터 배우고 배운 교훈을 사용하여 현재의 활동을 개선하며 미래의 조치를 위해 신중하게 대안을 선택함으로써 보다 나은 기획을 하는 체계적인 방법"이라고 정의하였다(AFRO, 2002; WPRO, 2000).

(1) 평가의 중요성

건강도시사업의 평가가 중요한 이유는 다음과 같다:

- 계획에 따라 사업이 실행되고 있는지 확인(사업 진행의 모니터링)
- 실무자들에게 사업 실행에 대한 피드백 제공

- 사업을 잘 수행해야겠다는 다짐을 갖게 함
- 지역적 맥락을 파악함으로써 기획을 위한 기초를 제공함
- 사업이 어떻게 운영되고 있는지 이해 함
- 실무자들이 자신의 경험을 통해 배울 수 있게 함
- 적절한 시점에 수정된 조치를 취할 수 있게 함
- 사업의 개선 방안에 대한 정보 제공
- 사업에 의해 달성된 결과의 확인
- 사업에 이해관계자들을 참여시킬 수 있는 과정을 제공함
- 이해관계자들의 임파워먼트
- 사업의 효과성(혹은 비용효과성) 증명
- 예산지원자들에게 예산이 효과적으로 사용되고 있음을 정당화함
- 사업을 위한 추가적인 자원 마련을 지원함

(2) 모니터링

모니터링은 "시간에 따른 일의 진행에 관한 정보를 체계적이고 지속적으로 수집하고 분석하는 것"을 말하며 평가의 한 부분이다(AFRO, 2002). 모니터링을 통해 활동들이 실행되고 있는지 확인하고, 목표 달성 정도를 측정하고, 키워야 할 장점을 확인하며, 변화하는 상황에 적응함으로써 건강도시사업이 계획대로 진행될 수 있도록 한다.

모니터링을 잘 하기 위해서는 모니터링 내용을 잘 기록해야 한다. 사업에 관한 정보를 수집하여 지속적으로 분석해야 한다. 그 결과는 필요에 따라 기획 과정에 반영되어야 한다. 만약 계획에 따라 실행되지 않는 부분이 발견되면 그 이유를 아는 것이 중요하며 다음 기획에서 고려되어야 한다.

(3) 평가와 기획

평가는 기획 과정의 한 부분이다. 건강도시사업이 사업 목표를 달성하고 있는지 알고 싶다면, 사업 초기단계에 평가를 도입하는 것이 중요하다. 즉, 사업 실행은 지속적으로 모니터링 되어야 한다.

2.2 건강도시사업 평가의 어려움

건강도시사업의 평가가 매우 중요함에도 불구하고 건강도시사업의 평가가 실제로 수행되는 경우는 많지 않다. 건강도시사업 평가가 어려운 이유는 우선 건강도시사업으로 인한 변화는 대개 사업 실행 6~7년 이후까지는 나타나지 않기 때문이다. 두 번째로 건강도시사업은 보건체계에 있어서 전략적 변화와 정부기관, 비정부기관, 민간부문, 지역사회 등의 기여가 개입되기 때문이다. 즉, 건강도시사업의 결과라고 할 수 있는 것들이 어떤 투입요소에 기인하는 것인지 파악하기가 매우 어렵다. 또한 건강도시사업의 평가는 전통적인 평가기법인 '무작위통제시험'을 적용할 수 없다.

2.3 평가의 유형

(1) 평가의 목적

평가는 여러 가지 목적을 위해 수행될 수 있다.

- 사업을 개선하기 위한 관리
- 지원세력 혹은 비판세력에 의한 옹호 지원
- 사업 효과에 대한 지식 습득
- 사업 재정 구조 혹은 행정에 관한 결정에 도움이 될 정보 제공
- 예산지출의 정당성을 보여주기 위해 정치기관 혹은 재정기관으로부터의 압력에 대응

평가는 그 목적에 따라 크게 두 가지로 나눌 수 있다:

- 무엇을 증명하기 위해 수행되는 평가(관리책임의 목적)
- 무엇을 개선하기 위해 수행되는 평가(학습의 목적)

평가의 목적을 분명히 하는 것은 평가의 유형을 결정하는데 중요한 기준이 된다. 관리책임의 목적으로 수행되는 평가는 '목표가 달성되었는가?' 혹은 '사업으로 인해 지역주민들의 건강에 얼마나 영향을 미쳤는가?'와 같은 질문에 답을 하게 된다. 이런 평가는 건강도시사업이 실행된지 6~7년 이후에 수행되는 것이 바람직하다. 학습 목적의 평가는 사업 진행 도중에 언제라도 수행될 수 있는데, 사업 진행과 사업 운영에 영향을 미치는 여건 및 기전에 관해 파악할 수 있다.

(2) 평가의 유형

① 영향 평가

영향 평가의 목적은 사업의 '순 효과'를 추정하는 것이다. 영향 평가는 사업이 전개된 과정은 평가하지 않기 때문에 '블랙박스'식 접근으로 불리기도 한다. 한 건강도시에서 사용된 유사한 투입요소들을 동일한 전략으로 다른 건강도시들에 적용했을 때에 매우 다른 결과를 얻게 되는 것을 흔히 발견하는 것과 같은 맥락이다.

② 과정 평가

건강도시에 보다 적절한 평가 유형은 과정 평가이다. 과정 평가는 건강도시사업의 '블랙박스'를 열고 사업의 투입이 어떤 경로를 거쳐서 특정한 결과로 이어지는지를 보여준다.

과정 평가의 전형적인 접근방법은 그림 4.3에 나타난 바와 같이 시간의 경과에 따른 사업의 발전을 평가하는 도구로서 평가를 이해한다. 또한 표 4.2는 건강도시사업의 과정적인 측면을 평가할 때 사용될 수 있는 주요 질문들을 나열하고 있다.

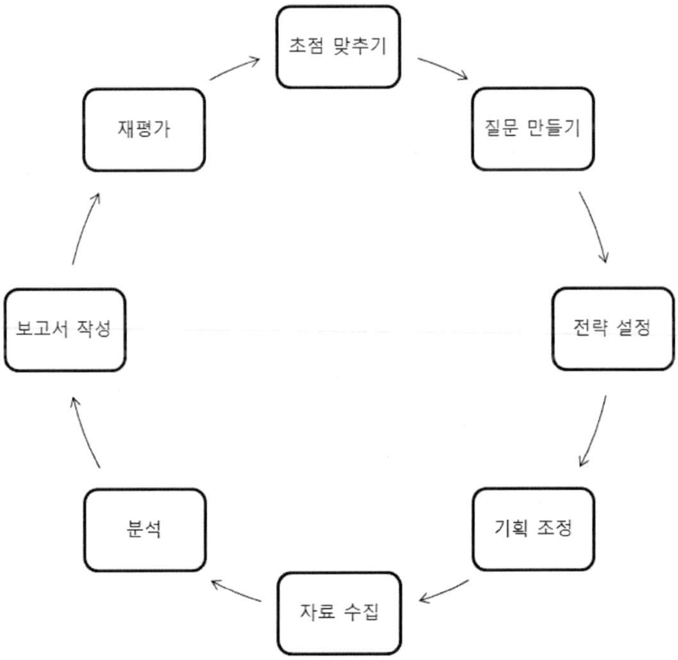

» **그림 4.3** 건강도시사업 평가의 과정
[자료] WPRO(2000), p.31.

표 4.2 건강도시사업의 과정 평가를 위한 주요 질문

기획 및 우선순위
• 사업의 우선순위는 어떻게 결정되었는가? • 우선순위 설정 과정에 정보를 제공하기 위해 어떤 정보가 수집되었는가? 그것은 적절했는가? • 누가 참여했는가? 모든 주체들이 자신의 발언에 만족하였는가? 아니라면 왜 그런가? 어떻게 하면 그들이 좀 더 많은 발언을 할 수 있게 하겠는가? • 우선순위의 검토와 수정을 위해 어떤 과정이 있는가?
사업관리
• 관리 주체가 되는 부문은 어디인가? 어느 부문이 포함되어 있지 않은가? 그들이 포함되지 않은 이유는 무엇인가? • 지역사회 대표자는 어떤 형태로 구성되는가? 지역사회 대표자들은 진정한 기여를 하는가? 그들이 진정한 기여를 하지 못하게 하는 요인은 무엇인가? • 의사결정에 가장 힘을 가진 사람은 누구인가? 이것이 적절한가? • 관리집단이 도시의 핵심 의사결정자들(시장 등)과 어떤 연계를 갖는가? • 정치적 지지의 강도는 어느 정도인가?
사업 활동의 성격
• 건강도시사업의 일환으로 진행되는 모든 사업에 대한 기술 • 건강도시사업이 기여한 부분에 대한 상세한 기술(예, 형평성 개선, 지역사회 참여, 문제 해결 방식의 변화, 사회적 환경 및 물리적 환경의 변화, 업무 형태에 있어서 혁신의 보장, 다양한 부문의 참여) • 변화가 이루어진 과정에 대한 문서화 • 사업 실행에서 부딪힌 문제들에 대한 상세한 설명 • 사업 실행의 대안적 방식에 대한 상세한 기술 • 사업이 예산만큼의 가치가 있었는지에 대한 결정 • 첫 동력 이후에 혁신의 수준
부문간 활동 및 협력
• 사업 관리와 구체적인 사업활동에 있어서 부문간 협력 정도의 문서화 • 어떤 부문이 건강도시사업에 가장 지원적이며 왜 그런가? • 어떤 부문이 사업에 지원적이지 않으며 그 이유는? • 가장 성공적인 부문간 사업은 무엇인가? 이러한 성공의 원인은 무엇인가? • 성공적이지 않았던 부문간 활동이 있었는가? 왜 그랬는가?
건강 및 환경보건 증진에 있어서 사업의 성공을 지지하는 사례
• 지역의 기관들이 건강 및 환경보건 증진에 어떻게 보다 잘 들어맞는가? • 지역사회 참여가 구조적으로 이루어지고 있는가? • 구체적인 사업을 통해 어떤 성공이 이루어졌는가? • 건강 및 환경적 문제들이 의사결정에 있어서 이전보다 더 두드러지게 되었는가? • 건강도시사업의 결과로서 무엇이 다른가? • 사망률과 유병률의 양상은 어떤가?

사업의 장래
• 최초의 동력이 사라진 뒤 혁신이 어떻게 유지되고 있는가?
• 사업에 대한 정치적 지원이 유지되고 있는가? 그렇지 않다면 어떻게 되살릴 수 있는가?
• 사업 성공이 유지가능한가?
• 사업이 지속적으로 새로운 아이디어를 생산하고 있는가?

[자료] WPRO(2000), pp.32-33.

2.4 평가 지표

(1) 지표의 개념과 종류

지표란 변화를 직간접적으로 측정하는데 도움을 주는 변수들이다. 지표는 현상과는 구별되어야 하며 현상의 다른 표현이다. 지표는 목표를 얼마나 달성했는지 설명해 줄 수 있다. 지표는 평가의 유형과 관련지어서 세 가지로 구분할 수 있다.

• 영향 지표

영향 지표는 대상 집단에 미치는 사업의 즉각적이거나 단기적인 효과를 측정한다.

• 결과 지표

결과 지표는 대상 인구집단에 미치는 사업의 보다 장기적인 효과를 측정한다.

표 4.3 영향 평가 및 결과 지표의 예

사망률
- 조사망률
- 모성사망비
- 기대여명

유병률
- 지역의 질병별 유병률
- 활동제한일수

보건의료서비스 이용
- 각 보건의료기관 이용자 수
- 인구 1,000명당 의사 수

예방적 보건의료
- 완전 예방접종된 인구의 비율
- 보건교육을 받은 인구의 비율
- 흡연율

• 과정 지표

과정 지표는 사업의 기전에 관한 자료와 정보를 수집하는 유형의 지표이다. 과정 지표는 활동들에 관한 것이다.

(2) 지표의 개발

지표 개발을 할 때 주의해야 할 점들은 다음과 같다.

- 평가팀과 협력하여 지표를 개발할 것
- 지표 개발의 복잡성을 간과하지 말 것
- 평가 목적과 연과지어서 지표의 포트폴리오를 개발할 것
- 객관적 지표뿐만 아니라 주관적 지표를 사용할 것
- 일반인과 전문가의 관점을 모두 고려할 것
- 지자체의 고유한 욕구를 반영할 것

2.5 평가 방법

(1) 실험적 접근법

실험적 접근법에서는 두 개의 동일한 지역사회가 있을 때 한 지역사회에 건강도시사업을 하기 전과 후를 비교하되 나머지 한 지역사회에서는 건강도시사업을 하지 않는 통제집단으로 삼는다. 하지만 이런 접근법은 건강도시사업에는 적절하지 않은데, 그 이유는 어떤 두 지역사회도 동일하지 않으며 또한 어떤 도시에서 건강도시사업을 하지 못하도록 막을 수도 없고, 통계적으로 유의한 차이를 보기 위해서는 많은 수의 건강도시와 비건강도시가 참여해야 하기 때문이다.

이처럼 통제된 실험이 불가능하기 때문에 사업 전후를 비교하는 유사 실험 접근법이 선호된다. 즉, 건강도시사업을 시작하기 전에 기초 자료를 수집한 후에 사업 후와 비교하는 것이다. 하지만 이런 접근법에서는 시간의 흐름에 따라 나타나는 변화가 건강도시사업에 의한 것인지 아닌지를 확증할 수 없다는 한계가 있다.

(2) 사례연구 접근법

건강도시사업은 매우 상황에 민감한 편이다. 즉, 한 지자체에서 성공적인 사업이 다른 지자체에서는 실패할 수 있다. 이 때 사례연구를 통해 어떤 요소들이 건강도시사업으로 이

끌었는지를 파악하는 것이 중요하다.

사례연구는 실제상황에서 현재 일어나는 사건을 경험적으로 조사하는 것이다. 평가자는 사업 자체와 사업을 둘러싼 상황을 각각 깊이 있게 이해할 수 있다. 또한 사례연구 접근법은 보다 많은 이해관계자들을 평가 과정에 참여시킬 수 있다. 이 과정에서 참가자들에게 임파워먼트가 이루어질 수 있다.

(3) 평가 과정의 중요한 단계

평가를 시작하기 전에 결정해야 할 사항들은 다음과 같다.

- 누구를 위한 평가인가?
- 어떤 사업이 평가되는가?
- 평가의 유형
- 누가 참여할 것인가?
- 어떤 지표를 사용할 것인가?
- 어떤 평가 방법이 사용될 것인가?
- 자료 수집의 방법

2.6 자료 수집

건강도시사업 평가를 위한 자료에는 인터뷰, 설문지, 포커스그룹 인터뷰, 문헌고찰, 관찰 등이 있다.

(1) 인터뷰

인터뷰는 건강도시사업 평가에서 매우 중요한 정보원이 된다. 사업의 구체적인 측면에 대해서 잘 아는 '핵심 인물들'을 만나 깊이 있는 지식을 얻어내게 된다. 또한 일반 대중 가운데서도 건강도시사업에 대해 가지고 있는 인식 혹은 효과에 대한 의견을 파악하기 위해 사용되기도 한다.

인터뷰는 미리 준비한 질문지를 바탕으로 구조적으로 접근할 수도 있고, 광범위한 질문 한두 가지만 준비하는 비구조적인 접근을 취할 수도 있다. 포커스그룹은 5명~10명의 사람들을 대상으로 집단적으로 진행하는 인터뷰이다.

(2) 설문지

설문지는 자료 수집 방법 중 가장 많이 사용되는 것이다. 설문지를 만들 때는 평가하고자 하는 내용과 관련된 정보만 얻을 수 있도록 필요한 최소한의 설문문항을 넣는 것이 중요하다.

(3) 문헌고찰

건강도시사업에 대한 문서화가 얼마나 잘 되어 있느냐에 따라 문헌 검토가 의미가 결정된다. 사업계획서, 회의록, 신문기사, 상부에 보낸 보고서, 예산 집행 내역 등이 검토 대상이 된다.

(4) 관찰

관찰에서는 평가자가 자료수집의 도구가 된다. 참가자 관찰은 평가자가 건강도시사업 활동에 참여하여 그것들에 대해 설명을 한다. 평가자의 관찰은 지역의 이해관계자들이나 평가팀의 검토를 받는 것이 좋으며, 평가자가 특히 외부에서 올 경우 더욱 필요하다.

2.7 평가 수행자

(1) 평가자가 갖추어야 할 기술

- 사회적 기술: 참가를 촉진하고 평가 질문에 대해 협상을 이끌 수 있는 능력
- 교육적 기술: 지식을 전달하여 지역사회의 학습 및 변화가 일어날 수 있도록 하는 능력
- 진행 기술: 목적과 목표를 개발하고 의제를 공유하는 것을 돕기
- 정치적 기술: 이해관계자들의 관심과 신뢰를 얻는 기술
- 협상 기술: 합의를 이끌어낼 수 있는 능력
- 방법론적 기술: 평가 설계, 자료 수집 및 분석 능력

이 모든 기술들은 건강도시사업에 대한 이해를 기본 전제로 한다. 아무리 이상의 기술을 완벽하게 갖춘 평가자라도 지역 건강도시사업에 대한 이해가 없다면 소용이 없다.

(2) 내부 평가자와 외부 평가자의 장단점

표 4.4 내부 평가자와 외부 평가자의 장단점

	장점	단점
외부 평가자	• 객관적이고 독립적인 관점을 가질 수 있음 • 사업을 신선한 시각으로 볼 수 있음 • 다른 평가들에 대한 경험 • 평가 기법 및 방법론에 기술이 많을 가능성이 있음 • 이해관계가 없고 보다 직설적이고 비평적일 수 있음	• 사업에 친숙해지기까지 시간이 더 많이 걸림 • 더 비쌀 수 있음 • 사업 개선보다는 보고서 작성 자체에 더 관심이 있음 • 이해관계자들이 누구인지 모르고 어떻게 그들을 개입할지 모를 수 있음 • 사업의 이해관계자들에게 지도와 방향을 의존함
내부 평가자	• 사업 운영의 맥락과 기전에 대한 철저한 이해 • 이해관계자들에 대한 이해 • 더 낮은 비용 • 사업 개선 방법을 알고자 함 • 평가팀을 독립적으로 이끎	• 긍정적 결과를 생산하는 쪽으로 편향을 가짐 • 보다 주관적임 • 평가 질문을 다른 보다 광범위한 질문, 이슈, 문제들과 분리하기 어려울 수 있음 • 구체적인 평가 훈련 및 기술을 가지고 있지 못할 가능성이 높음

[자료] AFRO(2002), p.20.

토론문제

1. 건강에 영향을 미치는 요인들을 포괄적으로 포함하도록 주의하여 자기가 살고 있는 도시의 건강 프로파일을 만들어 보자.

2. 건강도시 실행계획의 전체적인 작성 과정과 각 과정의 필요성을 설명해 보자.

3. 건강도시사업의 과정평가 지표와 결과평가 지표의 예를 들어보자.

참고 문헌

강은정, 고광욱, 김건엽, 김은정, 김복미. 대한민국건강도시지수 개발. 아산: 순천향대학교, 대한민국건강도시협의회, 2016.

보건복지부, 한국건강증진개발원. 건강도시. 보건복지부, 한국건강증진개발원. 2015.

부산복지개발원. 부산시 복지건강격차 해소 전략: 삶의 질 격차 해소 및 커뮤니티웰빙지표를 중심으로. 부산: 부산복지개발원, 2016.

장원기, 박윤형, 고광욱, 김건엽, 강은정, 김진희, 박관준, 유병인. 건강도시 인증제도 시행에 따른 운영 매뉴얼 개발. 아산: 순천향대학교, 2013.

Rothenberg R, Weaver SR, Dai D, Stauber C, Prasad A, Kano M. A Flexible Urban Health Index for Small Area Disparities. Journal of Urban Health, 2014;91(5):823-835.

WHO Regional Office for Africa(AFRO). Healthy Cities Initiative in the African Region: Evaluation Manual. 2002.

WHO Regional Office for Eastern Mediterranean Region(EMRO). Training Manual for the Healthy City Programme. 2007.

WHO Regional Office for Western Pacific(WPRO). Regional Guidelines for Developing Healthy Cities Project. 2000.

05 건강영향평가

1 건강영향평가의 기본개념

1.1 건강영향평가의 정의, 목적, 기본가치

건강영향평가란 정책, 프로그램 혹은 사업을 인구집단의 건강에 대한 잠재적인 영향과 인구집단 내에서 이러한 영향의 분포에 관하여 판단할 수 있도록 하는 과정, 방법, 수단의 조합을 말한다(European Centre for Health Policy, 1999). 건강영향평가의 중요한 두 가지 구성 요소는 첫째, 서로 다른 정책 대안들의 건강에 미치는 영향의 정확한 예견이고, 둘째, 정책 결정 과정에서 건강에 대한 영향이 고려되도록 하는 것이다(강은정&임성은, 2011). 건강영향평가의 목적은 정책 혹은 프로그램의 잠재적인 영향에 대한 지식을 향상시키고, 의사 결정자들과 영향을 받는 인구집단에게 알리며, 부정적 영향은 최소화하고 긍정적 영향은 최대화하도록 제안된 정책을 수정하도록 하는 것이다(European Centre for Health Policy, 1999).

Quigley 등(2006)은 건강영향평가의 기본 가치로서 민주주의, 형평성, 지속가능한 개발, 근거의 윤리적 사용, 그리고 건강에 대한 포괄적 접근을 포함하였다. 민주주의란 건강영향평가에는 평가 대상의 정책이나 사업에 관련된 모든 이해관계자들이 참여하는 것과 민주적인 절차를 통해 의사결정을 내리는 것을 뜻한다. 건강영향평가에서 형평성은 '형평성 중심의 건강영향평가(equity focused health impact assessment)(Mahoney et al., 2004)"라는 용어가 사용될 정도로 중요한 가치이다. 이는 건강영향이 인구집단에 차별적으로 미칠 수 있음을 전제로 하여 특히 취약한 인구집단에 더욱 불리한 방향으로 건강영향이 나타날 가능성이 있는지를 예측하며, 더 나아가서 인구집단 간에 건강수준의 격차를 줄이는 것을 지향함을 의미한다. 지속가능한 개발은 개발을 무조건 반대하는 것이 아니라 인간의 건강을 증진시키는 것을 전제로 개발이 이루어져야 함을 뜻한다. 근거의 윤리적 사용은 진실된 정보를 사용하여 건강영향평가의 근거를 마련하여야 하며 건강영향을 평가함에 있어서 어떤 이해관계에 따라 근거를 주관적으로 사용하지 않는 것을 의미한다. 마지막으로 건강에 대한 포괄적 접근은 건강을 결정하는 요인을 단지 보건의료서비스만이 아니라 다양한 사회적 요인들(Dahlgren & Whitehead, 2007)을 포함하는 것을 의미한다.

건강영향평가는 Birley(1995)와 Scott-Samuel(1996)을 중심으로 시작된 비교적 짧은 역사를 가지고 있지만 최근 들어 많은 사례와 연구가 만들어지고 있다. 초기 연구자들의 활동지였던 유럽뿐만 아니라 지금은 미국, 호주, 뉴질랜드, 캐나다 등 영미권 국가들과 함께 태국, 캄보디아, 라오스 등 동남아시아 국가들에서도 활발하게 실행되고 있다(강은정 & 임성은, 2011). 적용 분야도 농업, 대기, 문화, 개발, 에너지, 주거, 복지, 교통 등 다양하다. 이 가운데 복지 분야에서의 건강영향평가 사례에는 도시재생사업, 주민센터사업, 취약지역 복지사업, 마약예방사업 등에 대한 건강영향평가가 포함된다.

1.2 건강영향평가가 아닌 것(Birley, 2011)

(1) 완벽함

예를 들어, 건강영향평가 결과 도출된 건의사항이 해당 사업계획을 위한 가장 훌륭한 제안이 아닐 수도 있다. 최상의 제안은 자원이 무한할 경우 가능한 그 무엇이 될 가능성이 높은 반면에 건강영향평가는 현실적인 자원의 제약을 감안하여 주어진 사업계획을 개선하는 방안을 제시한다. 이런 점에서 건강영향평가는 실용적인 관리 도구에 가깝다.

(2) 진리의 탐색

건강영향평가는 일반적인 과학 논문들과 같이 과학적인 가설을 규명하는 과정이 아니다. 건강영향평가의 목적은 지역사회의 건강을 보호하고 개선하기 위하여 사업 제안서에 영향력을 행사할 수 있는 기회이다.

(3) 논문

학위논문이나 학술지의 논문은 발표된 뒤에도 불특정 다수에 의해 읽히고 도움을 줄 수 있다. 그러나 건강영향평가 보고서는 특정 계획이나 사업 수행 여부를 결정하기 위해 수행되고 따라서 의사결정이 이뤄진 뒤에는 보통 기능이 없어진다.

(4) 예측

영향평가는 예측(prediction)을 하려는 것이 아니다. 예측은 영향평가에서 시도하는 것보다 훨씬 과학적으로 엄밀한 방법론과 정확성을 요구한다. 영향평가의 목적은 미래를 예측한다기보다는 현재의 의사결정으로부터 미래를 변화시키고자 하는 것이다.

(5) 실증주의 접근

건강영향평가는 실증주의적(positivist) 과학이라기보다는 해석주의적(interpretive) 과학이다. 실증주의 과학은 이 세상에는 인간 행동을 지배하는 자연법칙들이 존재하며 과학을 통해 이들이 발견된다고 가정한다. 해석주의적 접근은 관찰자가 대상에 어떤 의미와 가치를 부여하고 사회적 실재는 집단마다 다르다고 가정한다. 지적인 의미를 드러내기 위해 사용되는 실천 혹은 기술들을 철학에서는 해석학(hermeceutics)이라고 한다.

(6) 제안서를 중단시킴

건강영향평가는 사업을 못 하게 하려는 것이 아니고, 사업 제안자에게 미래에 어떤 결과가 나타날 수 있을지를 알려주는 것이 목적이다. 건강영향평가는 이러한 정보를 제공할 뿐 사업을 중단시킬 지에 대한 여부를 결정하는 것은 의사결정자들이다.

1.3 건강영향평가의 유형

HIA는 평가할 건강영향의 범위와 예산의 크기에 따라 일반적으로 탁상, 신속, 중간, 포괄적 HIA로 구분된다. HIA의 유형은 가용한 자원과 역량의 수준, 제안서의 규모, 그리고 잠재적 영향의 크기에 맞추어 선택한다.

표 5.1 건강영향평가의 네 가지 유형별 특징

	탁상	신속	중간	포괄적
인력, 기간	전담자 한 명 2-6주간	전담자 한 명 6-12주간	전담자 한 명 12주-6개월	전담자 한 명 6-12개월
목적	잠재적인 건강영향에 대한 광범위한 검토 제공	잠재적인 건강영향에 대한 보다 자세한 검토 제공	잠재적인 건강영향에 대한 보다 면밀한 평가와 구체적으로 예측된 영향에 대한 보다 상세한 정보 제공	잠재적인 건강영향에 대한 포괄적인 평가 제공
시간, 자원	시간과 자원이 제한적일 때 사용	시간과 자원이 제한적일 때 가능	많은 시간과 자원 필요	많은 시간과 자원 필요
정보	기존의 자료를 수집, 분석에 기초한 언제든지 쉽게 할 수 있는(off the shelf) 작업	기존 자료 수집 및 분석과 제한된 범위의 주요 이해관계자 및 전문가로부터의 투입	기존 자료 수집 및 분석 뿐 아니라 주요 정보제공자와 이해관계자로부터 질적인 자료 수집	복합적인 자료원(정성적이고 정량적인)에서 얻은 자료의 수집 및 분석
활동	이미 마련된 자원에 접근하고 정보를 조합 미 평가하는 활동	• 자료수집과 회의 개최, 정보수집과 평가활동 • 내부적으로 역량에 한계가 있을 때 외부 평가자에게 위탁하는 방안 고려	• 자료수집과 회의 개최, 이해관계자들과 주 정보제공자들 확인, 정성적, 정량적인 정보 수집 및 분석, 정보의 종합 및 평가 • 내부적인 역량의 한계 시 외부 평가자에게 위탁하는 방안 고려	• 자료수집과 회의 개최, 이해관계자들과 주 정보제공자들 확인, 정성적, 정량적인 정보 수집 및 분석, 정보의 종합 및 평가 • 내부적인 역량의 한계 시 외부 평가자에게 위탁하는 방안 고려
	적은 영향력 ←			→ 많은 영향력

[자료] Harris, Harris-Roxas, Harris, & Kemp(2007)

2 건강영향평가의 방법론

2.1 건강영향평가의 접근방법

건강영향평가의 방법론은 정량적/분석적 접근방법, 참여적 접근방법, 절차적 접근방법 등의 3가지 접근방법을 포함한다(UCLA, 2008). 건강영향평가의 접근방법이 다양하다는 것을 이해하는 것은 건강영향을 평가하는데 사용되는 구체적인 방법들 또한 한 가지가 아니라 다양할 수 있다는 것을 이해하는데 도움이 될 것이다. 다음은 이 세 가지 접근방법 각각에 대한 설명이다.

(1) 정량적/분석적 접근방법

정량적/분석적 접근방법은 정책 등이 인구집단에 미치는 잠재적인 건강영향의 범위, 방향, 크기를 구체화하는 것을 목표로 한다. 예를 들어, 자전거 도로 건설을 통해 어느 연령 계층에게 자전거 이용이 얼마나 증가하는지를 자전거 이용 인구수와 자전거 이용 시간 등의 정량적인 지표로 평가하는 것이 해당된다.

이 접근방법은 전통적인 위해성 평가(risk assessment), 역학(epidemiology), 그리고 비용효과분석이나 비용편익분석과 같은 경제성평가(economic evaluation)에 기초를 두고 있다. 위해성 평가란 유해성이 있는 화학물질이 사람과 환경에 노출되는 경우 사람의 건강이나 환경에 미치는 결과를 예측하기 위해 체계적으로 검토하고 평가하는 것이다(국립환경과학원, 2014). 역학이란 집단 내에 발생하는 질병의 분포와 빈도를 결정하는 요인들을 연구하는 학문이다. 경제성평가는 동일한 임상적인 효과 한 단위의 증가에 따른 비용의 차이를 비교하는 것이다. 이들 모두는 정량적인 자료를 바탕으로 숫자로서 평가 결과가 제시되는 공통점을 갖고 있다.

정량적/분석적 접근방법의 장점으로는 서로 다른 대안들을 비교할 수 있다는 것과 일반적으로 객관성을 주장할 수 있다는 점, 그리고 대체로 높은 수준의 법적 방어력을 갖는다는 점을 들 수 있다. 반면에 한계점으로는 비용과 시간이 많이 소요될 수 있다는 것과 이러한 높은 비용 때문에 제한된 측면의 건강영향밖에는 볼 수 없거나 복합적이거나 누적적인 영향은 볼 수 없다는 점을 들 수 있다. 또한 대체로 높은 수준의 법적 방어력을 갖기는 하지만 건강영향의 정량적인 예측에 있어서 필수적인 가정과 불확실성 때문에 전문가들로부터 비판도 쉽게 받을 수 있다는 단점도 있다.

(2) 참여적 접근방법

참여적 접근방법은 지역의 정부기관, 시민단체, 기타 지역사회 조직들을 참여시킴으로써 이들의 역량을 강화하면서 또한 건강문제에 대한 포괄적인 정책이나 계획에 대한 해법을 찾는 것을 목표로 한다. 참여적 접근방법은 또한 통상적인 정책 결정 환경에서는 목소리가 거의 들리지 않는 소외된 이해관계자들을 포함하여 지역사회 주민들의 참여를 촉진하는 것 자체를 목표로 하기도 한다. 지역사회 기반의 건강증진은 오타와 선언에서도 강조된 바 있고 세계보건기구의 건강도시운동에서도 원칙으로 받아들여지고 있다.

참여적 접근방법의 장점은 결과보다는 과정 중심이라는 것과 대중의 참여를 촉진하고 이를 통해 민주적인 의사결정을 할 수 있다는 것을 들 수 있다. 반면에 참여적 과정을 통해 생성된 정보에 대해서 소위 정량적인 "과학적" 자료에 보다 가치를 두는 곳에서는 타당성을 갖지 못할 수 있다는 단점이 있다. 또한 자료가 재현되거나 검증되기 어렵고 방법론상의 표준이 느슨하기 때문에 서로 다른 대안들 사이의 비교가 어려우며, 근본적으로 참여하는 사람이나 조직들이 얼마나 지역사회를 대표하느냐에 대한 문제가 제기될 수 있다는 한계도 존재한다.

사례 신고리 5, 6호기 건설 재개 공론화위원회

1. 배경

문재인 대통령은 '안전한 대한민국'을 천명하고 신고리 5·6호기의 공사 중단을 공약하였다. 그러나 신고리 5 · 6호기가 2016년 6월 건설허가를 취득한 이후 공사가 진행되어 2017년 5월말 기준으로 종합공정률이 28.8%에 이르고, 공사 자체가 지역경제에 미치는 영향이 매우 큰 점 등을 고려하여 정부는 2017년 6월 27일 대통령이 직접 주재한 국무회의(28회)에서 공론화를 추진하기로 결정하고 국무조정실에 "신고리 5 · 6호기 공론화 준비단"을 설치하여 2017년 7월 17일 「신고리 5 · 6호기 공론화위원회 구성 및 운영에 관한 규정」(국무총리 훈령 제690호)을 제정하였다.

2. 운영체계

공론화 지원단의 운영지원을 받는 공론화위원회를 중심으로 그 산하에 분과위원회, 자문위원회를 두었다. 공론화 전 과정에 대한 공정성과 객관성을 증진시키기 위해 공론화 검증위원회를 운영하였으며, 공론화 운영에 있어서의 공정성 확보를 위해 이해관계대표자간 소통협의회도 구성 · 운영하였다. 공론화위원회에서는 매주 1회 정기회의를 개최하여 공론화에 관련된 주요 사안을 보고받고 의사결정을 하였으며, 각 분과위원회에서는 분과 관련 사안에 대해 수시 회의를 개최하여 공론화 과정을 효율적으로 운영할 수 있도록 하였다. 자문위원, 검증위원회, 이해관계자 소통협의회는 필요 사안에 따라 수시로 개최되었다.

3. 시민참여 과정

89일 동안 67번의 회의와 간담회를 개최하였다. 지역, 성별, 연령대를 고려하여 471명의 시민참여단을 구성하였다. 시민참여단은 2017년 9월 16일부터 10월 15일까지 총 33일간 숙의과정에 참여하였다. 이 중 2박 3일의 종합토론회와 최종조사에 시민참여단의 98.5%가 참여하였다. 시민참여단이 최종결정을 내리기까지 학습, 의견청취, 질의응답, 토의에 1인당 평균 2,187시간을 사용하였다.

4. 결론

모든 것을 종합해서 재개와 중단 양측 의견 중 하나를 선택한 결과, 건설 재개가 59.5%이고 건설 중단이 40.5%로 19.0%p 차이가 났다. 95% 신뢰수준에서 표본추출오차가 ±3.6%p임을 감안할 때, 이 차이는 통계적으로 유의미한 것이다. 성별에 따른 차이를 보면 남자 66.3%, 여자 52.7%가 건설 재개를 선택했다. 연령별로 보면 20대는 56.8%, 30대는 52.3%, 40대는 45.3%, 50대는 60.5%, 60대 이상은 77.5%가 건설 재개에 응답했다. 60대 이상 노년층의 건설 재개 동의 경향은 눈에 띄게 높았다. 동시에 20대와 30대도 50% 이상이 신고리 5·6호기를 완공해야 한다고 응답하였다. 권역별로 살펴보면 수도권은 건설 재개와 중단에 대해 전국 평균과 매우 유사한 경향을 보여 주었다. 호남지역 시민참여단은 건설 중단을, 충청지역과 영남지역 시민참여단은 건설 재개를 더 많이 지지한 것으로 나타났다.

[자료] 신고리 5,6호기 공론화위원회. 신고리 5,6호기 공론화 「시민참여형 조사」 보고서. 2017년 10월 20일.

(3) 절차적 접근방법

절차적 접근방법은 과학적인 방법론의 일종은 아니고 건강영향평가가 수행되는 법적 기반에서 요구하는 절차에 따라 수행되는 경우를 말한다. 그리하여 절차적 접근방법은 법에서 요구하는 대로 순응하는 것을 의미한다. 이는 주로 환경영향평가에서 유래한 건강영향평가에서 주로 볼 수 있으며 관련 분야에서 최신의 표준으로 간주되는 정량적, 정성적 방법론들이 사용된다.

최신의 표준적인 방법론들이 사용되기 때문에 비교적 투명하고 재현가능한 방식으로 수행될 수 있다는 장점이 있다. 반면에 행정적인 요구가 실행 동기가 되기 때문에 분석적 열심이 제한되거나 실질적으로 의사결정에 도움을 주고자 하는 방향으로 수행되지 않을 수 있다. 또한 정량적 자료, 즉 숫자가 객관성과 전문성의 단순한 증거로 사용되기도 한다.

2.2 건강영향평가의 절차

건강영향평가의 절차는 다음과 같은 여섯 가지 단계로 구성된다.

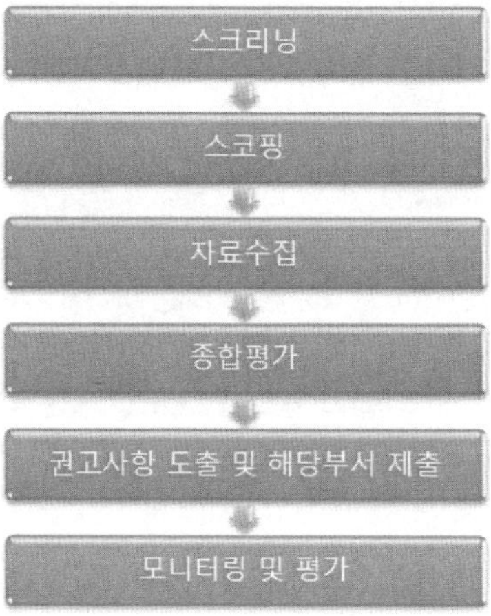

≫ **그림 5.2** 건강영향평가의 절차

(1) 스크리닝(screening)

제안된 정책, 프로그램, 프로젝트를 위해 HIA가 필요한지 여부를 결정짓는 단계이다. 건강영향평가를 수행하기 위해서도 시간과 비용이 소요되므로 이러한 자원을 투입할 가치가 있는지를 판단해야 할 필요가 있다. 만약 HIA를 수행하는 것이 적합하지 않다고 판단되더라도 제안서의 내용을 향상시킬 수 있는 기회로 활용할 수 있다.

HIA 팀에서는 스크리닝 회의를 개최하기 전에 제안서의 개요 즉, 목표, 목적, 잠재적 영향, 주요 의사결정 지점, 일정, 그리고 변화 가능성, 영향 받을 수 있는 인구집단의 기초적인 인구학적 프로파일(인구학적 특성, 환경, 생활 조건, 서비스 접근성 등)을 작성하고, 스크리닝 도구를 선택한다(김동진 등, 2010). 스크리닝 도구는 각 나라별, 대상 주제별, 목적별로 다양하게 개발되어 있는데 이 중에서 해당 제안서에 알맞은 도구를 선택하여 이용하면 된다.

스크리닝 회의에는 제안서를 변경할 능력이 있는 의사결정자, 제안서 개발자, 제안서에 의해 영향을 받을 수 있는 지역사회 및 지역사회 대표, 잠재적인 건강 영향이나 영향이 미칠 수 있는 인구집단에 대한 지식을 가진 주요 정보 제공자가 참석해야 한다.

스크리닝 회의에 참여한 이해관계자들 등은 스크리닝 도구를 이용하여 작업을 하는데 있어, 각각의 고려 사항들에 대해 합의를 이룰 때까지 브레인스토밍을 수행해야 한다. 스크리닝의 결과는 다음 중 하나가 된다: (1) HIA를 진행하지는 않되, 스크리닝 자체로서 잠적인 영향에 대한 권고사항을 도출하거나, (2) HIA를 진행하지는 않되, 모니터링과 잠재적 영향이 발생할 경우 잠재적 영향의 추적을 하도록 하는 추후 계획을 이끌어 내거나, (3) 잠재적 영향의 심각성 때문에 제안서에 대한 평가를 보류하거나, (4) HIA를 진행한다(김동진 등, 2010).

(2) 스코핑(scoping)

건강영향평가의 내용과 방법에 있어서 범위를 설정하고 평가단이 평가를 수행해야 할 업무를 과업지시서(terms of reference)의 형태로 작성하는 단계이다. 즉, 누가, 무엇을, 어떻게 분석해야 하는지를 결정한다. 구체적으로 HIA의 과정에 대한 감독의 주체와 방법; 참여해야 할 의사결정자; 제안서의 주요 결정 시점; HIA 수행 시기; 제안서에 의해 영향을 받게 되는 사람들의 참여 범위와 정도; 포함할 전문가와 실무자; 필요한 기술, 인력, 재정 자원과 이들의 가용성; 시간, 장소, 관련 인구집단, 지리적 영역 차원에서 건강영향을 분석해야 할 범위; HIA 과정의 모니터링 및 평가 방법을 결정한다(김동진 등, 2010). 또한 제안서의 크기와 중요성, 그리고 가용한 자원을 고려하여 HIA의 유형(탁상, 신속, 중간, 포괄적 HIA)을 결정한다.

스코핑 단계에는 HIA 프로젝트 팀과 HIA 운영위원회를 구성하여 HIA의 전 과정 동안 각각의 역할을 해야 한다. HIA 프로젝트 팀은 운영위원회에 최종보고를 하면서 스코핑과 기타 HIA의 다른 단계를 수행한다. HIA 운영위원회는 HIA의 방향을 제시하고 감독하기 위해 만들어지는데, 모든 주요한 결정들은 운영위원회에 의해 검토되고 최종적으로 정해진다.

평가할 영향을 선택할 때에는 제안서 자체에 제시된 내용을 중심으로 하되, 제안서에 포함되어 있지는 않지만 건강에 영향을 미칠 가능성이 있는 대상 역시 소홀히 해서는 안 된다. 따라서 건강의 포괄적인 결정요인을 검토하는 것이 중요하다.

스코핑을 하는 동안에 HIA에 사용할 근거 자료의 범위와 유형을 정할 때는 시간, 근거를 찾는데 이용 가능한 자원, 그 분야 전문가에 대한 접근성, HIA 제안서의 유형 등을 고려해야 한다. 예를 들어 예산이 적고 시간이 촉박할 때는 신속 HIA를 채택하고 근거 자료는 회색문헌 등 기존 자료와 함께 전문가 자문 정도를 포함할 수 있다.

(3) 자료수집/확인

이 단계는 제안서의 내용에 의해 영향을 받게 될 지역사회나 인구집단에 대한 프로파일을 개발하고, 잠재적인 건강 영향을 확인하기 위한 정보를 수집하는 단계이다. 이 단계는 스코핑 단계에서 조직된 HIA 프로젝트 팀에 의해 수행되며 HIA 운영위원회에 의해 감독을 받는다. 필요에 따라 확인에는 관련된 경험을 가진 전문가 및 지역사회 자체와 같은 이해관계자들이 관여될 수 있다.

정보는 크게 문헌과 정량적, 정성적 자료로 구분된다. 문헌에는 과거 수행된 HIA 보고서, 검토(review) 문헌을 포함한 학술문헌, 그리고 회색 문헌이 포함된다. 정량적, 정성적 자료를 수집함에 있어서는 양적 접근, 질적 접근이 있는데 각각의 장단점을 고려하여 필요충분한 자료를 생성할 수 있도록 적절하게 혼합할 필요가 있다.

(4) 평가(appraisal)

정책 등 평가 대상이 건강에 어떤 영향을 미치는지 그 연결 고리를 분석하는 단계이다. 평가는 다양한 전문성을 가진 사람들이 균형 있게 분포되어 있는 그룹에서 실시해야 한다. 평가는 잠재적인 영향들의 우선순위를 정하는데 있어 분명한 판단을 요구하는 종합적이고도 복잡한 작업이므로, 평가 매트릭스를 이용하면 평가에 대한 고려사항을 간소화하는데 효율적일 수 있다.

평가 단계에서는 다음의 내용들이 결정되어야 한다.

- 활동: 제안된 개발의 주요 활동
- 연관된 건강결정요인: 개발의 주요 활동과 관련된 건강결정요인
- 정보의 원천: 각 영향에 대한 평가의 근거를 제공할 것으로 생각되는 각 활동에 대한 정보의 원천
- 유형과 중요도: 증거 자료의 유형과 정보원의 중요도
- 영향의 특성: 긍정적, 부정적, 불확실 중 하나
- 영향의 시기: 장기/중기/단기
- 영향의 크기: 대/중소
- 영향의 가능성: 확실/가능/희박
- 차별적 영향을 받는 집단, 지역사회 혹은 인구집단들
- 차별적 영향의 가능성
- 제안할 권고사항의 범위 결정

• 권고사항 초안 작성: 평가 단계의 마지막에는 '확인', '평가' 단계에서 찾은 것들을 정리해야 한다. 영향의 우선순위와 긍정적인 건강영향은 고양시키고 부정적인 영향은 축소하기 위한 권고안의 초안이 담겨져 있어야 한다.

(5) 권고사항을 포함한 보고서 작성(reporting with recommendations)

평가한 내용을 운영위원회에서 결정하고 최종적인 권고안을 개발하여 정책 등에 반영할 수 있도록 평가 보고서를 작성하여 전달하는 단계이다. HIA 운영위원회가 이 단계의 책임을 지며, HIA 프로젝트 팀은 초기의 권고사항을 수정하고 운영위원회에서 회의를 통해 승인받는다.

권고사항은 HIA의 범위와 영향의 우선순위를 선정하고, 긍정적 영향을 최대화 하고 부정적 영향의 최소화하는 방법들에 기초하여 작성해야 한다. 권고안에는 HIA의 마지막 단계인 평가와 추후조사에 대한 언급이 반드시 들어가야 한다. HIA 보고서에는 초록 요약본, 구체적인 권고안, HIA 각 단계의 수행과정과 결과물 및 결론이 포함되어야 한다.

(6) 평가(evaluation) 및 추후조사(follow-up)

건강영향평가의 과정, 영향, 그리고 결과를 평가하는 단계이다. 과정평가는 어떻게 HIA가 실행되었는지를 평가하는데, HIA가 어떤 단계를 거쳐 시행되었는가, 어떤 자원(재정적, 인간적, 시간적)이 쓰였는가, 어떤 근거가 이용되었으며, 개발된 권고사항을 작성하는데 그 근거들이 어떻게 쓰였는가, 누가 참여하였는가 등과 같은 질문에 답을 하는 것이다. 두 번째로 영향평가에서는 HIA의 결과로 마련된 권고사항들로 인해 제안서가 수정되었는지를 확인하는 것이다. 이상적인 영향평가는 스코핑 과정에서 계획되어져야 한다. 일반적으로 영향평가는 HIA 완료 후 12-18개월 이후 시행된다(김동진 등, 2010).

결과평가는 HIA 결과로 마련된 권고사항들이 제안서에 받아들여져서 결국 얼마만큼의 건강상의 편익이 발생했는지를 확인하는 것이다. 이를 위해 추후조사가 필요한데, 추후조사는 모니터링과 건강영향관리계획의 두 가지 임무로 구성된다. 모니터링이란 실행된 제안이 건강에 영향을 미치는지에 대한 정기점검을 말한다. 모니터링은 장기간 이행되기 때문에 HIA 실무자, 제안자, 지역건강서비스, 해당 지역 정부 및 지역사회로부터 보고서의 내용대로 충실히 따르겠다는 약속이 필요하다.

건강영향관리계획은 HIA가 예측한 영향이 나타나거나 HIA가 예측 못한 영향이 생길 경우 어떻게 대처해야하는지에 대한 기본계획을 말한다. 이 계획은 제안자가 속한 기관과 해당 제안에 영향을 받을 만한 사람 및 기관과 협력하여 발전시켜야 한다. 만약 주요 부정적 건강영향이 감지되거나 건강 불평등의 증가가 관찰되면, 건강영향 모니터링은 적절한 행동을 취하도록 유도할 것이다(김동진 등, 2010).

2.3 이해관계자의 참여(Birley, 2011)

이해관계자(stakeholder)는 건강영향평가의 대상이 되는 제안서와 관련된 모든 기관이나 사람으로서 주요 정보원(key informants)이라고도 한다. 이해관계자가 누구인지를 확인하고 이들을 참여시키는 것은 건강영향평가에 있어서 매우 중요한 활동이다. 주요 정보원의 전형적인 사례는 다음과 같다:

- 사업 담당직원
- 공공 및 민간 병의원의 의사 및 간호사
- 공공서비스 기관 관리자
- 지역사회 주민 대표
- 학자
- 보건부서
- 환경부서
- 보건통계 부서
- NGO
- 경찰

각 이해관계자는 고유한 관심 영역을 갖고 있고, 따라서 다양한 이해관계자의 참여는 많은 다양한 주제들을 다룰 수 있도록 한다. 예를 들어, 어떤 지역사회 주민들이 제안서로 인해 암 혹은 범죄 발생이 높아질 것을 걱정한다고 하자. 학자 등 다른 이해관계자들은 그들의 전문 지식을 인용하여 또 다른 특수한 문제들을 제기할 수 있다. 지역의 보건소에서는 인구의 유입으로 서비스 제공 한계를 넘을 수 있다는 문제를 제기할 수 있다.

대부분의 공적 의사결정 체계 내에서는 권력이 많고 영향력이 높은 이해관계자들을 의사결정 과정에 참여시키려고 한다. 그러나 건강영향평가에서는 그 반대로 통상적인 의사결정과정에서는 소외되기 쉬운 인구집단과 취약한 인구집단을 참여시키려고 한다. 그 이유는 이들이 안전하면 지역사회의 모든 사람이 안전할 것으로 믿기 때문이다.

3 건강영향평가의 두 흐름

3.1 환경영향평가의 일부로서의 건강영향평가

환경영향평가는 인구증가와 산업의 급성장에 따른 환경문제들을 예방하기 위해 1977년에 도입되었다. 환경영향평가의 초점은 환경오염에 있었기 때문에 인간의 건강에 미치는 영향에 대한 고려는 거의 이루어지지 않고 있었다. 이러한 한계를 인식하고 환경부는 2005년에 환경보건기본계획에 따라 2009년 환경보건법을 제정하고 이를 통해 인구집단의 건강을 보호하기 위한 환경정책들을 도입되었다. 2010년부터 이 법의 13조를 통해 환경영향평가를 할 때 인구집단의 건강에 미치는 환경적 위험 요인들의 영향도 평가하도록 하였다.

건강영향평가 제도는 환경유해인자를 사전에 평가하는 과정에서 건강영향이 예상되는 주민과 계획수립기관/사업자간 직접적인 논의과정을 통해 사업시행으로 인한 건강영향의 불확실성과 미흡한 자료를 보완할 수 있는 제도적 장치를 마련함으로써 위해성 소통(Risk Communication)을 가능케 한다(한국환경정책평가연구원, 2017). 또한 환경유해인자가 건강에 미치는 영향을 사전에 검토 및 평가하여 사업자로 하여금 적극적인 오염물질 저감대책과 모니터링 계획을 수립하는데 기여한다(한국환경정책평가연구원, 2017).

한국에서 환경영향평가 내의 건강영향평가 대상 사업(project)은 법으로 규정되어 있다. 「환경보건법 시행령」 제12조(건강영향 항목의 추가·평가 대상)에 따른 대통령령으로 정하는 행정계획 및 개발사업(이하 “건강영향평가 대상사업”)이다.

표 5.2 환경보건법에 따른 건강영향평가 대상 사업

구분	대상사업의 범위
산업입지 및 산업단지의 조성	가. 「산업입지 및 개발에 관한 법률」 제2조 제5호가목 및 나목에 따른 국가산업단지 또는 일반산업단지 개발사업으로서 개발면적이 15만m^2 이상인 것 나. 「산업집적활성화 및 공장설립에 관한 법률」 제2조 제1호에 따른 공장의 설립으로서 조성면적이 15만m^2 이상인 것. 다만, 가목에 해당하여 법 제13조에 따른 협의를 한 공장용지에 공장을 설립하는 경우를 제외한다.
에너지 개발	가. 「전원개발촉진법」 제2조 제2호에 따른 전원개발사업 중 발전소로서 발전시설용량이 1만kW 이상인 화력발전소 나. 「전기사업법」 제2조 제14호에 따른 전기사업 중 발전소로서 발전시설용량이 1만kW 이상인 화력발전소
폐기물처리시설, 분뇨처리시설 및 축산폐수공공처리시설의 설치	가. 「폐기물관리법」 제2조, 제8호에 따른 폐기물처리시설 중 다음의 어느 하나의 시설의 설치사업 – 최종처리시설 중 폐기물매립시설의 조성면적이 30만m^2 이상이거나 매립용적이 330만m^3 이상인 매립시설 – 최종처리시설 중 지정폐기물 처리시설의 조성면적이 5만m^2 이상이거나 매립용적이 25만m^3 이상인 매립시설 – 중간처리시설 중 처리능력이 1일 100톤 이상인 것
	「가축분뇨의 관리 및 이용에 관한 법률」 제2조 제8호 또는 제9호에 따른 처리시설 또는 공공처리시설의 설치로서 처리용량이 1일 100kℓ 이상인 설치사업. 다만, 「하수도법」 제2조 제9호에 따른 공공하수처리시설로 분뇨 또는 축산폐수를 유입시켜 처리하는 시설은 제외한다.

건강영향평가의 절차는 통상적인 절차 가운데 스크리닝을 제외한 스코핑-평가-권고사항 도출 순으로 진행된다. 스크리닝을 제외하는 이유는 건강영향평가 대상을 법에서 정하고 있기 때문이다. 스코핑으로부터 권고사항 도출까지 자세한 절차는 그림 5.3에서 확인할 수 있다.

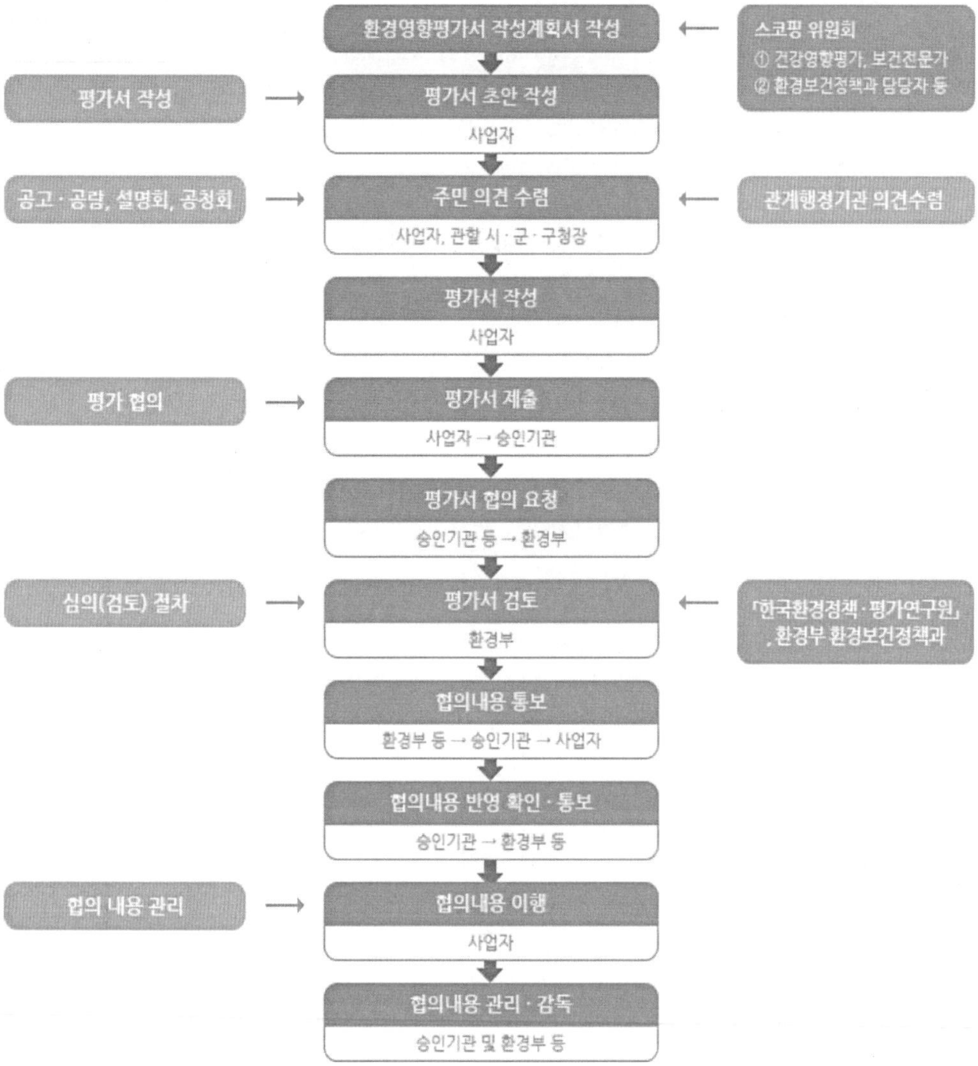

» **그림 5.3** 환경영향평가 내 건강영향평가의 절차

건강영향평가의 항목은 물리적 건강결정요인인 악취를 포함한 대기질, 수질, 소음 및 진동이 포함된다. 사업 유형별로 보다 자세한 평가 대상 물질을 표 5.3에 정리하였다.

표 5.3 사업 유형별 건강영향평가 대상 물질

<table>
<tr><th rowspan="2">사업 유형</th><th colspan="6">물질명</th></tr>
<tr><th colspan="3">비발암성</th><th colspan="3">발암성</th></tr>
<tr><td rowspan="2">산업단지</td><td colspan="3">아황산가스(SO_2), 스티렌(C_8H_8)
이산화질소(NO_2), 염화수소(HCl)
미세먼지(PM10) 암모니아(NH_3)
오존(O_3), 황화수소(H_2S), 납(Pb)
시안화수소(HCN), 일산화탄소(CO)
수은(Hg), 포름알데히드</td><td colspan="3">니켈(Ni) (A)
6가크롬(Cr^{6+}) (A)
염화비닐(A)
카드뮴(Cd) (B1)
비소(As) (A)
벤젠(A)</td></tr>
<tr><td colspan="6">*석유정제시설의 경우 다음 항목을 추가 가능
톨루엔, 에틸벤젠, m-자일렌, n-헥산, 시클로헥산</td></tr>
<tr><td>화력발전소</td><td colspan="6">아황산가스(SO_2), 비소(As), 이산화질소(NO_2), 베릴륨(Be), 미세먼지(PM10), 카드뮴(Cd), 오존(O_3), 6가크롬(Cr^+), 납(Pb),수은(Hg), 일산화탄소(CO), 니켈(Ni), 벤젠</td></tr>
<tr><td>매립장</td><td colspan="6">이산화질소(NO_2) 1,2-디클로로에탄, 미세먼지(PM10), 클로로포름, 암모니아(NH_3), 트리클로로에틸렌(TCE), 황화수소(H_2S), 염화비닐, 톨루엔, 사염화탄소, 에틸벤젠, 벤젠, 자일렌</td></tr>
<tr><td rowspan="2">소각장</td><th colspan="2">비발암성</th><th colspan="2">비발암성+악취</th><th colspan="2">발암성</th></tr>
<tr><td colspan="2">아황산가스(SO_2)
이산화질소(NO_2)
미세먼지(PM10)
오존(O_3), 납(Pb)
일산화탄소(CO), 다이옥신</td><td colspan="2">암모니아(NH_3)
염화수소(HCl)
아세트알데히드
염화수소(HCl)
수은(Hg)</td><td colspan="2">비소(As) (A)
카드뮴(Cd) (B1)
6가크롬(Cr^+) (A)
니켈(Ni) (A)
벤젠 (A)</td></tr>
<tr><td>분뇨 및
가축분뇨(공공)
처리시설</td><td colspan="6">*악취: 복합악취, 암모니아(NH_3), 황화수소(H_2S), 아세트알데히드, 스티렌(C_8H_8)</td></tr>
</table>

이처럼 환경영향평가 내의 건강영향평가는 몇 가지 사업(project)에 국한되어 적용되고 있으며, 평가 항목도 대기질 등 물리적 건강결정요인에 한정되어 있다는 한계점을 갖고 있다.

3.2 건강증진을 위한 환경적 접근방법으로서의 건강영향평가

건강증진이란 사람들이 자신의 건강을 통제하고 향상시킬 수 있도록 하는 과정으로 정의된다(WHO, 1986). 건강증진을 위해서는 크게 3가지 접근방법이 있다. 첫째는 의학적 접근으로서 질환에 초점을 맞추기 때문에 고위험 개인을 사업대상으로 여긴다. 사업수단은 예방접종, 검진 등의 의학적 관리를 주로 사용하며 사업의 목표는 사망을 감소시키거나 유병 수준을 개선시키는 것이다. 둘째 행태적 접근은 생활습관에 초점을 맞추고 고위험 집단이나 개인을 사업대상으로 한다. 사업수단은 보건교육과 지지이고 사업목표는 생활습관의 개선이다. 마지막으로 세 번째 접근방법은 환경적 접근이다. 여기서는 건강을 결정하는 사회환경적 위험요인에 초점을 맞춘다. 그리하여 건강에 해로운 사회적 물리적 환경을 사업대상으로 한다. 사업수단은 지역사회의 변화이고 사업수행은 지역사회와 지역의 조직이 주로 담당한다. 사업목표는 생활습관의 개선과 건강수준 향상을 넘어서 건강의 형평성까지 포함한다.

건강영향평가는 건강과 관련된 사회환경적 요인들이 건강을 보호하고 증진하는 방향으로 영향을 미칠 수 있도록 정책이나 사업이나 계획(이하 정책 등)을 검토하고 수정하는 과정이라고 할 수 있다. 이 때의 건강과 관련된 사회환경적 요인들은 포괄적인 건강결정요인들로서 물리적 요인뿐만 아니라 사회경제적 요인들도 포함된다. 보건부서의 정책 등은 건강증진을 당연히 목표로 하지만 건강 형평성은 명시적인 목표로 추구하지 않는 경향이 있고, 보건부서 이외의 부서들은 건강 형평성은 물론이고 건강증진을 명시적인 목표로 하지 않기 때문에 건강을 고려하지 못하는 경우가 많다. 건강영향평가를 각 부서에서 도입하게 되면 진행하고자 하는 정책 등의 건강 위해(hazard)를 확인할 수 있고, 이러한 위해로 인해 발생할 수 있는 건강 위험(risk)을 감소 혹은 제거하고 위험 소통(risk communication)을 함으로써 건강증진에 기여할 수 있다.

건강증진을 목적으로 하는 건강영향평가는 환경영향평가 내에서 이루어지는 건강영향평가에 비해 보다 포괄적인 건강결정요인들을 고려할 수 있고 건강영향평가 대상도 정책이나 계획 등으로 폭넓게 적용할 수 있다는 장점이 있다. 반면에 현재 한국의 상황에서와 같이 건강영향평가 시행의 법적인 근거가 없을 경우에는 임시로(ad hoc) 수행되거나 건강영향평가에 열정이 있는 개인이 없을 경우 수행되지 못하는 한계를 갖는다.

한국에서 건강증진을 목적으로 하는 건강영향평가는 한국보건사회연구원에서 2008년부터 수행해 왔다. 2008년부터 2016년까지 28개의 건강영향평가를 수행하였다(표 5.4). 중앙부처 소관의 정책이나 사업을 대상으로 수행한 건강영향평가는 6개였고(1-2, 18-20, 28), 광역자치단체와 지방자치단체의 정책이나 사업을 대상으로 한 것은 각각 2개와 17개였다. 기타 병원의 사업을 대상으로 한 것이 1개(3), 특정 정부나 기관의 사업을 대상으로 하지 않고 건강결정요인(대기질)을 대상으로 한 것이 2개(24-25) 있었다.

표 5.4 한국보건사회연구원이 수행한 건강영향평가 프로젝트

	년도	건강영향평가 대상	정부단체/기관	평가 영역	건강영향평가 유형
1	2008	드림스타트사업	보건복지부	아동복지	포괄적
2	2008	KTX	국토교통부	교통	중간
3	2008	국립소록도병원의 만성질환관리프로그램	국립소록도병원	보건의료	포괄적
4	2009	탄소마일리지사업	강남구	에너지	간이
5	2009	학교 인조잔디조성사업	광명시	체육시설	포괄적
6	2009	학교 야간조명사업	광명시	체육시설	중간
7	2009	애기능수변공원조성기본계획	광명시	공원	간이
8	2009	자전거정책	창원시	교통	포괄적
9	2010	건강한 아파트 만들기 사업	시흥시	건강증진	간이
10	2010	동적골 산책로 만들기 사업	광주동구	공원	간이
11	2010	도시저소득층 주거환경 개선사업	진주시	주거	간이
12	2010	어린이 무료예방접종 지원사업	진주시	보건의료	간이
13	2010	서울~하남 BRT 구축사업	강동구	교통	중간
14	2010	건강마을	지자체	건강마을	포괄적
15	2011	실천하는 금연터사업	광명시	건강증진	중간
16	2011	산서 쓰레기매립지 정비사업	무주군	쓰레기	중간
17	2011	무주읍 종합정비계획	무주군	도시계획	간이
18	2011	연중돌봄학교	교육과학기술부	교육정책	간이
19	2012	문화정책	문화체육관광부	문화정책	간이
20	2012	인터넷중독 예방사업	문화체육관광부	인터넷정책	간이
21	2012	친환경 방역소독사업	동작구	보건의료	간이
22	2014	시민체력증진센터 운영사업	대전광역시	신체활동	간이
23	2014	세종시 건설활성화	세종특별자치시	도시계획	포괄적
24	2015	대기환경위해요인	-	대기환경	포괄적
25	2015	생활환경 중 자연방사성물질 노출	-	대기환경	포괄적
26	2016	반딧불이사업	서초구	복지	포괄적
27	2016	양재천 종합정비사업	서초구	도시계획	간이
28	2016	안전한 보행환경 조성사업	국토교통부, 경찰청, 지자체	교통	중간

사례 광명시 학교 인조잔디 조성의 건강영향평가(강은정 등, 2009)

1. 유형: 프로젝트에 대한 포괄적 건강영향평가

2. 배경 및 목적

「다양한 운동장 만들기 사업」에 교육과학기술부와 문화체육관광부가 2009년~2012년 사이에 각각 500개교씩 총 5,000억 원을 지원하여 잔디(천연 또는 인조) 운동장, 우레탄 시설(트랙, 다목적 구장), 야간조명시설 및 스프링클러를 설치할 계획이었음

광명시 가림중학교는 2009년 다양한 운동장 만들기 사업 예산을 이미 확보하였으나 인조 잔디 등 운동장을 바꾸는 과정에서 부정적인 건강 영향은 최소화하고 긍정적인 영향은 최대화하고자 건강영향평가 실시함

3. 절차 및 방법

건강영향평가는 스크리닝, 스코핑, 평가의 순서로 진행되었다. 사전 자료수집에는 인조잔디와 관련된 문헌을 조사하였고 스크리닝을 실시하여 건강영향평가의 대상과 방법을 모색하였다. 스코핑은 1차 운영위원회를 통하여 실시하였는데, 평가단이 실제적으로 건강영향평가를 수행할 과업을 확정지었다. 이후 3주 동안 건강영향평가에 필요한 질적, 양적 자료를 수집하였다. 2차 운영위원회에서 보고된 권고사항을 포함한 건강영향평가의 결과를 토대로 논의한 후 최종결론을 내리고, 이를 반영하여 보고서를 작성하였다.

4. HIA 주요 결과 및 권고사항

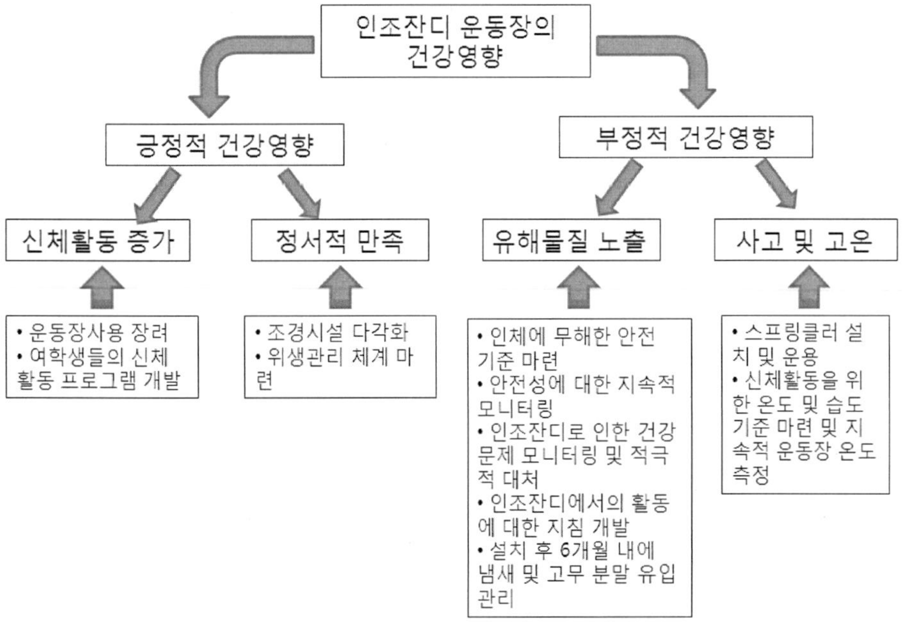

» **그림 5.4** 학교 운동장 인조잔디사업의 건강영향평가 결과

서미경 등(2013)은 이들 사업 중 2009년부터 2011년까지 지자체에서 수행된 건강영향평가를 대상으로 건강영향평가 결과 도출된 권고사항이 해당 부서의 의사결정에 실제로 영향을 미쳤는지를 추적 조사하였다. 그 결과 추적 가능한 10개 과제 중 9개가 건강영향평가 결과에서 도출된 제언을 정책 등에 반영하였고, 이 중 3개는 모든 제언을 받아들여 정책 활용도가 매우 높았음을 알 수 있었다(표 5.5).

표 5.5 건강영향평가 프로젝트에 대한 영향평가 결과

No	HIA 프로젝트	권고사항의 수	실행 여부
1	탄소마일리지사업	8	6 실행, 2 미실행
2	학교인조잔디사업	11	6 실행, 2 미실행, 3 모름
3	학교야간조명사업	11	4 실행, 4 미실행, 3 모름
4	애기능수변공원 조성기본계획	12	12 미실행(기본계획 자체 미실행)
5	자전거정책	21	15 실행, 6개 모름
6	건강한 아파트 사업	11	3 실행, 2 실행 계획, 6 미샐행
7	동적골 산책로 조성계획	11	8 실행, 3 미실행
11	실천하는 금연터사업	4	4 실행
12	산서 쓰레기매립지 정비사업	3	3 실행
13	무주읍 종합정비계획	14	14 실행

4 해외 건강영향평가 제도

4.1 호주

호주는 연방정부(2001)와 Tasmania주(1996년)을 시작으로 건강영향평가를 법적으로나 사업으로 수행하고 있으며, 건강영향평가의 시행을 법적으로 명시하고 있는 주가 점차 증가하고 있는 추세이다(김정선 등, 2015). 호주 연방정부는 1999년 수립된 국가환경보건전략에 의거하여 건강영향평가를 실시하고 있다. 주 차원에서 건강영향평가를 위한 법적 제도를 가지는 주는 Tasmania인데, Tasmania주의 환경영향평가 근거법인 '환경관리 및 오염관리법(Environmental Management and Pollution Control Act, EMPC)'에 따르면, 환경영향평가 과정에 건강영향평가를 필수적으로 포함하도록 명시하고 있다(김정선 등, 2015).

호주에서는 영향평가의 각 과정에서 영향의 차별적 분포를 명백하게 고려하도록 하는 형평성에 초점을 맞춘 건강영향평가(equity-focused HIA)가 개발되었다(Simpson et al., 2005). 또한 뉴사우스웨일즈주의 보건부는 'NSW Health and Equity Statement'에서 건강 불평등 감소를 위한 전략으로서 건강영향평가를 명시하였다(Harris & Spickett, 2011). 빅토리아, 퀸즈랜드, 뉴사우스웨일즈, 남호주 등에서 형평성에 초점을 맞춤 건강영향평가가 실시되었다(Harris & Spickett, 2011).

4.2 미국

미국의 의료비는 2015년에 국민총생산의 17.8%를 차지할 정도로 매우 높다(Centers for Medicare and Medicaid Services, 2017). 이에 따른 건강형평성의 문제와 개인 및 기업의 부담 문제는 어제오늘 일이 아니다. 각종 질병예방정책과 보험정책들을 시도해 보았지만 근본적인 해결책을 아직 찾지 못하고 있다. 이러한 상황에서 국민의 건강수준을 높이고 건강형평성의 문제를 해결하는 도구로서 건강영향평가가 매우 빠르게 확산되고 있다.

표 5.6 미국 주정부의 건강영향평가 법제도 목록

주	법안명	내용	제정 년도
메사추세츠	S.B. 2087; Chap. No.25(2009)	"교통 프로젝트가 공중보건과 취약층에 미칠 영향을 판단"하고 교통 프로젝트에 대한 공동체 홍보를 증진시키기 위해 건강영향평가를 의무화함	2009
버몬트	H.202 (2011~2012 Sess.)	보건부에 지역, 자치정부, 주의 정책과 도시계획 결정의 건강영향을 평가하기 위한 "공공 건강영향평가 과정"의 실시를 위한 계획을 권고하도록 요구함	2011
워싱턴	– Wash. Rev. Code 43.20.270; – Wash. Rev. Code 43.20.285	건강 격차에 대한 범기관 협의회 설치 및 이 문제의 해결을 위한 하나의 메커니즘으로 건강영향 검토를 승인함	2006
	S.B.6099(2007 Sess.); 2007 Wash. Laws, Chap.517	교량 교체 프로젝트가 "대기의 질, 탄소배출 및 기타 공중보건 이슈들"에 미치는 영향을 조사하는 건강영향평가를 의무화하고자 함	2007

[자료] 김정선 등(2016). p.57.

2009년 이후 17개 주에서 56개의 건강영향평가 관련 법안이 만들어졌다. 비록 이 중 8개 주의 법안만이 건강영향평가의 정의에 부합하는 것이었고, 이 중 3개 주의 4개 법안만이 통과되었으나 미국 주정부 단위에서 건강영향평가에 대한 관심이 크다는 것을 알 수 있다(표 5.6).

4.3 캐나다

캐나다는 1980년대 환경영향평가(EIA)와 건강한 공공정책(healthy public policies)의 일환으로 건강영향평가(HIA)를 시행한 최초의 국가 중 하나이다. 특히 퀘백주는 80년대부터 환경영향평가의 일부분으로 건강영향평가를 시행해 왔다. 2001년에 들어와서는 건강증진 활동을 위한 강력한 법적 근거로서 「공중보건법」이 제정되었으며, 건강영향평가는 2002년 6월부터 시행된 이 법 제53조부터 제54조에 근거하고 있다.

사례 퀘벡의 공중보건법(Québec's Public Health Act)

제6장 건강증진 및 예방
제1부 일반조항

53. 장관 혹은 지방의 공중보건기관장은 인구집단 건강에 영향을 미치는 질병, 트라우마 및 사회적 문제들을 예방하고 건강결정요인에 긍정적인 영향을 주기 위하여,
    (1) 공공 정보와 인식개선 캠페인을 조직한다.
    (2) 보건의료 전문가들에게 예방적 보건의료를 홍보하고 지원한다.
    (3) 인구집단 내에서 건강 위험을 일으키는 상황을 확인하고 분석한다.
    (4) 피할 수 있는 이환, 장애, 사망의 문제를 일으킬 수 있는 상황에 대하여 조치를 취할 수 있는 다양한 자원들 사이에서 조화로운 조치를 제공하는 기전을 수립한다.
    (5) 의사결정이나 조치들로 인해 일반 인구집단이나 특수 집단의 건강에 영향을 미칠 수 있는 다양한 자원들 사이에서 건강 및 인구집단의 건강과 복지를 개선할 수 있는 공공사회정책들의 채택을 홍보한다.
    (6) 지역사회 내에서 건강 및 웰빙에 이로운 생활환경을 조성하는 조치들을 지원한다.

54. 장관은 직무상 모든 공중보건문제에 관하여 정부의 자문가이다. 장관은 다른 장관들에게 건강증진을 위해 조언할 만한 것이나 인구집단의 건강 및 복지 개선을 촉진할 수 있는 정책의 채택에 대하여 조언을 해야 한다.

정부 자문가로서 장관의 역량 내에서, 장관은 어떤 법률이나 규제를 위해 제공되는 방법들의 개발이 인구집단 건강에 심각한 영향을 가질 수 있을지에 대해 자문을 얻어야 한다.

[자료] LégisQuébec. Public Health Act. Updated to 1 September 2017. URL: legisquebec.gouv.qc.ca/e/ShowDoc/cs/S-2.2

캐나다에서 건강영향평가와 관련된 평가기관은 캐나다의 환경평가청(Canadian Environment Assessment Agency)과 보건성의 환경보건평가과(Encironmental Health Assessment Services)로 구분되어서 이루어진다고 볼 수 있다. CEAA에서 환경영향평가 전반에 대한 주관기관을 맡고 있으며, 환경영향평가 중 건강영향평가의 평가항목 결정 및 평가서 검토에 대한 업무는 EHAS에서 담당하고 있다. EHAS는 캐나다 보건성(Health Canada)의 한 부서로 환경영향평가상의 건강영향평가에 대한 주관기관의 역할을 수행하고 있다(김정선 등, 2015).

5 인과모형

인과 모형은 제안서와 결과 사이에 논리적 연결고리를 분석하기 위한 도구가 된다. 건강영향평가에서 인과 모형은 제안서가 건강의 결정요인들을 변화시키고, 차례로 건강결과를 변화시킨다는 것을 보여준다(Birley, 2011). 구체적인 인과 모형의 예는 다음과 같다(Birley, 2011).

(1) DPSEEA model

DPSEEA(driving forces, pressures, states, exposures, effects, actions) model은 제안서와 건강결과 사이의 연관성을 종합하는데 사용된다.

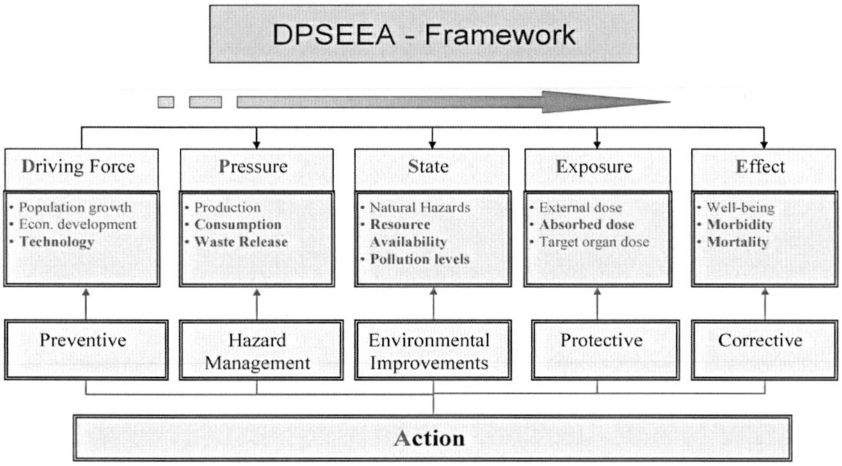

» **그림 5.5** DPSEEA 모형
[자료] Waheed, Khan, Veitch(2009).

사례 수질 환경과 인간의 건강의 관계(Gentry-Shields, Bartram, 2014)

수인성 질환(설사, 비소 및 불소 중독)의 원인을 DPSEEA 모형으로 설명하면 아래와 같다. 'Driving force'로는 극한의 날씨, 기후변화, 삼림 파괴, 인구 증가, 농업이 있다. 이 모든 driving force는 통제되지 않는 배설물이라는 'pressure'를 낳고, 병원체와 독성 화합물이 모이는 'state'를 만든다. 인간이 불안전한 식수를 마심으로써 병원체와 독성 화합물에 노출('exposure')이 된다. 그 결과('effect') 설사나 비소 및 불소 중독이 나타나게 된다. DPSEEA의 각 상태를 예방하기 위한 조치들('action')로는 driving force를을 수 있는 건강영향평가, pressure를 줄일 수 있는 위생 개선, exposure를 줄일 수 있는 식수 처리와 수도관 설치가 있다.

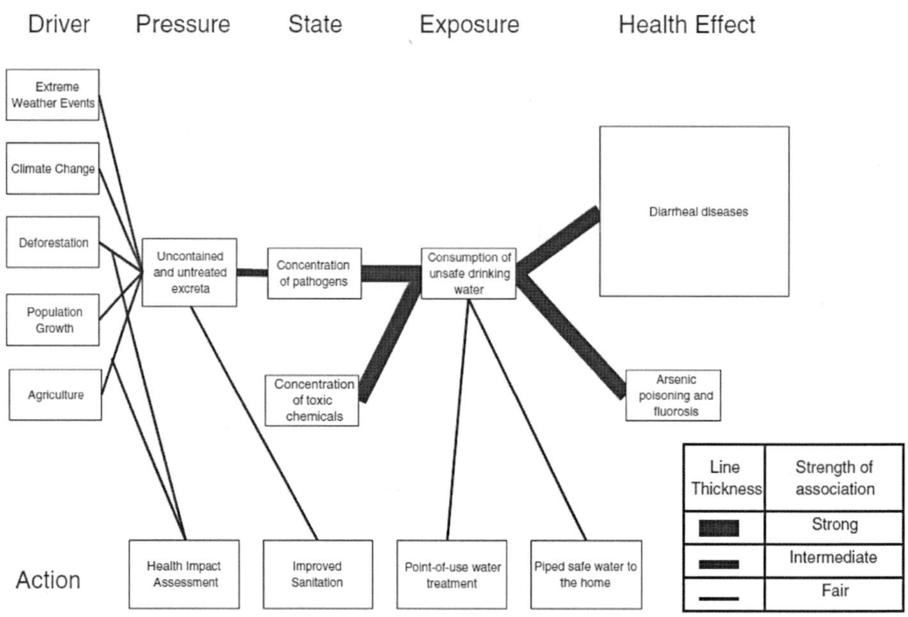

» **그림 5.6** Driver, pressure, state, exposure, effect and action (DPSEEA) model for waterborne diseases

[자료] Gentry-Shields, Bartram (2014) Fig. 2.

(2) 계량화(Quantification)

계량화란 예측 모델링이 기초한 것이다. 계량화에는 다음의 세 가지 접근방법이 있다.

1. 회귀분석
2. 위해성 평가
3. 역동적 인구집단 건강 모형

① 회귀분석(Regression)

회귀분석은 종속 변수 y와 한 개 이상의 독립 변수 X 사이의 선형 및 비선형 관계를 모델링하는 방법이다. 두 변수 사이의 연관성(association)을 확인해 주는 방법이지만 인과성(causality)을 확인하는 방법은 아니다. 회귀분석을 통해 분석하는 내용의 사례로는 미세먼지 농도와 심혈관계 질환의 발생률의 관계, 국가 주류 판매량과 치명적 교통사고율 등을 들 수 있다.

사례 자전거 이용 거리와 자전거 사고 횟수와의 관계

Schepers(2012)는 자전거 이용 거리와 자전거 사고의 관계를 설명하기 위해 다음과 같은 회귀분석 모형을 제안하였다. 여기서 CYCL은 자전거 이용 거리를 km로 나타낸 것이고, β1은 CYCL의 지수로서 1보다 작을 경우 아래 그림과 같이 자전거 이용 거리가 증가할 때 사고의 횟수는 감소하는 관계를 의미한다.

$$\text{Number of cyclist injuries} = \alpha \cdot CYCL^{\beta_1} e^{\left(\sum_{n}^{i=1} \beta_n X_n\right)}$$

Elvik & Sundfør(2017)는 노르웨이 자전거 이용자를 대상으로 한 연구에서 아래 그림과 같이 자전거 이용 거리가 많을수록 자전거 이용 거리 당 자가 보고 사고 건수는 낮다는 관계를 발견하였다.

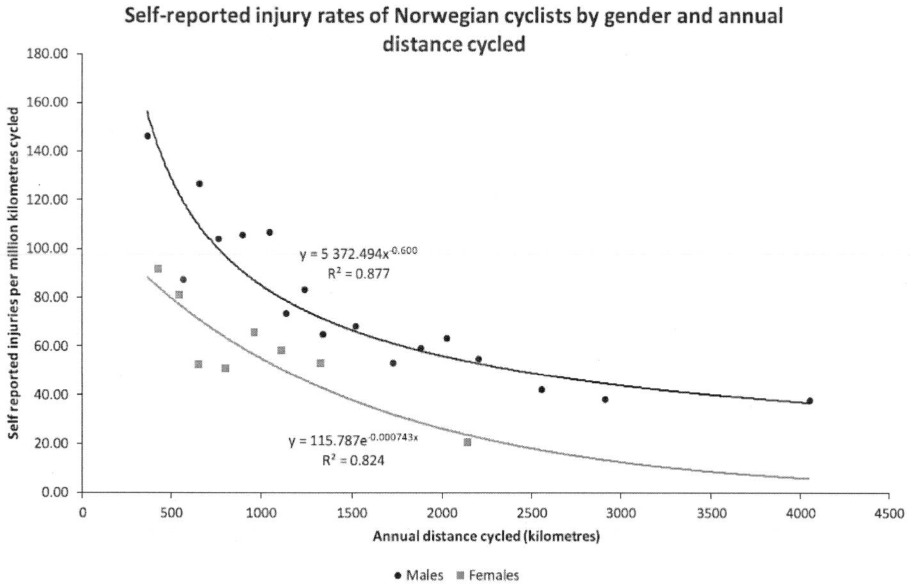

» **그림 5.7** 성별, 연간 자전거 이용 거리별 노르웨이 자전거 이용자의 사고율

[자료] Elvik & Sundfør(2017). Fig. 1

② 위해성 평가(Risk Assessment)

위해성 평가는 어떤 위험 요인에 기인하는 질병 부담을 추정하기 위해 인구집단 내에서의 노출(exposure) 분포와 양-반응(dose-response) 관계를 함께 고려한다. 위해성 평가는 다음 네 가지 단계로 구성된다.

1. 위험(hazard) 확인	2. 양-반응 관계
3. 노출 평가	4. 위험(risk)의 특성화

사례 헝가리 금연정책의 건강영향평가(Ádám, Molnár, Gulis, Ádány, 2012)

2012년부터 헝가리에서는 공공장소, 작업장, 그리고 공공교통기관의 내부에서 금연을 하도록 하는 정책이 실시되었다. 이 정책의 건강영향을 평가하기 위해 이 정책이 흡연과 관련된 질병부담을 얼마나 감소시킬지를 위해성 평가 방법을 사용하여 추정하였다. 이를 위해 노출 자료를 사용하여 성별, 연령별 Population Attributable Fractions(PAFs)를 먼저 산출하였고, 이를 활용하여 위험에 기인한 사망과 장애 보정 기대여명(disability–adjusted life years: DALYs)를 산출하였다. 결론적으로 헝가리의 새 금연정책의 도입으로 1,700명의 사망을 지연시키고 16,000년의 수명을 매년 구할 수 있을 것으로 추정하였다.
여기서 PAF란 이상적인 노출 시나리오(예, 비흡연)로 위험 요인이 감소했을 때 인구집단의 질병 혹은 사망이 감소할 것으로 예상되는 추정치를 뜻하며, 위해성 평가의 핵심적인 개념이다.

$$\text{PAF} = \frac{\sum_{i=1}^{n} P_i \ RR_i - \sum_{i=1}^{n} P_i' \ RR_i}{\sum_{i=1}^{n} P_i \ RR_i}$$

- P_i = proportion of population at exposure level i, current exposure
- P_i' = proportion of population at exposure level i, counterfactual or ideal level of exposure
- RR = the relative risk at exposure level i
- n = the number of exposure levels

③ 역동적 인구집단 건강 모형(Dynamic modelling for population health)

건강영향평가를 위한 정량적 예측 모형에는 미국의 The Cancer Intervention and Surveillance Modeling Network(CISNET) model(Holford, Meza, Warner et al., 2014), 캐나다의 POHEM(The POpulation HEalth Model)(Wolfson, 1994) in Canada, 그리고 네덜란드의 RIVM-CDM(van Baal et al., 2008) 등이 있다. 가장 최근에는 DYNAMO-HIA가 유럽연합의 여러 국가들을 위해 개발되었다(Boshulzen et al., 2012).

사례 DYNAMO-HIA를 사용한 흡연경고그림 도입의 건강영향평가(Kang, 2017)

DYNAMO-HIA는 위험 요인의 감소가 질병의 발생률의 감소로 이어지고 질병의 감소로 인해 사망의 감소가 일어난다는 동태적인 모형을 가정한다. 가상의 인구집단이 아닌 현재의 성별, 연령별 인구구조와 인구수를 대상으로 한다. Kang(2017)은 2016년 12월에 한국에 도입된 흡연경고그림이 흡연과 관련된 질병과 사망에 얼마나 영향을 미칠 지를 DYNAMO-HIA를 사용하여 추정하였다. 흡연경고그림 도입으로 인한 흡연율의 감소의 크기는 문헌에서 찾았다. 분석 결과 정책 도입 후 10년의 기간 동안 85,238건의 당뇨, 67,948건의 만성폐쇄성폐질환, 31,526건의 허혈성심장질환, 21,036건의 폐암, 그리고 3,972건의 구강암을 감소시키고, 150명의 사망을 예방할 것으로 추정되었다.

(3) 경제학적 모형(Economic models)

경제학적 모형은 경제성 평가(economic evaluation)에 사용되는 모형들을 말한다. 경제성 평가는 비용효과분석, 비용편익분석, 비용효용분석 등 단위 산출물을 생산하는 데 드는

사례 Active transportation의 건강영향평가(Mueller et al., 2015)

Active transportation(AT)이란 걷기, 자전거 타기와 같이 신체활동을 통한 교통수단을 말한다. Mueller 등(2015)은 AT의 건강영향에 관한 문헌들을 체계적으로 고찰하여 최종적으로 30편의 논문을 사용하여 AT의 비용편익을 분석 하였다. 자동차에서 AT로 교통수단을 전환하는데 따른 위험-편익 혹은 비용-편익 비(ratio)는 -2와 360(중간값=9)이었다. 비용-편익 비가 1보다 크면 비용보다 편익이 크다는 뜻이다. AT의 효과 중 신체활동 증가가 가장 큰 건강 편익에 기여하는 것으로 밝혀졌으며, 신체활동 증가로 인한 편익으로 인해 교통사고와 대기 오염 노출로 인한 부정적인 건강영향을 넘어서게 하는 것으로 나타났다.

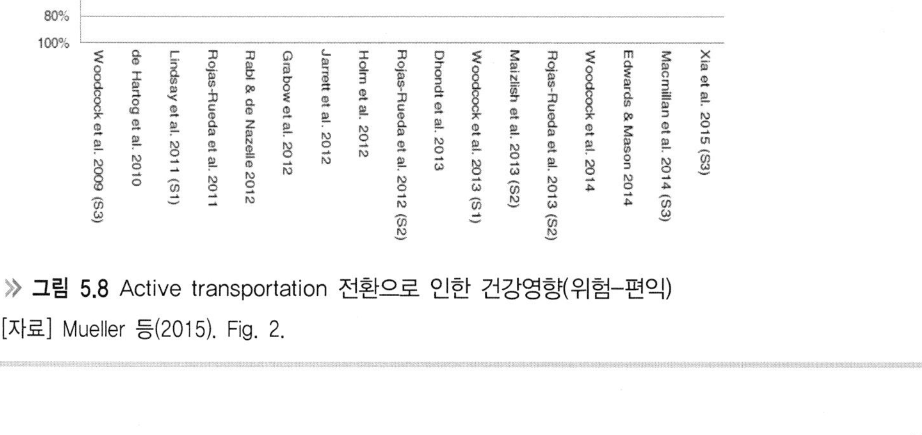

» **그림 5.8** Active transportation 전환으로 인한 건강영향(위험-편익)

[자료] Mueller 등(2015). Fig. 2.

비용을 두고 두 가지 이상의 대안을 비교하는 기법이다. 비용효과분석에서 산출물은 임상적 효과를 나타내는 지표가 되고, 비용편익분석에서 산출물은 효과를 화폐단위로 추정한 가치가 되며, 비용효용분석에서 산출물은 QALY(Qualty-Adjusted Life Years: 완벽한 건강상태로 1년을 사는 것)가 된다.

(4) 인과 나무(causal tree), 네트워크, 흐름도(flow diagram)

인과 모형은 건강결정요인들의 일련의 연결고리의 영향을 추적한다. 즉, 한 건강결정요인이 다른 결정요인을 결정하고 이들 모두를 앞선 더 거시적인 결정요인이 있을 수 있다. 이러한 결정요인들의 관계를 그림으로 그리는 것이다.인과 모형을 사용하는 대표적인 예로 예측(foresight) 기법을 들 수 있다. 비만을 예로 들자면 비만의 원인이 되는 결정요인들의 복잡한 관계를 그린다. 이를 통해 비만을 둘러싼 복잡한 사회구조와 제도를 이해하고 정책결정자들로 하여금 정책 대안을 만들고, 정의하고, 시험할 수 있도록 도와준다.

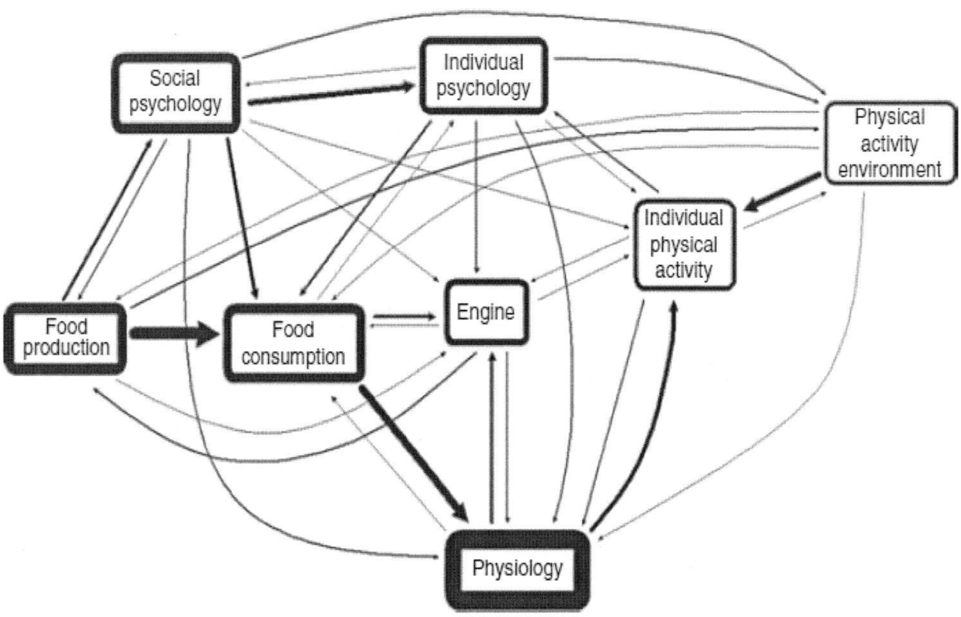

» **그림 5.9** 아동비만을 이해하기 위한 Foresight Map
[자료] Finegood, Merth, Rutter(2010). Figure 1.

(5) 역학(Epidemiology)

역학에는 기술적(descriptive), 분석적, 그리고 예측 분야가 있다(Birley, 2011). 기술적 역학이란 인구집단의 건강수준이나 분포를 설명하는 분야이다. 분석 역학은 통계 기법을 사용하여 서로 다른 지역사회의 건강상태를 비교하거나 같은 지역사회를 여러 시점에 비교하는 것이다. 예를 들어, A라는 지역의 공장에서 나온 유해 가스에 노출된 주민들은 그런 공장이 없는 B라는 지역의 주민보다 암 발생률이 높은지 알아보는 것이다. 이 때 사용되는 통계가 상대 위험도(relative risk: RR)라는 것이다.

		질병	
		있음	없음
위험요인	흡연	a	b
	비흡연	c	d

$$상대\ 위험도(RR) = \frac{a/(a+b)}{c/(c+d)}$$

6 건강영향평가의 지침

건강영향평가 지침은 상당히 많이 개발되어 있다. 다음 표는 Hebert 등(2012)이 전 세계적으로 발견한 45개 건강영향평가 지침의 목록이다. 유럽 지역에서 가장 많이 개발되었고, 북미 지역에서는 미국과 캐나다에서, 아시아 지역에서는 호주, 뉴질랜드, 태국, 오스트랄라시아에서 지침이 개발되었다. 이 밖에도 IFC와 WHO 등 국제기구에서도 건강영향평가 지침을 개발하였다.

표 5.7 다양한 건강영향평가 지침들

제목	지역	저자/출판사	년도
HIA as part of strategic environmental assessment	유럽	Breeze & Lock/WHO Regional Office for Europe	2001
European policy HIA: a guide	유럽	EPHIA Project Group/International HIA Consortium	2004
HIA toolkit for cities: document 1 vision to action	유럽	WHO Regional Office for Europe	2005
Resource for HIA: volume 1	잉글랜드	Ison/NHS Executive London	2000
The Merseyside guidelines for HIA	잉글랜드	Scott-Samuel et al./International HIA Consortium	2001
Introducing HIA: informing the decision-making process	잉글랜드	Taylor and Blair-Stevens/Health Development Agency, Department of Health	2002
An easy guide to HIA for local authorities	잉글랜드	Egbutah and Churchill/Luton Borough Council, Luton HAZ	2002
The Lincolnshire HIA process and tool	잉글랜드	Benson	2002
Using HIA to make better decisions: a simple guide	잉글랜드	West Midlands Directors of Public Health Group	2003
A training manual for HIA	잉글랜드	University of Birmingham, Department of Public Health and Epidemiology	2003
More than a statement of the crushingly obvious: a critical guide to HIA	잉글랜드	Kemm/West Midlands Public Health Observatory	2007
Leeds impact assessment toolkit for public health practitioners	잉글랜드	Dolman and Swift/Leeds City Council	2007

Guidance note: HIA	잉글랜드	Essex Planning Officers Association	2008
Rapid HIA: a guide to research	잉글랜드	Harris/New Deal for Communities	-
Local development framework: healthy urban planning supplementary planning document	잉글랜드	City of Stoke on Trent	2011
Local development framework: HIA supplementary planning document	잉글랜드	South Cambridgeshire District Council	2011
Improving health and reducing inequalities: a practical guide to HIA	웨일즈	Welsh HIA Support Unit, Cardiff University	2004
Developing HIA in Wales	웨일즈	Health Promotion Division/The National Assembly for Wales	-
HIA as a tool of welfare management	핀란드	Kauppinen and Nelimarkka/National Research and Development Centre for Welfare and Health	2004
HIA intersectoral health policy: theory and application	네덜란드	Penris and den Broeder/Netherlands National Institute for Public Health and the Environment	2004
A guide to HIA: focusing on social and environmental sustainability	스웨덴	Swedish National Institute of Public Health	2005
HIA: a guide for local authorities	스코틀랜드	Health Scotland	2006
Impact assessment of policies and services: guidelines and proforma	스코틀랜드	West Dunbartonshire Council	2010
HIA guidance	아일랜드	Metcalfe et al./Institute of Public Health in Ireland	2009
Introductory guide to the evaluation of impact on health in Switzerland	스위스	Diallo/Swiss Platform on HIA and Health Promotion Switzerland	2010
Equity focused HIA framework	오스트랄라시아	Mahoney et al./Australasian Collaboration for Health Equity Impact Assessment	2004
HIA guidelines	호주	National Public Health Partnership, Commonwealth of Australia	2001
HIA: a guide for service providers	호주	Public Health Services, Queensland Health	2003

HIA: a practical guide	호주	Harris et al./University of New South Wales, Australia	2007
A guide to HIA	뉴질랜드	Public Health Commission	1995
A guide to HIA: a policy tool for New Zealand	뉴질랜드	Public Health Advisory Committee, New Zealand	2005
Wha-nau-Ora HIA	뉴질랜드	Ministry of Health, New Zealand	2007
Minimum elements and practice standards for HIA	북미	North American HIA Practice Standards Working Group	2010
Community HIA tool	캐나다	Antigonish Town & County Community Health Board	2002
Canadian handbook on HIA: volume 1 the basics	캐나다	Federal/Provincial/Territorial Committee on Environmental and Occupational Health	2004
HIA quick guide	미국	NACCHO	2008
Rapid HIA toolkit	미국	Forsyth/Design for Health, University of Minnesota	2008
UCLA HIA training manual	미국	Agyekum et.al./UCLA	2008
HIA: a guide for practice	미국	Bhatia/Human Impact Partners	2011
A guide for HIA	미국	Bhatia/California Department of Public Health	2010
Thailand's rules and procedures for the HIA of public policies	태국	HIA Coordinating Unit/National Health Commission Office Thailand	2010
Comprehensive health assessment toolbox(CHAT)	국제	Peter Brett Associates	2003
HIA: international best practice principles	국제	Quigley et al./International Association for Impact Assessment	2006
Introduction to HIA	국제	International Finance Corporation	2009
GEO Health: methodology for integrated environment and health assessment a focus on Latin America and the Caribbean	국제	Eduardo Schutz et al./UNEP, PAHO, WHO	2009

[자료] Hebert 등(2012). Table 1. p.75. HIA, Health Impact Assessment. WHO, World Health Organization. EPHIA, European Policy Health Impact Assessment. NHS, National Health Service. HAZ, Health Action Zone. National Association of County and City Health Officials. UCLA, University of California Los Angeles. GEO, Global Environment Outlook. UNEP, United Nations Environment Programme. PAHO, Pan American Health Organization.

토론문제

1. 건강영향평가에 이해관계자를 참여시키는 목적은 무엇인가?

2. 건강증진을 위한 환경적 접근방법으로서의 건강영향평가를 확산하기 위한 조건은 무엇일까?

3. 건강영향평가를 이끌기 위해 필요한 능력은 무엇인가?

참고 문헌

강은정, 김동진, 박현진. 2009년 건강영향평가 시스템 구축 및 운영 제2권: 건강영향평가 시범사업. 2009. 한국보건사회연구원.

강은정, 임성은. 건강영향평가를 통한 아동 복지서비스 개선: 청주시 드림스타트 센터 사례. *보건교육건강증진학회지*, 2011;28(1):115-130.

김동진, 강은정, 김지은, 이수형, 장원기, 김건엽, 고광욱. 건강도시 건강영향평가 사업 및 기술지원(제2권). 2010. 한국보건사회연구원.

김정선, 서미경, 최은진, 오미애, 이난희, 윤시몬 등. 2016년 건강영향평가 사업운영: 노화 관련 건강결정요인과 고령친화산업에 대한 건강영향평가 및 건강영향평가 의 제도적 도입 지원 연구. 한국보건사회연구원, 2016.

서미경, 여지영, 강은정. 지방자치단체의 건강영향평가 및 지식포털운영. 2013. 한국보건사회연구원.

신고리 5, 6호기 공론화위원회. 신고리 5,6호기 공론화「시민참여형 조사」보고서. 2017.

한국환경정책평가연구원. 건강영향평가.(cited 28 July, 2017). URL: https://www.eiass.go.kr/hia/.

Ádám B, Molnár Á, Gulis G, Ádány R. Integrating a quantitative risk appraisal in a health impact assessment: analysis of the novel smoke-free

policy in Hungary. *European Journal of Public Health*, 2012;23(2):211-217.

Birley M. *The Health Impact Assessment of Developing Projects*. 1995 Her Majesty's Stationary Office: London.

Birley M. *Health Impact Assessment: Principles and Practice*. 2011. Earthscan: Oxon, U.K.

Boshulzen H, Lhachimi S, van Baal P, Hoogenveen R, Smit HA, Mackenbach J, et al. The DYNAMO-HIA Model: An efficient implementation of a risk factor/chronic disease Markov Model for use in Health Impact Assessment(HIA). *Demography*, 2012;49(4): 1259-1283. doi:10.1007/s13524-012-0122-z

Centers for Medicare and Medicaid Services. NHE Fact Sheet. (cited 29 July, 2017). URL: https://www.cms.gov/research-statistics-data-and-systems/statistics-trends-and-reports/nationalhealthexpenddata/nhe-fact-sheet.html.

Dahlgren G, Whitehead M. *European strategies for tackling social inequities in health: levelling up, Part 2*. 2007. Copenhagen: WHO Regional Office for Europe.

European Centre for Health Policy. *Gothenburg consensus paper: Health Impact Assessment, Main concepts and suggested approach*. 1999. WHO Regional Office for Europe: Brussels, Belgium.

Finegood DT, Merth TDN, Rutter H. Implications of the Foresight Obesity System Map for Solutions to Childhood Obesity. *Obesity*, 2010;18 Suppl.1:S13-S16.

Gentry-Shields J, Bartram J. Human health and the water environment: Using the DPSEEA framework to identify the driving forces of disease. *Science of the Total Environment*, 2014;468-469:306-314.

Harris P, Harris-Roxas B, Harris E, & Kemp L. *Health Impact Assessment: A Practical Guide*. 2007. UNSW Research Centre for Primary Health Care and Equity and NSW Health: Sydney.

Harris P, Spickett J. Health impact assessment in Australia: A review and directions for progress. *Environmental Impact Assessment Review*, 2011;31(4):425-432.

Hebert KA, Wendel AM, Kennedy SK, Dannenberg AL. Health impact assessment: A comparison of 45 local, national, and international guidelines. *Environmental Impact Assessment Review*, 2012;34:74-82.

Holford, T., Meza, R., Warner, K., Meernik, C., Jeon, J., Moolgavkar, S., et al. Tobacco control and the reduction in smoking-related premature deaths in the United States, 1964-2012. *Journal of American Medical Association*, 2014;311(2):164-171.

Kang E. Assessing Health Impacts of Pictorial Health Warning Labels on Cigarette Packs in Korea Using DYNAMO-HIA. *Journal of Preventive Medicine and Public Health*, 2017;50:1-11.

LégisQuébec. Public Health Act. Updated to 1 September 2017. (Cited 25 October, 2017). URL: legisquebec.gouv.qc.ca/e/ShowDoc/cs/S-2.2

Mahoney M, Simpson S, Harris E, Aldrich R, Williams JS. *Equity-Focused Health Impact Assessment Framework*. 2004. The Australasian Collaboration for Health Equity Impact Assessment(ACHEIA).

Mueller N, Rajos-Rueda D, Cole-Hunter T, de Nazelle N, Dons E, Gerike R, et al. Health Impact Assessment of active transportation: A systematic review. *Preventive Medicine*, 2015;76:103-114.

Scott-Samuel A. Health Impact Assessment: An idea whose time has come. (editorial). *British Medical Journal*, 1996;313:183-184.

Schepers P. Does more cycling also reduce the risk of single-bicycle crashes?. *Injury Prevention*, 2012;18:240–245.

Simpson S, Mahoney M, Harris E, Aldrich R, Stewart-Williams J. Equity-focused health impact assessment: A tool to assist policy makers in addressing health inequalities. Environmental Impact Assessment Reivew, 2005;25:772-782.

Quigley R, den Broeder L, Furu P, Bond A, Cave B, et al. *Health Impact Assessment International Best Practice Principles*. Special Publication Series No. 5. 2006. International Association of Impact Assessment: Fargo.

UCLA. UCLA HIA Training Manual. 2009. (cited 21 October, 2017). URL:http://www.ph.ucla.edu /hs/health-impact/training.htm.

van Baal P, Polder J, de Wit G, Hoogenveen R, Feenstra T, Boshulzen H, et al. Lifetime medical costs of obesity: prevention no cure for increasing health expenditure. *PLoS Med*, 2008;5(2):e29. doi:10.1371/journal.pmed.0050029.

Waheed B, Khan F, Veitch B. Linkage-based frameworks for sustainability assessment: Making a case for Driving force-Pressure-State-Exposure-Effect-Action(DPSEEA) Frameworks. *Sustainability*, 2009;1(3):441-463.

WHO. Ottawa Charter for Health Promotion. 1986. (cited 17 October, 2017). URL: http://www.who.int/hpr/archive/docs/ottawa.html.

Wolfson M. POHEM-a framework for understanding and modelling the health of human populations. *World Health Statistics Quarterly*, 1994;47(3-4):157-176.

PART 2

건강도시의 실제

06 안전과 건강도시

1 손상과 안전의 개념

안전을 확보함으로써 기대하는 결과는 궁극적으로 생명 보호라 할 수 있다. 따라서 안전의 개념을 이해하기 위해 먼저 불안전의 결과로 발생하게 되는 손상(injury, 다치는 것)의 개념을 먼저 이해하는 것이 필요하다.

1.1 손상의 개념

일반적으로 안전의 상대적인 개념으로 "사고(accident)" 또는 "안전사고"라는 용어를 사용하는데 사고(accident)의 사전적 정의에는 "우연한 일, 예측할 수 없음, 통제할 수 없음"의 의미가 내포되어 있어, "재수 또는 운이 없어서 발생한 의도하지 않은 예방 불가능한 사건"으로 이해되고 있다. 그러나 손상(injury)은 질병 이외의 외부적인 요인에 의해 다치는 것, 즉 "의도적 혹은 비의도적 사건의 결과로서 발생하는 신체나 정신에 미치는 건강상의 해로운 결과"로 정의한다(WHO, 1989). 건강문제인 손상을 유발하는 사건에는 사고(accident) 외에도 자살, 폭력범죄, 자연재해, 재난, 전쟁 등 많은 원인들이 존재하고 있다. 이중 사고는 손상을 유발하는 여러 요인 중의 하나에 불과하고, '사고'의 어원에는 피할 수 없거나 어쩔 수 없다는 의미가 내포되어 있어 손상 감소와 손상 예방을 위한 노력을 저해하는 결과를 초래하기도 하므로 '사고'라는 용어를 '손상'의 개념으로 사용하는 것은 피하는 것이 바람직하다고 제시되고 있다(CDC, 2005).

1.2 손상의 분류

손상은 손상발생행위의 의도와 손상발생 기전에 따라 분류된다. 먼저 손상이 발생하게 된 행위의 의도에 따라 비의도적 손상(unintentional injury)과 의도적 손상(intentional injury), 의도미확인 손상(Undetermined injury)으로 구분된다(WHO, 2001). 비의도적 손상에는 교통사고, 낙상, 충돌, 화상 이외에도 교통수단과 관련이 되어 있거나, 집, 직장, 공공장소 등 일상 생활환경에서 발생되는 손상이 포함되며, 의도적 손상에는 자살(자해), 타살(가해), 학대, 테러나 전쟁 등과 관련된 손상이 포함된다. 의도미확인 손상은 발생한 손상의 의도가 확인되지 않는 경우가 포함되나, 의도적 손상의 경우 낮게 보고되는 경향(Under-Report)이 매우 크기 때문에 의도 미확인 자료를 의도적 손상 범주에 포함하여 분석하기도 한다(UNICEF, 2003).

손상이 발생하게 되는 기전(mechanism)에 따른 분류로는 크게 교통사고, 추락 및 낙상, 충돌, 화상, 질식, 중독, 자상 및 창상 등으로 분류된다. 손상 기전의 일반적 분류기준은 국제표준질병분류기준(International Classification of Diseases : ICD)을 활용하고 있으며, ICD-10의 '질병의 외인(V01-Y89)' 코드가 해당 된다(CDC, 2005). 통계청의 사망원인통계에서 손상사망(질병의 외인으로 인한 사망)을 분류하는 주요 손상기전별 질병분류코드는 다음과 같다.

표 6.1 주요 손상기전별 질병분류코드

손상 기전	ICD-10 질병코드
질병의 외인	V01-Y89
운수사고	V01-V99
낙상(추락)	W00-W19
불의의 익사 및 익수	W65-W74
연기, 불 및 불꽃에 노출	X00-X09
유독성 물질에 의한 불의의 중독 및 노출	X40-X49
고의적 자해(자살)	X60-X84
가해(타살)	X85-Y09

[자료] 통계청(2017)

1.3 손상 예방의 개념

손상은 비감염성질환(Noncommunicable disease ; NCD)의 한 영역으로, 사고(accident)에 의해 우연히 발생되는 것이 아니라, 줄이거나 없앨 수 있는 생물학적, 행동적 및 환경적 결정 인자를 갖는 사건과 행동의 결과이다(WHO 1989).

1900년대 초기까지는 손상을 개인적인 실수나 운명으로 여겼다. 그러나 1920년대부터 자동차 사고를 운전 행위의 미숙에서 기인한다고 간주하여 운전자들에게 면허를 부여하는 제도를 법제화하기 시작하였으며, 1930년대 중반에 자동차 사고는 인적 요인과 기계적 요인의 조합에 의한다는 것이 알려진 이후 손상을 하나의 질병(Disease)으로 인식하기 시작하였다. 1940년대 보건학자 Gordon에 의해 손상이 다른 질병과 마찬가지로 유행(Epidemic)과 계절적 변화, 장기간의 추세, 인구학적 분포를 가진다고 밝혀지면서 손상에도 고위험군(High- Risk Group)이 있으며 개체(Host)와 병원체(Agent) 혹은 매개체(Vector), 환경(Environment)의 세 요소가 서로 관련되어 있어 이를 적절히 통제함으로써 예방이 가능하다는 개념이 대두되기 시작하였다(WHO, 2001).

과거에 개인적인 문제로 간과하였던 손상을 질병으로 간주한 것은 손상 예방(injury preention)을 위한 인식의 전환을 가져왔으며, 이에 따라 손상 예방에 대한 과학적 접근이 가능하게 되었다.다양한 중재전략을 도입하는 적극적이며, 사회적인 개념으로 전환될 필요성이 있다. 손상의 원인 및 위험요인에 대한 분석결과에 기초한 개인의 행동, 물리적·환경적 및 사회적 환경 등에 대한 중재방안을 다분야 간 협력을 통해 지속적으로 수행한다면 손상은 충분히 예방할 수 있다(WHO, 2007).

- 손상은 피할 수 없거나 또는 운이 없는 것으로 여김
- 다치는 것은 개인의 부주의 탓임
- 건강증진에 있어 손상 영역에 대한 관심이 저조함

⇩

- 손상은 역학적 인자가 존재하는 예방 가능한 질병임
- 손상은 하나의 질병으로 국민건강증진에 중요한 영역임
- 손상에 대한 공중보건학적(과학적) 접근을 통해 다양한 예방전략 수립 가능

» **그림 6.1** 손상 예방을 위한 패러다임 전환

손상(Injury)은 예방으로 인한 삶의 질 향상효과가 극히 높은 영역 중의 하나이며, 손상 예방 프로그램들은 손상을 예방하는 것 외에도 급성 환자의 치료와 재활 프로그램을 향상

시킬 방법들을 포함하고 있다. 사고의 예방은 손상 예방의 중요한 한 방편임에는 틀림없지만 유일한 방편은 아니며 일단 사고가 나더라도 보호 장비를 착용하였을 경우와 같이 손상을 예방하거나 줄일 수 있는 또 다른 방편이 있으며, 손상 이후 응급의료서비스의 개선으로 생명을 구하고 손상의 장애를 예방하는 것도 역시 손상예방의 중요한 방편임을 알 수 있다. 그러나 이중에서 가장 효율적인 활동은 손상 발생 이전에 취해지는 적극적 예방활동들이라 할 수 있다(CDC, 2005).

1.4 안전(safety)의 개념

안전(safety)에 대한 이해는 범죄나 폭력예방을 위한 수단, 교통사고로 인한 사망의 감소, 위험이 없는 것에 대한 느낌 등 매우 다양하다. 안전에 대한 개념 정의에 있어, 안전을 구성하는 요소는 크게 두가지 차원으로 구분할 수 있다(Nilsen et al. 2004). 하나는 객관적 차원(objective dimension)으로 이는 외부적 기준에 의해 측정되는 행태와 환경적 요인들로 설명될 수 있다(손상의 발생, 안전행태 등). 다른 하나는 주관적 차원(subjective dimension)으로 이는 개인이나 지역사회의 내적 느낌이나 인식에 의해 다양하게 설명될 수 있다(불안감, 안전인식 등)(Svanstrom 2000; Klassen, 2000). 따라서 안전이란 다양한 중재방안을 통해 신체적 혹은 정신적 위험으로부터 적절하게 조절되는 상태를 의미하나, 이는 단순히 손상이나 위험이 없는 상태만을 의미하는 것이 아닌, 하나의 단어로 정의될 수 없는 포괄적, 동적 개념이다.

현재 우리나라에서는 안전의 개념을 이해하는데 있어 안전의 상대적인 개념으로"사고(accident)" 또는"안전사고"라는 용어를 빈번하게 사용하고 있다. 그러나 사고(accident)란 예측할 수 없고 통제할 수 없는 불안전한 상황의 결과로 이해되고 있으나 이는 손상이 발생하거나, 발생할 수 있는 사건(event)으로, 손상을 유발하는 여러 요인중의 하나에 불과하다(WHO, 1989). 손상(injury)은 이러한 사고와는 다른 개념으로 비록 사고가 발생하더라도, 인간의 생명이나 신체에 손상을 받지 않을 수 있다. 특히"사고"가 내포하고 있는 손상의 범주는 주로 비의도적 손상(교통사고, 추락, 재난재해 등)에 국한하여 이해되고 있기 때문에, 최근 그 문제의 규모와 심각성이 대두되고 있는 자살, 폭력과 같은 의도적 손상에 대한 개념을 내포하지 못하고 있다. 따라서 사고와 손상, 안전은 구분되어져야 하는 개념이며, 안전하지 못한 상황을 "사고" 또는"안전사고"로 표현하는 개념적 오류가 발생할 수 있으므로 이에 대한 충분한 고려가 있어야 한다.

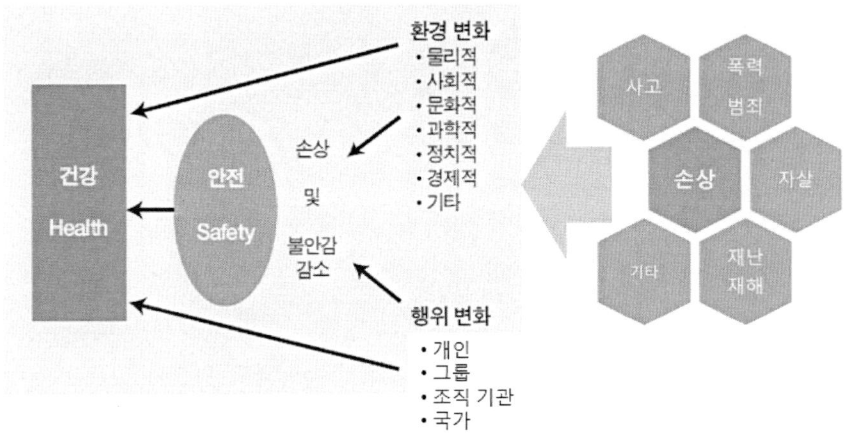

» **그림 6.2** 안전의 개념

기존의 재난관리 하드웨어 중심, 협의의 안전 관점에서 벗어나 포괄적 안전에 대한 개념으로 확대하여야 하며, 삶의 질 향상을 위해 해결해야 할 주요한 문제의 하나로 손상과 손상을 유발하는 위험요인을 이해해야 하고 이에 수반되는 적극적인 안전정책 수립과 수행이 가능해야 한다. 현재까지 수행되고 있는 대부분의 손상예방전략 또는 프로그램들은 안전의 객관적 차원에 해당하는 손상의 감소에 초점을 맞추고 있어 안전한 상태, 즉 "얼마나 안전한가"보다는 불안전 상태에 따른 결과의 측정을 통해 규정지어져 왔다. 그러나 객관적 안전이 증가한다고 주관적 안전이 증가하는 것은 아니며, 주관적으로 안전하게 느낀다고 해서 객관적인 안전이 증가하는 것은 아닐 수 있다. 따라서 기존의 객관적 측면의 안전 뿐만 아니라 주관적 측면의 안전 개념이 모두 반영될 수 있는 안전 개념의 포괄적 확장을 통해 안전증진(safety promotion)이라고 하며(Nilsen et al. 2004), 개개인이나 조직 또는 지역사회, 국가가 안전이라는 궁극적인 목표를 달성하기 위해 계획된 모든 노력을 기울여야 한다. 안전증진은 개인의 태도, 행동 뿐만 아니라 사회 문화 정책 제도 등 생활환경 전반의 구조적인 변화를 통해 모두의 안전을 충분히 확보할 수 있는 지지적 환경을 조성하는데 궁극적 목적이 있다(WHO 1989).

2 손상과 건강과의 관계

2.1 손상으로 인한 질병 부담

우리나라에서 손상은 연간 약 4백만 건 발생하며, 이 중 약 30%는 입원을 하고, 약 3만 명이 사망하는데, 이는 전체 사망의 약 10.4%를 차지한다. 연간 손상 경험률로 추정한 발생은 지속 증가추세이며, 손상으로 인한 입원도 매해 꾸준히 증가하고 있으나, 손상으로 인한 사망은 감소하고 있다. 특히, 아동 손상은 조기 사망과도 연관이 있는 보건 문제로, 우리나라 14세 이하 아동의 손상 입원율은 선진국에 비해 약 5배 수준이다. 또한, 119 구급대로 이송된 중증손상 환자의 병원치료 결과, 사망 21%, 퇴원시 중증 장애 6%, 중등도 장애 17%로 손상으로 인한 질병부담이 매우 큰 것을 알 수 있다(보건복지부, 2017).

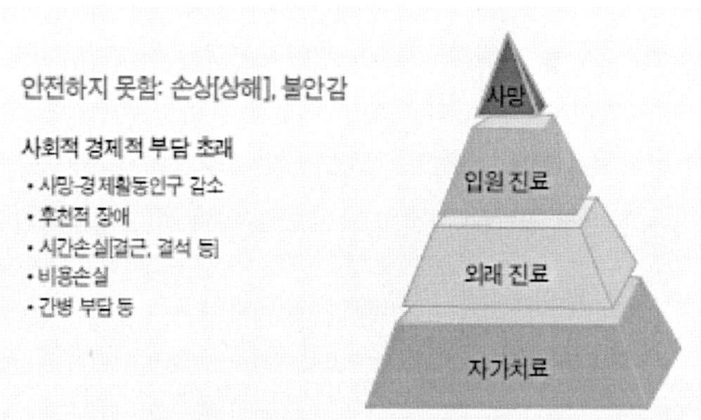

» **그림 6.3** 손상이 건강과 생활에 미치는 영향

2.2 손상으로 인한 사회적 비용

손상은 심뇌혈관질환, 암, 그 외의 질병으로 인해 생애주기에서 일을 할 수 있는 기간을 단축시키는 것 보다 더 많은 기간 동안 일을 할 수 없게 하는 등 노동력 상실과 함께 사망 뿐 만 아니라 사망까지 이르지는 않지만 손상으로 인한 후유 장애, 입원, 의료기관 이용에 이르기 까지 매우 큰 영향을 미친다. 손상은 의료비와 노동력 상실, 가족들의 부담 등 인적·물적 피해 등을 유발하여 막대한 사회 경제적 비용 발생을 초래하고, 이는 결국 세금이나 보험료 등의 형태로 국민 개개인이 부담해야 하기 때문에, 손상 예방과 안전 확보는 사회경제적으로 매우 중요하다고 할 수 있다.

손상의 사회경제적 비용은 안전정책(사업)을 수행함에 있어 사망률, 발생률 등 손상지표와 함께 정책결정의 유용한 근거자료로 활용될 수 있다. 우리나라 질병을 20개 군으로 분류한 '20대 대분류 질병군'을 활용해 질병의 사회경제적인 비용을 직접비(의료비, 교통비, 간병비)와 간접비(조기사망에 따른 미래소득 손실액, 의료이용에 따른 생산성 손실액)를 종합적으로 추산하여 산출한 결과, 2015년 기준 우리나라 20대 대분류 질병군중 사회경제적 비용이 가장 큰 질병군은 손상 및 중독 등으로 전체 비용의 13.8%(20조 5,163억 원)이었다. 2015년 기준 10대 사망원인에 의한 사회경제적 비용중 3위가 자살로 이는 전체 비용의 12.6%(6조 4,4,80억원)이며 연평균 증가율은 7.6%였다(국민건강보험공단, 2017).

사회 전체적인 관점에서 자살 및 각종 손상, 중독 등 사고 등으로 일어나는 사회경제적 손실이 다른 질병군을 능가했다는 것이 확인됨에 따라 기존 재난이나 개별 사고로 인한 사회경제적 비용뿐만 아니라 불안전의 결과로 초래되는 최종 결과인 손상이나 사고 발생의 수준을 감소시키는데 목표를 두고, 이러한 손상이나 사고발생에 영향을 미치는 제반 환경적 행태적 제도적 위험요인 및 인프라 구축정도에 대한 포괄적 파악을 통한 적극적인 안전증진 정책의 강화가 우선적으로 필요함을 알 수 있다.

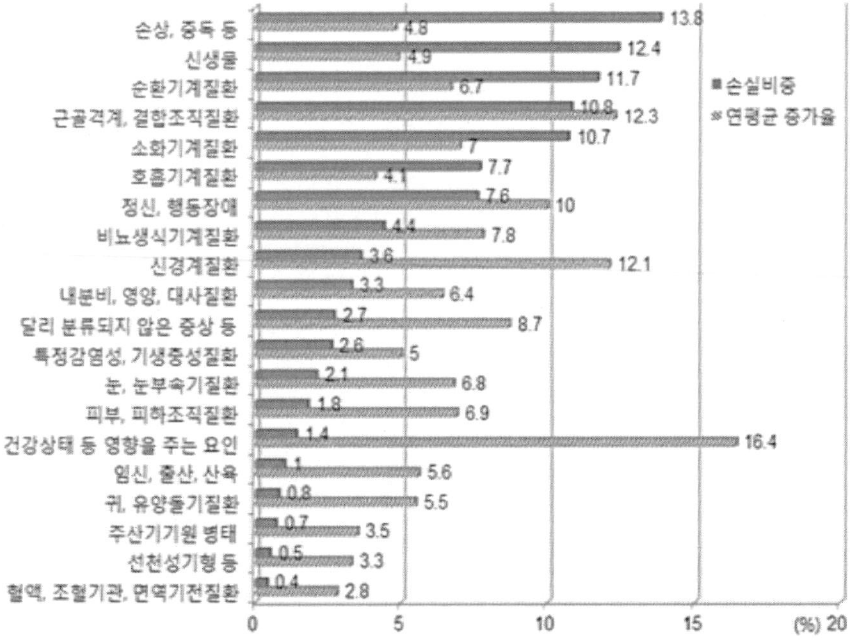

≫ **그림 6.4** 20대 대분류 질병군의 사회경제적 비용: 질병군별 손실비중 및 연평균증가율(2015년)
[자료] 국민건강보험공단(2017)

2.3 손상 사망의 예방 가능성

사망은 적절한 예방대책과 치료대책에 의해 감소할 수 있다. 전체 사망 중 치료가 가능한 사망과 예방이 가능한 사망을 합쳐 피할 수 있는 사망, 즉 회피 가능한 사망이라 한다. 우리나라의 치료가능 사망은 전체 사망자 중 14.4%, 예방가능 사망 비중은 28.6%로 나타났으며, 두 가지 개념을 포괄하는 회피가능 사망은 2010년 전체 사망자 중 38.8%를 차지하였다. 사망원인을 질병과 손상으로 구분해 본 결과, 사고 손상으로 인한 사망의 회피 가능성은 성별, 연령별 분석 결과 매우 높은 예방 가능성을 확인할 수 있었다(정영호, 2014). 지역사회의 안전수준 향상을 위해서는 예방 가능한 손상 사망을 줄여 피할 수 있는 사망률을 감소시키는 노력이 지속적으로 추진되어야 하며 이를 위해 손상예방 및 안전증진의 중요성에 대한 인식과 선제적 예방에 대한 새로운 패러다임으로의 전환을 유도하여 적극적인 대책을 추진해야 한다.

2.4 손상 발생 수준의 지역적 불형평성

손상발생수준에 있어서 지역별 손상발생이 증가하고 있으며, 연간 손상경험률의 최소 지역 대비 최대 지역간의 비 즉 시·도간의 손상 발생 차이는 약 2배 수준, 시·군·구의 차이는 증감이 있으나, 7배 정도의 차이가 지속적으로 유지되고 있다. 또한, 손상으로 입원한 환자도 광주, 울산, 충북, 전남, 경남지역이 높게 나타났다. 특히 광주·전남 및 경남은 서울, 인천에 비해 약 2.5배 이상 많이 입원하였다(질병관리본부, 2017).

전 세계적으로도 거의 90%에 가까운 손상과 폭력으로 인한 사망이 중/저소득 국가에서 발생한다. 그중 경제적으로 취약한 계층이 다치거나 손상으로 인해 사망할 가능성이 훨씬 높다. 손상 예방과 안전 증진은 건강 형평성을 재현하기 위해서 불평등한 결과를 줄이는데 중요한 방책이 된다(WHO, 2017).

2.5 손상예방을 위한 공중보건학적 접근

손상으로 인해 초래되는 높은 사망률과 후유 장애, 개인의 삶의 질 저하는 물론, 막대한 사회경제적 손실에 대한 인식을 토대로 세계보건기구와 선진국에서는 국가단위 보건분야 우선관리사업의 하나로 손상을 다루고 있다(WHO, 2006). 우리나라에서는 손상을 국민의 삶의 질 향상과 건강증진을 위해 해결해야 하는 하나의 중요한 건강문제(Health

Problem)로 인식하도록 하는 것이 시급히 요구되며, 손상 예방을 위한 국가의 정책적 목표 설정과 장기적이고 종합적인 국가 또는 지역 프로그램의 개발·시행 등의 적극적인 전략의 수립이 이루어져야 할 것이다.

손상의 예방·관리를 위해서는 체계적 접근과 효율적인 사업수행이 필수적이며 WHO에서는 손상예방을 위한 과학적 접근방법으로서 다음과 같은 4단계를 제시하고 있다(WHO, 2001).

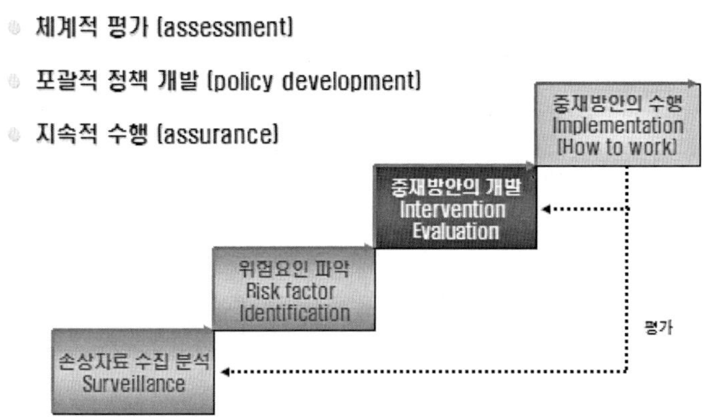

» **그림 6.5** 손상예방의 공중보건학적 접근

1단계, 손상감시체계(Injury Surveillance System)를 구축하여 대상인구집단이 가지고 있는 손상의 문제를 확인한 후 위험요인을 정확히 분석한다(Problem and Risk Factor Identification).

2단계, 얻어진 손상자료를 토대로 손상예방의 우선순위를 결정하고 손상예방 및 안전증진 방안을 모색한다(Priority Setting and Intervention Evaluation). 우리가 사용할 수 있는 자원은 한정되어 있어 모든 요구를 충족시켜 줄 수 없기 때문에 가장 먼저 해결해야 할 손상문제가 무엇인지를 결정하는 것은 매우 중요하다. 이는 대상 집단의 목적(Goal)과 목표(Objective), 표적집단(Target)을 결정하는 것으로 이전 단계에서의 상황분석결과와 대상집단에 대한 정책적 목표에 의해 영향을 받는다. 설정된 우선순위 영역에 대하여 목표와 목적을 달성하기 위해서는 필요한 다양한 대안들의 제시와 평가(대안평가 : Optional Appraisal)를 통해 가장 적합한 대안을 선택하여야 한다.

3단계, 지역사회 구성원의 능동적인 참여를 통해 안전증진을 위한 프로그램을 개발하고 적용한다(Program Development and Implementation). 선택된 대안을 일련의 프로그램으로 전환하고 예산을 세우는 단계이며, 광범위한 프로그램을 보다 특정하게 세분화하고 예산이 설정된 일과 활동들로 전환하여 수행하고, 이러한 활동들의 실행에 관한 모니터링(Implementation and Monitoring)을 하는 단계이다.

4단계, 평가(Evaluation)를 통해 프로그램의 수행결과와 효용성을 제시하며, 보완과 지속적 수행, 차후의 상황분석을 위한 정보로 사용한다(Modification and Feedback).

2.6 손상 예방의 중재 요인

사고나 손상의 원인분석에 있어 어떠한 사고나 손상의 경우이든 단일 원인은 거의 없으며 일반적으로 여러 원인이 복합적으로 작용한다. 1970년대 초 Haddon은 손상의 원인분석에 대한 두 차원의 접근 방법을 제시하였는데, 손상의 역학적 세 인자인 인적요소(Host)와 매개체(Agent), 환경(물리적 환경, 사회적 환경)을 시간적 흐름에 따라 사고 전 단계

표 6.2 Haddon's matrix : 교통사고로 인한 손상의 발생원인 분석 사례

시간	사람 (host)	매개체 · 원인 (agent)	물리적환경 (Physical environment)	사회적환경 (social environment)
사고전	• 어린이 특성(충동 · 판단력부족) • 알코올 섭취 · 약물중독 • 시력 혹은 청력약화 • 피로 • 운전중 핸드폰 사용 • 음식 섭취 • 연령, 심리적상태 • 행동특성	• 타이어 마모 • 정비 불량 • 차량규격 제정 • 비잠금제동장치 등	• 도로조건 열악(급경사 · 급커브) • 야간시야확보 어려움 • 도로구분불법주정차 • 보행자보호장치	• 과적, 과속 • 법, 규제위반 • 가벼운처벌 • 올바른차량이용 인지부족 • 통학버스운전자 안전불감증
사고당시	• 어린이안전시트 미착용 • 오토바이안전모 미착용	• 차량내 장착물건 • 안전띠, 에어백	• 충격완화용 장애물	• 목격자 도움 부족(신속한신고)
사고후	• 건강 상태	• 폭발 · 화재		• 신속한 응급처치 부족

[자료] Haddon W.(1974)

(Pre-Event Phase), 사고 단계(Event Phase), 사고 후 단계(Post-Event Phase)로 나누어 손상을 분석하였다. 사고 전 단계에서는 사고로 인하여 손상이 발생될 것인지를 결정하는 모든 결정요소가 포함되며, 사고 단계에서는 사고로 인한 손상의 정도를 결정하는 위험 인자들이 포함되며, 사고 후 단계에는 이미 받은 손상의 정도를 최소화하기 위한 인자들이 포함된다(Haddon, 1974). 이러한 Haddon's Matrix는 손상을 예방하는 수단의 개발을 위한 체크리스트로서 사용되며, 각각의 칸은 개별적인 전략들로 개발되어 활용될 수 있다.

손상예방 프로그램 전략 개발에 있어 3E 전략, 즉 교육적 전략(Education)과 환경 및 공학적 개선(Environment and Engineering), 규제강화 전략(Enforcement)을 효율적으로 활용하여야 한다(Christoffel & Gallagher, 2006). 예를 들어 어린이의 놀이터 낙상예방을 위해서는 놀이기구 사용규칙을 잘 준수하는 어린이(인적요소), 안전한 놀이터환경 및 감독자 보유(환경), 규격기준의 안전한 놀이기구(매개체)의 세 가지 요소가 모두 갖추어져야만 한다. 즉, 어린이에게 안전교육만 시키는 프로그램보다는 안전교육과 함께 놀이터 환경의 개선, 철저한 놀이터 관리 및 감독 등의 전략이 모두 적절히 조화될 때 안전증진의 최대효과를 기대할 수 있다. 어느 한 구성요소만이 아닌 전체적 관점에서 구성원 모두가 책임감을 공유하며, 예를 들어 인적 요인으로 인한 문제가 발생하더라도 그들의 단점을 보완해 줄 수 있는 환경 및 매개체 요인을 사전에 통제함으로 인해 사고 및 손상예방이 가능하다는 점에서 이러한 시스템적 접근(Systems approach)을 강조하고 있다.

2.7 지역 공동체 수준 안전증진사업의 필요성

기존의 개인 중심 손상예방사업과 더불어 안전에 영향을 미치는 복합적인 요인들을 통제하기 위한 사회적·물리적 환경 개선에 초점을 맞춘 지역사회 및 인구집단 중심의 접근이 효과적인 대안이 될 수 있다. 지역사회를 구성하고 있는 개인의 안전은 개인이 생활하고 있는 다양한 환경과의 상호작용에 의해 영향을 받고 있다. 안전증진을 위한 다양한 전략과 프로그램들은 우리가 속해 있는 사회규범과 분리되어서는 생각될 수 없다는 점을 고려해 볼 때 개인의 건강과 안전에 영향을 미치는 환경 즉, 개인, 조직, 지역사회, 인구집단 등 다수준(multi-level)간의 서로 조화되는 노력이 기능할 때 더욱 효과적일 수 있다.

지역사회(community)는 지역 공동체로서 고유한 지리적 특성과 지역사회 나름의 공동관심사, 구성원의 문화적 인식 등에 따라 특징지어질 수 있기 때문에 안전에 대한 인식도 지역사회마다 각기 다양할 수 있다. 안전한 지역사회를 지향함에 있어 중요한 것은 어떤 새로운 기구나 조직을 만드는 것이 아니라 사고나 손상 예방에 관심을 갖고 있는 기존의 기관·단체 등의 사업 역량, 더 나아가서는 지역사회 구성원들의 역량을 결집하여 주도적인 역할을 수행할 수 있어야 한다는 점이다. 또한 이러한 사업들은 새로운 다른 사업들로 대체되는 것이 아니라, 사고의 손상 양상의 변화 패턴을 지속적으로 파악할 수 있는 새로운 방법을 만들어 내고, 인식, 행위, 환경에서 필수적인 변화를 도모하기 위해 구성원들의 힘을 활용하여 전통적인 하향식 접근방법으로는 해결할 수 없었던 문제를 다루는 것 등의 사업들로 보완되어야 할 것이다.

안전을 위한 지역사회의 노력은 지역사회 안전증진(community safety promotion)으로 정의될 수 있는데, 1980년대말 WHO에서 주창된 안전한 지역사회(Safe Community)라는 개념으로 시작되었으며, 이는 주민의 건강형평성 제고 및 삶의 질이 지역의 경쟁력이라는 관점에서 접근하는 사업전략이다(WHO 1989). 2016년 핀란드 탐페레에서 개최된 제12회 손상 예방과 안전증진 세계 학술대회에서 주창된 탐페레 선언에 따르면, 손상과 폭력이 지속가능한 개발을 어렵게 한다는 사실에 근거하여 정부 전반과 사회 전반의 협력에 근거하는 강력한 손상과 폭력 예방 정책 실행을 요구하였다. 탐페레 선언문에서는 "지역사회가 스스로 손상과 폭력 문제에 대한 우선순위를 정할 수 있고 손상과 폭력 예방에 효과적으로 대처하고 긍정적인 결과를 끌어낼 수 있도록 능력을 기른다. "안전도시(safe community)' 사업을 통해 달성한 것처럼, 다수의 이해관계 단체의 대화와 협력을 위해 지역 사회 규모의 운동을 전개한다"라는 사항을 언급하고 있다(WHO 2017).

3 안전 형평성 확보를 위한 지역사회의 노력: 국제안전도시사업 모델

3.1 안전도시의 개념

국제안전도시(International Safe Community) 사업은 지역사회에 기반을 둔 안전관련 각계각층의 능동적인 참여로 모든 손상분야 및 모든 인구집단을 대상으로 이루어지는 안전증진사업을 말하며, 이를 국제적으로 인증해주는 사업이다(WHO 1989). 어느 지역사회가 국제안전도시로 공인되었다 함은 '그 지역사회가 이미 사고나 손상이 없는 상태로 완전히 안전하다는 것을 의미하는 것이 아니라, 지역사회를 이루고 있는 각계각층의 구성원들이 사고로 인한 손상을 줄이고 안전을 증진시키기 위해 능동적이고 지속적으로 안전을 증진할 수 있는 기반을 갖춘 도시'라는 것을 국제적으로 인증한다는 것을 의미한다.

WHO Health for all 이라는 비전달성을 위해 지역사회 현장에서는 1989년부터 국제안전도시사업(International safe community Movement)으로 구체화되어 현재까지 전세계 400여개 도시가 국제안전도시로 공인받아 사업을 추진되고 있다. 1975년, 스웨덴의 한 지방도시, 폴쵸핑(Falköping)은 모든 사람들을 위하고 어떤 환경이나 상황에서도 손상을 줄이기 위한 노력을 시작한 최초의 도시였다. 이 지역에서는 새로운 조직을 만든 것이 아니라, 기존의 단체나 연합, 복지기관들의 협력에 의해 사업이 수행되어졌다. 1978년, 폴쵸핑(Falköping)에서는 자체적인 손상 등록 프로그램을 시작하여 1979년에는 손상 프로그램까지 이어졌으며 3년 동안 작업장 손상, 가정 내 손상, 교통 손상이 27% 감소하였고, 1991년 안전도시(Safe Community)로 공인 받았다. 1989년 스웨덴의 린쵸핑(Lingkoping)이 최초로 "안전도시"로 공인을 받은 이래, 2017년 12월 현재 세계 400여개 도시가 국제안전도시로서 공인받았다.

지역사회 수준에서 구성원 즉, 개인, 지역사회, 지방정부 및 기업, 비정부조직 등에 의해 지역적으로 적용 되는 다수준 및 다차원적인 과정이다. 즉 다양한 생활터(setting)별로 공동의 실현 가능한 목표를 설정하고, 지속적이며 과학적으로 접근하며, 구성원들의 능동적이며 적극적인 참여를 토대로 하는 다양한 손상예방 안전증진 프로그램을 시행해 나갈 때 지역사회의 안전은 확보될 수 있을 것이다.

3.2 국제안전도시사업 행동권고안

1989년 제 1회 세계손상예방학술대회에서는 안전도시 사업 추진시 취해야 할 행동으로 다음의 4가지로 제시하였다(WHO 1989).

(1) 안전을 위한 공공정책 수립(formulate public policy for safety)

정부(기초자치단체 포함)는 안전증진과 국민 건강 개선을 위해 더 많은 인적, 물적 자원을 투자할 필요가 있다. 높은 손상 발생률과 장애율은 어린이, 노인, 장애자와 여성 등의 소외계층과 취약계층에서 나타난다. 따라서 계층 간 손상률 격차를 줄이기 위해서 정부는 취약계층 및 소외계층 손상예방에 높은 우선순위를 부여하는 정책을 수립, 추진해야 한다. 또한 손상 발생률에 영향을 주는 술과 약물 남용에 관한 공공정책도 수립해야 한다. 비정부단체, 민간기업, 지역사회 유관기관, 전문가 단체 등도 안전증진 정책을 채택해야 하고 정부의 정책 수립을 돕고 협력해야 하며, 지역사회 구성원 모두가 건강과 안전을 증진시키는데 참여할 수 있는 기회를 갖도록 해야 한다.

(2) 지지적 환경의 조성(create supportive environment)

지역, 국가, 국제적 단체들은 손상예방 안전증진을 위한 연구자, 교육 관련자, 프로그램 관리자들의 네트워크를 조성하고 강화해야 한다. 네트워크 구성원들이 공공 안전 정책을 분석하고 수행하며, 지역, 국가, 국제적 차원에서 경험을 공유하여야 한다..

(3) 지역 활동 강화(strengthen community action)

이미 여러 국가에서 지역사회에 기반을 둔 손상예방 프로그램들을 통해 손상을 성공적으로 감소하여 왔다. 이러한 프로그램들은 시민, 지역단체, 정부 기관들이 서로 협조적으로 관여해야만 가능할 수 있다. 통합적인 지역 프로그램은 막대한 재정의 투입이 없어도 손상을 감소시킬 수 있으며, 사고, 손상, 안전 및 성공적 예방대책에 대한 시민들의 지식과 인식이 향상되어 지역사회의 노력이 집중 된다면, 성공적인 지역사회 손상예방 안전증진 프로그램을 추진할 수 있을 것이다. 이러한 지역사회의 노력은 다른 차원에서 정부의 기술적 지원, 훈련, 재정적 지원과 평가로 뒷받침되어야 하며, 해당 지역사회의 요구에 맞게 지역 자원을 활용하면서 지역사회 구성원들이 만들어 나갈 수 있어야 한다.

(4) 공공서비스 확대(broaden public services)

안전도시는 건강과 안전 분야만 아니라 산업, 교육, 주택, 스포츠와 여가 등을 포함한 많은 다른 분야들이 관련되어 있다. 사회적, 물리적, 경제적, 환경적 여러 생활터(setting)별로 나타나는 시민의 건강과 안전을 위협하는 요인들을 줄여나가기 위해 공공서비스를 확대해 가는 것은 필요 불가결하며, 그 과정에서 관련 부문 간 협력과 참여는 성공적인 목표 달성을 위해 필수적이다. 특히 보건 전문가들은 손상의 유형(패턴), 원인, 위험 환경에 대한 정보를 수집하고 홍보하는 중요한 역할을 담당해야 하는데 이러한 정보는 지역사회 내 활동 그룹에게 각자의 사업에 집중할 수 있는 충분한 근거자료로 제공되어야 한다.

3.3 안전도시 공인 기준

국제안전도시는 일정한 공인기준을 충족해야 하며, 사업 착수후 지역사회 차원에서 능동적이고 지속적으로 안전을 증진할 수 있는 기반을 갖추었다는 근거로 공인기준 충족에 대한 문서를 제출하여 현지 실사후 공인을 받는 과정을 거친다. 이후 매 5년마다 지난 5년간의 활동에 대한 평가로 재공인을 받게 되는데 이를 통해 국제안전도시사업에 대한 질관리와 지속가능성을 확보하고자 노력하고 있다(ISCCC, 2017). 안전도시사업의 질 관리를 위해 모든 구성원이 지속적인 향상을 추구해야 하는데 이 과정에서 경험과 발전뿐만 아니라 안전도시 네트워크 및 국제안전도시 지원센터와의 소통도 매우 중요하다 할 수 있다. 사업결과를 통한 목표달성 여부와 더불어 사업진행 과정, 목표달성 실패시 실패 원인에 대한 분석은 다음 사업의 추진을 위한 의사결정에 있어서 유용한 정보가 될 수 있다. 따라서 사업 추진에 있어서는 이에 맞는 적절한 평가가 반드시 이뤄져야 하는데 지역사회 안전증진사업은 단기간에 눈에 띄는 성과를 얻는 것이 어려우므로, 프로그램에 대한 주기적인 과정평가가 필요하고 이러한 과정을 충족시켜줄 수 있는 것이 공인과정을 통한 연차별 사업수행에 대한 질 관리라 할 수 있다. 국제안전도시사업의 공인기준은 다음과 같다.

표 6.3 국제안전도시 공인기준

1. 지역공동체에서 안전증진에 책임이 있는 각계각층으로부터 상호 협력하는 기반이 마련되어야 한다. (An infrastructure based on partnership and collaborations, governed by a cross-sectional group that is responsible for safety promotion in their community)
2. 남성과 여성, 모든 연령, 모든 환경, 모든 상황에 대한 장기적이고 지속적인 프로그램이 있어야 한다. (Long-term, sustainable programs covering both genders and all ages, environments and situations)
3. 고위험 연령과 고위험 환경 및 고위험 계층의 안전을 증진시킴을 목적으로 하는 프로그램이 있어야 한다. (Programs that target high-risk group and environments, and programs that promote safety for vulnerable groups)
4. 프로그램은 사용가능한 모든 근거를 기반으로 하여야 한다. (Programs that are based on the available evidence)
5. 손상의 빈도나 원인을 규명할 수 있는 프로그램이 있어야 한다. (Programs that document the frequency and causes of injuries)
6. 손상예방 및 안전증진을 위한 프로그램의 효과를 평가할 수 있어야 한다. (Evaluation measures to assess their programs, processes and the effects of change)
7. 국내외적으로 안전도시 네트워크에 지속적으로 참여할 수 있어야 한다. (Ongoing participation in national and international Safe Community Networks)

[자료] ISCCC(2017)

3.4 사례 1: 안전과 건강도시 시흥[1)]

(1) 사업 추진 배경

"모든 정책에 건강 담기"를 위한 건강도시 정책발굴의 일환으로 시흥시에서는 2017년 3월부터 6월까지 보건·도시계획·환경·안전 4개 분야별 집중화된 연구 학습모임을 운영하여 실용적 건강정책과제 발굴과 시범사업 추진의 근거를 확보하고자 하였다. 이는 실무자들의 건강도시에 대한 개념인식 심화를 유도하고, 유관부서에서 학습모임의 과정과 결과를 공유하여 건강도시 타 부문간 지속적 협력추진을 위한 정책 수립에 활용할 수 있도록 기획하였다.

(2) 사업 진행 과정

2017년 시흥시 사업계획중 "안전" 분야의 사업으로 분류된 사업을 대상으로 참여 부서을 신청 받고, 참여 부서 실무자들과 건강도시 안전 분야 전문가가 함께 모여 시흥시 문제의 확인부터 우선순위 선정, 현안문제 해결을 위한 정책과제 발굴의 과정을 6차에 걸쳐 진행해 나갔다.

표 6.4 안전과 건강도시 시흥 – 정책발굴 학습모임 진행과정

구분	참석 대상 분야	내용
1차	안전	현안진단 및 문제점 공유
2차	안전	문제점 구체화하기
3차	전체(4개)	분야별 문제점 진단결과 공유 우선순위 선정, 문제점별 해결방안 찾기
4차	안전	해결과제 구체화
5차	안전	정책과제 마무리 및 제안
6차	전체(4개)	분야별 정책과제 발굴사업 공유

(3) 사업 추진 결과

시흥시의 안전수준 향상 정책 개발을 위해 참여한 부서는 건강도시과, 교통정책과, 대야동 안전생활과, 주민자치과, 교육청소년과, 여성가족과, 민원지적과 실무담당자들이 참여하였다. 시흥시 현안에 대한 진단을 거쳐 다음의 5가지 우선순위 주제(음주 교통사고 /

1) 시흥시 건강도시 정책발굴을 위한 학습모임 보고서(2017)에서 일부 발췌하여 정리함.

교통사고 사상자 / 보행 사상자: 아동, 노인 / 노인 학대, 가정폭력, / 노인 자살)를 선정하였고, 전체 대상의 우선순위 의견수렴 결과 안전 분야의 우선순위 문제는 보행사상자(아동, 노인)로 설정되었다.

안전 분과 구성원들의 논의 활동을 거쳐 시흥시의 현재 당면한 문제의 해결과 사업의 집중도 향상 및 효과적인 정책마련을 위한 사업범위를 고려하여 최종적으로 노인의 횡단보도 보행중 교통사고 문제를 선정하였다. 노인의 횡단보도 보행중 교통사고 위험요인에 대한 파악과 대안의 제시, 정책 과제화 하는 과정을 거쳐 마련된 대안은 "노인의 횡단보도 사고를 줄이기 위한 체험교육 및 정보제공 실시"였다.

기존 노인 대상의 교통안전교육사업의 관점과 전략을 변경하여, 실제적으로 노인, 노인의 가족, 운전자를 대상으로 하는 포괄적인 사업내용을 구성하고, 이를 수행할 참여부서의 역할도 함께 제시하였다.

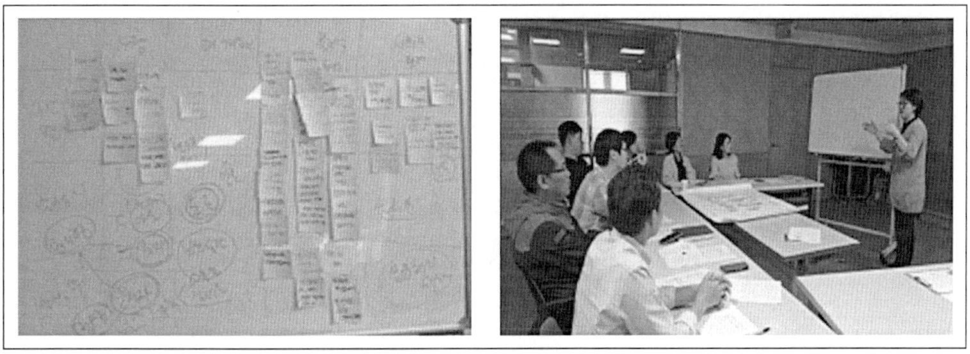

» **그림 6.6** 안전 분야 학습모임 추진활동

시흥 건강도시에서는 본 사업의 추진을 통해 손상을 하나의 건강문제로 다루었으며, 도시정책의 기반으로 안전에 대한 정책 방향을 설정하고, 시민을 위한 실용적 정책 발굴을 위해 노력하였다. 보다 더 적극적인 안전증진 사업의 추진을 위해서는 시민과의 소통 문화, 시민 주체 활동의 활성화를 통한 거버넌스 체계를 마련하는 것이 요구된다.

3.5 사례 2: 국제안전도시 송파[2)]

(1) 사업 추진 배경

송파구에서는 2005년 서울시 안전도시사업 시범 자치구 선정을 시작으로 안전도시 만들기 사업을 추진하였으며, 2006년에는 송파구 안전도시사업 추진조례를 제정하고 지역사회 협력적 거버넌스 구축을 위한 안전도시 위원회를 구성하였으며, 2007년에는 영유아 손상기록시스템을 개발하는 등 다양한 손상예방 및 안전증진 프로그램을 추진하여 2008년 세계에서 141번째, 우리나라에서 3번째, 서울시 최초로 국제안전도시 공인을 받았고, 공인 이후에도 현재까지 지속적으로 사업을 수행하고 있다. 2008년 국제안전도시 공인 시 고위험 집중 사업대상은 0~6세 영유아였으며, 2012년 재공인시 고위험 집중 사업대상이 0~12세와 65세 이상의 노인으로 확대하였고, 2017년 현재 3차 공인을 앞두고 있다.

송파구는 국제안전도시모델의 도입과 실행을 거치면서 기존 안전정책의 초점이 자연재해의 재난 관리와 개인차원의 손상예방이었던 것으로부터 개인의 건강과 안전에 영향을 미치는 환경, 즉 개인, 조직, 지역사회, 인구집단 간의 조화와 협력에 초점을 맞추는데 성공하였다.

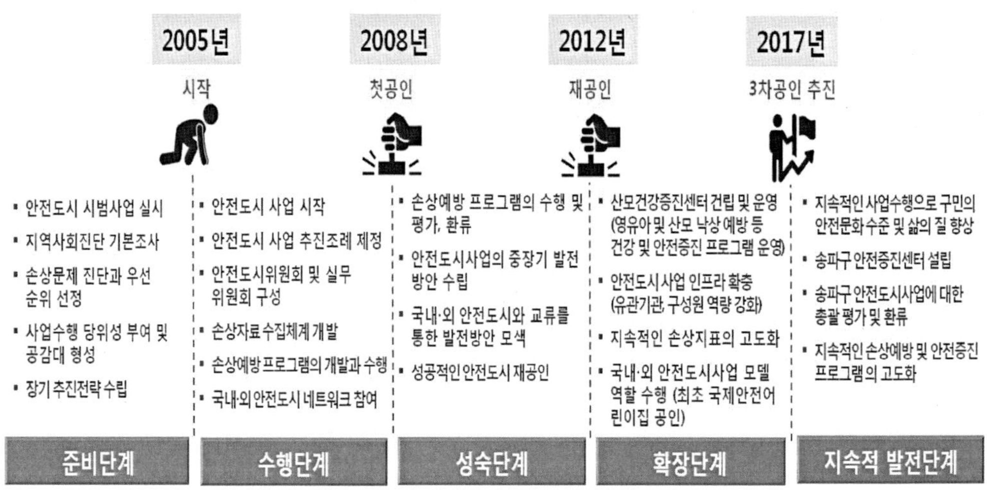

» **그림 6.7** 송파구 안전도시 사업 단계적 발전전략

---

2) 송파구 국제안전도시 3차공인 신청서(2017)에서 일부 발췌하여 요약 정리함.

(2) 사업 추진 과정

송파구의 사업추진전략은 1) 근거중심의 사업수행, 2) 생활의 장을 중심으로 하는 포괄적 사업수행, 3) 지역사회 자원의 적극적인 활용, 4) 추진 주체의 역할 정립을 통해 세부적으로 시행되며 단계별 발전전략으로 구체화 되었다.

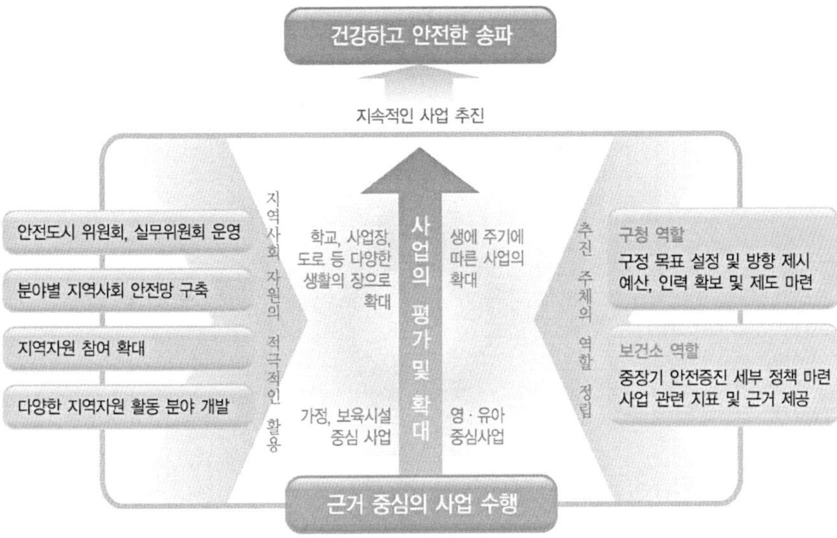

» **그림 6.8** 송파구 안전도시사업 추진전략

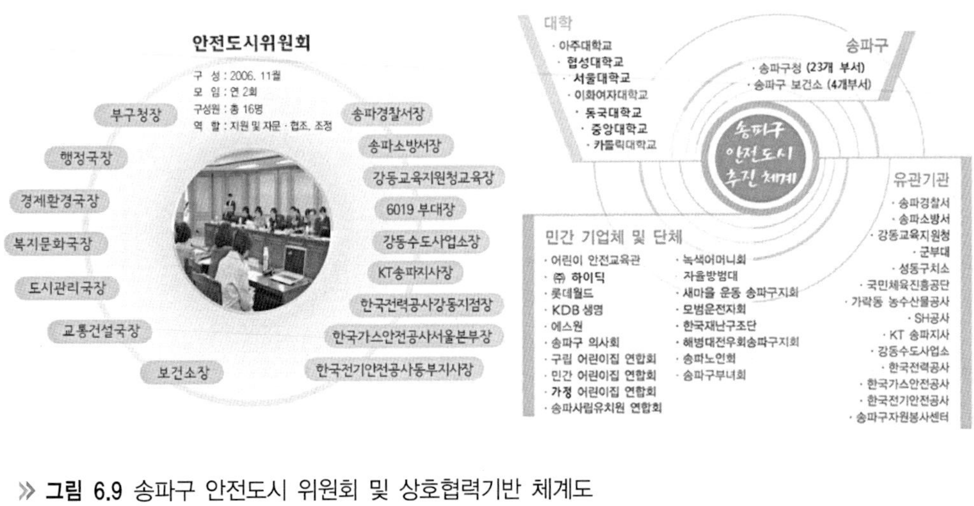

» **그림 6.9** 송파구 안전도시 위원회 및 상호협력기반 체계도

송파구는 안전도시 사업 추진을 위한 여러 분야의 전문가, 지역사회 기관과 단체 등 각계각층의 상호 협력기반을 구축하였다. 송파구청과 보건소, 대학과 유관기관, 민간 기업체와 단체 등 지역사회의 여러 기관과 단체가 송파구 안전도시 사업에 참여하고 있다.

근거기반의 손상예방사업을 추진하기 위해서 손상에 관한 다양하고 상세한 형태의 자료를 체계적이고 지속적으로 수집 분석 및 평가함으로써 손상을 일으키는 모든 정보에 대한 신뢰성 있는 지표를 산출하여야 한다. 송파구는 2005년 '송파구 안전도시' 시범사업으로 송파구의 손상 발생 현황분석을 시작하여 손상예방 전략 정책을 수립하기 위한 송파구 고유의 지역손상통계 수집체계를 구축하였다.

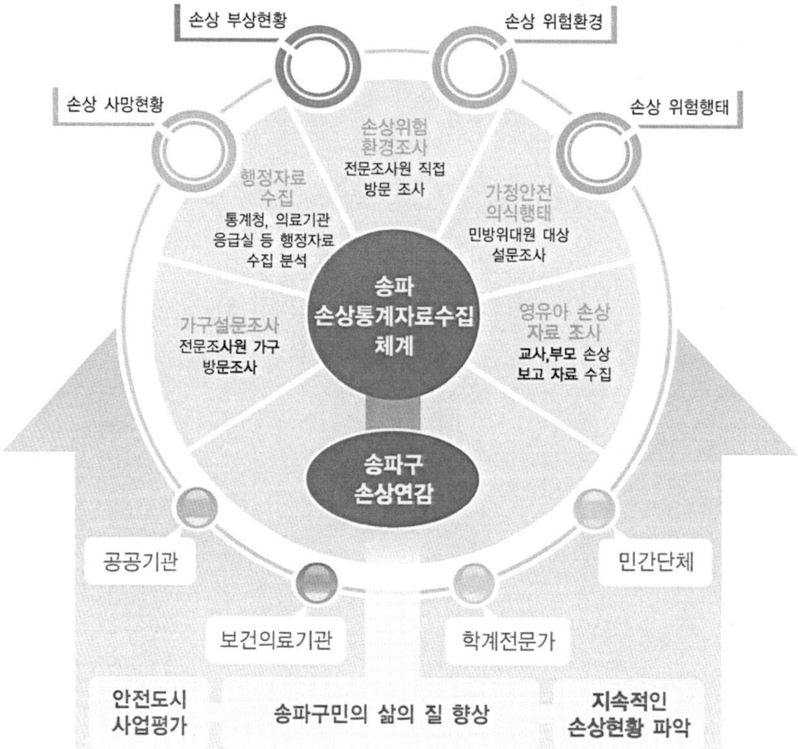

» **그림 6.10** 송파구 손상통계자료 수집체계

(3) 사업 추진 결과

송파구의 주요 손상 문제중 하나인 노인의 낙상을 예방하는 프로그램들을 살펴보면, 교육, 정책규제, 환경개선 등 복합적 전략을 적용하여 수행하였다. 달성하고자 하는 지역사회 결과지표를 낙상으로 인한 손상사망률과 낙상 경험율로 선정하고, 유관 부서에서 전략별로 수행하는 사업의 전 과정을 논리모형을 활용하여 모니터링 관리하고 있다. 사업 후 노인 낙상(추락) 손상사망률 추이는 2005년 40.8명에서 2012년 12.6명 2015년 12.32명까지 감소한 것으로 나타났으며, 낙상경험율은 2013년 23.7%에서 2015년 14.1%로 감소하였다. 또한 낙상예방교실, 어르신 건강사랑방 등 사업에 참여한 노인을 대상으로 낙상관련 체력을 측정한 결과 낙상예방에 중요한 균형능력과 하지근력의 개선이 나타났으며, 보행능력, 유연성, 상지근력 등 전반적인 체력의 증가를 보였다.

송파구에서는 근거 기반의 위험요인 파악, 지역사회 구성원들의 상호협력체계의 구축과 적극적인 활용, 지속적 사업추진 및 모니터링을 통한 환류시스템의 구축 등 전 과정이 순차적으로 진행되다. 구민의 안전인식 및 행태, 환경의 변화 뿐 만 아니라 적극적 정책 수립을 통한 건강하고 안전한 생활문화를 조성하는 목표를 달성하는 발전적 성과를 이루어 냈다.

3.6 사례 3: 국제안전도시 광주[3)]

(1) 사업 추진 배경

광주시는 『맑고 풍요로운 새 광주, 변화와 성장의 중심』이라는 시정 운영의 비전을 가지고 4대 핵심 시정목표의 하나로 시민 우선 안전도시를 건설하고자 노력하고 있다. "시민 우선 안전도시 건설"이라는 정책 목표를 달성하기 위한 효과적인 전략으로 2014년 국제안전도시 모델을 도입하였으며, 2014년 12월 '광주시 안전도시 조례' 제정을 통해 광주시 지역사회 안전증진사업 추진의 제도적 기반을 마련하였다. 지역사회 안전증진을 도모하기 위해 유관기관·단체, 련 전문가와 협력체계를 구축하여 지역 전반에 걸친 다양한 안전증진사업과 시민 중심의 안전 네트워크를 조성하고 현장 중심의 안전 프로그램 개발 및 적용을 위해 노력하고 있다.

광주시는 손상감시체계의 운영결과를 근거로 관련 실무자로 구성된 상호협력 네트워크의 운영과 시민들의 의견을 반영하여 핵심 손상기전으로 자살, 교통사고, 추락/낙상/미끄러짐을 선정하였고, 중점추진 분야로는 1) 자살예방, 2) 교통안전, 3) 낙상 예방, 4) 범죄·폭력예방, 5) 산업장안전, 6) 재난안전 의 6대 중점 추진분야를 선정하였다. 또한 안전도시 사업을 추진하는 공공기관으로서 광주시 역할을 정립하고, 안전도시 공인기준에 기반한 역할을 제시하여 지속적이며 효과적인 손상예방 안전증진사업을 추진하고자 노력하고 있다.

3) 경기도 광주시 국제안전도시 공인 신청서(2017)에서 일부 발췌하여 요약 정리함.

(2) 사업 추진 과정

광주시는 "안전 형평성의 확보와 주민의 삶이 지역사회의 경쟁력"이라는 관점으로 근거 기반의 손상예방 안전증진사업을 통한 시민의 삶의 질 향상에 정책적 우선순위를 두고 있다. 광주시 안전도시사업의 목적은 "지역안전수준의 향상"과 "지속적 사업수행기반의 조성"이며, 이러한 목적을 달성하기 위한 중점 추진전략으로 1) 지역 내 안전형평성 확보, 2) 안전 친화적 환경조성, 3) 지역안전 거버넌스 구축, 4) 근거기반 사업수행체계 구축을 선정하였다.

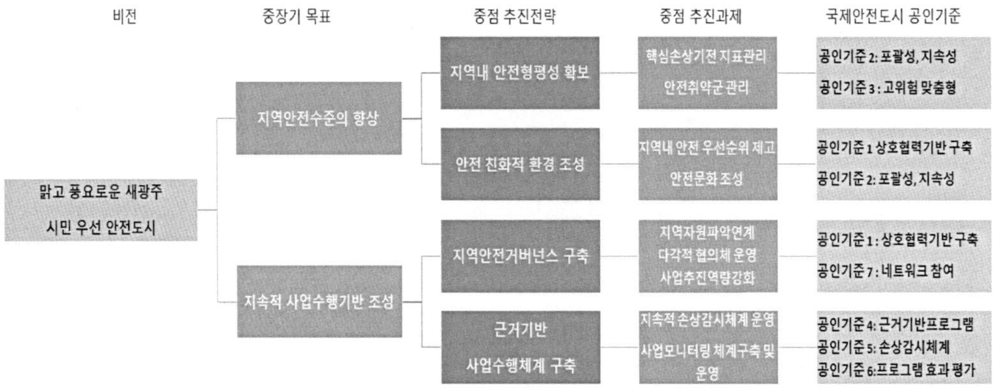

» **그림 6.11** 광주시 안전도시사업의 추진체계

중점과제 추진을 위해 먼저 광주시 관내에서 발생하는 손상 및 안전수준 현황을 파악하여 과학적인 진단과 대안을 모색하였다. 광주시청 및 유관기관과의 상호협력체계 구축을 통한 지역안전 거버넌스를 확보하고자 하였으며, 중장기 사업추진 방향을 설정하고, 구체적이며 효과적인 중재전략을 개발하여 수행하고 있다. 아울러 현장 중심의 안전도시 정책 수립, 사업의 수행, 평가 및 환류를 적극적으로 추진함으로써 지속적인 안전도시사업의 수행을 위해 노력하고 있다.

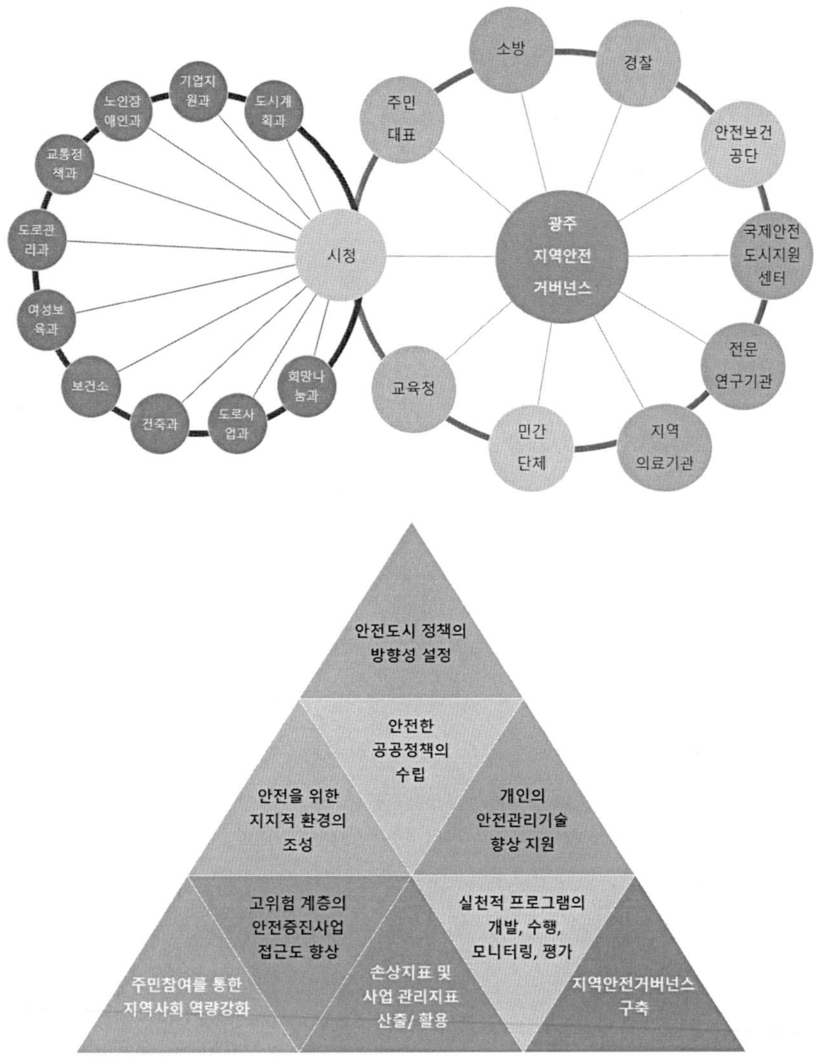

» **그림** 6.12 광주시 지역안전거버넌스 협의체 구성과 광주시의 역할

광주시에서는 사업방향성 설정, 모니터링 및 평가를 위해 광주시 안전도시사업 관리지표체계를 구축하였다. 안전도시사업 관리지표는 광주시의 손상발생수준을 시 수준에서 모니터링하고 관리하기 위한 안전총괄과 관리지표와 각 세부사업별 모니터링과 관리를 위한 부서별 사업관리지표로 구성되었다. 안전총괄과 관리지표는 시 단위의 손상사망 및 부상지표로 구성된 핵심목표지표와 인식, 행태, 사고 발생 등 위험요인의 추세 변화를 모니터링하는 지표로 구성되어 있으며, 부서별 관리지표는 각 세부사업별 산출 및 자체 결과지표로 구성되어 있다. 부서별 사업관리지표는 상위지표인 안전총괄과 관리지표와 연계되도록 구

성하여, 세부 사업별 담당자가 관리하는 사업이 광주시 전체 안전도시사업 중 어떠한 손상 문제와 위험요인의 감소에 기여하고 있는지에 대한 이해를 돕는다. 또한 지표별 목표값을 제시하여 프로그램의 수행과정과 목표 달성을 효과적으로 관리할 수 있도록 구성하여 활용하고 있다.

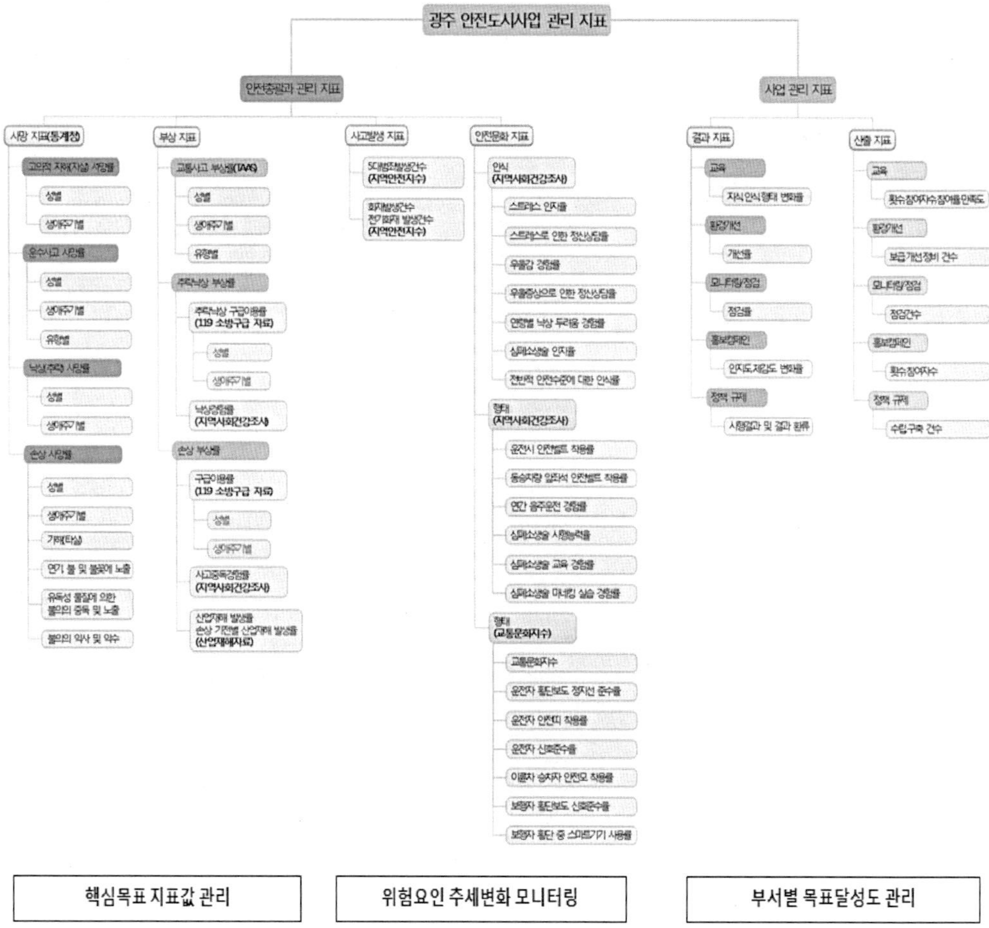

» **그림 6.13** 광주시 안전도시사업 관리지표체계

광주시는 손상원인, 고위험군, 고위험환경에 대한 데이터를 수집, 분석한 후 광주시 손상통계연보(손상자료 분석결과보고서)로 작성하여 지속적으로 지역사회 손상통계를 산출하고 있다. 산출된 손상통계는 안전도시위원회 및 실무위원회에 보고 되고, 사업관리카드 작성에 반영하고 있으며, 간담회나 각종 홍보매체를 통해 유관기관, 공무원 및 지역사회 구성원들에게 제공되고 있어 손상예방 및 안전증진 프로그램의 기획, 수행 및 평가를 위한

근거자료 및 지역사회의 참여를 도모하기 위한 기초자료로 활용되고 있다.

중점추진분야별 근거기반 프로그램 개발을 위해 손상자료 분석 결과를 기반으로 손상 문제의 위험요인을 파악한 후, 위험요인 해결을 위한 교육, 홍보/캠페인, 환경개선, 점검 모니터링, 규제 강화 및 정책 개발 등 다양한 전략을 활용하는 필요 활동을 정의하여 개발, 수행되었다. 지역사회 네트워크 및 구성원의 역량 강화, 안전도시사업 담당 인력의 역량 강화를 포함하는 다양한 프로그램의 운영, 주민 및 지역사회의 안전도시 참여를 도모하는 사업 아이디어 및 공모를 병행하여 민관이 함께 하는 안전도시 실현을 위해 노력하고 있다. 적극적으로 수행되고 있는 중점추진 분야별 안전증진사업은 2015년부터 수행 사업의 양적 질적 확대를 거쳐, 2017년 현재 6개 분야 197개의 사업을 추진하고 있다.

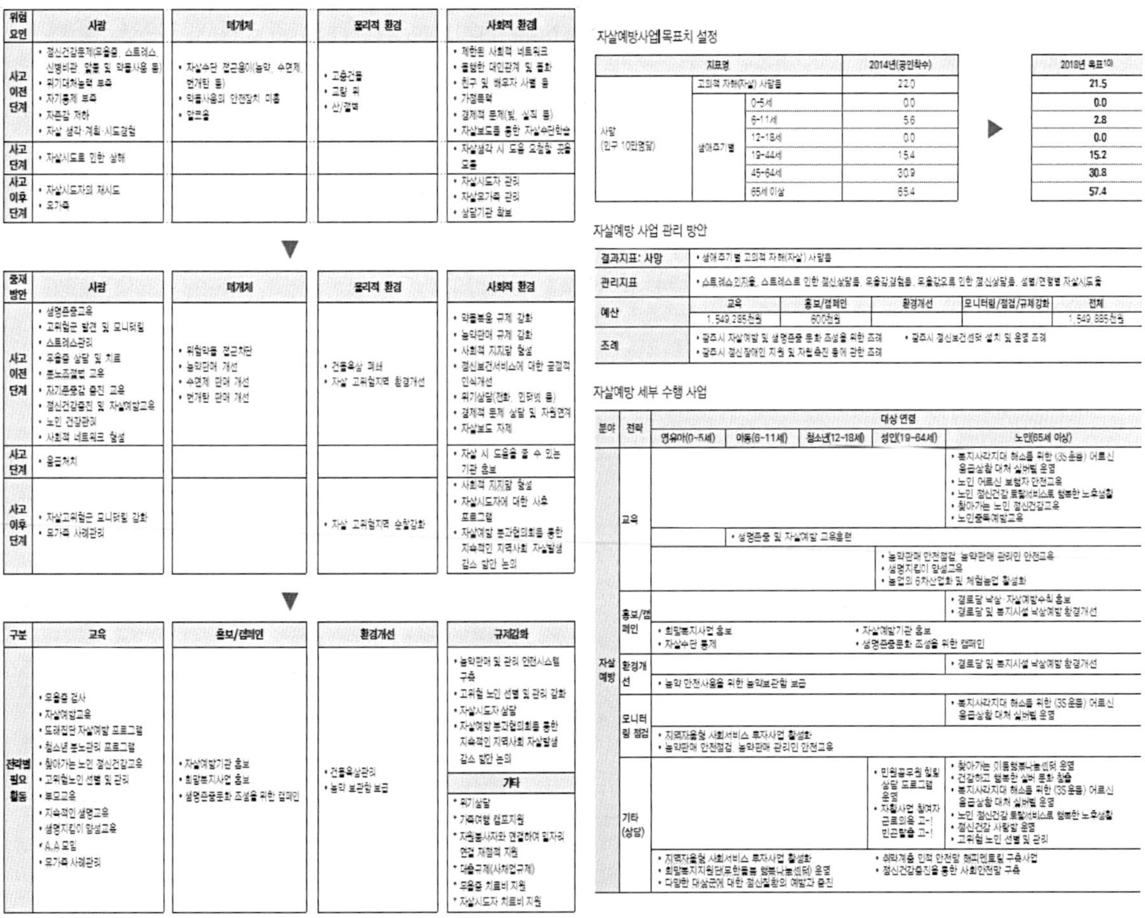

» **그림 6.14** 광주시 자살예방사업 내용 및 관리방안 과정 개발 과정

광주시 중점 추진분야의 하나인 자살예방사업을 살펴보면, 자살예방 분과위원들의 토론활동을 통해 위험요인의 파악, 중재방안의 개발 및 전략별 필요활동을 모색하는 과정을 거쳐, 자살예방사업의 목표, 관리방안 및 세부 수행사업을 제시하여 추진하고 있다. 이는 중점추진분야 6개 분야에 동일하게 적용되고 있는 과정이다.

(3) 사업 추진 결과

광주시 교통안전프로그램의 사업추진결과로 교통안전 분야의 지표 변화정도는 다음과 같다. 광주시민의 교통안전 향상을 위해 많은 부서에서 다양한 프로그램을 실시한 결과 2012년에 비해 운수사고 사망률은 감소하였고 교통사고 부상률은 증가하였다. 교통사고 부상률 중 보행자 부상률은 약간 증가하였고 자전거 부상률과 음주운전 부상률은 감소하는 것으로 손상발생 패턴이 변화하였다. 교통안전 관련 태도 및 행동 변화를 살펴보면 운전자와 동승차량 앞좌석 안전벨트 착용률이 증가하였고, 연간 음주운전 경험률이 감소하였으며, 운전자의 횡단보도 정지선 준수율은 개선되는 등 손상위험요소에 대한 긍정적 변화가 확인되었다.

광주시에서는 시민의 손상예방 및 감소를 효과적으로 관리하기 위해 노력하고 있으며, 시민의 안전의식을 고취하기 위해 안전문화운동을 대대적으로 실천하는 등 안전도시 사회 분위기를 조성하고 있다. 아울러 체계적이고 과학적인 손상감시 시스템을 지속적으로 발전시켜 관리하고, 고위험 연령과 고위험에 노출되어 있는 모든 분야에서 손상예방 사업을 지속적으로 수행해 나가고자 한다. 국제안전도시사업 추진을 통해 지역사회의 안전인식과 행태를 변화·제고시켜 손상으로 인한 사회적·경제적 손실을 점차 감소시키고 이를 통해 안전도시 광주 구현에 한 발 더 다가서고 있다.

토론문제

4.1. 다음 사항에 대해 서로 토론해 보자.

① 건강도시사업에서 안전(손상예방)을 주제로 다루어야하는 이유

② 안전증진을 위한 지역사회 거버넌스가 필요한 이유

4.2. 현재 학생들이 다니고 있는 대학교를 하나의 지역사회로 정의하고, 다음의 이슈에 대해 토론해 보자

① 우리가 안전한 대학캠퍼스 생활을 누리는 것에 가장 큰 위협이 되는 손상문제는 무엇인가?

② 1)에서 선정된 손상문제를 유발하는 위험요인에는 어떠한 것들이 있으며, 가장 우선적으로 해결해야 할 요인은 무엇인가?

③ 2)에서 선정된 위험요인의 제거(감소)를 위해 우리가 할 수 있는 일은 무엇인가?

참고 문헌

광주시. 국제안전도시 공인신청서. 내부자료. 2017.

국민건강보험공단, 건강보장정책 수립을 위한 주요 질병의 사회경제적 비용 분석. 2017.

보건복지부, 질병관리본부. 지역간 손상발생차이 7배 차이, 지역중심의 맞춤형 예방관리 필요, 2017. 6. 15 (cited December 2017), URL:http://www.mohw.go.kr/react/al/sal0301vw.jsp?PAR_MENU_ID=04&MENU_ID=0403&page=1&CONT_SEQ=340081&SEARCHKEY=TITLE&SEARCHVALUE=손상

송파구. 국제안전도시 3차공인 신청서, 내부자료. 2017.

시흥시. 건강도시 정책발굴을 위한 학습모임 보고서. 내부자료. 2017.

정영호. 우리나라의 회피가능사망분석, 보건복지포럼, 2014. 8, 42-53

질병관리본부, 경시적 퇴원손상심층조사 자료분석을 통한 손상발생추이에 영향을 미치는 요인 탐색. 2017.

통계청. 사망원인통계 설명자료. (cited December 2017), URL:https://meta.narastat.kr /metasvc/index.do?iemInputNo=0000155980867

CDC. Injury Surveillance Training Manual. National Center for Injury Prevention & Control. 2005

Christoffel J.D & Gallagher, S.S. Injury prevention and public health. Jones & Bartlett publisher, 2006.

Haddon W.(1974) Strategy in preventive medicine. Journal of Trauma. 1974;14(4): 353-354.

ISCCC. International Safe community designation indicator (cited December 2017).URL : http://isccc.global/how-to-become-an-international-safe-community

Klassen, Klassen TP1, MacKay JM, Moher D, Walker A, Jones AL.2000. Community-based injury prevention interventions. Future Child. 2000 Spring-Summer;10(1):83-110.

Nilsen P, Hudson DS, Kullberg A, Timpka T, Ekman R, & Lindqvist K. . Making sense of safety.Inj Prev. 2004 Apr;10(2):71-3.

Svanstrom L. Evidence based Injury prevention and Safety Promotion: State of Art. In Injury prevention and Control. Tayor and Francis. 2000

Unicef 2003 . A league table of child maltreatment deaths in rich nations. 2003.

WHO, Tampere Declaration, adopted in Tampere. Sep. 21st 2017. the 12th world conference on injury prevention and safety promotion. 2017.

WHO. A global report on falls prevention. 2007.

WHO. Developing policies to prevent injuries and violence : guidelines for policy-makers and planners. 2006

WHO. Injury Surveillance Guidelines. 2001.

WHO. MANIFESTO FOR SAFE COMMUNITIES, Safety - a universal concern and responsibility for all, adopted in Stockholm, Sep.20th 1989. the First world conference on accident and injury prevention. 1989.

07

도시계획과 건강도시

1 도시계획의 개념

도시계획을 논하기 전에 우선 짚고 넘어가야 할 것은 도시의 개념이다. 도시란 무엇인가? 관련 분야의 한 저서에서는 "도시는 인간 스스로의 의지로 만들어낸 인공환경(built environment)이며, 인간의 삶을 담는 그릇으로 생활을 영위하는데 필요한 여러 가지 활동을 유지시켜주는 터전이다"라고 정의하고 있다. 도시의 어원을 살펴보면, 천자(天子)와 양반의 거주지로 정치·행정의 중심지라는 뜻에서의 도(都)와 상거래가 일어나는 시장기능의 중심지를 의미하는 시(市)가 합쳐져 만들어진 것으로, 도시(都市)는 정치·경제 등 공공행정기능과 상업 및 경제활동기능의 중심지역을 의미한다(대한국토도시계획학회, 2009, 31~32쪽).

도시에 대한 정의는 학자에 따라 그리고 관점에 따라 다양하게 규정되고 있으나, 일반적으로 인구·물리적 측면, 사회·경제·문화적 측면, 그리고 기능적 측면으로 구분하여 정의하고 있다. 첫째, 인구·물리적 측면으로 볼 때 도시는 농촌에 비해 인구밀도가 높아야 한다. 도시의 인구규모는 국가별로 다른 기준을 가지고 있으며, 지방자치법에 따르면 인구 5만 이상을 시, 인구 2만 이상을 읍으로 정하고 있다(지방자치법, 제7조 1항). 통상적으로 우리나라에서는 도시의 최소 인구를 2만 명으로 보는 견해가 많다. 둘째, 사회·경제·문화적 측면에서 도시는 예술, 문화, 종교, 정치 등이 조화로운 활동이 일어나는 곳을 말한다. 셋째, 기능적 측면에서 도시는 정치, 행정, 종교 등의 중심 기능을 담당하고, 상업 및 교통의 중심지 역할을 담당하는 곳이다. 또한, 문화의 중심지 기능도 담당하는 곳으로 여겨진다.

그렇다면 도시계획(都市計劃)이란 무엇인가? 미국 도시계획협회(American Planning Association)는 "(도시)계획은 모든 거주민의 건강, 안전, 경제적 안정성을 극대화하는 것을 목표로 한다(The goal of planning is to maximize the health, safety, and economic well-being for all residents)"라고 단언하고 있다(https://www.planning.org/aboutplanning/). 특히 건축가는 개별의 건축물에 초점을 맞추는 반면, 도시계획가는 지역주민 및 공무원과 함께 해당 커뮤니티와 지역의 총체적인 배치(layout)의 방향성을 정하는 역할을 담당한다.

도시계획을 법에 근거하여 해석해 보면 다음과 같다. 『국토의 계획 및 이용에 관한 법률』의 목적은 '국토의 이용·개발과 보전을 위하여 계획의 수립 및 집행 등에 필요한 사항을 정하여 공공복리를 증진시키고 국민의 삶의 질을 향상시키는 것'이라고 명시하고 있다. 특히, 이 법에서 '도시계획'[4)]이란 '특별시·광역시·특별자치도·시 또는 군의 관할 구역에 대하여 수립하는 공간구조와 발전방향에 대한 계획으로서 도시기본계획과 도시관리계획으로 구분한다'고 정의하고 있다. 여기서 '도시기본계획'이란 '특별시·광역시·특별자치시·특별자치도·시 또는 군의 관할 구역에 대하여 기본적인 공간구조와 장기발전방향을 제시하는 종합계획으로 도시관리계획 수립의 지침이 되는 계획'을 말하며, '도시관리계획'이란 '특별시·광역시·특별자치시·특별자치도·시 또는 군의 개발·정비 및 보전을 위하여 수립하는 토지 이용, 교통, 환경, 경관, 안전, 산업, 정보통신, 보건, 복지, 안보, 문화 등에 관한 계획'이다(그림 7.1). 즉, 도시계획이란 "상위계획인 국토계획 및 지역계획에서 정하여진 기본 방향에 따라 국토의 일부부분인 도시의 토지이용, 개발 및 정비 그리고 개발 제한, 도시시설 등에 대하여 구체적인 계획을 함으로써, 도시의 여러 가능을 원활하게 영위하고 주민을 위해 안전하고 양호한 생활환경을 확보하며, 미래의 도시 발전을 도모하기 위한 계획"이다(대한국토도시계획학회, 2009, 80쪽).

4) 해당 법에서는 '도시·군계획'이라고 명시하고 있으나, 본 글에서는 도시계획이라고 지칭하기로 한다. 마찬가지로 '도시·군기본계획'은 도시기본계획으로, '도시·군관리계획'은 도시관리계획으로 명시하였다.

국토의 계획 및 이용에 관한 법률 (약칭: 국토계획법)

[시행 2017.7.26.] [법률 제14839호, 2017.7.26., 타법개정]

국토교통부 (도시정책과 - 개발행위) 044 - 201 - 3717
국토교통부 (도시정책과 - 도시계획시설) 044 - 201 - 3710, 3716
국토교통부 (도시정책과 - 도시기본계획) 044 - 201 - 3711
국토교통부 (도시정책과 - 용도지역) 044 - 201 - 4720, 3713
국토교통부 (도시정책과 - 지구단위) 044 - 201 - 3709, 3714
국토교통부 (도시정책과 - 토지적성) 044 - 201 - 3719, 3725
국토교통부 (토지정책과 - 토지거래허가) 044 - 201 - 3407

제1장 총칙 <개정 2009.2.6.>

제1조(목적) 이 법은 국토의 이용 · 개발과 보전을 위한 계획의 수립 및 집행 등에 필요한 사항을 정하여 공공복리를 증진시키고 국민의 삶의 질을 향상시키는 것을 목적으로 한다.
[전문개정 2009.2.6.]

제2조(정의) 이 법에서 사용하는 용어의 뜻은 다음과 같다. <개정 2011.4.14., 2012.12.18., 2015.1.6.>

1. "광역도시계획"이란 제10조에 따라 지정된 광역계획권의 장기발전방향을 제시하는 계획을 말한다.
2. "도시 · 군계획"이란 특별시 · 광역시 · 특별자치시 · 특별자치도 · 시 또는 군(광역시의 관할 구역에 있는 군은 제외한다. 이하 같다)의 관할 구역에 대하여 수립하는 공간구조와 발전방향에 대한 계획으로서 도시 · 군기본계획과 도시 · 군관리계획으로 구분한다.
3. "도시 · 군기본계획"이란 특별시 · 광역시 · 특별자치시 · 특별자치도 · 시 또는 군의 관할 구역에 대하여 기본적인 공간구조와 장기발전방향을 제시하는 종합계획으로서 도시 · 군관리계획 수립의 지침이 되는 계획을 말한다.
4. "도시 · 군관리계획"이란 특별시 · 광역시 · 특별자치시 · 특별자치도 · 시 또는 군의 개발 · 정비 및 보전을 위하여 수립하는 토지 이용, 교통, 환경, 경관, 안전, 산업, 정보통신, 보건, 복지, 안보, 문화 등에 관한 다음 각 목의 계획을 말한다.

» **그림 7.1** '국토의 계획 및 이용에 관한 법률'의 목적 및 정의
[자료] 법제처 국가법령정보센터(http://www.law.go.kr/LSW/main.html)

법에 근거한 도시계획의 정의는 딱딱하게 느껴질 수 있기에, 비교적 평범한 말로 풀어 쓴 도시계획의 정의를 살펴보면 다음과 같다. 김철수(2011)는 도시계획을 "시민들의 주거 · 생산 · 여가 · 이동 등 활동이 안전하고 건강하며 편리하고 쾌적하게 이루어질 수 있도록 장래의 목표를 예측하고, 이에 요구되는 토지 · 시설 등 도시의 중요한 물적 요소를 계획하는 과학이자 기술이며 정책"이라고 정의하고 있다. 한편, 도시계획정보서비스에서는 도시계획을 "도시의 바람직한 미래상을 정립하고 이를 시행하는 일련의 과정"이라고 정의하였다(http://www.upis.go.kr/upispweb/cmnmgmt/viewIntro.do#div_one).

위에서 살펴본 다양한 측면에서의 도시계획의 정의를 요약하여 이해하기 쉬운 말로 정의해보면 도시계획이란 계획의 대상이 되는 도시라는 공간을 대상으로 도시가 원활히 기능하고 미래에 더욱 발전할 수 있도록 계획하고 실천하는 것이라 할 것이다.

도시계획은 공공의 이익(public interests) 창출을 목표로 하며, 이윤의 극대화(maximize profits)가 목표인 기업활동과 근본적으로 다르다. 일반적으로 도시계획이 추구하는 공공의 이익에 해당하는 요소는 안전성, 보건성, 편리성, 쾌적성, 경제성 등이 있으며, 이 주요 요소들에 해당하는 계획내용은 다음과 같다(김철수, 2011, 69~70쪽).

1. 안전성: 환경보전계획, 도시방재계획
2. 보건・복지성: 의료보건・사회복지 시설계획
3. 능률・편리성: 통근통학계획, 공공시설・교통시설계획, 정보・통신계획
4. 쾌적성: 자연보전계획, 교육문화시설계획, 문화재보호계획, 경관계획
5. 경제성: 산업개발계획, 에너지계획, 투자우선순위계획

2 도시계획과 건강의 관계

2.1 현대 도시계획의 기원: 영국 산업혁명시기의 위생의 문제로 시작

현대 도시계획의 기원은 영국 산업혁명시기의 위생의 문제로 시작되었다. 산업혁명과 더불어 도시인구는 급격히 늘어나기 시작했는데, 1801년 85만 명이었던 런던의 인구는 50년 후인 1851년에는 200만 명으로 급격히 증가하였다. 이와 같은 급격한 인구증가는 런던의 주택, 도로, 위생시설의 부족을 불러일으켰고, 런던 도심의 과밀화로 인한 도시문제가 사회문제로 대두되기 시작하였다(김철수, 2011, 33쪽). 영국 국회는 이와 같은 문제를 해결하기 위해 주거(housing)의 기준을 다루는 공중위생법(Public Health Act)을 통과시켰으며 이는 나중에 독일과 오스트리아까지 영향을 주어 토지이용과 건축물 높이를 규제하는 지역지구제(zoning)가 실험적으로 실시되는데 영향을 미쳤다.[5] 이후 20세기 초에는 상하수도, 도로, 공중보건 및 위생관련 서비스를 포함한 다양한 측면의 도시의 기반시설계획이 도시계획에서 매우 중요하게 자리 잡게 되었다(Catanese and Snyder, 1988, 14쪽).

한편, 보건 및 예방의학 차원에서도 개인의 건강은 도시환경 여건이 적절하게 갖추어졌을 때 유지・관리될 수 있다고 주장하기 시작하였다. 내과의사였던 존 스노우(John

5) 세계 최초의 지역지구제(zoning)는 독일 프랑크푸르트에서 실시되었는데, 이는 도시지역을 중심부와 외곽지역으로 구분하고, 이를 다시 주거지역, 혼합지역, 공업지역으로 구분하여 개별 지역에 대한 개발행위의 건물층수 및 간격, 건폐율 및 용적율 등을 규제하는 것이었다(김철수, 2011, 36쪽).

Snow, 1918-1858)는 1854년 런던에서 콜레라가 창궐하자, 콜레라의 발병 원인이 오염된 급수시설을 직접 이용하거나 그 주변에 거주하는 사람들로부터 나타난 것을 밝혀내었다 (Snow, 1855). 존 스노우의 콜레라지도(그림 7.2)는 역학(epidemiology)이라는 분야를 만들게 된 계기였으며, 이에 더해 도시계획과 건강의 관계에 대한 논의의 시초를 마련하게 되었다. 즉, 근대 도시계획의 역사의 시작은 시민의 건강증진(health promotion)의 목표달성에 목적이 있다고 말할 수 있다.

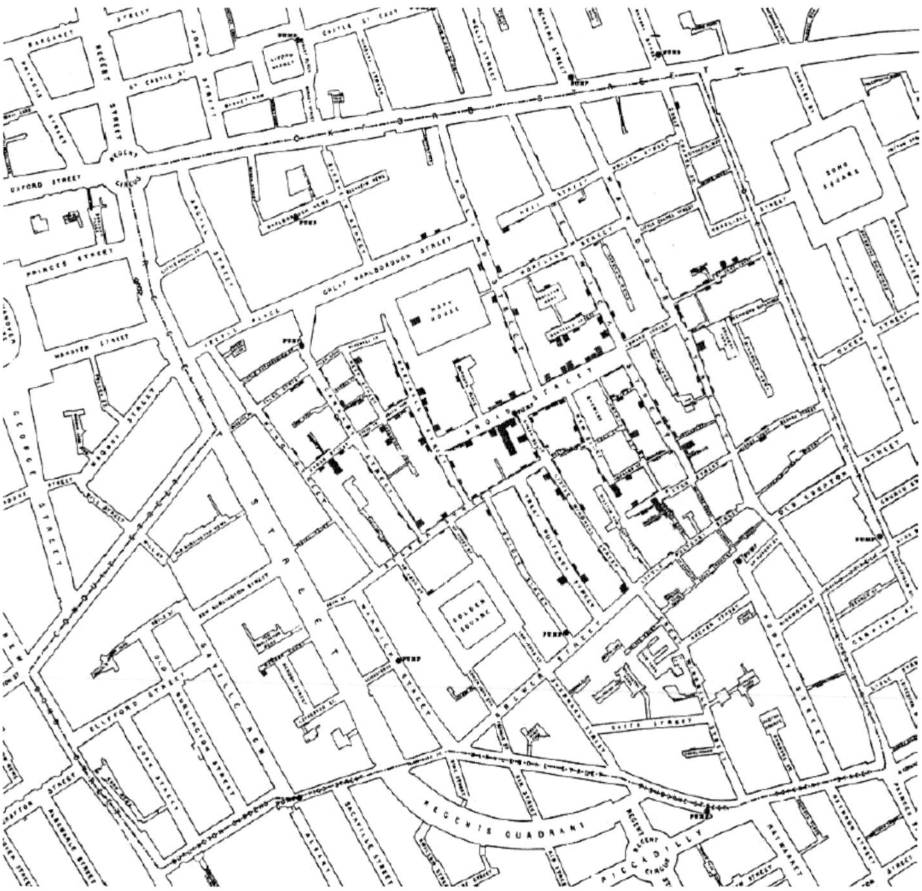

» **그림 7.2** 존 스노우의 콜레라지도
[자료] 댄넌버그, 프럼킨, 잭슨(2011/2014)

이와 같은 역사적 배경 하에, 도시민의 건강증진은 현대 도시계획의 주요 목표 중하나로 중요하게 자리 잡기 시작하였다. 우리나라의 '국토의 계획 및 이용에 관한 법률'의 목적도 '국민의 삶의 질을 향상시키는 것'에 두며, 도시 · 군관리계획에서 반드시 수립해야 하는 요소 중 하나가 '보건계획'인 것이 그 증거라 할 것이다(국토의계획및이용에관한법률, 제2조4항).

2.2 현대 공중보건과 도시계획의 교차점: 그들이 꿈꾸는 이상적인 건강도시란?

현대의 도시계획과 공중보건은 '도시민의 건강증진'이라는 공통점을 두고 발전해 왔다. 우선 공중보건 측면에서 이상적인 도시를 논한 예로는 영국의 내과의사 벤자민 리차드슨(Benjamin Ward Richardson, 1828~1896)이 말한 히게이아(Hygeia)가 있다. 그는 자신의 저서 '히게이아, 건강의 도시'에서 건강을 생각하는 이상적인 도시를 형태를 제시하였다(Cassedy, 1962). 그가 상상한 이상적 도시는 25명/에이커의 인구밀도 수준의 인구 10만 규모로, 채광을 위해 60피트 이하의 건축물, 매연처리 시스템, 음용수 정화기, 배수 및 환기 시스템, 풍부한 녹지 등을 포함한 도시설계를 목표로 두고 있다(댄넌버그, 프럼킨, 잭슨, 2011/2014, 44쪽; 김철수, 2009, 344~ 345쪽).

한편, 도시학자들도 산업혁명의 영향으로 발생한 도시문제를 해결하고자 다양한 이상도시를 제시하여 왔다. 대표적인 예로 하워드(Ebenezer Howard, 1850~1928)는 '전원도시(Garden City)'를 제안하고 있다(그림 7.3). 1898년 발간된 그의 저서 '내일(Tomorrow: a peaceful path of social reform)에서는 도시와 농촌의 장점을 결합시킨 전원도시 계획안을 제시하였다. 그가 제안한 전원도시는 다음의 여섯 가지 조건을 만족시켜야 하였다.

1. 인구는 3~5만명 수준
2. 도시주변에는 식량자급자족을 위한 농경지 확보
3. 도시경제 유지를 위한 산업시설 유치
4. 시가지내의 충분한 오픈스페이스 확보(1인당 35m^2)
5. 토지의 공유화
6. 상하수도, 전기, 가스, 철도 등 기반서비스의 공공공급

하워드의 전원도시는 인구 3.2만 명 규모이며, 계획인구가 도달했을 때 별도의 전원도시를 차례로 조성하고 이 도시들은 철도와 도로로 연결되어 인구 5.8만 명의 중심도시를 6개의 전원도시가 둘러싸게 하여 결국 인구 25만 명(중심도시 5.8만 명 + 6개의 전원도시(6개소×3.2만 명) = 25만 명)의 집단도시를 형성하게 된다(윤정섭, 1981, 337쪽). 하워드의 전원도시가 실제로 실현된 것은 런던에서 약 56km 떨어진 최초의 전원도시인 레치워스

(Letchworth)이며, 이 계획은 당시 도시계획가 뿐 아니라 일반 시민들의 많은 호응을 불러일으켰다. 이후, 전원도시 운동은 지속적으로 전개되었으며, 두 번째 전원도시는 런던 북쪽의 웰윈(Welwyn)이 개발되기도 하였다.

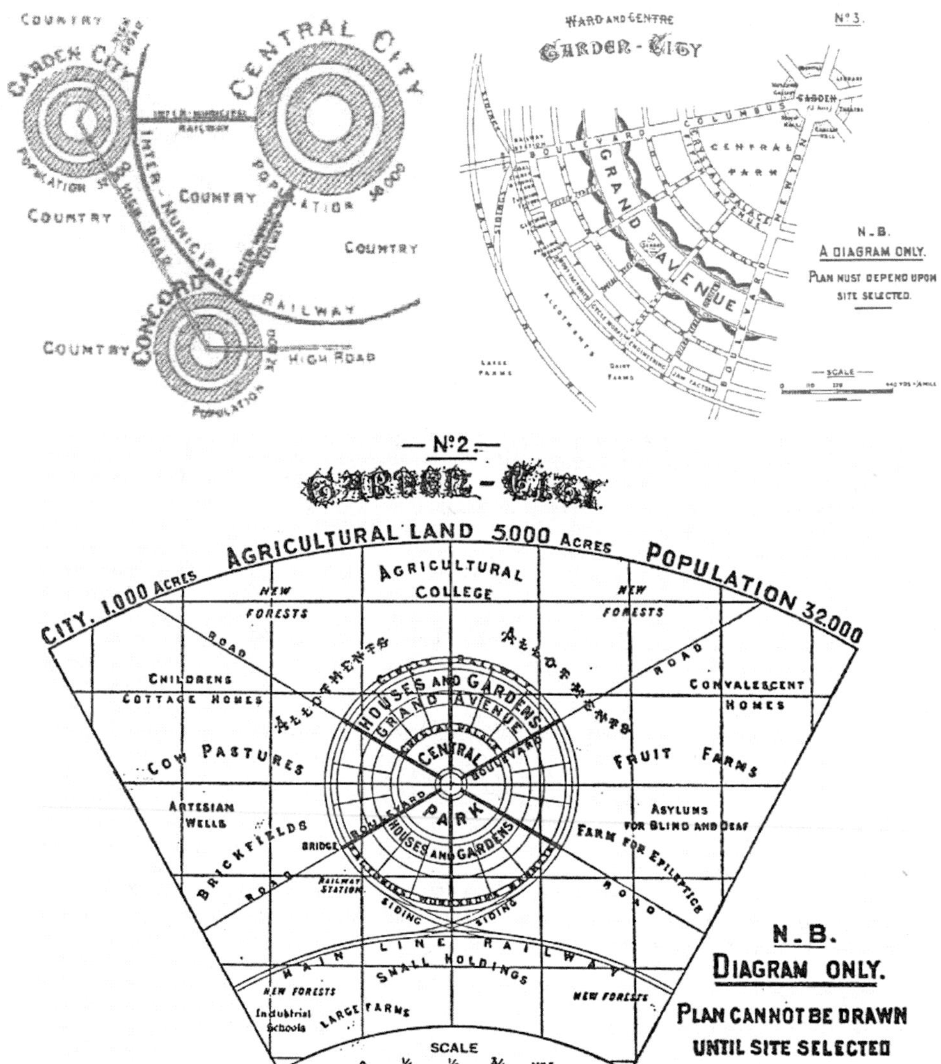

[자료] (상) 김철수(2009) 309-310쪽, (하) Wikimedia Commons[6)]
(https://commons.wikimedia.org/wiki/File:Garden_City_diagram.jpg)

전원도시의 개념도

6) 위키미디어 커먼스 무료제공 이미지(from the free media repository)

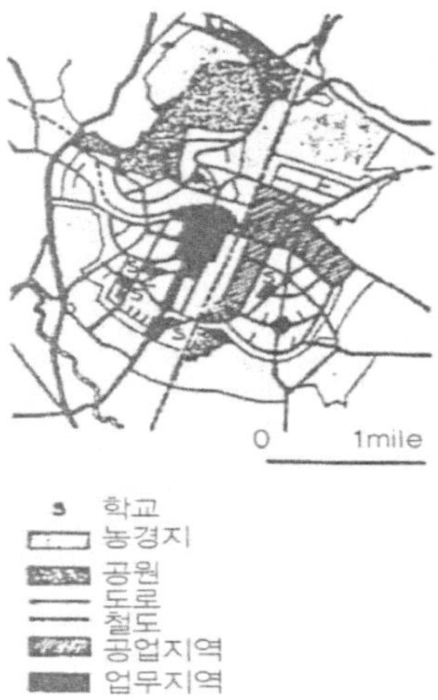
0 1mile
학교
농경지
공원
도로
철도
공업지역
업무지역

전원도시 웰윈(Welwyn)의 토지이용계획도

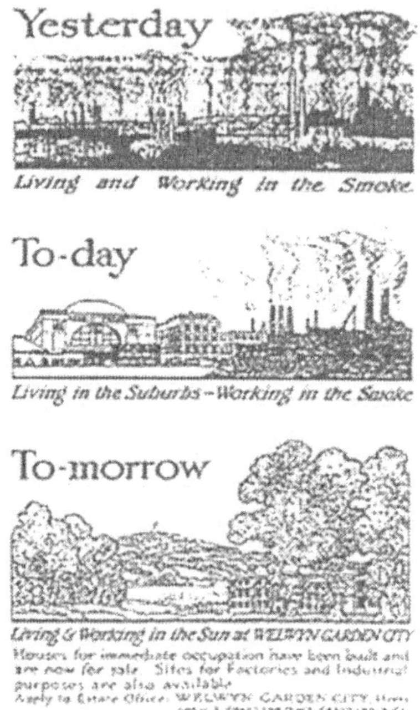
Yesterday
Living and Working in the Smoke
To-day
Living in the Suburbs - Working in the Smoke
To-morrow
Living & Working in the Sun at WELWYN GARDEN CITY
Houses for immediate occupation have been built and are now for sale. Sites for Factories and Industrial purposes are also available.
Apply to Estate Office, WELWYN GARDEN CITY

전원도시 웰윈(Welwyn) 분양광고

≫ **그림 7.3** 전원도시(garden city) 개념도 및 전원도시 웰윈(Welwyn)
[자료] 김철수(2009) 310-311쪽

이상에서 살펴본 바를 종합하여 정리하면 다음과 같다. 공중보건이든 도시계획이든 두 분야의 학자들이 말한 이상적인 도시는 생태적으로 우수한 환경여건이 기반이 되고, 상하수도, 전기, 가스, 도로, 철도 등 기반시설이 갖추어져 잘 갖추어져 있으며, 채광 및 환기 시스템이 우수하고, 적정한 인구밀도가 보장된 도시로, 결국 그곳에 거주하는 사람이 건강한 삶을 영위할 수 있는 장소여야 한다. 19세기 중후반에 각각의 분야에서 이상적인 도시를 논했던 공중보건과 도시계획은 21세기에 들어서면서 또 한 번 공통의 관심사인 이상적인 도시를 발견하게 되었고, 그것이 바로 건강도시(healthy city)이다.

2.3 건강결정요인으로서의 도시환경

그렇다면 건강을 결정하는 요인으로서 도시환경은 얼마나 중요한 것인가? Lalonde (1974)는 유전(gene), 의료서비스(access to health care), 생활습관(life style), 그리고 환경(environment) 등 4가지 요인이 건강결정요인이라고 밝혔다. 이 보고서는 개인의 개별 특성이 아닌 환경적 여건이 개인건강을 결정하는 중요한 요인으로 지목했다. 즉, 사람이 건강하게 살아가는데 있어서 대기, 수질, 토양의 질과 같은 자연여건과 함께 도시의 물리적 환경이 매우 중요한 요인임을 지적했다는 점에서 매우 의미가 있다.

한편, Whitehed & Dalgren(1991)은 건강의 사회적 결정요인(social determinants of health)은 크게 개인의 사회경제적 특성과 생활양식, 도시의 물리적 환경, 사회·경제적 여건으로 나뉜다고 밝혀냈다. WHO Europe(2003)은 건강의 사회적 결정요인을 10가지로 분류하여 제시하고 있는데, 이는 사회적 불평등(social gradient), 스트레스(stress), 유년기 생활(early life), 사회적 배제(social exclusion), 직장/업무(work), 실업(unemployment), 사회적 지원(social support), 중독(addictions), 음식(food), 교통(transport) 등을 포함한다. 특히, Kearns, Tannahill, & Bond(2009)의 연구에서는 이 10가지에 달하는 사회적 건강 결정요인은 개인건강과 어떤 연관성이 있고, 시민들의 건강에 좋은 영향을 주기 위해 도시계획(재생) 정책이 어떻게 구현해 나가야 하는지에 대해 표 7.1과 같이 정리하고 있다.

표 7.1 건강의 사회결정요인과 도시계획(재생) 프로그램에의 시사점

영역 (분야)	해설	건강 영향	도시계획(재생)정책에의 시사점
사회적 불평등 (Social gradient)	• 약점(disadvantage)은 절대적이기도 하고 상대적이기도 함 • 이는 인생에서 중요한 단계에 누적된 영향을 줌	• 낮은 사회적 계층과 낮은 직업 순위가 잦은 질병과 조기사망 초래	• 지역 서비스를 개선하고 타 분야의 접근성을 개선시킴으로써 상대적 빈곤을 완화시킴 • 소셜믹스 도시재생 프로그램은 잠재적으로 부정적인 '상대적 결핍'을 초래함
만성 스트레스 (Chronic stress)	• 만성 스트레스는 사회적 심리적 원인과 불안감, 물질적 불안, 낮은 자존감, 통제력 결여를 가져옴 • 이에 대한 관심이 부족할 시 더욱 악화됨	• 심혈관계와 면역체계 시스템, 감염에 대한 저항력 약화, 고혈압, 심근경색, 뇌졸중, 우울증과 공격성 초래	• 지역 금융기관은 자금압박과 불안을 줄일 수 있음 • 효과적인 지역 관리는 사회적 스트레스요인을 줄일 수 있음 • 취약집단에게 사회생활의 통합과 사회적지지 메커니즘 제공할 수 있음 • 개선된 친환경 건축 및 관리는 주거환경 스트레스 요인을 줄임(예를 들어, 더 나은 채광, 안전한 공공장소, 어린이를 위한 놀이공간)

유년기 (Early life)	• 열악한 임신 환경: 영양 부족, 임신 중 스트레스, 산모흡연, 알코올과 약물 남용 • 열악한 유아 환경: 격려 부족, 불안정한 정신적 애착 • 부모님과 또래친구로부터 건강에 해로운 행동을 경험	• 유아기 성장 지연 • 낮은 학업성취도 • 문제행동과 사회적 소외 • 성인병 위험 증가	• 보건 및 교육 부문 프로그램을 포함 • 태아와 유아의 필수영양분 섭취와 감정적 욕구에 대한 학습을 돕기 위해 임산부와 산모에 대한 프로그램 지원 • 부모와 아이간의 관계와 부모와 학교간의 교류 지원 • 아이들의 인지적 개발과 친사회적 행동 모니터링 • 젊은이들과 신혼부부, 부모의 교육수준을 높이는 노력
사회적 배제 (Social exclusion)	• 상대적 빈곤으로 인한 사회 참여 회피 • 낙인, 차별, 적대감으로 인한 사회, 활동, 서비스로부터 배제	• 건강문제에 취약하며, 특히 심혈관 질환에 취약 • 이혼/별거 증가, 질병·중독·격리 증가	• 특정지역의 빈곤 분포를 줄이는 것을 목표로 함 • 고립 혹은 비 특정지역에 대한 조정 • 지역의 낙인에 대처하기 위한 사전예방 조치
직장/업무 (Work)	• 직장을 가진 사람이 그렇지 않은 사람보다 더 건강하나, 노동에 대한 측면에서는 해로울 수 있음: 일에 대한 통제부족, 노력에 대한 부적절한 보상, 직장생활의 인간관계에서 받는 스트레스	• 심혈관 질환의 위험, 허리통증, 병가 증가 • 장애급여 청구의 주요 원인은 정신적 건강 문제	• 빈곤지역의 노동수준을 향상시키기 위한 시도는 사회적 지위, 자존감과 자기개발을 제공하는 직업을 갖도록 하는 것을 목표로 해야 함 • 고수요, 통제력 부족, 낮은 보상의 상황은 피해야함 • 노동의 질적인 측면 역시 양적인 측면만큼 중요함
실업 (Unemployment)	• 실업률은 심리적, 재정적인 문제를 가져옴 • 일자리 불안감은 또한 건강에 해로움	• 일자리 불안감을 겪으면서 병가와 의료 서비스이용 증가 • 심장질환과 자살 위험이 높음	• 더 나은 직업을 가질 수 있도록 학업 성취율 제고, 재교육제도 제공 • 보다 안정된 일자리 창출을 목표로 함 • 완전고용이 비현실적일 수 있으나 취직 혜택의 일부는 다른 방법으로 달성될 수 있다는 점을 인식하여 폭 넓은 참여를 극대화시킴

사회적 지원 (Social support)	• 사회적 지원망과 사회 공동체 속에 속한 구성원(신뢰, 존중, 상호간의 도덕적 의무)은 건강을 보호하며 대우받고 있다는 것에 대한 인식과 함께 건강에 더 유익한 행동을 장려함 • 상위의 조건이 미흡할 시 건강에 해로움	• 사회적 관계 결여는 다음과 연관됨 : 만성질환 심화; 질병으로부터 낮은 회복률; 스트레스로 인한 높은 생리적 반응; 우울증 심화; 임신 합병증 심화	• 지역사회 참여와 사회적 상호작용을 장려하는 시설과 활동을 제공 • 지역사회 개발활동은 사회 통합과 결속력을 강화함 • 사회활동과 지역사회의 취약하고 격리된 집단에 대한 혜택의 인식을 높임 • 지역격차가 있는 소셜믹스 커뮤니티를 포함한 도시재생 지역에서 사회적 연결망 및 사회통합은 특별한 배려가 필요함
중독 (Addictions)	• 열악한 사회경제적 여건으로 인해 마약, 알코올 및 흡연을 하게 됨: 이는 회피 또는 고통으로부터 벗어남; 이로 인해 기분이 좋아짐. 이는 사회적 하향이동을 초래함	• 소득 유출 • 수많은 건강문제와 조기사망, 강력범죄의 원인 • 스트레스 해소나 기분 전환을 위한 이용제한 • 낮은 심리건강 수준	• 상점과 상인을 통해 지역에서 마약, 알콜, 담배 등 사용률을 감소시킴 • 중독자를 위한 서비스 제공 • 사회 경제적 조건 개선 • 학교의 보건 교육과 더불어 약물 중독을 줄이기 위한 청소년 서비스 제공
음식 (Food)	• 다이어트 품질의 사회적 편차 • 칼로리와 당분함량이 높은 음식에 과한 의존 • 신선제품보다 염분이 높은 가공 식품을 선호	• 비만과 당뇨병 • 양호하지 않은 구강 상태 • 심장 혈관 질환 및 높은 암 발병률	• 학교에서의 교육과 어른들과 함께 건강한 음식문화 개발 • 건강하고 저렴한 음식과 식이요법 정보 제공이 가능함
교통 (Transport)	• 자동차에 과한 의존 • 도로교통은 커뮤니티를 해체할 수 있음 • 교통량 밀집지역과 자동차 이용은 사회적 상호작용이 더 낮을 수 있음 • 보행자도로와 자전거도로의 부족	• 비만 발생률, 당뇨병과 심장질환에 기여 • 교통사고율과보행자 부상 증가 • 대기오염으로 인한 호흡기 질환 • 사회적 고립	• 대중교통노선과 빈도 향상 • 지역내의 통합 목적지(서비스, 시설) 제공 • 매력적으로 디자인된 지역과 안전한 보행자도로와 자전거도로

[자료] Kearns, Tannahill, & Bond(2009), 표 1.

2.4 지속가능한 도시계획(도시재생), 건강, 건강도시

건강이란 '질병없음(absence of disease or infirmity)'의 상태를 뛰어넘어 '육체적 · 정신적 · 사회적 안녕(state of complete physical, mental, and social well-being)'을 말한다(World Health Organization, 1946). 이러한 개념을 기초로 하여 건강도시는 '물리적 · 사회적 환경을 개선하고 지역사회의 모든 구성원이 상호 협력하여 시민의 건강과 삶의 질을 향상시키기 위해 지속적으로 노력해가는 도시'이다(Hancock and Duhl, 1988). 건강도시의 개념에서 말하는 '물리적 환경(physical environment)'이 바로 인간의 삶을 담는 그릇으로서의 도시(city)를 지칭하는 것이다. 구체적으로 WHO가 제시하고 있는 건강도시의 11가지의 특징은 다음의 표 7.2와 같다.

표 7.2 세계보건기구(WHO)에서 제시한 건강도시의 특징

구분	건강도시의 11가지 특징
1	깨끗하고 안전하며, 질 높은 도시의 물리적 환경
2	안정되고, 장기적으로 지속가능한 생태계
3	계층 간 부문 간 강한 상호지원 체계와 착취하지 않는 지역사회
4	개개인의 삶, 건강 및 복지에 영향을 미치는 문제에 대한 시민의 높은 참여와 통제
5	모든 시민을 위한 기본적 요구(음식, 물, 주거, 소득, 안전, 직장) 등의 충족
6	시민들간의 다양한 만남, 상호작용 및 의사소통을 가능하게 하는 기회와 자원에 대한 접근성
7	다양하고 활기 넘치며, 혁신적인 도시 경제
8	역사, 문화 및 생물학적 유산 혹은 지역사회 내 모임들과 개인과의 연계를 도모
9	모든 시민에 대한 적절한 공중보건 및 치료서비스의 최적화
10	높은 수준의 건강과 낮은 수준의 질병발생
11	이상의 요건들이 서로 양립할 뿐만 아니라 더불어 이 요소들을 증진시키는 도시 형태

[자료] Hancock and Duhl(1988)

건강도시가 갖추어야할 11가지 특징을 보면 시민들 개인의 건강수준과 낮은 유병률, 보건 및 의료서비스를 포함하고 있다. 여기에 더하여 '깨끗하고 안전하며, 질 높은 도시의 물리적 환경', '안정되고, 장기적으로 지속가능한 생태계', '이상의 요건들이 서로 양립할 뿐만 아니라 더불어 이 요소들을 증진시키는 도시 형태'등이 주요 특징으로 포함되고 있다는 것은 도시전반의 쾌적하고 안전하며 환경친화적인 환경여건이 건강도시의 중요한 요건으로 지목되고 있다는 것을 증거하고 있다. 이는 건강도시가 비단 공중보건 및 예방의학적

관점으로만 바라보는 것이 아니라, 도시계획적 시각에서 도시형태, 토지이용, 환경의 지속가능성 등을 염두에 두고 추진되어야 한다는 것은 두말할 나위가 없다.

그렇다면 이론적 · 개념적 측면에서 도시계획과 건강도시는 어떻게 연관되어 있을까? Hancock(1996a)은 경제 · 환경 · 사회의 조화로운 공존을 이루는 지속가능한 개발(sustainable development)이 궁극적으로 지향하는 목표가 바로 건강성을 담보하는 것이라고 말한다(그림 7.4). 여기서 우리는 지속가능한 개발의 개념은 최근 도시계획이 지향하는 방향에 맞닿아 있는 개념이라는 것에 주목할 필요가 있다. 즉, 도시계획의 지향점이 그곳에 사는 지역주민의 건강을 담보해나가는 발전 과정이라고 볼 수 있다는 것이다. 한편, 그림 7.5에서 보는바와 같이 최근 도시계획 분야에서 학술적으로나 정책적으로나 가장 많이 회자되는 도시재생[7]의 개념과 연계해 볼 때, 건강도시(healthy cities)와 지속가능한 도시재생(sustainable urban regeneration)은 공통적으로 환경적, 사회적, 물리적 개선책을 마련함으로써 더 나은 환경(better environment)과 더 나은 삶의 질(better quality of life)의 공통된 목표를 지향하고 있다(Hancock, 1996b).

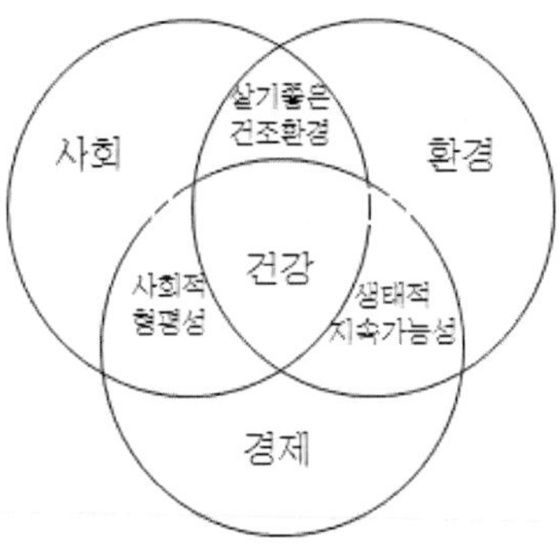

» **그림 7.4** 지속가능성과 건강의 연관성
[자료] 김은정(2016b), 그림 1(원자료: Hancock, 1996a)

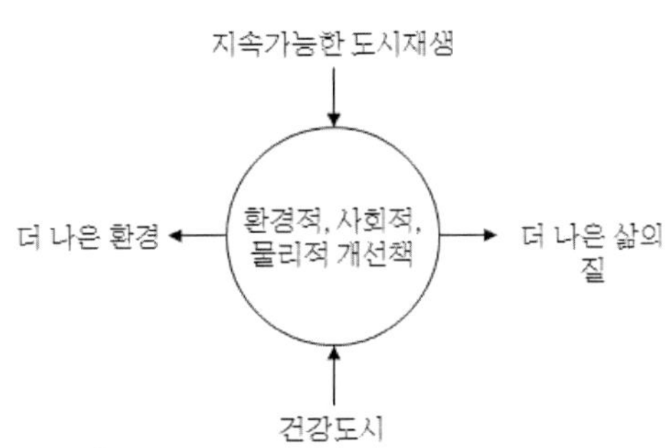

» **그림 7.5** 도시재생과 건강도시가 추구하는 공통의 목표
[자료] 김은정(2016b), 그림 2(원자료: Hancock(1996b)

7) 도시재생이란 '인구의 감소, 산업구조의 변화, 도시의 무분별한 확장, 주거환경의 노후화 등으로 쇠퇴하는 도시를 지역역량의 강화, 새로운 기능의 도입 · 창출 및 지역자원의 활용을 통하여 경제적 · 사회적 · 물리적 · 환경적으로 활성화시키는 것'이다(도시재생 활성화 및 지원에 대한 특별법).

2.5 도시계획(도시재생)이 건강에 미치는 영향

김은정(2016a)은 도시재생사업이 지역주민의 건강에 미치는 영향을 선행연구 검토(literature review)를 통해 분석하였으며, 크게 주거환경에 대한 개선(housing-led investment)과 근린환경(community-wide environment) 개선으로 나누어 살펴보았다. 우선, 외국의 다양한 선행연구 검토를 통해 주택 개량 및 주거환경 개선이 지역주민의 건강에 유의미한 영향을 미치는 것을 발견하였다(Thomson et al., 2009; Green and Gilbertson 1999; Green, Ormandy and Brazier, 2000; Thomson and Thomas, 2005). 특히, Thomson and Thomas (2015)의 연구에서는 '주택 및 주거환경 개선 → 사회경제적 건강결정요인 개선 → 건강증진 효과'로 이어지는 순차적 영향이 발생한다는 것을 도식화하여 설명하고 있다(그림 7.6).

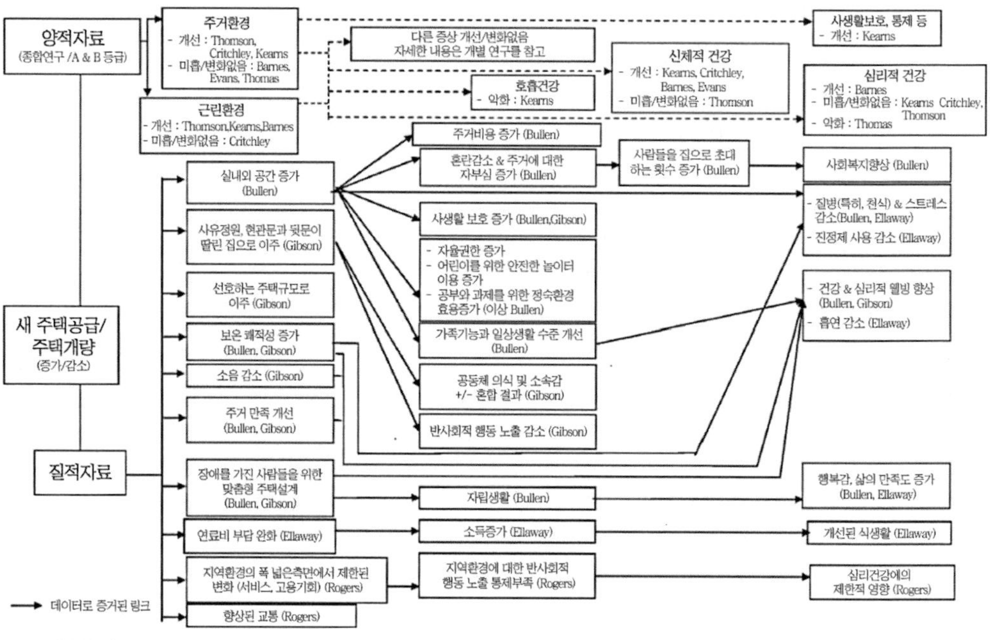

» **그림 7.6** 주택 개량 및 주거환경 개선을 통한 건강증진의 논리 모형(logic model)
[자료] 김은정(2016a), 그림 2(원자료: Thomson & Thomas, 2015)

한편, 김은정(2016b)의 연구에서는 다양한 선행연구 검토를 통해 근린환경 개선은 지역주민의 건강에 유의미한 수준에서 정(+)의 영향을 보인다고 정리하고 있다. 이 연구의 핵심적 내용은 근린환경 개선은 커뮤니티의 안전성, 근린생활시설의 편의성, 보행친화성,

지역사회 소속감을 높이고, 이는 결국 지역주민의 신체적·정신적·사회적 건강을 증진시키는 효과를 나타내는 것이다.

이와 같은 선행연구 검토를 종합하여 주거 및 근린환경 개선이 건강에 미치는 영향에 대한 개념적 틀(conceptual framework)을 정리하면 다음의 그림 7.7과 같다(김은정, 2016a). 도시계획적 접근에서의 주거 및 근린환경의 개선 사업은 주로 물리적 인프라 개선(주택 리모델링, 공공공간 및 녹지 공급, 편의시설 설치, 환경기반시설 개선, 보행 접근로 개선 등)을 포함하게 되고, 이는 지역사회의 주거 안정성, 커뮤니티 안전성 및 편의시설 수준 향상, 보행 친화성, 지역사회 소속감 증대 등의 지역사회의 맥락(context)을 변화시키게 된다. 이는 다시 지역주민의 신체적(physical)·심리적(mental)·사회적(social) 건강에 영향을 끼치고, 이는 결국 웰빙(wellbeing)을 누리게 하는 연쇄적인 파급효과를 나타내게 되는 것이다.

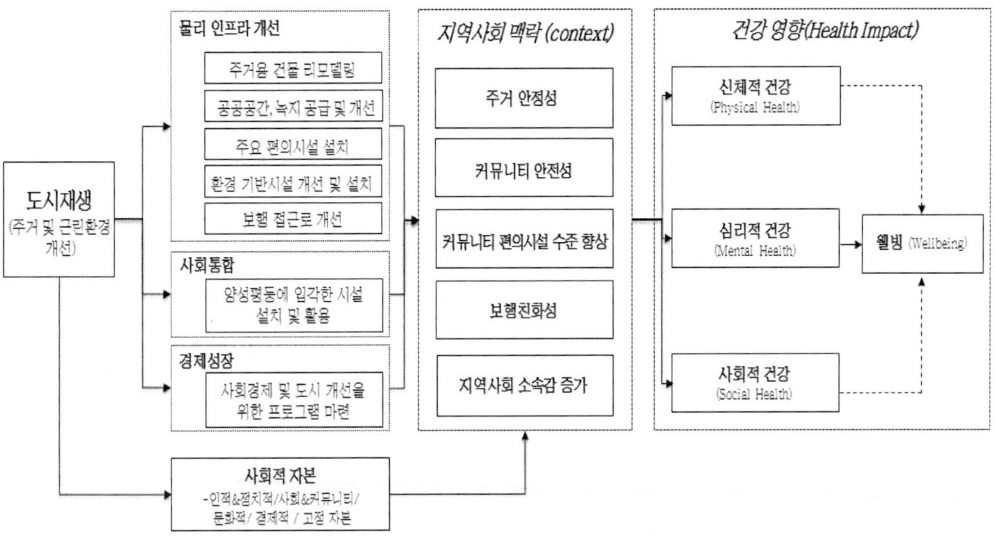

» **그림 7.7** 주거 및 근린환경 개선(도시재생)이 건강에 미치는 영향에 대한 개념 틀(conceptual framework)
[자료] 김은정(2016a), 그림 4

위의 개념적 틀은 '주거 및 근린환경경 개선 → 물리적 인프라 개선 + 사회적 자본 → 지역사회 맥락 → 건강영향'으로 연결되어 있으며, 이는 도시계획이 얼마나 건강에 얼마나 중요한 영향을 끼치는지를 개념적으로 잘 보여주고 있다.

3 도시계획을 통한 건강도시: 국내외 사례

3.1 미국 캘리포니아주 리치몬드시(Richmond, CA)

2012년 4월, 미국 캘리포니아주의 리치몬드(Richmond, CA)시는 시의 지속가능한 발전을 위한 새로운 도시계획(General Plan 2030)을 수립하였다. 수립된 도시계획은 건강한 도시 건강한 동네(healthy city and healthy neighborhoods)를 조성하기 위한 종합적 틀을 제시하고 있다. 이 도시계획안은 토지이용, 경제개발, 주택, 교통, 기후변화, 공공안전, 문화, 녹지보존 전략 등 총 15가지 계획요소로 구성되어 있다(표 7.3). 특히, 리치몬드시는 도시계획에서 '건강 및 웰니스(community health and wellness)'를 하나의 계획요소로 포함하여 시민의 건강증진을 위한 도시계획적 관점의 노력을 추구한다는 차원에서 특징적이다.

표 7.3 리치몬드(Richmond)시 General Plan 2030의 계획요소

NO	계획요소(elements)
1	경제개발(economic development)
2	교육과 휴먼서비스(education and human services)
3	토지이용 및 도시디자인(land use and urban design)
4	교통(circulation)
5	주택(housing)
6	시설 및 인프라(community facilities and infrastructure)
7	자연보존 및 오픈스페이스(conservation natural resources and open space)
8	에너지 및 기후변화(energy and climate change)
9	성장관리(growth management)
10	공원(parks and recreation)
11	건강과 웰니스(health and wellness)
12	안전과 소음(public safety and noise)
13	문화(arts and culture)
14	역사자원(historic resources)
15	국립역사공원(national historic park)

[자료] City of Richmond(2012)

리치몬드시는 건강과 웰니스 부문계획은 위해 여가 · 오픈이스 접근성, 건강한 음식 접근성, 의료서비스 향상, 대중교통 · 활동적 통행 접근성, 양질의 주거 접근성, 경제기회 접근성, 근린생활시설 완성도, 안전한 이웃과 공공장소, 환경의 질, 지속가능한 개발, 건강한 커뮤티를 위한 리더십 등 11가지 도시계획요소를 도출하였고, 이를 완수하기 위한 정책방향을 결정하여 추진하고 있다. 특히, 11가지 도시계획의 정책방향은 그림 7.8에서와 같이 시민건강에 영향을 미치는 것으로 나타나고 있어 도시계획과 시민건강 증진과의 연관성을 잘 살펴볼 수 있다.[8)]

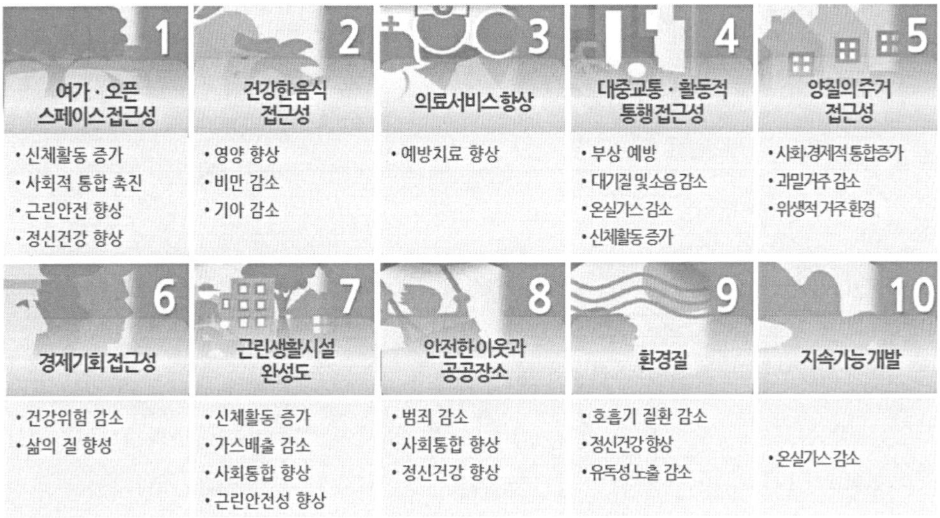
1
여가 · 오픈 스페이스접근성
• 신체활동 증가
• 사회적 통합 촉진
• 근린안전 향상
• 정신건강 향상
2
건강한음식 접근성
• 영양 향상
• 비만 감소
• 기아 감소
3
의료서비스향상
• 예방치료 향상
4
대중교통 · 활동적 통행접근성
• 부상 예방
• 대기질 및 소음 감소
• 온실가스 감소
• 신체활동 증가
5
양질의주거 접근성
• 사회경제적 통합증가
• 과밀거주 감소
• 위생적 거주환경
6
경제기회접근성
• 건강위험 감소
• 삶의 질 향성
7
근린생활시설 완성도
• 신체활동 증가
• 가스배출 감소
• 사회통합 향상
• 근린안전성 향상
8
안전한이웃과 공공장소
• 범죄 감소
• 사회통합 향상
• 정신건강 향상
9
환경질
• 호흡기 질환 감소
• 정신건강 향상
• 유독성노출 감소
10
지속가능개발
• 온실가스 감소

» **그림 7.8** 리치몬드시 General Plan 2030의 '건강과 웰니스'부문에서의 도시계획적 정책방향과 시민건강 증진의 관계

[자료] 김태환(2014)

리치몬드시는 General Plan 2030에서 '건강 및 웰니스' 부문의 11대 정책목표를 세우고, 이를 실현하기 위해 정책방향과 실행방안을 제시하여, 실제 도시정책을 추진할 때에 이를 감안하여 도시개발 사업으로 추진하고 있다. 다음의 표 7.4는 11대 정책목표 중 '공원 및 오픈스페이스 접근성 향상' 부문의 정책 및 실행방안을 예시적으로 보여준다.

8) 리치몬드시의 General Plan 2030이 업데이트 되면서 기존 10가지의 도시계획 요소에 1가지가 추가되어 11가지로 완성되었는데, 그림 7.8의 자료는 업데이트 이전자료로 10가지로 정리된 것이다.

표 7.4 목표별 정책방향 및 실행방안 도출(공원 및 오픈스페이스 접근성 향상 예시)

목표	정책	실행방안
공원 및 오픈스페이스 접근성 향상	• 공원, 플라자, 운동장, 오픈스페이스의 연결 시스템 구축 • 공원의 형태와 기능의 다양성 • 레크리에이션 프로그램과 서비스 • 레크리에이션 시설의 질 • 공동이용(학교용지 등 시소유가 아닌 시설 이용)의 기회 제공 • 안전한 공공공간과 시설 • 대규모 자연지역의 접근성 확대 • 해안지역 접근성 및 개발 • 공원 및 레크리에이션 시설의 공평한 분배	• 공원 마스터플랜 수립 • 공원기부조례 및 기부인센티브 프로그램 • 공원 유지관리계획 수립 • 시 전역을 포함하는 레크리에이션 프로그램 구축 • 레크리에이션 시설의 유지관리 계획 • 공동사용(시소유가 아닌 시설 이용)에 대한 계약 • 공공안전 설계 지침 • 도시녹화계획 수립

[자료] City of Richmond(2012)

리치몬드시는 실제 도시개발사업을 추진할 때 General Plan 2030에서 정립된 목표별 정책방향 및 실행방안을 기반으로 시민건강을 고려한 개발사업 가이드라인을 작성하고, 커뮤니티 단위의 실행계획서를 토대로 사업을 추진하게 된다. General Plan 2030에서 제시하고 있는 각 목표별 정책방향 및 실행방안에 따라 공원 및 오픈스페이스의 접근성 향상을 위해 공원마스터플랜을 수립하고, 적정한 수준에서의 공간을 설치하는 개발사업을 추진하

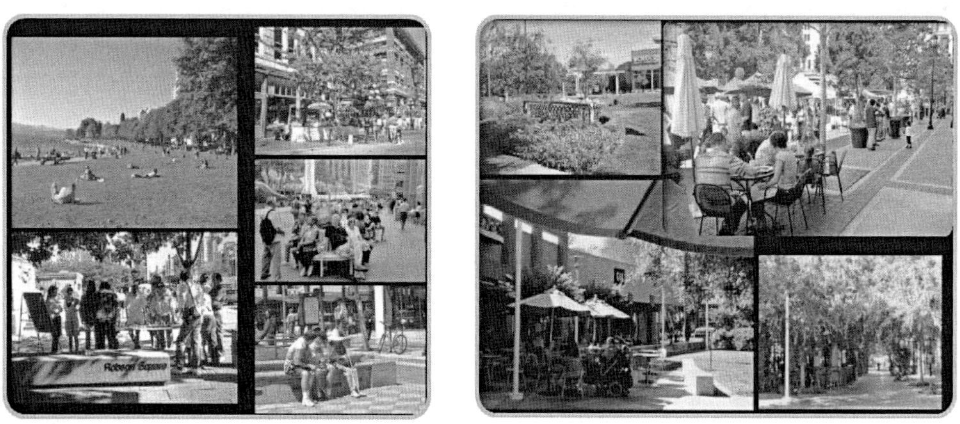

시민휴식 및 모임을 위한 공공공간 설치　　상가-공원의 연결성을 고려한 개발

» **그림 7.9** 리치몬드시 General Plan 2030의 계획요소를 반영한 도시개발 사업 추진의 예
[자료] 김태환(2014) 발표자료

였다. 또한 공원과 플라자의 연결성을 확보함으로써 공원이용을 높이는 형태로 사업을 추진하게 되는 것이다(그림 7.9).

3.2 미국 뉴욕 액티브디자인 가이드라인

뉴욕시는 시민들의 일상생활속의 활동을 촉진하기 위해서 '액티브디자인 가이드라인(Active Design Guideline)'을 마련하였다(그림 7.10). 건강도시의 사례로 한 도시에서 수립한 가이드라인을 제시한다는 것이 다소 다른 사례들과 이질적인 측면은 있으나, 뉴욕시의 액티브디자인 가이드라인이 주는 파급력을 생각한다면 과히 도시계획을 통한 건강도시 사례라 할 수 있을 것이다.

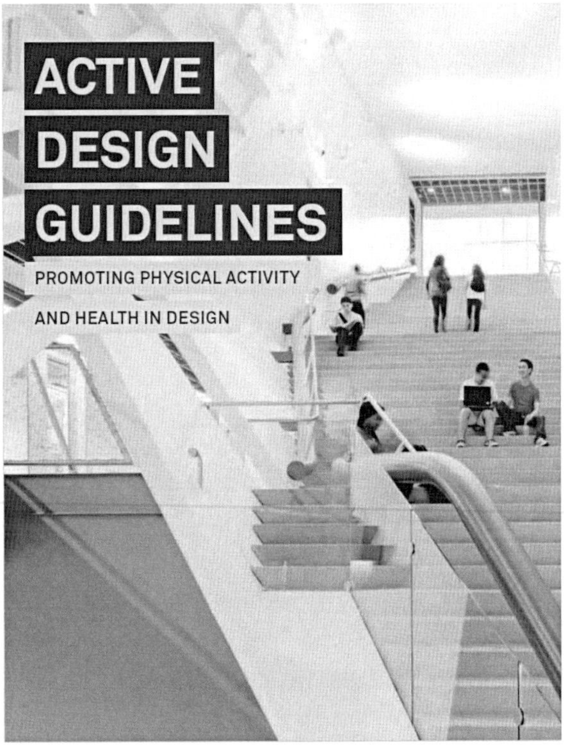

» **그림 7.10** 뉴욕 액티브디자인 가이드라인
[자료] City of New York(2010)

뉴욕시 액티브디자인 가이드라인은 개별단위의 건축물에서부터 도시차원에 이르기까지 다양한 측면에서 설계지침 제시하고 있다. 특히, 도시설계 가이드라인은 13개의 계획요소와 그에 따른 이슈에 대해 설계요소별로 고려해야할 부분을 자세하게 설명하고 있다.

이 가이드라인에서 제안하고 있는 계획요소는 토지이용혼합, 교통과 주차, 공원・오픈스페이스・레크리에이션시설, 어린이 놀이공간, 공공 광장, 식료품 상점과 신선한 농산물, 도로 연결성, 교통 정온화, 보행로 디자인, 거리풍경 프로그램, 자전거 네트워크와 연결성, 자전거 길, 자전거 시설 등 총 13개를 포함하고 있다. 표 7.5에서 보는바와 같이, 도시계획 및 설계적 측면에서 사용자의 활동적 생활을 촉진하는 도시환경을 위해서 개별 계획요소별로 디자인 가이드라인을 제시하고 있다. 예를 들어, '교통과 주차'계획요소에서 '보행자의 편의를 고려한 대중교통 정류장을 만들기'이슈를 달성하기 위해서 보다 구체적으로 '① 보행자와 장애인이 편안하게 이용할 수 있도록 충분히 넓은 보도를 조성한다, ② 버스를 기다리는 공간을 배려하여 추가적 공간을 제공한다, ③ 버스정류장에 햇빛과 바람, 비로부터 보호받을 수 있는 장치를 만든다, ④ 앉거나 기대어 쉴 수 있는 버스정류장을 마련한다' 등의 세부 가이드라인을 제안하고 있다.

표 7.5 미국 뉴욕 액티브디자인 가이드라인의 주요내용

계획요소	세부내용(Issues)
1. 토지이용 혼합	• 도시스케일의 개발을 할 때, 토지이용 혼합을 제공(예, 주거, 사무실, 학교, 소매점, 문화와 커뮤니티 공간, 레크레이션 시설의 혼합) • 주거와 직장 근처에 공원, 보행로, 트레일, 워터프론트 레크레이션 공간등을 위치시킴 • 주거지와 일터 근처에 수퍼마켓과 풀 서비스 식료품점을 개발
2. 교통과 주차	• 대중교통 정류장과 교통 회랑 근처에 건물과 건물 입구를 배치 • 거리와 잘 연결된 곳에 대중교통 정류장을 배치 • 건물, 정류장, 주요교차로 맵, 거리, 시간, 경로, 가까운 다음 정거장까지의 칼로리 소모와 관련한 안내표지를 제공 • 보행자의 편의를 고려한 대중교통 정류장 만들기 • 주차장을 포함한 사이트를 디자인할 때, 걷기, 자전거타기, 대중교통 이용하기와 같은 보다 활동적인 움직임에 영향을 줄 수 있는 주차제공을 고려 • 장애인을 위한 주차를 제공
3. 공원, 오픈스페이스, 레크레이션 시설	• 대규모 개발의 한 파트로 오픈스페이스 디자인하고, 오픈스페이스와 공공공간 근처에 건물을 배치 • 공원과 공공공간에 가기위한 자전거 도로와 보행로를 안전하고 눈에 잘 띄도록 만듦 • 새로운 개발을 계획할 때, 주거지에서 10분 이내에 걸을 수 있는 곳에 작게 흩여진 공간보다는 넓은 장소에 오픈스페이스를 계획

3. 공원, 오픈스페이스, 레크레이션 시설	• 공원과 오픈스페이스를 계획할 때 길, 산책로, 놀이터, 스포츠 코트, 식수대 제공 • 기존의 공공 및 민간 레크리에이션 시설 근처에 신규개발을 위치시키고, 실내 활동 공간을 포함한 새로운 시설의 개발을 장려 • 사무실과 상업공간을 디자인할 때, 운동시설 혹은 근처 보행 및 산책로 제공 • 공원, 오픈스페이스 및 레크레이션 시설이 지역 주민의 문화 환경을 보완하고, 다양한 연령의 범위를 수용 • 녹색 공간과 정원을 후원하고 유지하는 단체와 파트너십을 만듦
4. 어린이 놀이 공간	• 중정, 가든, 테라스, 지붕은 아이들의 외부 놀이공간을 서비스 할 수 있도록 디자인 • 놀이터를 디자인할 때, 운동과 다양한 사용을 배려한 바닥 표시를 포함 • 자연지형을 보존한 어린이의 외부 놀이공간 제공 • 저녁에도 신체 활동을 위한 기회를 확대하기 위해 보도와 놀이 공간에 조명을 제공 • 공원과 놀이터를 디자인할 때, 다른 계절과 날씨 조건에서도 활동을 촉진할 수 있도록 기후 환경을 다양하게 제공 • 학교에서 어린이와 청소년을 위한 신체 활동 시설을 제공 • 새로운 학교의 신체활동 시설을 수업 시간 이외에는 공동으로 사용이 가능하도록 디자인
5. 공공 광장	• 유지관리가 편리한 매력적인 광장 만들기 • 유명한 보행로에 공공 광장을 배치 • 대중교통 정류장 근처에 광장을 배치 • 자전거로 접근이 가능하도록 광장을 만듦 • 보도 레벨에서 광장을 만듦 • 다양한 기능을 담을 수 있는 광장 디자인 • 다양한 기후 조건에 적응할 수 있는 광장 디자인 • 광장의 유지 관리와 프로그램을 담당 할 수 있는 지역 사회 단체와의 협력을 추구
6. 식료품 상점과 신선한 농산물	• 모든 주거 지역에서 도보 거리 내에 풀 서비스 식료품 가게를 개발 • 식료품점을 보완할 수 있는 파머스 마켓(farmers' markets)을 소개 • 인구가 많은 지역과 식료품점, 파머스 마켓 사이에 안전한 보행로와 자전거도로 제공 • 보행자, 자전거 타는 사람들, 자동차이용자, 적재트럭이 안전하고 편리할 수 있도록 식료품점 배치와 주차를 디자인

7. 도로 연결성	• 대규모 개발에서는 보행로와 작은 사이즈들의 블록이 잘 연결되도록 디자인 • 보도와 거리의 현재 연결이 좋지 않을 경우, 기존의 블록을 통해 보행자 경로를 제공 • 보행자 레벨을 강제적으로 변경해야하는 지하도 와 보행로를 만들지 않도록 막다른 도로에서 차가 통행하지 못하도록 보행전용도로와 자전거도로를 유지시킴 • 교통체증이 심한 도로에서는 mid-block vehicular curb cuts 추가를 최소화 • 차와 보행자가 만나는 지점에서는 자동차 진입로와 램프를 최소화
8. 교통 정온화	• 도로의 폭과 차선수는 최소로 디자인 • 커브 엑스텐션, 중앙분리대, 감속기를 높이는 것을 교통 정온화 거리와 통합 • 적절한 물리적 설계 방안을 고려
9. 보행로 디자인	• 거리 가구, 나무 및 보도 인프라를 사용해 차량 통행으로 부터 보행자 버퍼 공간을 만듬 • 보행의 빈도와 시간을 증가시키기 위해 앉아 쉬는 공간, 식수대, 화장실 등 인프라 제공 • 거리와 야외 보행로를 따라 외부 조명을 제공 • 거리와 보도에 시각적인 즐거움을 주는 나무와 시설물을 설치 • 보행 친화적인 보행로 폭을 만듦 • 중간 블록과 교차로에 개선 된 보행자 횡단보도를 제공 • 유동인구가 많은 가로를 따라 커브익스텐션(curb extensions)을 구축 • 대규모 개발을 디자인 할 때, 공공 보도의 확장으로 현지경로(on-site pathways)를 만듬 • 흥미로운 볼거리 및 전망을 향해서 보행로를 만듦 • 보행자와 자전거이용자를 위한 길찾기 시스템을 제공 • 장애인, 노약자의 접근성을 배려한 거리를 만듦
10. 거리 풍경 프로그램	• 임시 혹은 영구적인 공공 예술 설치물을 거리 풍경에 통합 • 보행자우선거리 프로그램을 지정하여 일정시간 도로를 막아 보행과 자전거 이용을 넓힘 • 활기찬 거리가 되도록 외부 카페 시설을 늘림
11. 자전거 네트워크와 연결성	• 자전거 도로가 끊기지 않도록 네트워크 구축 • 자전거와 교통간의 링크 구축 • 자전거이용자에게 방향, 거리, 시간, 다양한 목적지를 안내하는 표지판 제공
12. 자전거 길	• 자전거길과 자동차길의 분리를 시각적으로 확실하게 하기 위해 도로 마킹이나 시각적으로 잘 보이는 표지를 사용 • 차량과 자전거도로가 물리적으로 분리될 수 있도록 보장 • 통행량이 많은 자전거도로의 확장 • 표지 문제와 회전시 사고를 완화하기 위해 교차로와 회전하는 지점에 특별한 조치를 취함

12. 자전거 길	• 주차 차선을 적절하게 확대하여 자전거와 자동차 사이의 잠재적 충돌을 피함 • 지역 공원 시스템과 그린웨이 시스템을 통합하여 개발 • 관광명소에서는 자동차와 자전거를 공유하여 사용하는 도로 고려
13. 자전거 시설	• 자전거 경로를 따라 공원에 가거나 최종 목적지에 도착했을 때 적합한 시설들을 제공 • 바쁜 교차로에서 보행자, 자전거, 자동차 운전자의 통행을 정리하는 자전거 전용 횡단 신호 지정 • "계단거리(step streets)"와 같이 야외 계단을 따라 자전거 레일을 구축 • 주민과 방문객 모두 자전거에 대한 액세스를 높이기 위해 자전거 공유 프로그램을 탐색

[자료] 김태환 외(2013) 부표 4. (원자료: City of New York, 2010)

3.3 서울시 연세로 대중교통전용지구

서울시는 2014년 1월 6일 '연세로 대중교통전용지구'를 운영하기 시작하였다(그림 7.11). 신촌 연세로(신촌 지하철역~연세대학교 정문) 550m 구간을 '대중교통전용지구'로 조성하여 일반 차량 진입을 금지하는 것이다. 다만, 택시의 경우 자정에서 새벽 4시까지, 허가받은 상가 서비스 차량에 한해 일부 시간대(10~11시, 15~16시)에 통행을 허용하였다. 연세로 대중교통전용지구는 일반 차량의 불편을 최소화하기 위해 교통체계를 우선 변경하고, 보행자를 위해 횡단보도를 추가적으로 설치하였다. 보도

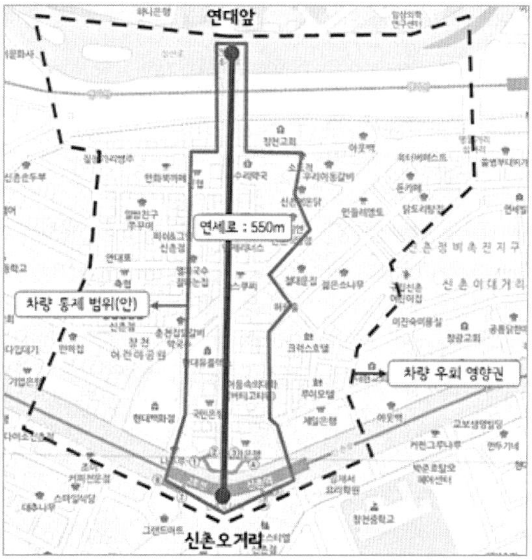

» 그림 7.11 연세로 대중교통전용지구 위치도
[자료] 서울시(2014)

폭을 3~4m에서 8m까지 확장하고, 교통약자를 위해 보차도 높이를 같게 조성하였다. 이와 함께 보행자들의 만남 및 휴식을 위해 보행광장, 휴게쉼터, 벤치 등을 조성하였다. 시각적으로 편안한 보행환경을 위해 보도블럭 색채를 조정하고, 보도녹화, 가로수 식재 등을 통해 보행자도로를 정원화 하였다.

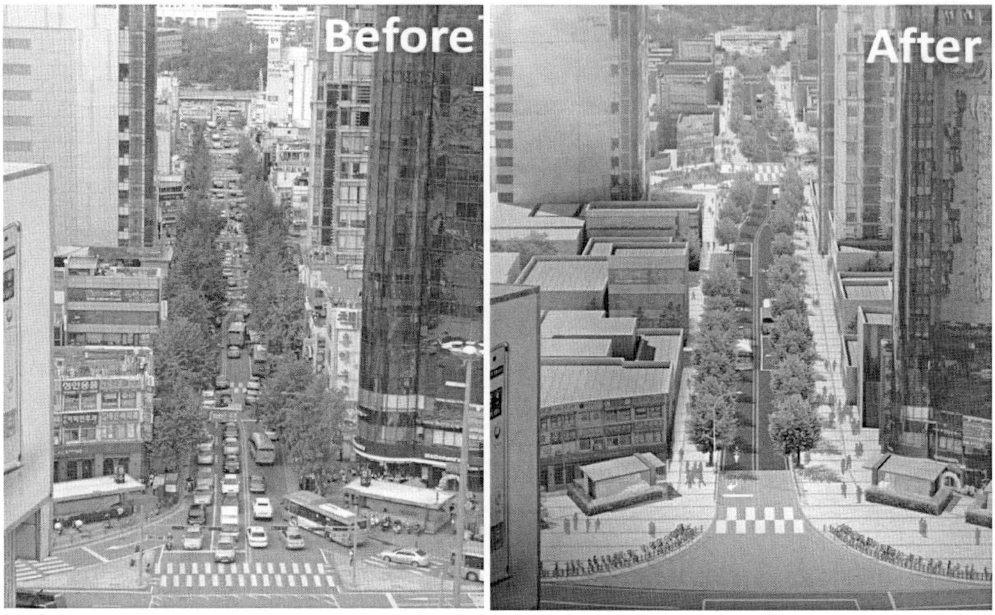

» **그림 7.12** 연세로 대중교통전용지구 조성 전후 사진과 조감도
[자료] 서울시(2014)

연세로 대중교통전용지구는 두 가지 측면에서 효과를 가져왔다. 우선 도시환경(built environment)을 새롭게 계획・설계하여 보행친화도(walkablity)를 높였다. 서울시(2014)에 따르면, 신촌역 대중교통전용지구를 조성한 이후 시민 만족도가 12%에서 70%로 58%p 증가했다. 연세로를 지나는 10개 노선을 조사한 결과, 1월부터 5월까지 버스를 이용해 이 지역을 찾는 시민이 전년대비 11.1%(5만4천명 → 6만1천명) 증가하였다.

안영수・오선영(2015)은 연세로 대중교통전용지구의 조성전(시나리오 1)과 조성후(시나리오 2) 및 향후 대중교통전용지구의 보행자전용도로 전환후(시나리오 3)의 경우에 보행 접근성 변화를 실증적으로 비교분석하였다. 그림 7.13은 신촌지하철역 입구로부터 10분 이내에 보행접근 가능한 면적을 분석한 결과, 시나리오 1, 2, 3의 경우는 각각 986,169m^2, 1,153,524m^2(시나리오 1 대비 17.0% 증가), 1,196,644m^2(시나리오 1 대비 21.3% 증가)으로 나타났다.

보행환경이 개선되면 동일한 시간에 접근할 수 있는 건축물이 증가하게 된다. 보행환경 개선에 따른 접근가능한 건물수를 분석한 결과는 그림 7.14와 같다. 신촌지하철역 입구로부터 10분동안 보행으로 접근가능한 건물수와 연면적을 분석한 결과, 시나리오 1(조성전)에서는 1,065개의 건물과 총누적연면적 584,441m^{2}이었으나, 시나리오 2(조성후)에서는

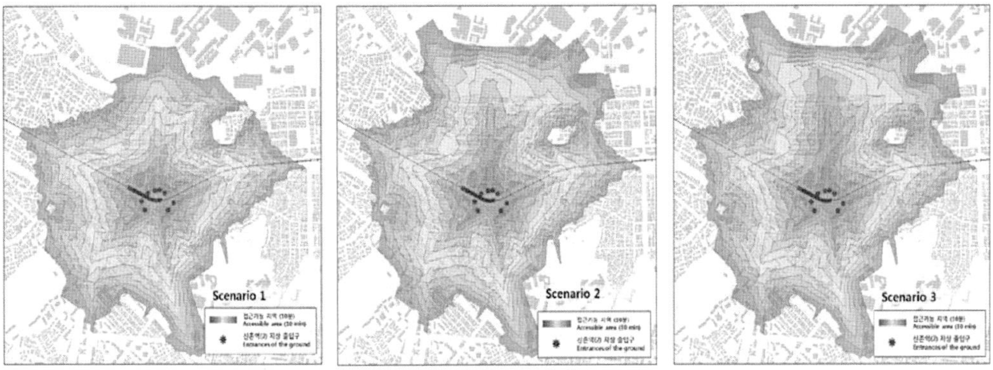

» **그림 7.13** 신촌역으로부터 10분내 접근가능한 지역(左: 대중교통전용지구 조성 전, 中: 대중교통전용지구 조성 후, 右: 향후 대중교통전용지구의 보행자전용도로 전환 후)
[자료] 안영수, 오선영(2015)

1,221개의 건물과 연면적 803,286m^{2}으로 각각 15%, 37%가 증가하였다. 시나리오 3(향후 보행자전용도로 전환 후)에서는 1,286개의 건물과 연면적 864,134m^{2}으로 증가하여 지구조성 전(시나리오 1)과 비교했을 때 각각 21%, 48%가 증가될 것이라고 분석되었다. 연세로 대중교통전용지구는 이 거리를 지나는 사람들의 보행량을 증가시키는 효과가 매우 큰 것을 실증적으로 확인하였다. 이는 도시계획적 차원에서 건강도시가 추구하는 '보행친화도시', '걷고싶은거리' 등의 개념이 이상적으로 나타난 사례인 것이다.

둘째, 대중교통전용지구를 설치함으로써 이 지역의 교통사고로부터의 안전성을 높이고, 지역내 상권 활성화를 불러일으켰다. 표 7.6은 대중교통전용지구 운영 전후 해당지역에서 일어나는 교통사고 수준을 보여준다. 대중교통전용지구 운영 이후 연세대학교 정문까지 이어지는 주도로인 연세로에서는 교통사고가 54.5% 감소하였고, 이면도로에서는 22.2%가 감소한 것을 확인할 수 있다. 이는 대중교통전용지구 조성으로 해당 지역을 통과하는 차량 통행량이 줄어들고, 차량 통행속도가 현저하게 줄어들면서 이에 대한 효과로 교통사고가 줄어든 것으로 보여진다.

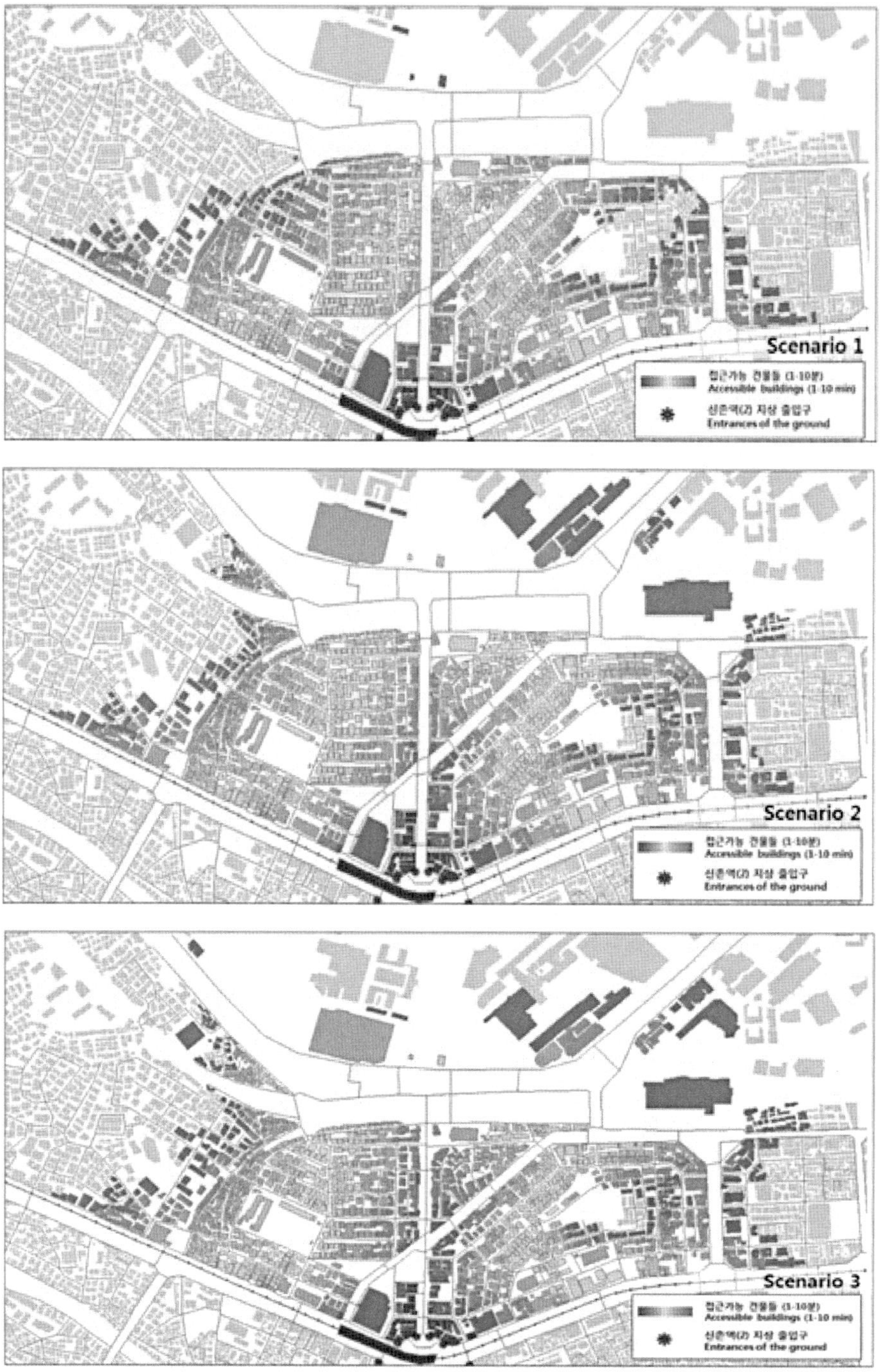

» **그림 7.14** 신촌역으로부터 10분내 접근가능한 건물들(左: 대중교통전용지구 조성 전, 中: 대중교통전용지구 조성 후, 右: 향후 대중교통전용지구의 보행자전용도로 전환 후)

[자료] 안영수, 오선영(2015)

표 7.6 대중교통전용지구 운영 전후 교통사고 건수 및 증감율

구 분	계	'13. 1~6월	'14. 1~6월	증감율(%)
계	48	29	19	△ 34.5%
연세로	16	11	5	△ 54.5%
이면도로	32	18	14	△ 22.2%

[자료] 서울시(2014)

한편, 표 7.7에서 보는바와 같이, 연세로 대중교통전용지구 운영 이후 해당 지역 이용객수는 28.9% 증가하였고, 매출액은 4.2%, 매출건수는 10.6% 증가하였다(서울시, 2014).[9] 이는 자동차중심의 도시환경을 도시계획 및 설계를 통해 보다 보행친화적인 거리로 조성했을 때 교통사고로부터 더욱 안전한 환경을 조성할 뿐 더러, 더 나아가 지역의 상권 활성화에도 긍정적인 효과를 나타내는 것을 보여주고 있다.

표 7.7 연세로 대중교통전용지구 운영 전후 지역내 상권 총 매출액, 이용객수, 매출건수 비교

구 분	2013년					2014년				
	1월	2월	3월	4월	5월	1월	2월	3월	4월	5월
총 매출액	16,840	16,292	17,633	16,714	17,782	17,692	16,096	18,654	18,063	18,315
총 이용객수	198	192	211	211	220	245	244	274	276	290
총 매출건수	564	494	609	598	651	592	550	687	680	717

[자료] 서울시(2014)

3.4 자전거천국, 건강도시 창원

창원시는 서울시, 부산진구, 원주시와 함께 2004년에 우리나라 최초로 서태평양건강도시연맹(Alliance for Healthy Cities, AFHC)에 가입한 곳으로, 2017년 12월 현재 90개의 지자체가 가입하고 있는 대한민국건강도시협의회(Korea Healthy Cities Partnership, KHCP)의 1대 및 2대 의장도시를 역임하기도 했다. 명실상부 창원시는 우리나라 건강도시운동의 역사를 시작한 발상지 중 하나이다. 우리나라의 건강도시운동이 보건소를 중심으로 발전되어 왔기에 창원시를 도시계획적 측면에서 건강도시로 바라보는 것이 다소 어색할 수 있을 것이다. 하지만 창원시는 우리나라 최초로 공공자전거를 도입하여 친환경 교통수단으로 활용

9) 대중교통전용지구 내 BC카드 가맹점 1천여 개소 분석자료를 기준으로 함

한 점은 도시계획적 차원에서의 건강도시로 지칭할 수 있을 것이다.

창원시는 정부의 중화학공업 육성정책에 의해 조성된 우리나라의 대표적인 공업도시이다. 창원국가산업단지 내에는 중장비, 자동차, 전자, 기계 등 다양한 산업의 업체들이 입주해있다. 이로 인해 환경문제가 창원시정의 주요 문제로 오랫동안 대두되었고, 2006년 '환경수도 창원' 선언을 시작으로 창원시는 우리나라를 대표하는 친환경도시로 탈바꿈하려는 노력을 시정 전반으로 내세우게 되었다. 환경문제와 함께 시민건강 증진의 이슈가 더욱 중요해지면서 '건강도시 창원'이 시정의 중심시책으로 자리매김하게 되었다. '환경수도'와 '건강도시'를 동시에 정책적으로 구현하기 위한 수단으로 창원시는 공공자전거 시스템을 도입하여 큰 성공을 이루었다.

창원시가 공공자전거 시스템을 도입할 수 있었던 이유는 무엇보다 도시환경이 공공자전거를 도입할 만한 지형적 여건을 갖추고 있었기 때문이다. 창원시의 지형은 편평한 분지지형으로 도심내 평균 경사도가 3% 이내, 연평균 12.9℃의 온난한 기후, 계획도시인 탓에 도로다이어트를 통한 자전거도로 설치가 용이하다는 점이 특징이었다(김은정 외, 2012).

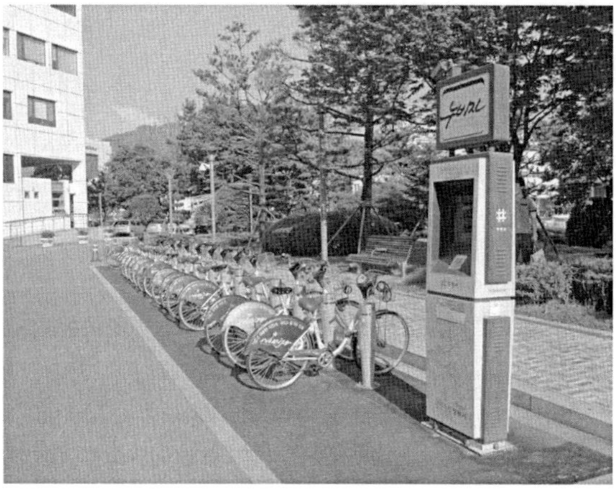

누비자 터미널

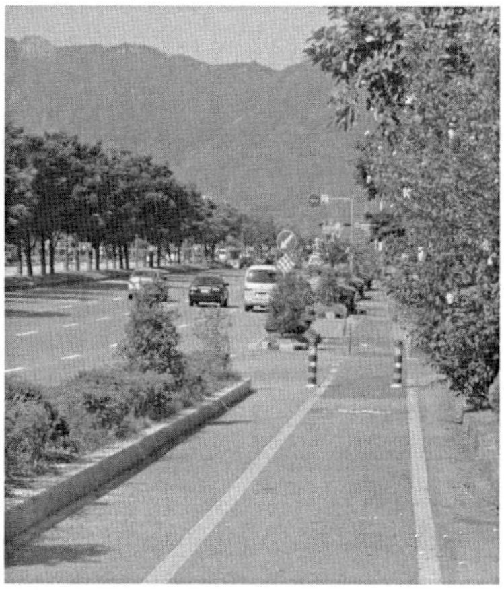

도로다이어트를 통한 자전거도로

» **그림 7.15** 창원시 시민공영자전거 '누비자' 인프라
[자료] 저자촬영

창원시는 '누비자'라는 공공자전거 브랜드를 내세워 자전거타기 편한 도시 인프라를 구축하기 시작하였다. 표 7.8에서 보는바와 같이, 현재 창원시 누비자 자전거도로는 전용도로 25개, 겸용도로 184개 등 총 209개 노선의 603.16km 연장 수준이다. 누비자사업은 통합창원시가 출범하기 이전부터 시작된 사업인 이유로, 2010년 통합된 이후 마산합포구, 마

산회원구, 진해구를 중심으로 자전거도로 설치를 집중하고 있으나, 아직까지는 옛 마산과 진해 지역의 자전거도로 여건이 상대적으로 낮은 편이다. 2017년 3월 말 기준으로 누비자는 3932대가 운영되고 있으며, 무인대여 터미널은 270여 곳에 이른다.

표 7.8 누비자 자전거도로 현황

구 분	계		의창,성산구		마산합포구, 마산회원구		진해구	
	노선수	연장(km)	노선수	연장(km)	노선수	연장(km)	노선수	연장(km)
계	209	603.16	124	349.00	39	155.29	46	98.87
전용도로	25	103.30	21	102.30	-	-	4	1.00
겸용도로	184	499.86	103	246.70	39	155.29	42	97.87

[자료] 누비자 시설물 현황(https://www.nubija.com/bikecity/facilities.vm)

창원시는 누비자 홈페이지(ttp://www.nubija.com)를 개설하여 일반 시민이 누비자 시스템을 이용할 수 있도록 안내하고 있다. 특히, 실시간 대여소 현황을 확인할 수 있어, 누구든지 원하는 곳 어디에서든지 자전거를 대여할 수 있도록 시스템화하여 정보를 제공하고 있어 시민들로부터 큰 호응을 받고 있다(그림 7.16).

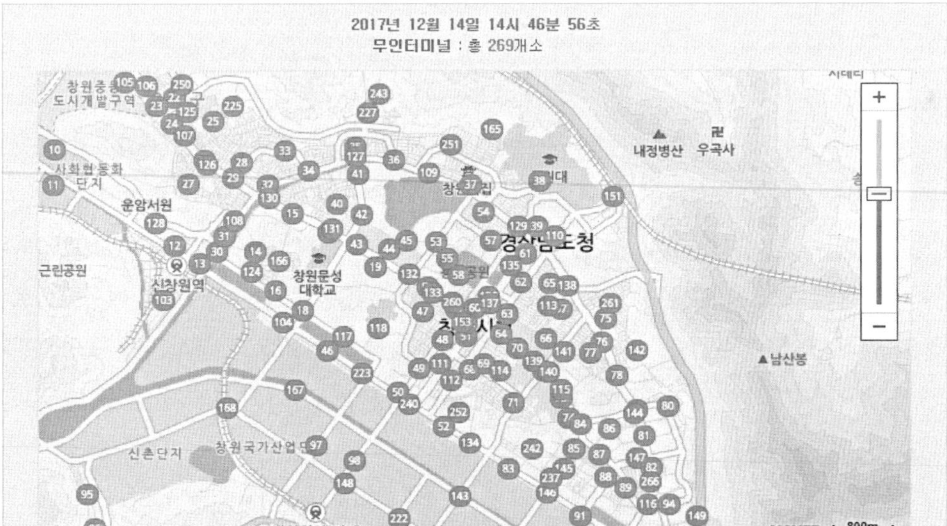

» **그림 7.16** 창원시 누비자 실시간 대여소 상황
[자료] 누비자 터미널 실시간 현황(https://www.nubija.com/terminal/terminalState.do)

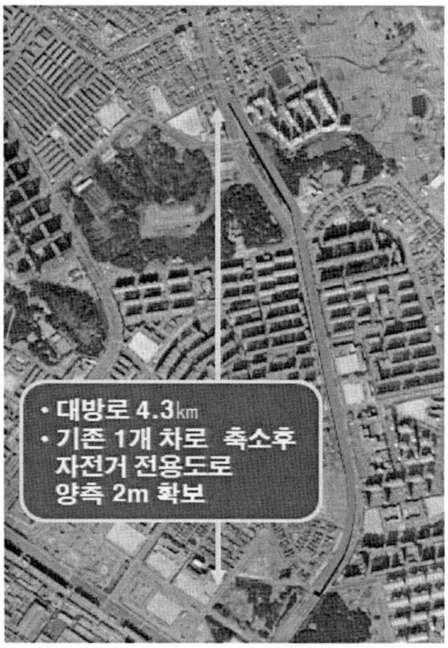

도로다이어트 추진(대방로 4.3km)

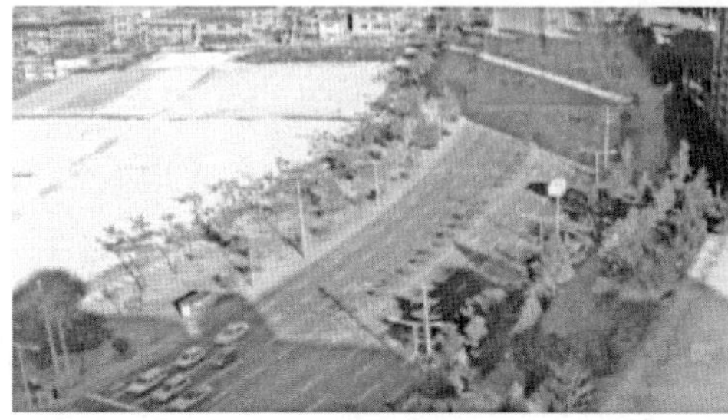

다이어트 전

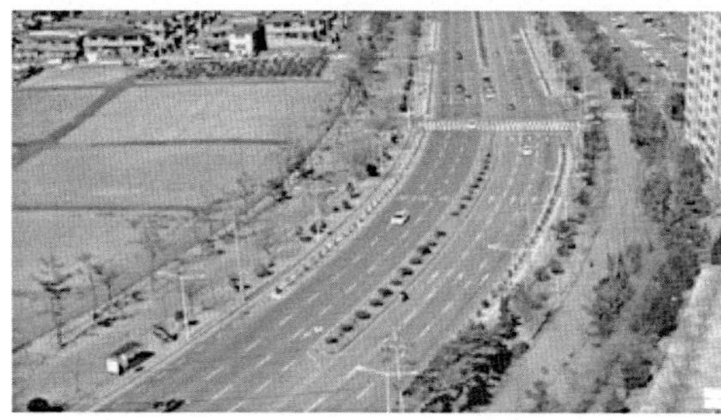

다이어트 후(차선 수 4→3차선, 차로 폭 3.5→3.25m)

» **그림 7.17** 대방로 도로 다이어트 추진 사업
[자료] 김은정 외(2012). 그림 3-2.

자전거타기 편리한 도시환경을 조성하기 위해 도로다이어트, 보도턱 낮추기 사업, 자전거 안전시설 갖추기 사업 등을 실시하였다. 대표적인 도로다이어트 사업으로는 대방로 4.3km 구간에서 기존 차로를 축소하여 양측에 2m씩 자전거 전용도로를 확보한 사례가 있다(그림 7.17).

2008년 출범한 누비자는 안정적으로 창원시민의 생활교통수단으로 자리매김해 가고 있다. 2016년말 기준으로 누적회원 46만 3900명, 연간 이용횟수 500만을 넘어서고 있다. 연평균 17만여 명이 이용했고, 1회 이용시 평균 20여분, 5.2km를 이동하는 것으로 나타나 근거리 이동수단으로 활발하게 이용되고 있다. 지난 10년 동안 누비자를 이용함으로써 338억 원의 에너지 절감, 4만1127톤의 CO_2감축 효과가 있는 것으로 분석되어, 공공자전거 도입을 통한 경제적 이익과 환경오염의 저감 측면에서 일거양득의 효과가 있는 것이 확인되었다(표 7.9).

표 7.9 누비자 이용현황(2016년 12월 31일 기준)

구분	계	2008년	2010년	2012년	2014년	2016년
이용횟수 (회)	3760만5931	1만3843	223만2985	580만1019	603만6312	522만6458
이용시간 (1회평균)	24분	34분	29분	18분	20분	20분
운행거리 (km)	1억9584만	14만5427	1644만8010	2607만3480	3018만1535	2613만2290
에너지 절감	338억 원	2200만 원	29억 원	49억 원	54억 원	36억 원
CO_2 감축(톤)	4만1127	31	3454	5475	6337	5488

[자료] 누비자 홈페이지(https://www.nubija.com/board/getView.do?bdno=3&blno=2941)

여기에 더하여 자전거이용이 건강에 미치는 긍정적인 효과가 있다는 것은 이미 알려졌으며, 특히 창원시 공무원을 대상으로 자전거이용 전후의 기초체력측정 및 혈중 지질검사 결과 자전거이용의 건강증진효과가 있는 것으로 분석되었다(김은정 외, 2012). 이는 자전거이용이 경제적 이익, 환경오염에 대한 대책, 그리고 건강증진의 효과가 있는 것으로 나타나고 있으며, 이러한 사업을 선도적으로 추진하고 있는 창원시야 말로 대표적인 건강도시라 할 수 있을 것이다.

감사의 글

이 성과는 2017년도 정부(과학기술정보통신부)의 재원으로 한국연구재단의 지원을 받아 수행된 연구이다(NRF-2017R1A2B4005440).

토론문제

1. **현대 도시계획의 기원에서 위생과 보건의 문제는 어떤 의미를 차지하는가?**

2. **건강의 결정요인으로서 도시환경은 중요한가?**

① 건강의 4대 결정요인은 무엇인가?

② 자신의 건강결정요인으로 (도시)환경은 몇 퍼센트나 차지하는지 서로 나누어보자.

3. **도시재생의 건강에의 영향에 대해 토론해보자.**

① 도시재생의 건강에의 영향에 대한 개념적 연관관계를 도식화 해보라.

② 재개발/재건축 혹은 기타 환경개선사업 등을 통해 지역주민의 건강증진에 좋은 영향을 미쳤던 사례가 있다면 서로 나누어보라.

4. **건강증진을 위한 도시계획적 요소는 어떤 것들이 있을까?**

① 고속도로가 더 많이 건설되고, 보다 빠른 통행을 가능하게 하는 효율적인 도시패턴은 실제 우리의 생활양식에 어떤 영향을 주고 있는지 토론해 보자.

② 내가 사는 동네에서 보행친화를 이끌어내는 도시디자인이나 계획적 요소가 있다면 서로 나누어보자.

참고 문헌

김은정. (2016a). 도시재생과 건강의 연계성에 대한 개념화. *도시행정학보 29*(3): 163-180.

김은정. (2016b). 도시재생과 연계한 건강도시 조성의 가능성. *도시행정학보 29*(3): 1-18.

김은정, 김태환, 최영국, 권영섭, 차미숙, 임영태, 김재욱. (2012). *한국의 건강장수도시 사례분석 연구.* 경기: 국토연구원.

김철수. (2009). *도시공간계획사.* 서울: 기문당.

김철수. (2011). *현대도시계획.* 서울: 기문당.

김태환. (2014). *웰빙사회를 선도하는 건강도시 조성방안.* 국민행복과 국토발전: 생활·안전·미래국토 세미나. (2014. 4. 8일 발표자료). 서울.

김태환, 김은정, 전혜선, 강미나, 김성수, 양진홍. (2013). *웰빙사회를 선도하는 건강도시 조성방안 연구(I): 건강도시 조성을 위한 가이드라인 수립.* 경기: 국토연구원.

대한국토도시계획학회. (2009). *도시계획론* 5정판. 서울: 보성각.

댄넌버그, 프럼킨, 잭슨 엮음. (2014). *Making healthy places.* (김태환, 김은정 외 공역). 경기: 국토연구원. (원서출판 2011).

서울시. (2014). '대중교통전용지구 6개월' 사고 줄고, 버스 이용시민 늘고. 서울시 보도자료 (2014.07.28)

안영수, 오선영. (2015). 신촌역 대중교통전용지구 설치에 따른 역세권 보행 접근도 변화 실증연구. *국토계획 50*(3): 243-256.

윤정섭. (1981). *도시계획.* 서울: 운문당.

Cassedy, J. H. (1962). Hygeia: A mid-Victorian dream of a city of health. *Journal of the History of Medicine and Allied Sciences, 17,* 217-218.

Catanese, A. J., & Snyder, J.C. (1988). *Urban planning.* Columbus, OH: McGraw-Hill.

City of New York. (2010). *Active design guidelines: Promoting physical activity and health in design,* New York: City of New York. Retrieved from https://www1.nyc.gov/site/planning/plans/active-design-guidelines/active-design-guidelines.page.

City of Richmond. (2012). *Richmond general plan 2030,* Richmond: City of Richmond. Retrieved from http://www.ci.richmond.ca.us/2608/General-Plan-2030.

Green, G., & Gilbertson, J. (1999). Housing, poverty and health: The impact of housing investment on the health and quality of life of low income residents. *Open House International, 24*(1), 41-53.

Green, G., Ormandy, D., & Brazier, J. (2000). *Tolerant building: The impact of energy efficiency measure on living conditions and health status*. In F. Nichol, & J. Rudge (Eds.), *Cutting the cost of cold* (pp. 87-103). London: E & FN Publishers.

Hancock T. (1996a). Healthy, sustainable communities: Concept, fledgling practice and implications for governance, *Alternatives, 22*(2), 18–23.

Hancock, T., (1996b). *Planning and creating healthy and sustainable cities: The challenge for the 21st century.* In C. Price, & A. Tsouros (Eds.), *Our Cities, Our Future: Policies and Action for Health and Sustainable Development* (pp. 56-76). Copenhagen: WHO Healthy Cities Project Office.

Hancock, T., & Duhl L. (1988). *Promoting health in an urban context.* Copenhagen: WHO Regional Office for Europe.

Kearns, A., Tannahill, C., & Bond, L., (2009). Regeneration and health: Conceptualising the connections, *Journal of Urban Regeneration and Renewal, 3*(1), 56-76.

Lalonde M. A. (1974). *New Perspective on the health Of Canadians.* Ottawa, Canada: Minister of Supply and Service.

Snow, J. (1855). *On the mode of communication of cholera.* London: Churchill.

Thomson, H., & Thomas, S. (2015). Developing empirically supported theories of change for housing investment and health, *Social Science and Medicine, 124*, 205-214.

Thomson, H., Thomas, S., Sellstrom, E., & Petticrew, M. (2009). The health impacts of housing improvement: A systematic review of intervention studies from 1887-2007, *American Journal of Public Health 99*(S3), 681-692.

Whitehead M., & Dahlgren G. (1991). What can be done about inequalities in health?, *The Lancet, 338,* 1059-1063.

WHO Europe. (2003). *Social determinants of health: The solid facts.* Geneva: World Health Organization.

World Health Organization. (1946). *Constitution of the World Health Organization.* Geneva: World Health Organization.

누비자 Retrieved from http://www.nubija.com

누비자 보도자료 게시판 Retrieved from https://www.nubija.com/board/getView.do?bdno=3&blno=2941

누비자 시설물 현황 Retrieved from https://www.nubija.com/bikecity/facilities.vm

누비자 터미널 실시간 현황 Retrieved from https://www.nubija.com/terminal/terminalState.do
도시계획정보서비스 Retrieved from http://www.upis.go.kr/upispweb/cmnmgmt/viewIntro.do#div_one
미국 도시계획협회(American Planning Association) Retrieved from https://www.planning.org/aboutplanning/
법제처 국가법령정보센터 Retrieved from http://www.law.go.kr/LSW/main.html
Wikimedia Commons Retrieved from https://commons.wikimedia.org/wiki/File:Garden_City_diagram.jpg

PART 2 건강도시의 실제

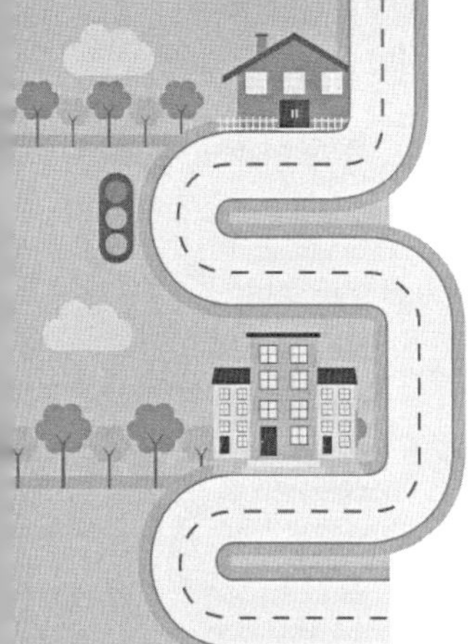

08 교통과 건강도시

1 교통의 정의와 교통계획 및 정책

1.1 교통 및 통행의 정의와 분류

교통(transport)은 우리의 일상생활에서 아주 밀접한 그리고 중요한 역할을 담당하고 있지만, 대부분의 일반 시민들은 너무나 자신들의 생활과 밀접한 관계가 있기에 오히려 잘 모르는 경향이 있다. 여기에서는 우리가 일상생활에서 사용하고 있는 교통의 정의에 분류, 그리고 교통의 행위(behavior)로서의 통행에 대하여 먼저 살펴보고자 한다. 먼저 교통의 국어사전에서 의미는 자동차, 기차, 배, 비행기 등의 교통수단을 이용하여 사람이 오고가거나 짐을 실어 나르는 일이라고 정의되어 있다. 이것은 우리가 현재 일상생활과 경제활동을 유지하고 영위하기 위한 활동으로서 교통을 의미한다.

이러한 교통은 도시의 구성요소에서 동맥으로서 중요한 역할을 담당하게 된다. 도시는 일반적으로 사람과 시설, 그리고 활동으로 구성되어 있다. 사람은 경제와 사회생활 영위를 위하여 주거, 상업, 업무, 종교, 문화 등의 시설을 이용하게 된다. 이러한 시설물들의 이용을 우리는 활동이라고 부른다. 그리고 이러한 목적이 되는 시설물들을 이용하기 위하여 대부분은 이동을 할 수밖에 없는데, 이러한 이동을 교통이라고 우리는 부르는 것이다. 그러므로 도시의 구성요소를 효율적으로 연결하여 주는 교통이 제 역할을 다하지 못하게 되면 일상생활뿐만 아니라 경제생활의 영위가 불가능하게 된다는 점에서 교통은 중요하다고 볼 수 있다.

우리의 일상생활에서 없어서는 안되는 필수불가결의 교통은 수송의 대상, 수송할 때의 이용하게 되는 기반시설의 유형, 그리고 그 기반시설을 이용하는 교통수단의 종류와 이를 통하여 영위하게 되는 사회・경제 활동의 목적에 따라 분류되어질 수 있다(표 8.1 참조). 먼저 운송하게 되는 대상으로 분류되는 교통은 사람의 이동을 뜻하는 '여객교통'과 상품 등과 같은 물자의 이동을 의미하는 '물류교통'으로 나누어진다. 또한 교통은 사회기반시설의 유형에 따라 분류되어지는데, 그 기반시설은 도로, 철도, 항공, 해운 등이 이에 해당한다. 그리고 다시 이들 기반시설을 이용하는 운송수단, 즉 자동차, 버스, 철도, 지하철, 자전거, 보행 등의 교통수단으로도 구분이 가능하다. 마지막으로 교통은 이용하는 시설물의 활동 목적으로도 분류가 가능한데, 여기서는 직장 또는 학교에 가기 위한 통근과 통학, 상업시설을 이용하여 물건을 구매하는 활동인 쇼핑(shopping), 공원 등의 여가시설을 이용하기 위하여 이동하는 여가(leisure), 그리고 업무, 학원 등의 통행목적이 있다.

표 8.1 교통의 분류

기준	주요 내용
운송대상	여객교통, 물류교통
기반시설의 유형	도로, 철도, 해운, 항공
교통 수단	승용차, 택시, 트럭, 버스, 철도(지하철 및 고속철도 포함), 자전거, 보행 등
활동 목적	통근, 통학, 쇼핑, 여가, 업무, 학원, 오락, 친지방문, 귀가, 귀사 등

교통의 운송대상과 기발시설, 수단 등이 도시, 지역, 국가, 세계 등의 공간적 범역 내에서 하나의 시스템으로 운용되는 것을 우리는 교통체계(transport system)라고 부른다. 이러한 교통체계는 링크(link), 노드(node), 터미널(terminal)의 세 가지 요소로 구성되어 있다고 한다. 링크는 도로, 철도 등의 각각의 구간을, 노드는 교차로, 고속도로의 분기점등의 결절점을, 그리고 터미널은 공항, 철도역, 버스정류장 등을 의미한다. 이러한 교통체계는 인간활동의 공간적 분리에 의하여 발생된 교통의 통행수요를 어떻게 연결할 것인가를 결정하여 주기도 하며, 장기적인 관점에서는 토지이용의 변화를 유발하는 특성을 가지고 있다.

교통(交通)의 또 다른 사전적 의미로 '서로 오고 가며, 소식이나 정보를 주고 받아 서로를 이해함'이라는 교류(交流)와 소통(疏通)의 의미가 있다. 지난 20세기에 우리의 교통은 이러한 의미로서의 교통보다는 물리적 이동의 원활함과 이동성을 강조하여 왔다. 물론 사람과 재화의 원활한 보다 빠른 운송을 통하여 경제성장의 견인차 역할을 충실히 수행한 효과는 있지만, 또 다른 교통의 의미를 우리는 지난 세기에 의식적이든 무의식적이든 간과하여 온 것이 사실이다. 교류와 소통으로서의 교통은 최근에 사람 중심의 도시재생과 경제성장

보다는 지속가능한 발전(sustainable development)을 강조하는 21세기의 최근의 패러다임에서 부각되어지는 개념이다.

교류와 소통을 목적으로 하는 교통에서는 자동차 보다는 상대적으로 느리지만 서로를 관찰하고, 이해하고, 같은 목적의 관심사를 만들어내는 보행과 대중교통이 보다 중시되어질 수 있다. 여러모로 자동차는 편리한 장점이 많다. 예를 들어, 우리가 직접 운전하면서 이동하는 승용차는 날씨에 거의 영향을 받지 않고, 보다 빠르게 언제 어디든지 이동할 수 있고, 다른 사람의 간섭이나 관찰을 당할 필요가 없고, 또한 어떠한 시설물이든지 간에 대부분 문앞에서 문앞(door-to-door)까지 걷지 않고 목적지에 도착할 수 있다. 이러한 장점은 우리가 알게 된 두 번째 교통의 중요한 목적을 간과하게 되는 요인 중의 하나로 작용하게 된다. 즉, 승용차를 이용하여 이동하게 될 때는 출발지와 목적지, 그리고 이동하는 중간에서의 사람과 환경, 그리고 그 속에서 일어나는 활동 등에 대하여 바라보고 이해하게 되는 시간이 턱 없이 부족하게 된다. 따라서 승용차가 가지는 수많은 장점도 있지만 두 번째 교통의 사전적 의미는 여기에서는 거의 없다고 볼 수 있다.

반면에 보행과 대중교통은 출발지에서 목적지로 이동하는 거의 모든 순간에 주변 사람들과 환경을 관찰하고, 서로를 바라보며, 때로는 모르는 사람들과 얘기할 수 있는 기회를 가지게 된다는 점에서 두 번째의 교통의 사전적 의미를 달성할 수 있게 되는 것이다. 이러한 장점은 다시 승용차와 비교할 때, 단점을 가지게 된다. 즉, 목적지까지 가는 데 시간이 많이 소요되며, 사생활이 침해하게 되며, 원하는 목적을 달성하기 위한 시설물이 보행 또는 대중교통으로 갈 수 없는 경우가 발생하게 된다.

교통의 운송과 교류라는 두 가지 관점을 고려할 때 우리는 또 다른 개념의 교통의 분류, 즉 이동성(mobility)과 접근성(accessibility)에 대하여 얘기해볼 필요가 있다. 이동성은 제공된 교통 기반시설을 이용하여 특정한 교통수단으로 원하는 목적지에 보다 원활하게 또는 빠르게 이동할 수 있는 지를 의미한다. 그리고 접근성은 자신이 거주하거나 위치한 장소에서 얼마나 편리하게 접근하여 이용할 수 있는 지를 의미한다. 경제의 성장과 발전이 강조되던 20세기에는 이동성이 접근성 보다 중요하게 강조되었다. 즉 이 시기에는 교통이 원활하게 이동이 가능한 지, 그리고 얼마나 적은 시간을 이용하여 갈 수 있는 지에 대한 관심이 많았다. 그러나 지속가능성과 사람 중심의 교통과 도시를 강조하는 오늘날에는 자신이 거주하는 곳에서 보다 편리하고 쉽게 접근할 수 있는, 즉 얼마나 가까이 목적이 되는 시설물이 위치하고 있는 지를 중요한 정책적 판단기준으로 적용하여야 한다고 하는 인식이 점증되고 있는 것이 사실이다.

접근성과 이동성의 상호보완적 관계를 속도와 기능에 따른 도로의 종류에 따라 도식화하면 그림 8.1과 같다. 도시의 가로망 체계는 연결하는 기능과 속도에 따라 지역간 교통을 주로 담당하는 고속도로 또는 자동차 전용도로(freeway or expressway), 도시내 또는 도시간 교통을 주로 담당하는 간선도로(major arterial road), 도시내 주요 지역을 보조하여 연결하는 보조 간선도로(minor arterial road), 도시의 주거지역에서의 주요 교통수요를 처리하는 집산도로(collector road), 주거 또는 상업 등의 지역 내에서 해당 시설물 근처까지 연결되어지는 국지도로(local road) 등으로 구분되어진다. 여기서 전자로 갈수록 보다 빠르게 이동할 수 있는 기능이, 후자로 갈수록 접근성이 더 중요하게 된다. 이동성과 접근성이 이들 도로 기능별로 적절하게 조화되어 있어야 교통의 효율성이 증대되어진다. 여기에서 이동성을 강조하는 교통체계는 고속 중심의 도로망의 투자가 보다 필요하고, 접근성을 강조할수록 저속 중심의 국지도로의 투자와 그 효율성을 강조하게 된다고 할 수 있다.

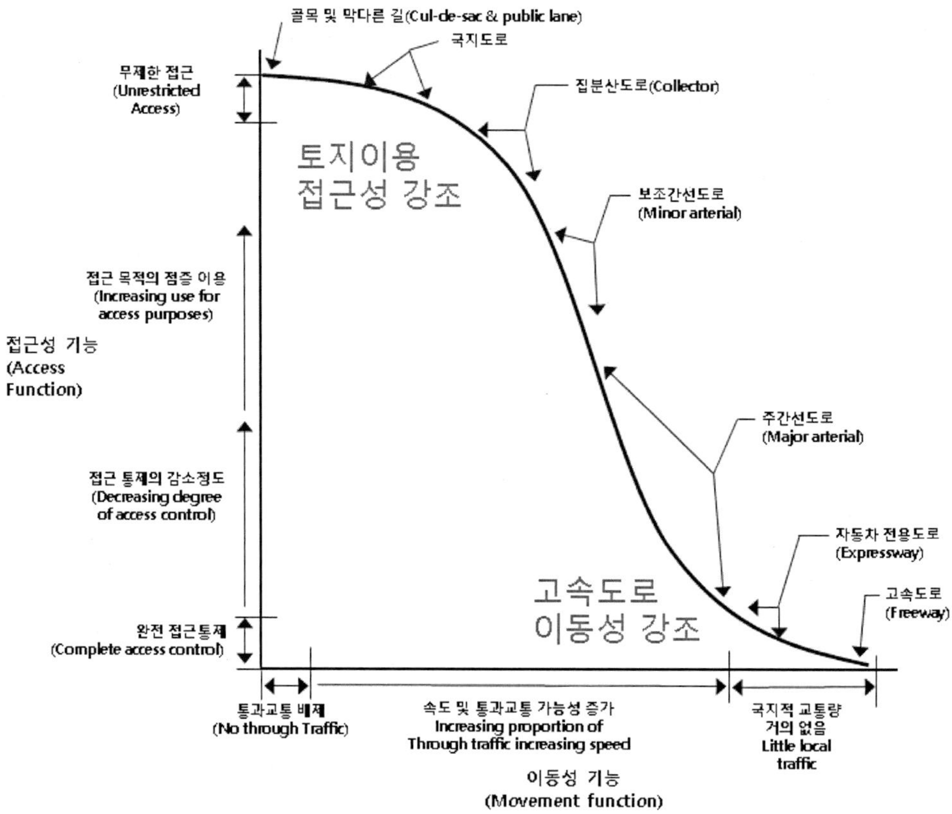

» **그림 8.1** 가로망 체계와 이동성과 접근성의 배분
[자료] AASHTO(2004)

1.2 교통계획과 정책의 종류

교통의 흐름, 즉 이동과 교류와 정보의 소통을 원활하게 달성하기 위하여 국토교통부와 지방자치단체들은 도로, 철도, 버스 등의 교통수단별 또는 기반시설별로 교통계획을 수립하고 있다. 예를 들어, 중앙정보는 국가기간망 계획, 광역교통계획, 도로계획, 철도계획, 첨단교통계획, 대중교통계획 등을 수립하고, 광역 및 지방자치단체는 이들 계획을 기반하여 해당 지자체의 관할 구역 또는 지역에 대하여 또한 계획을 수립하여 교통시설의 새로운 투자와 운영개선, 그리고 교통수요관리 등의 다양한 정책을 추진할 수 있도록 하고 있다. 이러한 교통계획에 기반하여 교통정책이 추진되거나 중앙정부나 지방정부의 주요 현안 및 관심에 따라 별도의 정책을 추진할 수 있다.

우리나라에서 추진되고 있는 교통정책들을 교통 기반시설의 공급 및 확충, 교통의 수요관리, 교통의 운영관리 정책으로 나누어 대별하여 제시하면 그림 8.2와 같다. 여기서이 교통정책의 종류는 현재 시행되고 있는 정책 뿐만 아니라 현실적으로 적용이 가능한 정책들도 포함한 것이다. 이러한 정책들을 보다 구체적으로 설명하면 다음과 같다.

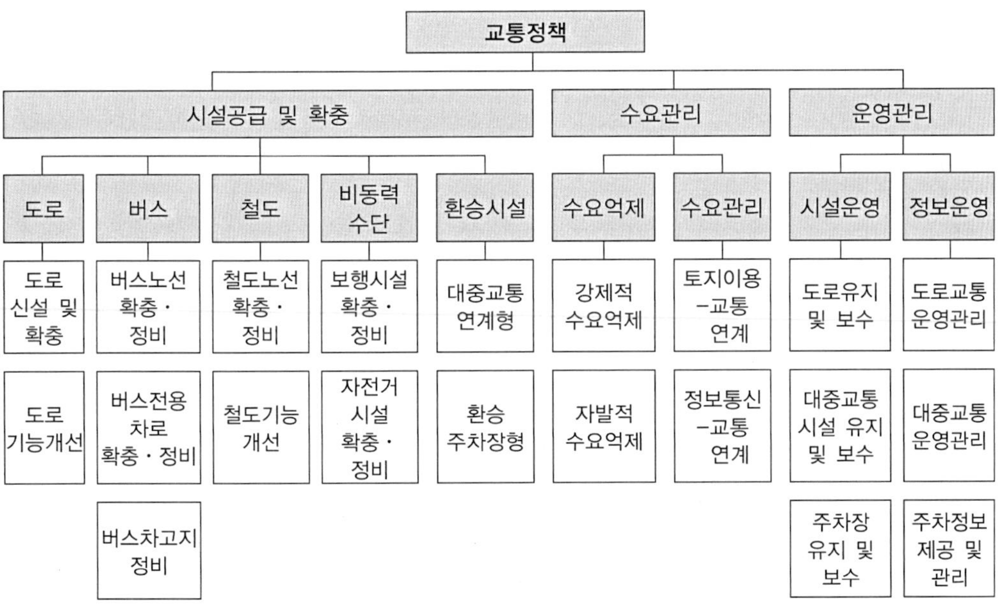

≫ **그림 8.2** 교통정책의 분류와 종류
[자료] 송혜승 & 성현곤(p.175)

(1) 시설 공급 및 확충정책

물리적 시설의 공급 및 확충정책은 교통 관련 시설물인 기반시설 공급을 통하여 증가하는 교통수요에 대응하고자 하는 정책이다. 이러한 정책은 다시 도로, 철도, 버스, 비동력 교통수단, 환승시설 등으로 대별될 수 있다. 도로 시설의 공급 및 확충은 새로운 도로를 신설하는 정책과 입체교차로나 병목도로의 정비 등 국지적인 측면에서의 도로기능을 개선하는 정책으로 나눌 수 있다. 버스 정책은 버스노선의 확충 및 정비, 버스 전용차로의 확충, 버스 차고지 정비(공영 차고지 조성 등)로 대별할 수 있다. 버스는 철도와 함께 우리나라에서 대표적인 대중교통시설이다. 특히, 최근에는 버스전용차로 등에 대한 시설확충과 정비가 지속적으로 증가하고 있다.

철도 정책은 철도시설의 물리적 확충 및 정비와 기존 철도 노선의 역사 확충 및 정비를 통한 운행체계(급행, 쾌속, 고속, 보통 등)의 다양화로 대별할 수 있다. 한편, 우리나라 특히, 수도권은 철도망이 조밀하게 발달한 대도시권 중의 하나이지만 여전히 대도시권 광역교통측면에서는 대중교통 수송분담율이 미약하다. 이는 조밀한 철도망에도 불구하고, 운행체계의 다변화를 통하여 보다 많은 철도의 이용수요를 증대시킬 수 있음을 시사한다.

비동력 교통수단은 크게 보행시설과 자전거 이용시설 및 확충으로 분류할 수 있다. 이들 수단은 주로 단거리 교통위주의 통행수단이다. 그러나 최근 보행과 자전거의 중요성이 교통 측면 뿐만 아니라 국민건강 증진 및 대기오염 감소라는 정책 목표 달성에서 중요해지고 있다는 점에서 중요한 의미로 다가 올 수 있다. 특히, 이동성 보다는 접근성이 강조되는 최근의 교통정책의 패러다임 변화는 이러한 비동력 교통수단을 이용한 이동 및 접근이 가능해질 수 있는 물리적 환경 개선의 노력의 필요성을 증대시키고 있다.

마지막으로 환승시설은 버스와 철도, 또는 지하철 등의 대중교통과 대중교통 연계를 주목적으로 하는 환승시설과 승용차와 대중교통 수단의 연계를 주목적으로 하는 환승시설 정책으로 대별할 수 있다. 대중교통 연계 및 환승은 대중교통과 대중교통, 그리고 자동차와 대중교통의 환승을 유도함으로써 자동차 중심의 통행 의존도를 줄일 수 있는 중요한 정책적 도구가 될 수 있다고 볼 수 있다.

(2) 교통수요 관리정책

교통수요 관리정책은 승용차 대중화 시대에서의 급증하는 승용차의 통행수요를 억제하거나 관리하고자 하는 정책이다. 교통수요관리정책으로는 승용차의 통행행태 결정요인 중에서 통행비용을 증가시켜 승용차의 이용을 억제(control)하는 정책과 토지이용 및 정보통신기술과 연계하여 승용차의 통행발생을 저감시키는 관리(management)정책으로 대별할 수 있다. 수요 억제 정책이 이미 발생된 승용차 수요에 대해서 직접적으로 단기간의 효과를 보기 위한 방법인 반면, 수요관리 정책은 토지이용과 교통과의 연계를 통한 사전 계획적 성격이 강해 중장기적으로 도시와 마을의 도시형태 또는 도시구조의 변화를 통하여 승용차의 이용을 줄이고자 하는 정책이라고 할 수 있다.

교통수요의 억제정책은 다시 강제적 수요억제와 자발적 수요억제로 나눌 수 있을 것이다. 강제적 수요억제정책은 법이나 제도를 통하여 승용차의 이용을 제한하는 정책으로, 주차장 유료화, 혼잡통행료, 다인승 전용차로제 등이 이에 해당한다. 반면에 자발적 수요억제정책은 승용차 이용자 또는 잠재적 승용차 수요자에게 경제적 인센티브를 부여함으로써 자발적으로 승용차의 이용을 제한하는 정책으로, 승용차 요일제 등이 이에 해당한다.

두 번째의 교통수요관리 방안으로는 중장기적이고 간접적으로 승용차 통행행태 결정에 영향을 미치는 요인을 제거함으로써 통행 발생량을 최소화시키는 정책을 들 수 있다. 세부 정책항목으로 토지이용계획 시 교통수요를 고려하여 승용차 이용을 감소시키는 방안으로 압축도시나 대중교통 중심의 개발(transit-oriented development, TOD) 등이 좋은 예이다. 최근 신개발과 도시재생사업을 역세권 중심으로 추진하고 있다는 점에서 이러한 정책은 다른 교통수요관리 정책에 비하여 중장기적으로 중요한 기능을 담당할 수 있을 것으로 기대할 수 있다. 또한 정보통신 기술과의 연계를 통해 재택근무, 전자상거래를 활성화시켜 물리적 교통수요를 가상공간에서 달성하게 함으로써 수요의 원천적인 차단이 가능하다. 우리나라는 정보통신기술이 가장 발달한 국가 중의 하나이며, 최근의 원격근무에 대한 관심이 급증하고 있다는 점에서 이러한 정책의 실현가능성은 높다고 판단된다.

(3) 교통운영 관리정책

교통운영 관리정책은 현재 운영되는 교통시설물의 용량확충을 하지 않고 운영을 통하여 기능의 향상을 제고하거나 정보를 제공함으로써 이용수요를 증대시키는 정책수단을 의미한다. 교통운영관리는 크게 시설 운영관리와 정보 운영관리로 나누어 두 정책 모두 도로와 대중교통 시설, 주차장 시설 관리로 세부 정책 항목을 분류하는 것이 가능하다.

교통시설의 운영관리는 파손된 도로 및 시설 정비, 교통사고 다발지점 등의 관리를 비롯하여, 버스 정류장 및 철도시설 관리, 주차장 공간 확보, 주차 공간 이용 다양화 정책 등 현재 이용되고 있는 시설에 대한 정비를 통하여 최소 자본으로 이용시설의 개선효과를 극대화 시킬 수 있다는 장점이 있다. 정보제공은 최근 통신기술의 발달로 중요성이 증대되고 있는 정책이다. 예를 들어, 교통혼잡의 정도를 실시간으로 제공함과 동시에 우회도로에 대한 교통정보를 사용자가 구득함으로써, 해당 도로의 교통혼잡을 해소 또는 완화시키는 효과가 있는 정책이라고 볼 수 있다. 시설운영관리가 하드웨어적인 성격이 강한 반면 정보운영관리는 소프트웨어적인 정책으로 그 성격을 구분 할 수 있다.

뿐만 아니라 주차장의 운영정보의 실시간 제공은 승용차 이용자에게 승용차의 수단선택을 용이하게 하여주는 효과가 있다. 또한 대중교통의 실시간 운행정보는 대중교통의 이용수요를 증대시키는 효과가 있다. 대중교통 실시간 출발·도착 운행정보를 버스정류장의 버스정보제고시스템 단말기에서 표출하거나 스마트폰 등의 어플에서 정보제공을 통하여 대중교통 이용에 대한 인지적 대기시간의 단축, 대중교통의 이용의 실질적인 증대 효과가 있음을 국내외 연구들은 실증하고 있다.

(4) 종합적 교통정책과 협력

우리나라에서 현재 적용되고 있거나 적용 가능성이 매우 높은 이러한 교통정책들에 대하여 통합적·종합적 하나의 틀(a integrated and comprehensive framework for transport policies)에서 추진되어질 때 보다 적은 비용으로 보다 효과적으로 정책 목표를 보다 원활하게 달성되어질 수 있을 것이다. 현재 우리나라의 교통정책은 교통수단별로, 운영체계의 관할 부서나 기관별로 각각 진행되고 있는 특징이 있다. 21세기 이전까지는 대부분의 정책들이 특정 목적을 위하여 특정한 하나의 부서나 부처 또는 기관이 이를 계획하고 정책을 추진하는 것이 보편적이었다. 그러나 최근 21세기에 접어들면서 어떠한 정책목표를 달성하기 위해서는 하나의 보편적인 정책만으로 이를 달성하기에는 한계가 있고, 그 효과도 미미함을 정책의사결정자나 계획가들은 인지하기 시작하였다.

예를 들어, 도로의 교통혼잡을 해소하기 위하여 도로의 교통시설 확충만으로 해결하기에는 막대한 예산이 소요되지만 실질적인 효과를 크지 않을 수 밖에 없을 것이다. 왜냐하면 새로운 도로의 건설로 교통수요가 감소하면, 잠재적인 도로 이용자들은 개선된 도로 환경을 인지하여 새로운 도로의 교통수요를 유발하는 역설적 관계가 존재하기 때문이다. 따라서 교통혼잡 해소라는 정책목표를 달성하기 위해서는 승용차 통행수요를 저감할 수 있는 교통수요관리, 대안적 교통수단인 대중교통 이용증대, 현재의 교통처리 용량을 유지한 채 우회도로의 정보제공을 통한 저감 등의 다양한 방안을 종합적으로 고려하여, 단일의 교통정책이 아닌 다수의 교통정책의 추진을 통하여 보다 적은 비용으로 보다 효과적으로 교통혼잡을 개선할 수도 있을 것이다.

이와 유사하지만 또 다른 관점에서의 종합선물세트와 같은 패키지 교통정책을 추진할 수도 있다. 예를 들어, 승용차 의존도를 감소하는 교통정책은 국토교통부의 교통혼잡 완화라는 정책목표를 달성하여 주기도 하지만, 다른 정책 부서의 정책목표도 의도하지 않았지만 달성하여 주는 효과도 있다. 즉, 환경부는 대기오염의 완화에 관심이 많으며, 승용차의 배기가스 배출은 대기오염의 주된 원인이기도 하다. 뿐만 아니라 보건복지부는 국민의 건강수준을 향상시키거나 악화시키지 않는 것이 주된 정책목표이므로, 승용차의 의존도를 감소시키는 정책 노력은 신체활동을 증진시키는 보행과 자전거, 그리고 대중교통의 이용을 촉진하는 효과가 있다. 따라서 어떠한 부서나 부처에서의 정책목표는 때로는 상충하기도 하지만 서로 보완하거나 상승시키는 효과가 있는 정책목표일 경우에는 다른 부서나 부처와의 긴밀한 공조와 협력하려는 시스템의 구축이 필요하다고 보여진다.

1.3 현재의 교통수단 분담율

전통적인 교통계획은 보행과 자전거 등의 비동력 교통수단인 활동적 교통수단의 중요성을 간과하고 있는 경향이 있어 왔다. 이는 미국을 비롯한 서구국가들에서 2차 산업혁명 혁명 이후 자동차의 급속한 대중적 공급과 더불어 고속도로 등의 사회간접자본 투자가 이루어지는 1950년대 이후 1980년대 후반까지의 시기에 집중되어 있다. 우리나라는 1990년대 중후반 또는 2000년대 초반 이전까지 경제발전을 위한 이동성 강조의 교통정책으로 도로 중심의 교통체계의 구축과 확대가 이루어진 시기에 이루어진 것이라고 볼 수 있다.

이로 인하여 대부분의 국가들에서 여객교통의 주요 수단은 승용차 중심으로 이루어져 있음을 그림 8.3을 통하여 알 수 있다. 1인당 총 통행거리를 이용하여 인-km당 통행수단 분담율을 살펴보면, 승용차가 전체의 통행수단 분담율의 62.7%~96.6%를 차지하고 있다. 우리나라는 일본에 이어 그 다음으로 승용차 수송분담율이 낮은 64.2%를 가지고 있음을 알 수 있다. 일본과 우리나라를 제외한 대부분의 국가들은 승용차의 수송분담율이 압도적으로 높은 경향이 있다. 이는 도시의 일상생활의 활동의 공간적 분포가 보다 확장되어 있고, 이러한 활동의 연결을 도로 중심으로 형성시켜온 경향이 있기 때문이다. 반면에 우리나라와 일본은 국토의 면적이 상대적으로 적으면서 도시 발달의 초기단계에서부터 버스와 철도 등의 대중교통 네트워크의 구축과 운영을 상대적으로 중시하지 않았더라도 소홀히 하지 않은 결과라 할 수 있다. 그리고 우리나라는 버스의 수송분담율이 가장 높고, 일본의 경우에는 철도의 수송분담율이 가장 높음을 알 수 있다. 이는 전국적으로 한국의 경우는 버스의 교통체계가 잘 되어 있는 반면에 일본은 신칸센을 비롯한 지역간 철도망이 잘 발달하여 있는 국가이기 때문이다.

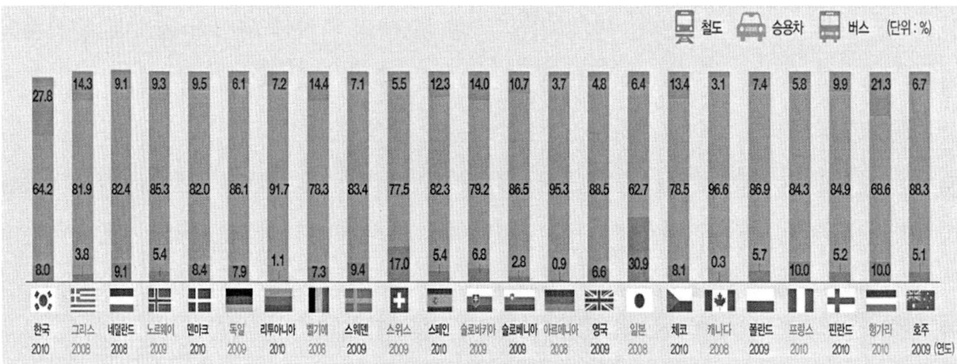

» **그림 8.3** OECD 국가별 여객 총 수송거리 기준(인–km) 육상운송 분담율
주) 철도 = 일반철도 + 수도권전철, 승용차 = 승용차 + 택시, 버스 = 시내(농어촌)버스 + 시외버스 + 고속버스 + 전세버스 + 기타버스
[자료] 재미있는 교통통계(국가교통DB, www.ktdb.go.kr); OECD(www.oecd.org)

도보와 자전거, 그리고 대중교통은 신체활동을 유발하는 활동적 교통(active transport)이라고 할 수 있다. 이러한 활동적 교통수단 중에서 대중교통은 제외한 비동력 교통수단인 도보와 자전거는 국가별 분담율 통계는 전통적인 교통수요 분석 및 예측 방법론에서는 간과되어온 경향이 강하다. 이는 이들 수단들은 단거리 통행 위주이기 때문에 이동성을 중시하여 왔던 전통적 교통계획에서는 도로와 철도와 같은 교통시설의 투자와 운영 관리 측면에서 분석의 대상에서 제외되어왔기 때문이다. 그러나 최근에는 이들 교통수단의 중요성이 교통혼잡의 저감이라는 교통계획 측면에서가 아닌 대기오염과 같은 환경계획 측면에서 그리고 신체활동의 촉진과 유도라는 공중보건의 측면에서 중요한 교통수단으로 인식됨에 따라 최근에는 이들 교통수단의 통계도 함께 제시하고 있다. 이들 국가별 활동적 교통수단의 통행수단 분담율 현황을 미국, 독일, 영국, 네덜란드, 그리고 우리나라에 대하여 살펴보면 다음과 같다.

우리나라의 경우, 인-km를 기준으로 통행수단분담율을 추정하면 도보는 2.01%, 자전거는 0.18%에 불과하며, 이러한 수치는 자동차 중심의 교통체계와 도시발전이 이루어진 미국의 경우와 매우 유사한다. 그러나 대중교통의 수송분담율은 버스(23.85%), 철도(5.18%), 지하철(10.45%) 등에서 39.48%에 이른다. 이는 다른 국가의 대중교통 수송분담율

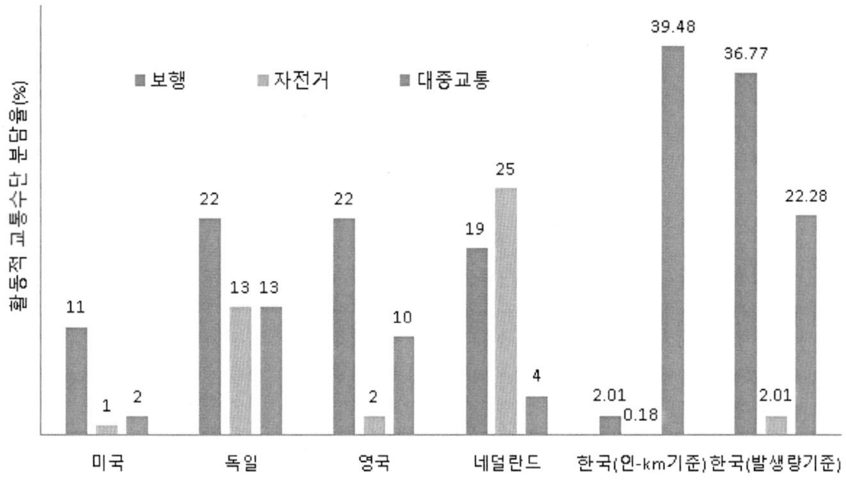

» **그림 8.4** 국가별 활동적 교통수단의 수송분담율
주) 한국의 통계는 인-km와 통행발생량 대비 통행수단분담율임
[자료] Active Living Research(2016, p2); 국토교통부(한국 자료: 2015, p.130)

에 비하여 상당히 높은 수치라고 볼 수 있다. 다른 국가의 경우 대중교통은 미국이 2%, 독일이 13%, 영국이 10%, 네덜란드가 4% 정도의 수송분담율을 차지하고 있다. 다른 한편으로 통행발생량 대비 통행수단의 분담율을 살펴보면, 우리나라의 경우에는 도보가 36.77%, 자전거는 2.01%, 22.28%를 차지하고 있다. 이 수치는 다른 국가들에 비하여 상당히 높은 분담율이라고 할 수 있다. 이 기준으로 본다면, 우리나라는 활동적 교통수단 중에서 도보와 대중교통의 수송분담율이 상대적으로 높고, 자전거는 낮은 편이라고 할 수 있다. 이는 아마도 사계절을 경험하는 우리나라의 기후가 하나의 원인이기도 하지만 상대적으로 자전거의 교통 기반시설이 미약하고, 마련되어 있는 그 시스템도 안전하지 않기 때문으로 풀이할 수 있다.

2 도시발전에서의 교통의 역할과 상호연관성

2.1 도시의 발달과 교통의 역할

이러한 교통은 도시의 발전과 밀접한 관계를 지니며 발달하여 왔다. 보다 과장되어 설명하자면, 교통은 인류의 역사에 있어서 도시의 성장과 발전을 견인하는 역할을 하여 왔다. 예를 들어, 수렵과 채취의 방랑하는 유목민 생활에서 가축을 기르고 농작물을 직접 심어 재배하는 농업혁명의 시기에 최초의 도시가 자연스럽게 형성되어 진다. 즉, 이 시기는 만들어진 생산물의 교역 장소로서 필요에 의하여 도시가 형성되었으며, 이 때의 교통의 역할은 보행과 기르던 가축을 이용한 생산물의 교환이라고 볼 수 있다.

이 후 증기기관과 방직기계의 등장에 따른 1차 산업혁명의 시기에서는 주로 철도를 이용한 사람과 물자의 이동이 이루어졌으며, 도시의 성장은 철도 노선을 따라 이루어지는 선형의 공간구조를 형성하게 되었다. 2차 산업혁명은 분업형 대량생산체계와 자동차의 대량생산에 의하여 도시의 성장이 견인되었다. 이 시기는 또한 제2차 세계대전의 퇴역군인들을 위한 일자리 창출과 주거의 안정적 공급을 위하여 고속도로 건설과 토지가격이 싼 도시 외곽에 대량으로 주택을 공급하는 시기이다. 이로 인하여 도시의 성장은 고속도로와 자동차를 이용하여 토지가격이 싼 외곽지역의 주거지역에서 도심의 직장의 이동이 이루어지게 되었다. 이러한 특징은 자동차 중심의 교통체계와 직장과 주거의 공간적 분리, 그리고 도로 중심의 도시의 외연적 확장이라는 오늘날에도 사회문제를 유발하고 있다.

자동차 중심의 교통체계는 도시의 외연적 확장이라는 문제 이외에도 자동차 배기가스 배출로 인한 대기오염과 타이어의 마모 등으로 인한 수질오염 등의 환경문제를 심각하게 유발하고 있고, 자동차의 이동에 의존하는 현대인의 삶이 신체활동이 거의 없는 좌식형 생활습관으로 정착하게 되면서 공중보건의 문제를 야기하게 되었다.

개인용 컴퓨터와 정보통신기술의 발달로 특징 지워지는 3차 산업혁명은 사회경제적 활동을 영위하기 위한 물리적 이동의 필요성을 감소시켜 도시의 소멸, 즉 이동의 필요성의 소멸을 불러일으킬 것이라는 기대가 초기에 형성되었다. 그러나 실제로는 통행목적별 증가와 감소의 정도에서 차이가 있지만, 교통이 정보통신기술의 발달에 의하여 절대적으로 감소하는 대체효과보다는 서로 상호보완적 효과가 있음을 보여주고 있다. 이러한 효과는 아마도 스마트폰과 같은 휴대용 기기와 실시간 정보 가공 및 처리가 가능한 4차 산업혁명의 시기에서도 비슷한 패턴을 보일 것으로 기대할 수 있다.

정보통신기술의 발달과 도시의 발전, 그리고 그 가운데에서 교통의 역할은 보다 다변화되는 특성을 가지게 될 것이다. 예를 들어 자율주행자동차의 실생활에서의 활용은 보다 많은 사람들이 보다 편리하게 이동할 수 있게 하여줄 것이고, 드론과 무인항공기는 택배 등의 물류수송의 수요를 저감할 수 있을 것으로 예상할 수 있다. 또한 모든 교통시설과 자동차의 움직임에 대한 실시간 교통정보의 구독, 처리, 가공, 제공 등의 통합과 개인화는 사람들의 통행행태를 이전과는 다르게 변화시킬 것으로 기대할 수 있다.

2.2 토지이용과 교통의 연관성과 통합적 접근

교통에서의 어떠한 사회·경제 활동을 영위, 즉 달성하기 위한 통행을 우리는 유발통행(induced travel)이라고 부른다. 아주 소수이기는 하지만 유발수요가 아닌 통행의 수요가 발생하는 경우가 있다. 예를 들어, 어떠한 목적 없이 승용차로 운전하는 드라이빙 또는 보행으로 산책하게 되는 경우가 이에 해당한다. 그러나 대부분의 통행은 사회 및 경제활동의 목적을 달성하기 위하여 필연적으로 발생하는 유발수요이다. 이 수요는 사회·경제의 활동체계와 이들 활동의 공간적 분포, 그리고 이들 활동을 연결하여주는 교통체계의 상호작용에 의하여 발생하게 된다.

도시의 토지이용과 교통은 상호 밀접하게 연관되어 있다는 것이 계획가나 정책의사결정자에게는 잘 알려져 있는 사실이다. 인간활동의 공간적 분리는 기본적으로 통행에 대한 필요(needs)를 창출하며, 이를 우리는 파생수요(derived demand)라 부른다. 이러한 파생수요를 바람직한 교통체계로 연결하여 주는 것이 교통계획에서의 분석과 예측의 기본적인 원칙이다. 그리고 도시가 발달할수록 인간 활동에 필요한 시설물이 공간적으로 확장함에 따라 고용과 주거 등의 공간적 분포가 외연적으로 확장하게 되고, 이러한 확장은 보다 쉽게 이용할 수 있는 접근성(accessibility)을 저해하고, 보다 좋은 교통 기반시설을 필요로 하는 이동성(mobility)을 증가시키게 된다.

그러나 교통체계가 토지이용의 변화를 유발한다는 사실은 상대적으로 계획가나 정책의사 결정자들에게 잘 알려져 있지 않다. 중세도시에서는 모든 인간의 활동이 보행으로 가능한 시기였지만, 오늘날에는 보행만으로는 우리의 사회경제 활동을 영위할 수 없을 정도로 도시의 공간적 분포는 외연적으로 확장되어 있다. 그러므로 우리는 자동차라는 교통수단과 도로와 철도라는 교통시설을 이용하지 않고서는 우리의 일상생활과 활동을 영위할 수 없을 것이다. 즉, 이러한 교통수단과 기반시설의 발달, 그리고 그 변화는 토지소유자들과 부동산 투자자들, 기업가들, 그리고 가구주들의 입지결정에 상당한 영향을 주게 된다.

이러한 점에서 교통체계는 토지이용에 의하여 영향을 받기도 하지만 반대로 인간 활동의 입지결정에 영향을 주어 토지이용을 변화시키기도 하는 것이다.

토지이용과 교통의 상호작용의 이러한 관계는 Wegener & Frust(1999)에 의하여 체계적으로 설명되어 질 수 있다. 이들에 따르면, 토지이용과 교통과의 연관체계는 토지이용(land use)-활동(activities)-교통체계(transport system)-접근성(accessibility)의 순환관계가 있음을 가정하고 있다(그림 8.5 참조). 먼저, 주거와 산업, 그리고 상업 등의 토지이용의 도시 전반에 걸쳐 있는 공간적 분포는 거주, 일, 쇼핑, 교육, 또는 여가 등의 인간 활동의 입지를 결정하게 된다. 그리고 공간에서의 인간 활동의 분포는 활동의 입지들 간 거리를 극복하기 위하여 교통체계에서의 공간적 상호작용, 즉 통행(trips)수요를 필요로 하게 된다. 그리고 이러한 교통수요는 교통체계에서의 기반시설의 분포는 공간적 상호작용에 대한 기회, 즉 접근성으로 측정되어지는 창출하게 된다. 마지막으로 도시 공간에서의 접근성의 이러한 분포는 인간 활동의 공간적 분포를 결정하는 의사결정자들, 여기서는 가구주들, 부동산 투자자들, 기업가들 등에 의하여 그들이 원하는 입지에 대한 결정을 결정하게 하여주는 중요한 요소로써 작용하게 된다. 즉, 이러한 교통체계로 인하여 접근성이 변화하게 됨에 따라 토지이용의 변화를 또한 유발하게 된다는 것이다.

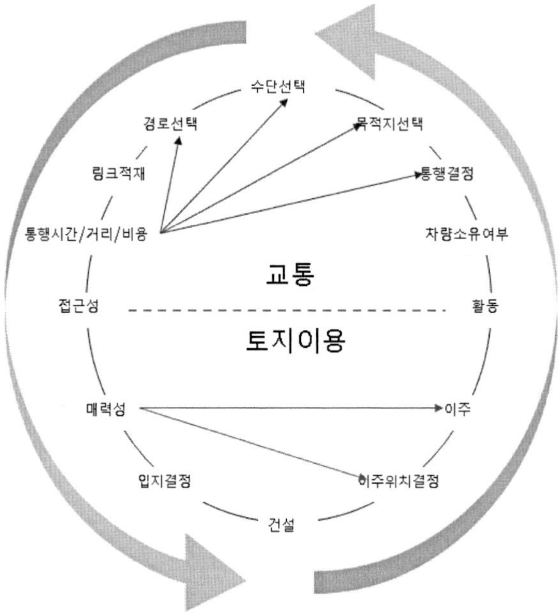

≫ **그림 8.5** 토지이용과 교통의 상호작용 모델
[자료] Wegener & Frust(1999, p.7)

예를 들어, 교통체계에 의한 접근성의 차이는 주거, 상업, 업무 등의 시설물의 입지의 매력도(attractiveness)의 차이를 유발하게 되어 각각의 인간 활동의 의사결정자들에게 이주의 위치를 결정하고, 실제 이주를 하게 됨으로써 토지이용이 변화하게 된다. 또한 이러한 변화에 의하여 이루어진 토지이용의 공간적 분포, 즉 인간 활동의 공간적 분리로 인하여 발생된 통행의 파생수요는 통행을 할 것인가?(통행발생, trip frequency), 한다면 어디로 갈 것인가?(목적지 선택, destination choice), 어떤 교통수단을 이용할 것인가?(수단 선택, mode choice), 어떤 경로를 이용할 것인가?(경로 선택, route choice) 등을 교통체계에서의 기반시설과 이용 가능한 교통수단의 유무 등에 따라서 통행시간 또는 거리와 비용을 고려하여 최종적으로 결정하게 되는 것이다.

이러한 교통과 토지이용의 상호작용에 의하여 장기적인 관점에서 자동차 중심의 교통체계와 도시의 발전의 관계가 순환주기로 결정 또는 변화되어질 수 있다. 예를 들어, Litman(2003)은 자동차 의존도의 순환주기(cycle of automobile dependency)를 토지이용과 교통체계와의 순환적 관계로 설명하고 있다. 그에 따르면, 도시의 공간적 확장과 활동의 분리, 그리고 이로 인한 인간 활동의 이동을 자동차 중심의 고속도로와 전용도로 확충 및 개선이 이루어지는 오늘날의 도시 및 교통시스템 하에서는 자동차 중심의 토지이용 계획(automobile-oriented land use planning)을 수립하고, 이를 수용하기 위한 주차장의 공급 등의 보완적으로 이루어지게 된다. 이로 인하여 인당 자동차 통행 거리의 증가(increased per capita motor vehicle travel)로 자동차 중심의 교통정책과 계획이 추진되어 승용차가 아닌 활동적 교통수단의 이용 기회가 감소함으로써 사회적으로 이들 대안적 교통수단에 대한 회의가 만연하게 되어 활동적 교통수단의 이용의 기회가 사전적으로 배제되는 결과를 유발하게 된다고 주장하고 있다.

따라서 토지이용과 교통체계의 악순환의 주기가 형성되어 있는 오늘날의 도시들에서는 이러한 관계의 악순환을 벗어나게 할 노력이 경주되어야 할 필요성이 있다. 예를 들어, 자동차 중심의 도시의 외연적 확산 패턴을 대중교통 중심의 교통체계로 구축하면서 철도역과 같은 결절점을 중심으로 새로운 도시개발과 도시재개발, 도시재생 등의 노력을 하게 되면, 자동차 중심이 아닌 대중교통 및 비동력 교통수단으로 이용할 수 있는 토지이용 패턴이 형성될 수 있을 것이다. 또한 이와 함께 주차공급 보다는 주차 가격의 합리적 인상과 주차상한제와 같은 공급의 억제 등의 주차 수요관리 정책을 추진하게 되면, 이는 인당 자동차 통행거리가 감소하게 될 것이다. 이러한 감소되어지는 교통수요로 인하여 대중교통과 비동력 교통수단의 이용을 촉진하는 교통정책과 계획도 수립하여 추진하게 되면 자동차 중심이 아닌 활동적 교통수단의 이용과 그 문화가 정착되는 선순환의 구조를 가지게 될 것이다.

2.3 교통과 토지이용, 환경, 그리고 공중보건과의 연관성과 융합적 접근

토지이용과 교통과의 밀접한 연관성의 구조는 최근에 그 관심이 급증하고 있는 환경(environment)과 공중보건(public health)의 정책 이슈와 연계할 수 있다. 도시의 외연적 확산(urban sprawl)은 자동차 중심의 교통체계를 유발하고, 이러한 교통체계와 도시구조에서는 대부분의 통행수요를 자동차에 의존할 수밖에 없게 된다. 이로 인하여 보다 많은 자동차 배기가스 배출로 인하여 대기오염이 심각하게 되고, 이는 기후변화에 심각한 영향을 주게 될 것이다. 그러한 교통체계와 도시구조는 토지자원의 무분별한 사용에 의하여 후세에게 물려줄 토지의 보존이 어려워지는 환경문제를 유발하게 된다. 뿐만 아니라 자동차 운전으로 정신적 스트레스가 증가하게 되고, 좌식 위주의 통행패턴으로 인하여 비만과 만성질환의 발병 가능성을 증가시키는 공중보건의 문제도 불러일으키게 될 것이다. 즉, 토지이용과 교통의 도시체계는 환경과 공중보건의 당면과제와도 밀접한 관련성이 있다(그림 6 참조).

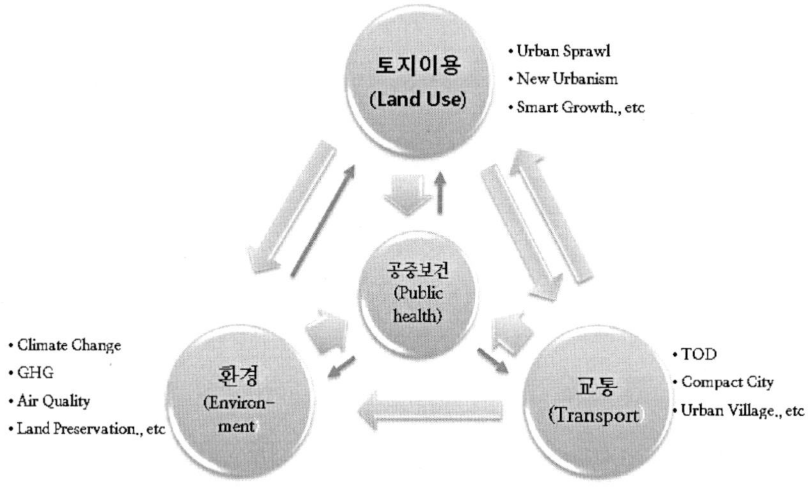

» **그림 8.6** 교통과 토지이용, 환경, 그리고 공중보건과의 연관성

따라서 교통과 토지이용, 환경, 그리고 공중보건의 융합적 접근이 이루어질 필요가 있다. 즉, 도시의 외연적 확장을 억제하고, 대중교통과 보행 및 자전거 중심의 도시구조와 교통체계를 유도하려는 노력이 교통 및 도시계획에서 경주되어질 필요가 있다. 이러한 정

책적 노력을 토지이용 관점에서는 뉴어버니즘(new urbanism)과 지혜로운 성장(smart growth)의 계획사조가 있다. 이들은 1980년대 이후 자동차 중심의 도시 외연적 확장이 가장 두드러진 미국에서 이에 대한 반성으로 등장한 계획사조이다. 다른 한편으로는 교통의 관점이 보다 두드러진 대중교통 중심의 개발(transit-oriented development, TOD), 압축도시(compact city), 그리고 도시마을(urban village)의 계획기법이 있다. TOD는 미국에서, 나머지 두 기법은 영국 등의 유럽에서 발현되어 어떻게 보행과 자전거, 그리고 대중교통 중심의 도시개발을 추진하고, 도시를 설계할 것인가에 대한 가이드라인을 제공하고 있다.

승용차의 이용수요를 저감시키면서 비동력 교통수단과 대중교통을 촉진하는 토지이용과 교통의 통합적 접근은 결과적으로 환경오염의 저감과 토지자원의 보존을 통하여 대기의 질(air quality)을 향상시킴으로써 공중보건의 편익을 가져올 수 있다. 뿐만 아니라 보다 활동적인 통행이 일상생활에서 영위됨으로 인하여 신체활동의 기회와 이용을 증진시켜 비만 및 만성질환의 예방 및 치료의 가능성이 높아지게 될 것이다.

3 건강도시에서의 교통의 역할과 효과

3.1 활동적 통행의 개인 건강증진 효과

승용차 대신에 보행과 자전거, 그리고 대중교통을 이용하게 될 때, 과연 개개인에게는 어떠한 건강증진 효과가 있을까? 실제로 일생생활에서 통행목적을 달성하기 위하여 보다 활동적인 교통수단을 선택할 때 그 개선효과가 통계적으로 유의할 정도의 차이를 보이게 될까? 이러한 질문은 활동적 교통정책을 추진하고자 할 때, 시민들에게 직접 피부에 와닿은 의문일 수 있다. 이에 대하여 승용차를 이용하여 출퇴근 하는 통근자들을 대상으로 일정 기간 활동적 교통수단으로 전환하였을 때, 실제로 개인의 건강 증진 효과가 있는 지, 그리고 그 차이가 유의한 지 여부를 실증한 연구들(예: 성현곤 외, 2008; 김예영 외, 2016).

승용차를 이용하는 사람이 도보, 대중교통 등 대체교통수단을 이용하여 출근하였을 경우 걷게 되는 보행 수를 비교하면, 대체교통수단을 이용할 경우에 걷기 활동이 더욱 활발해지는 것을 알 수 있다. 일본의 한 연구에서는 50명을 대상으로 승용차를 이용할 때와 대체교통수단을 이용할 때의 보행수를 비교하고 있으며, 평균적으로 각각 480.7보와 894.7보로 약 1.86배의 차이를 보이고 있다.

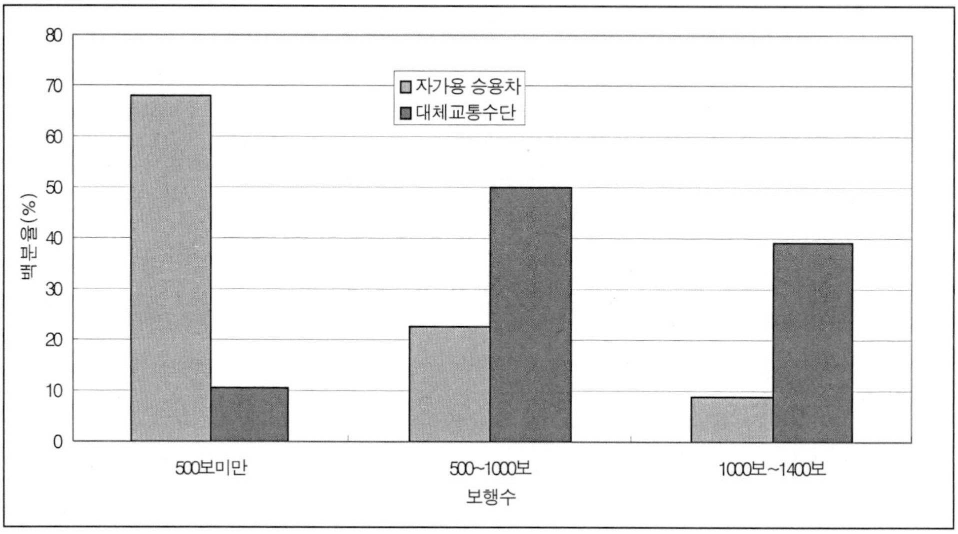

» **그림 8.7** 승용차와 대체교통수단과의 통근시 보행수 비교
[자료] 일본 국토교통성(2006, p.vi); 성현곤 외(2008, p.18)에서 재인용

한국교통연구원은 일산 백병원과의 업무협약 체계를 통하여 경기도 고양시에 거주하면서 지난 6개월 이상 동안 승용차로 통근하는 건강하고, 비만체형이 아닌 30~40대 남성 직장인을 대상으로 8주 동안 활동적 교통수단으로 통근하게 하고, 이러한 실험 전후에 건강관련 지표를 측정하여 그 차이를 비교한 실험을 진행하였다(성현곤 외, 2008). 실험 기간 동안 도보로 통근한 사람과 자전거, 그리고 대중교통으로 통근하게 되는 경우에 통근시간은 증가하였지만 신체활동량은 증가하게 된다. 그러므로 이러한 신체활동량의 증가가 약 8주에 걸쳐 진행되었을 경우, 건강수준이 증가하는 지, 그리고 그러한 증가가 통계적으로 유의한 지 여부를 파악할 수 있게 된다.

분석결과, 승용차로 통근하는 사람이 8주간 녹색교통을 이용하였을 때, 혈압, 혈액, 근력 및 심폐지구력 등이 향상되었으며, 이는 암, 당뇨, 고혈압 등의 만성질환의 예방 및 치료효과를 가질 수 있음을 보여주었다. 예를 들어, 체형의 변화에서는 체질량지수(kg/m^2)와 비만도(%)가 감소하였으며, 이러한 수치의 감소는 녹색교통의 이용에 의하여 만성질환의 발병의 위협요인이 되는 비만유병률을 낮추는 효과를 가짐을 의미한다.

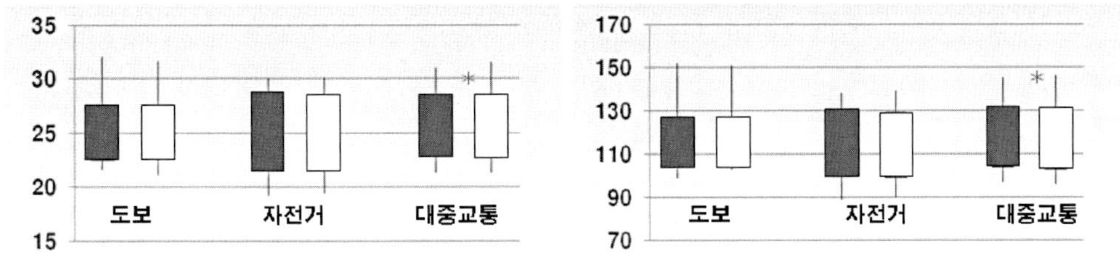

» **그림 8.8** 통근수단 전환 전·후의 체질량지수와 비만도의 변화

주) ■는 실험 전(前의) 건강지표 측정치이고, □는 실험 후(後)의 건강지표 측정치이며, *는 건강지표의 변화가 통계적으로 유의함을 의미함.

[자료] 성현곤 외(2008, p.82)

그리고 안정시 최고 혈압(mmHG)의 변화에서는 도보와 대중교통이, 최저혈압에서는 도보와 자전거가 통계적으로 유의하게 감소효과를 보이고 있으며, 이는 고혈압과 이와 관련된 합병증을 예방하고, 치료하는 효과를 지닐 수 있음을 보여주고 있다.

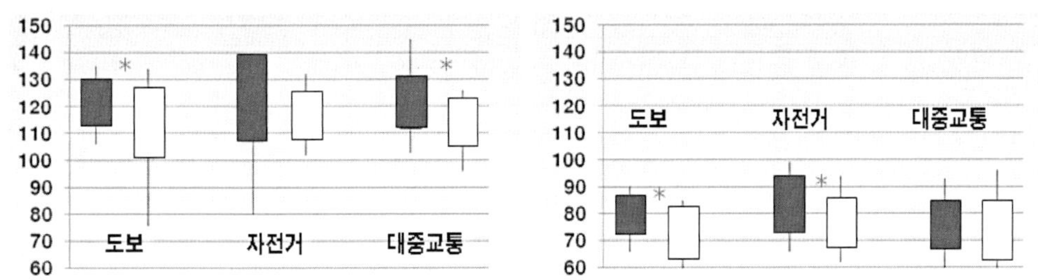

» **그림 8.9** 통근수단 전환 전·후의 안정시 최고혈압과 최저혈압의 변화

주) ■는 실험 전(前의) 건강지표 측정치이고, □는 실험 후(後)의 건강지표 측정치이며, *는 건강지표의 변화가 통계적으로 유의함을 의미함.

[자료] 성현곤 외(2008, p.83)

마지막으로 통근수단 전환 전후의 심폐지구력의 변화를 측정한 결과, 최대산소섭취량(ml/kg/min)과 안정시 대사량(ml/kg/min)이 통계적으로 유의하게 증가하였으며, 이는 심폐기능 및 운동능력이 향상되었음을 보여준다.

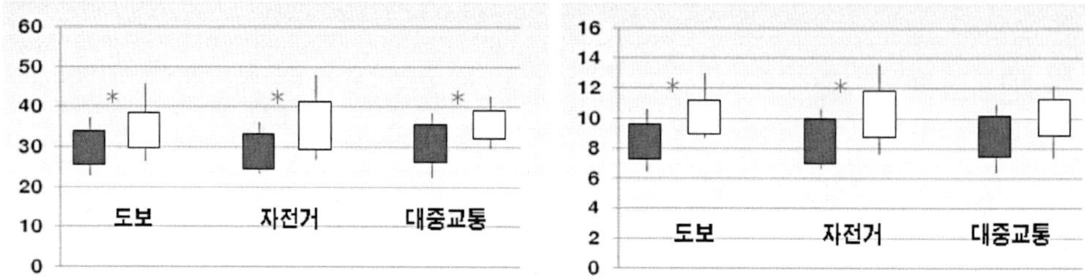

» **그림 8.10 통근수단 전환 전·후의 최대산소섭취량 및 안정시 대사량의 변화**

주) ■는 실험 전(前의) 건강지표 측정치이고, □는 실험 후(後)의 건강지표 측정치이며, *는 건강지표의 변화가 통계적으로 유의함을 의미함.

[자료] 성현곤 외(2008, p.88)

위의 연구와 유사하게 김예영 외(2016)은 승용차 대신에 12주간 대중교통으로의 전환에 따른 건강증진 효과를 실험하였다. 그들은 과체중 중년 남성 40명을 대상으로 운동집단(13명), 통근수단 전환집단(14명), 그리고 통제집단(13명)으로 무선 할당하여 실험을 실시하였다. 그리고 이들 통근수단 전환 집단의 경우 대중교통을 승용차 대신에 출퇴근시 주 5일간, 일일 2회씩 총 10회 이용하도록 하였으며, 대중교통 이용 중 일일 평균 도보량이 20분 이상이 되도록 하였다. 그들은 실험결과로 수축기혈압, 평균동맥압, 심근부담지수, 그리고 LDL-C/HDL-C 비율이 두 처치집단 모두에서 유의하게(운동집단: $p<.01$, 전환집단: $p<.05$) 감소되었음을 보고하고 있다.

성현곤 외(2008과 김예영 외(2016) 연구결과를 토대로 한다면, 승용차 대신에 대안적 교통수단인 도보, 자전거, 대중교통으로의 8주 또는 12주 기간 동안의 전환만으로도 심혈관기능, 비만, 기초체력 등의 향상을 기대할 수 있을 것이다. 즉, 이러한 활동적 교통수단의 일상적 활용은 시간 부족으로 인하여 규칙적인 운동 수행이 어려운 상황에서도 신체활동량 증진을 통하여 비만과 만성질환의 예방과 치료, 그리고 기초체력의 향상을 도모할 수 있을 것으로 기대된다.

3.2 활동적 교통정책의 건강 증진 경제적 효과

승용차 위주의 통행에서 보행과 자전거, 그리고 대중교통 등의 활동적 교통수단으로 통행이 이루어지게 된다면, 그림 8.11과 같은 구조를 통하여 건강한 삶과 수명의 연장을 기대할 수 있을 것이다. Zapata-Diomedi, et al.(2017)은 호주의 브리즈번시에서 이러한 교통정책의 목표가 달성되어진다면 어떻게 그리고 얼마나 건강 관련 삶의 질과 수명이 연장될 것인지를 추정하였다. 또한 Rojas-Rueda, et al.(2016)은 유럽의 6개 도시에서 경제활동 통근인구에 대한 활동적 교통을 촉진함으로써 잠재적 건강편익을 추정하고자 하였다. 이들 두 연구를 기반으로 하게 되면, 활동적 교통은 크게 대기 중의 또는 공로상의 초미세먼지 저감이라는 환경편익과 신체활동이라는 건강편익, 교통사고로부터 노출 위협의 감소 또는 증가라는 교통안전편익으로 대별 할 수 있다. 환경편익은 Zapata-Diomedi, et al.(2017)에서 대기 중 초미세먼지와 공로상의 초미세먼지의 노출위협의 감소에 따른 건강편익으로 구분하여 추정하고 있다.

먼저, 승용차에서 활동적 교통수단으로 전환하게 되면, 승용차의 이용이 감소하여 공로상에서 자동차에 의하여 배출되는 배기가스의 감소로 대기중의 초미세먼지(ambient fine particulate matter, PM2.5)에 대한 노출이 저감되어진다. 이러한 저감은 허혈성심질환, 허혈성뇌졸증, 그리고 만성폐쇄성 폐질환 및 기관성기관지와 폐암의 발생을 예방하는 건강관련 효과가 있다. 승용차에서 활동적 교통수단으로의 전환은 보행, 자전거, 대중교통의 이용 등을 촉진하는 것이다. 이러한 교통수단의 일상적 활용은 신체활동을 촉진하게 되고, 이러한 신체활동의 증진을 통하여 허혈성의 심질환과 폐질환의 치료 및 예방이 가능해지게 된다. 뿐만 아니라 신체활동의 촉진은 대장암, 당뇨병, 특히 여성에게는 유방암의 예방 효과가 있다. 이러한 활동적 교통수단의 이용 증진은 만성질환의 예방 및 치료 효과를 유발하게 되고, 건강관련 지표인 의료비의 감소, 수명의 연장, 건강보정 수명의 연장, 유병율의 감소, 조기사망 확률의 저감, 장애 생활년수 감소 등의 효과를 거둘 수 있을 것이다.

한편, 교통안전 측면에서는 차량충돌로 인한 교통사고의 저감효과가 승용차의 이용이 감소함으로써 나타나게 된다. 그러나 다른 한편으로 자전거와 보행의 활동적 통행이 증가함으로써 자전거와 보행 관련 교통사고의 발생확률은 증가할 수 있다. 그러므로 이러한 교통안전의 문제는 비동력 교통수단을 활용한 활동적 교통의 정책적 목표를 달성하는 데 장애로 작용할 수 있다. 그러므로 이러한 교통안전의 예방과 활동적 교통수단을 이용하고자 하는 시민들에게 안전성을 담보할 수 있는 물리적 환경개선의 노력을 경주되어질 필요가 있다.

유럽의 6개 도시를 대상으로 통근인구의 활동적 교통으로의 전환 효과를 추정하기 위하여 Rojas-Rueda, et al.(2016)은 두 가지 시나리오를 설정하였다. 그들은 시나리오 A를 코펜하게 시의 자전거 수송분담율 35%를 달성하는 것으로 이러한 분담율의 전환은 대중교통 50%, 보행 40%, 승용차 10%로부터 오는 것으로 가정하였다. 시나리오 B는 파리 시의 보행 수단 분담율 수준인 50%를 전환 목표로 설정하고, 이러한 전환은 대중교통으로 부

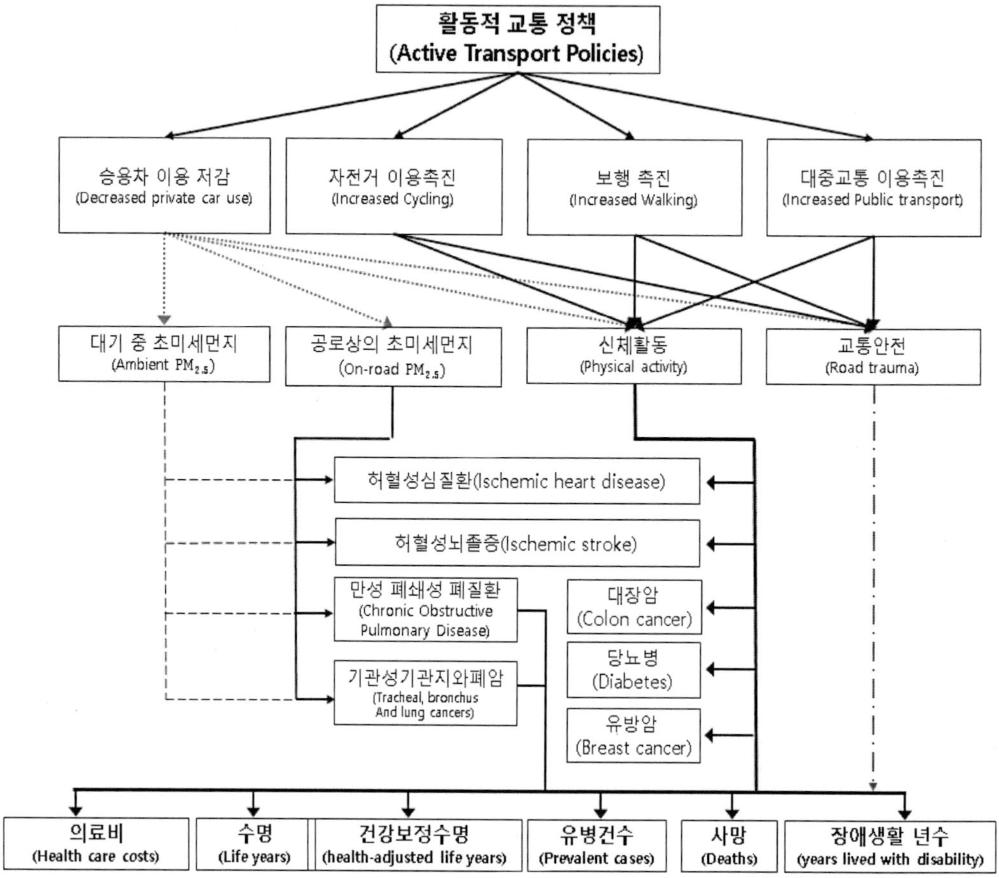

» **그림 8.11** 활동적 교통정책의 목표와 건강관련 지표와의 구조적 관계
[자료] Zapata-Diomedi, et al.(2017, p.6); Rojas-Rueda, et al.(2016, p.3)의 내용을 취합하여 수정된 것임

터 75%, 자전거로부터 1%, 자동차로부터 24%로 오는 것으로 가정하였다. 이러한 두 가지 시나리오가 달성되었을 경우의 유럽 6개 도시의 전 원인 사망률(all-cause mortality)의 변화를 추정한 결과는 표 8.2와 같다. 이들의 분석결과에 따르면, 자전거 분담율을 35% 달성한 시나리오에서는 연간 수명연장(사망회피)이 5.7~113.4, 보행 수단분담율 50%를 달성하는 시나리오에서는 3.0~19.8에 이름을 보고하고 있다. 그리고 시나리오 A를 달성할 경우, 6개 도시에서의 연간 이산화탄소 배출량의 저감효과는 2,503에서 26,423 metric tons에 이를 것으로 추정하였다.

표 8.2 유럽 6개 도시 및 교통 특성과 활동적 교통수단 전환 결과

		바로셀로나 (스페인)	바젤 (스위스)	코펜하겐 (덴마크)	파리 (프랑스)	프라하 (체코)	바르샤바 (폴란드)
도시 특성							
인구		1,620,943	1,64,516	559,440	2,249,977	1,246,786	1,715,517
인구밀도(명/km^2)		16,540	6,854	5,800	21,423	2,513	3,318
통행발생량 (trips/인/하루)		3.1	3.4	3.2	3.4	2.9	3.0
수단분담율 (%)	대중교통	30	25	17	33	50	49
	보행	46	35	29	46	24	19
	자전거	2	15	27	3	0.3	1
	승용차	9	24	27	12	24	24
활동적 교통수단 전환 결과(Death avoided per year)							
시나리오 A (자전거 분담율 35%)		-37.8	-5.7	NA	-37.4	-61.0	-113.4
시나리오 B (보행 50%)		-3.0	-6.2	-3.9	NA	-11.3	-19.8

[자료] Rojas-Rueda, et al.(2016)의 p.5와 p.7의 표를 발췌하여 정리한 것임

Zapata-Diomedi, et al.(2017)은 호주의 브리즈번 도시(인구규모 1.1백만명)에서 성인들을 대상으로 하여 보행 15%(현재 9%), 자전거 5%(현재 1%), 그리고 대중교통 14%(현재 8%)의 활동적 교통수단의 분담율을 달성하는 것을 가정하여 건강 관련 지표들의 편익을 추정하였다. 이를 성별, 연령대별, 통행거리별로 이들 수단분담율을 합리적으로 배분하고, 이를 각종 통계지표로 추정모형을 구축한 다음, 건강편익 효과를 건강보정수명(Health-adjusted life years, 단위: 천년)으로 정한 결과, 신체활동 증가로 인하여 40,787 HALYs, 대기오염 감소와 교통사고 저감으로 인하여 749 HALYs, 7611 HALYs의 편익을 가져올 수 있음을 보고하고 있다. 이러한 효과는 남성(15.0 HALYs)보다는 여성(17.6 HALYs)의 건강증진 편익이 보다 큼을 또한 그들은 확인하고 있다.

또한 그들은 유병율(prevalent cases)과 사망률(mortality)의 감소효과를 각각의 만성질환 관련 질병으로 추정하여 그 결과를 그림 8.12와 같이 제시하고 있다. 승용차에서 활동적 교통수단으로 전환하였을 경우, 만성질환 중 가장 커다란 효과가 있는 질환은 대장암이고,

그 다음으로 허혈성 뇌졸중인 것임을 알 수 있다. 나머지 허혈성 심질환과 유방암, 그리고 제2형 당뇨병도 유병율과 사망률의 감소효과가 유의함을 또한 보여주고 있다. 그러나 만성 폐쇄성 폐질환과 기관성 기관지와 폐암은 미약하나마 유병율과 사망률을 증가시킬 수 있음을 보여주고 있다. 이는 보행과 자전거, 그리고 대중교통 등을 이용할 경우, 대기 중 미세먼지에 노출되는 시간이 증가함으로써 나타나게 되는 부정적 효과라고 볼 수 있다. 그러나 이라한 부정적 효과는 다른 질환의 유병율과 사망률의 긍정적 효과가 훨씬 더 큼을 보여주고 있다.

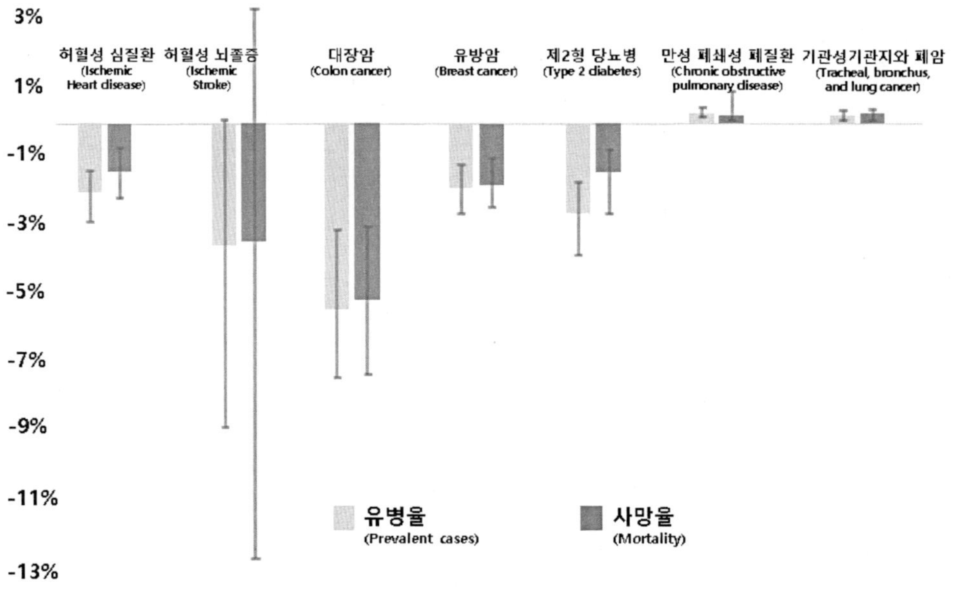

» **그림 8.12** 활동적 교통정책 목표 달성에 따른 관련 질환별 유병율과 사망률의 백분율 변화
[자료] Zapata-Diomedi, et al.(2017, p.13)

한편, 국내에서도 승용차에서 활동적 교통수단으로의 전환에 따른 개인 외래진료비용의 본인 부담금 절감과 건강의 경제적 절감비용을 추정한 연구(성현곤 외, 2008)가 있다. 이들은 활동적 교통수단을 도보와 대중교통으로 한정하고, 자전거는 제외하였다. 왜냐하면 자전거는 교통안전의 문제 뿐만 아니라 지형 및 기후 등에 의하여 이용의 많은 제약이 있기 때문이다. 즉, 보편적으로 어디서나 상대적으로 이용이 용이한 도보와 대중교통으로의 승용차 수단전환에 따른 건강 증진 효과를 분석하고자 하였다. 승용차의 전환비율은 1%, 3%, 5%, 10%, 20%, 50% 전환하다는 시나리오를 설정하여 이들은 분석하였다.

그리고 이들은 승용차에서 도보와 대중교통의 활동적 교통수단으로 전환하는 비율을 통행거리별로 활동적 수단 분담비율을 각각 적용한 것이다. 통근통행에서의 그 거리별로 교통수단 분담율을 살펴보면 그림 8.13과 같다. 여기서 도보는 거의 3km대 이전까지 이용되고, 이 거리보다 먼 거리를 통근하게 되는 경우에는 자전거를 제외하면 대부분 승용차와 대중교통의 이용 비율이 높아짐을 알 수 있다. 예를 들어, 1km 미만은 도보로 100% 전환, 5km 이상은 100% 대중교통으로 전환, 그리고 그 사이에 있는 통행거리는 각각의 수단분담비율로 환산하여 전환하는 것으로 가정하였다.

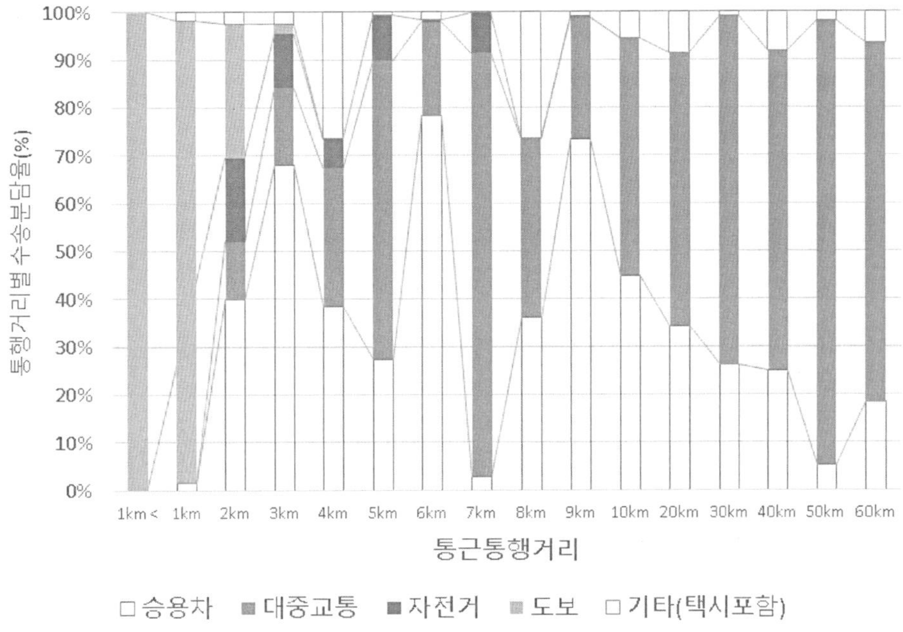

» **그림 8.13** 통행거리별 통근수단 분담율
주) 인구주택총조사(2005) 2% 원시자료를 활용하여 분석한 결과임
[자료] 성현곤 외(2008, p.105)의 그림을 수정보완한 것임

도보의 통행수단 전환에 따른 외래진료비 본인 부담금 총 절감비용은 통행거리별 도보활동량을 적용하여 추정하면, 시나리오별로 연간 최소 3억7천만원에서 최대 약 187억원에 달함을 보고하고 있다. 그리고 승용차에서 대중교통수단으로 전환하는 경우, 시나리오별로 약 82.24억원에서 약 4,112억원의 외래진료 본인부담금의 연간 절감효과가 있을 것으로 추정하였다. 이들 활동적 교통수단의 전환에 따른 시나리오별 총 외래진료 연간 본인부담금 절감비용은 약 85.9억원에서 4,298.8억원으로 추정하였다. 승용차 통근자가 녹색교통수단으로 전환할 경우 시나리오별로 연간 총 의료비 절감규모는 약 504억원에서 2조 5,213억원에 이를 것으로 보인다. 이를 총 건강비용 절감총액으로 환산하면, 그 규모가 적

게는 약 1조1,732억원에서 많게는 8조6,584억원에 이르러 상당한 사회적비용 절감효과를 기대할 수 있다.

표 8.3 활동적 교통으로의 승용차 수단 전환에 따른 건강비용 절감 편익

구 분	시나리오(승용차에서 보행 및 대중교통으로의 통근수단 전환 비율)					
	1% 전환	3% 전환	5% 전환	10% 전환	20% 전환	50% 전환
외래진료 연간 본인부담금 절감액 (백만원)	8,598	25,793	42,988	85,977	171,954	429,884
외래진료비연간절감액 (백만원)	8,598	25,793	42,988	85,977	171,954	429,884
총진료비 연간절감액 (억원)	504	1,513	2,521	5,043	10,085	25,213
건강비용 절감총액 (억원)	1,732	5,195	8,658	17,317	34,633	86,584

주1: 총 진료비연간절감액은 총 진료비 중 외래진료비의 비중(17.05%)을 역산하여 산출
주2: 총 건강비용 총액은 총 건강비용 총액 중 의료비의 비중(29.12%)을 역산하여 산출
[자료] 성현곤 외(2008, p.111과 p.113)의 표를 정리한 것임

3.3 활동적 교통의 부정적 효과와 총 편익

우리는 일상적 사회경제 활동을 영위하기 위한 교통수단의 이용을 승용차가 아닌 대안적 활동적 교통수단인 도보, 자전거, 대중교통으로 전환하게 됨으로써 건강 증진 편익만을 강조하여 전문가나 계획가, 정책의사결정자들은 시민들에게 이를 이용할 것을 권고하고 있다. 그러나 활동적 교통수단의 이용이 반드시 긍정적 효과가 있는 것만은 아니며 오히려 부정적 효과가 있다는 사실은 오히려 시민들이 보다 잘 인식하고 있다. 그러므로 정책 홍보와 권고의 노력에 비하여 실제 활동적 교통수단으로 전환을 하는 효과는 상대적으로 크지 않다. 시민들이 일상생활에서 통행목적으로 활동적 통행을 하게 될 때, 유발되는 부정적 효과는 크게 새로운 경로 탐색 과정에서의 정신적 스트레스, 그리고 활동적 통행에서의 대기오염 노출 위험의 증가, 그리고 보다 안전하지 않을 수 있는 보행과 자전거 통행에서의 교통사고의 위험 증가 등으로 대별하여 볼 수 있을 것이다.

먼저, 이미 익숙한 교통수단인 승용차 대신에 새로운 교통수단인 보행, 자전거, 대중교통 등을 이용하게 될 때, 시민들은 새로운 경로의 탐색과 그 주변에서 발생하게 되는 예기

하지 못한 상황 등을 대처하는 과정에서 정신적 스트레스가 증가할 수 있다. 또한 대중교통을 이용할 때, 차내 혼잡이 극심한 경우 스트레스가 증가한다는 연구(박경아 외, 2016)가 있다. 그러나 이러한 정신적 스트레스는 수단전환에 따른 경로탐색과 경로의 주변 환경이 점차 익숙해짐에 따라 거의 없어지게 될 것이다. 반면에 승용차로 운전하는 경우의 주변 환경 또는 교통혼잡 심화 등의 변화에 따른 운전자의 인지부하를 증가시켜 스트레스가 증가되는 상황을 회피하는 장점이 있다.

최근의 건강영향평가 연구들(예: Mueller et al., 2015; Doorley et al., 2015)에서는 활동적 통행으로부터 얻어지는 건강편익이 대기오염에 노출에 따라 증가된 건강 위협 요인보다 큼을 보도하고 있다. 그러나 이들 연구들은 대부분 높은 소득수준과 상대적으로 낮은 대기오염도를 지닌 국가들을 대상으로 하였기 때문에, 그 결과를 일반화시키기 어렵다고 비판하면서 Tainio et al.(2017)은 세계보건기구(WHO)의 미세먼지 농도 데이터베이스를 활용하여 대기오염 수준에 따른 활동적 통행의 건강편익과 상대적 위협정도를 평가하였다. 이들의 연구에서는 WHO 기준 초미세먼지농도가 50 $\mu g/m^3$ PM2.5일 경우, 하루 자전거 이용활동시간이 증가에 따라 그 사망률의 감소가 이루어지다가 전환점(tipping point, 약 70분)을 기반으로 그 편익이 감소하는 패턴을 보임을 밝히고 있다(그림 8.14 참조). 즉, 하루 70분까지 자전거를 이용하는 활동은 건강 편익을 지속적으로 증가하는 경향이 있다는 것이다.

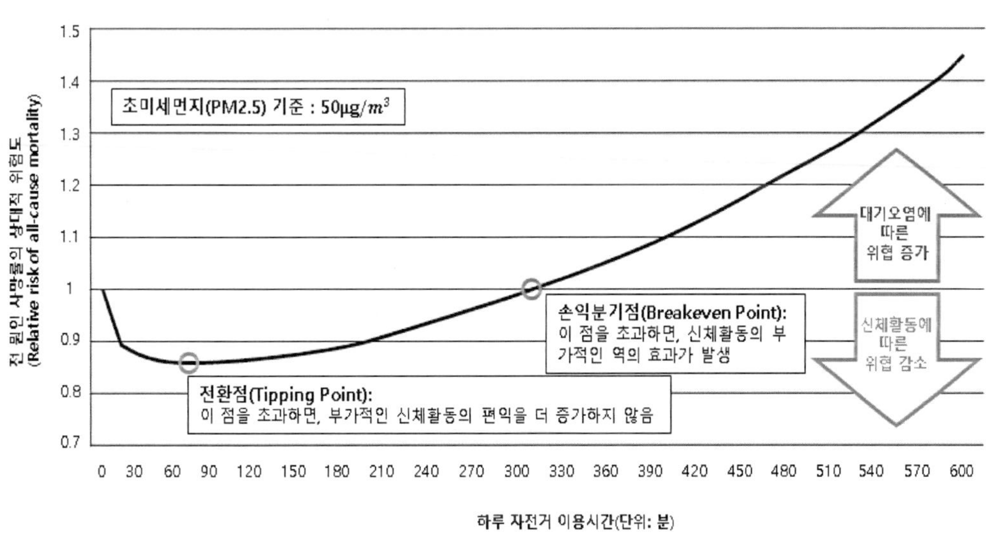

» **그림 8.14** 자전거 이용시간과 대기오염과의 사망률 연관성
[자료] Tainio, et al.(2016, p.234)

이후 70분 이상 그리고 손익분기점(break-even point, 약 310분)까지는 그 편익의 크기가 대기오염 노출에 따른 건강위협의 수준에 의하여 점차 감소하게 됨을 보고하고 있다. 그리고 이 손익분기점을 넘어서 자전거 신체활동을 수행하게 되면, 대기오염의 노출위험에 따른 위협 증가가 신체활동에 따른 위협감소분보다 커지게 되어 오히려 건강의 적신호가 될 수 있음을 그들은 보여주고 있다. 그러나 대부분의 자전거의 일상적 활용 시간이 하루 70분 이상 보다 많이 하는 경우는 많지 않고, 심지어 하루 5시간 이상을 자전거로 통행하는 사람이 거의 없다는 점에서 초미세먼지 농도가 50 $\mu g/m^3$인 상태에서는 대기오염 노출위협에 따른 부정적 효과는 우려할 수준이 아니라 할 수 있다.

대기에서의 미세먼지 농도가 일정하지 않고, 변화되어질 경우에 활동적 교통수단을 이용하게 되면 대기오염에 노출되는 위협과 신체활동 증진에 따른 위협 감소의 전환점과 손익분기점으로 어떻게 변화할까? 그에 대한 분석결과는 그림 8.15에서 살펴볼 수 있을 것이

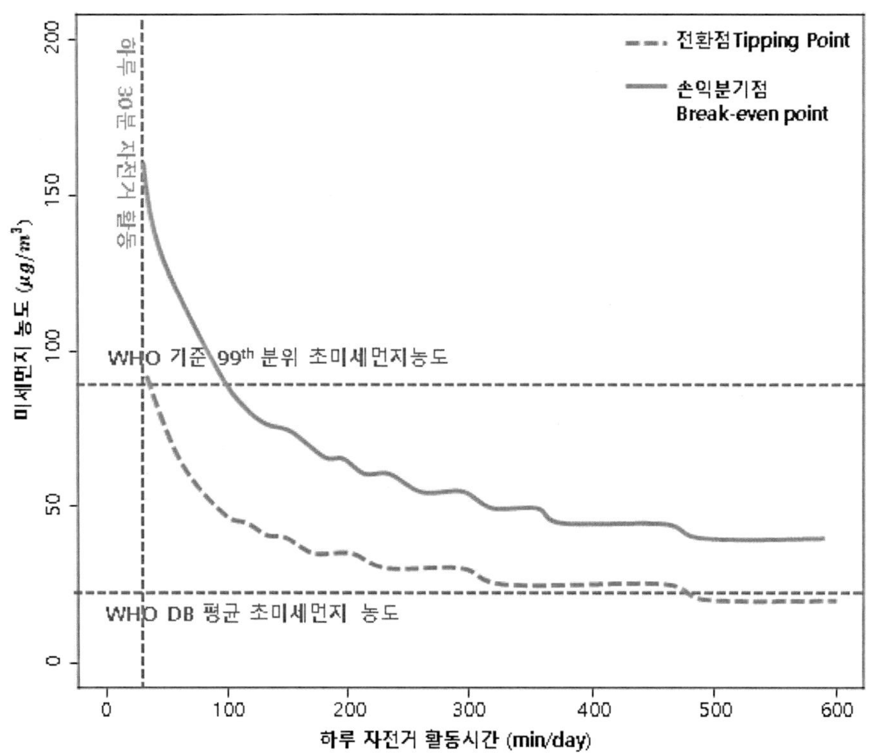

» **그림 8.15** 자전거 활동 통행시간 대비 건강편익 전환점과 손익분기점의 변화

주) x-축의 빨간 점선과 파란 실선은 자전거 활동의 전환점과 손익분기점을, y-축은 수준별 미세먼지 농도를, 녹색 선들은 WHO 데이터베이스에서의 평균과 99분위 미세먼지 농도를 의미함

[자료] Tainio, et al.(2016, p.235)

다. 이 그림은 하루 30분동안 자전거를 이용하는 것을 가정할 때, 미세먼지 농도가 90$\mu g/m^3$에 이르면 전환점에, 그리고 손익분기점은 160$\mu g/m^3$에 이르러야 됨을 보여주고 있다. 그리고 그들의 연구에 따르면, 보행활동의 경우에는 초미세먼지 농도가 200$\mu g/m^3$까지 높아져야 손익분기점에 도달함을 보고하고 있다.

또한 WHO 데이터베이스에서 전 세계 도시들의 평균 초미세먼지 농도인 22$\mu g/m^3$에서 자전거는 7시간, 보행은 16시간 활동을 하게 되면 전환점에 도달하게 됨을 이들의 연구결과는 보여주고 있다. 그리고 보행과 자전거를 이용하게 될 경우, 건강 편익보다는 대기오염 노출에 따른 건강 위협수준이 더 높은 손익분기점은 WHO 기준 최악의 초미세먼지 농도가 되는 99분위 값에서는 자전거의 활동시간을 120분 정도할 경우에 해당한다. 즉, 초미세 먼지 등의 대기오염의 위협노출은 일상생활에서 보행과 자전거 등의 활동적 통행을 하더라도 실제로 얻는 건강 편익을 초과하지 않을 정도로 심각한 근심거리는 되지 않음을 시사한다.

승용차에서 활동적 교통수단으로의 전환은 승용차의 이용 저감에 따라 승용차로 인한 교통사고의 확률을 감소시키기도 하지만, 다른 한편으로는 도보와 자전거의 이용에 따라 그 확률이 증가하기도 하는 모순적 관계가 존재한다. 그러나 이러한 교통사고 발생확률의 모순적 관계는 1인당 자동차 주행거리 당 사망 사고 발생 가능성의 연관성을 살펴보면 상대적으로 승용차의 이용저감에 따라 중대 교통사고인 사망확률은 보다 감소할 것으로 예상할 수 있다.

예를 들어, 일인당 연간 자동차 주행거리와 인구 10만명 당 교통사고 사망자수의 국가별 통계를 산점도 그래프로 나타내면, 전자가 증가할수록 후자도 증가하는 것을 알 수 있다. 즉, 자동차 의존도가 높아 승용차의 통행거리가 평균적으로 높은 국가일수록 교통사고로 인한 사망확률은 보다 증가함을 시사하는 것이다. 반면에 도보와 자전거의 교통사고 발생은 이들 이용자들의 통행속도가 낮기 때문에 사망사고 보다는 경상 등의 심각도가 낮은 교통사고의 발생확률은 높아질 것이다. 그러나 이러한 보행자 및 자전거 이용자의 교통사고 발생 가능성은 또한 저감되어진 승용차 이용에 따라 그 확률은 상쇄되어질 가능성이 충분히 있다고 할 수 있다.

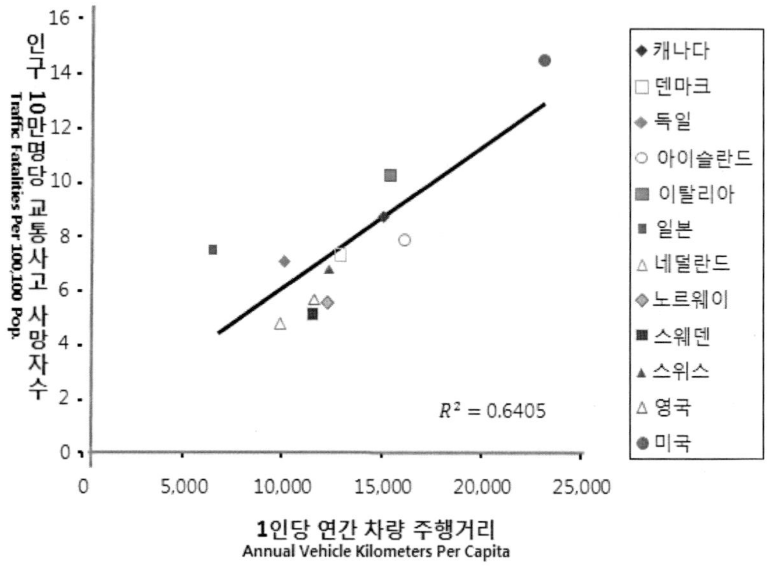

» **그림 8.16** 국가별 1인당 자동차 주행거리와 인구 10만명당 교통사고 사망자수의 연관성
[자료] Litman & Fitzroy(2014, p.13)

4 활동적 교통 정책 프로그램의 사례와 유형

활동적 교통 및 통행은 보다 건강한 도시를 구현하는 데 중요한 역할을 할 수 밖에 없다. 그럼에도 불구하고 왜 우리는 아직도 승용차 중심의 좌식 위주 통행패턴과 도시구조에 거주하고, 일하고, 쇼핑하고, 여가를 즐기는 활동들에서 많은 사람들이 자동차로 통행을 하고 있을까? 그 이유는 운전을 보다 편리하고 저렴하게, 그리고 보행과 자전거, 대중교통과 같은 활동적 교통수단의 이용에 장벽을 주는 자동차 중심의 계획이 지난 수십년동안 이루어져 왔기 때문이다. 예를 들어 교통 기반시설의 투자는 주로 도로에서 자동차들이 발생하는 지체와 혼잡을 기반으로 의사결정이 이루어져 왔고, 이는 결과적으로 자동차만을 수용할 수 있는 대규모 도로의 건설로 이어지는 구조로 이어지는 계획이 주된 관심사였기 때문이다. 또한 주택, 업무, 쇼핑, 식당 등의 건축물의 신축에서는 주차 하한제가 적용되어 왔다. 이로 인하여 대부분의 이용자들은 무제한으로 거의 주차비용을 지불하지 않고 주차를 할 수 있을 정도로 주차장은 충분히 공급되었다는 특징이 있다. 그리고 경제성장을 중시하여 왔던 지난 반세기 동안 중앙정부의 교통 기반시설의 예산의 대부분은 주로 도로 중심의 기반시설 공급과 개선에 투자되어 왔기 때문이다.

이와 함께 보도, 횡단보도, 자전거 도로 등의 불충분한 공급, 보행자와 자전거 이용자의 기반시설의 연결성 단절, 보행과 자전거 통행시의 안전에 대한 위협, 그리고 대중교통의 충분하지 않은 공급 등이 활동적 교통수단의 이용과 촉진을 저해하는 요인으로 작용하였다고 볼 수 있다. 이는 미국과 캐나다를 비롯한 서구 국가들 뿐만 아니라 우리나라에게도 많은 부분이 공감을 얻을 정도로 일치하는 것이 사실이다.

4.1 해외의 활동적 교통정책 프로그램

해외에서는 활동적 교통 및 통행을 촉진시키기 위하여 수많은 계획과 정책을 추진하여 오고 있다. 예를 들어, 캐나다 정부에서는 공동체, 직장, 그리고 학교에서 활동적 교통의 활용을 촉진할 수 있도록 정책 프로그램을 개발하고 있다. 구체적으로 살펴보면, 공동체 단위에서는 자전거 전용 차로와 도로의 건설, 자전거 주차시설의 공급, 직장, 상업, 그리고 여가시설로의 용이한 접근성의 제고, 보행자의 심미적 즐거움이 되는 경관설계, 대중교통과 보행 및 자전거와의 쉬운 연계 및 환승체계 구축 등을 강조하고 있다. 직장에서는 활동적 통행을 이용하도록 하는 문화의 확산과 지원, 자전거 차고지와 열쇠, 샤워시설의 제공, 안전하고 효율적인 경로 맵의 작성과 제공, 활동적 교통수단의 이용에 대한 보조금 지원 등이 있다. 그리고 학교에서는 통학시의 활동적 교통수단의 이용 참여와 지원, 안전한 길과 장애물 등의 저해 요인의 맵 작성 및 제공, 어린이들 통학 시 보행도우미의 부모의 참여, 자전거와 보행 및 인라인 스케이트 등의 이용 방법과 안전한 경로에 대한 교과목 개설 및 운영 등이 있다.

미국의 경우, 공동체 기반의 신체활동과 활동적 통행을 촉진하기 위하여 주와 지방정부는 다음과 같은 사업에 재정지원을 할 수 있도록 하고 있다. 자전거 기반시설, 보도, 완전도로 정책, 안전한 학교 가기 경로 프로그램, 보행자와 자전거 교통신호, 속도 험프와 같은 교통정온화 시설물, 통행지역의 가로등, 안전 관련 기반시설, 보행지도 맵, 활동적 통행의 편익에 대한 교육, 그리고 1990년 무장애법에 순응하는 보행 및 자전거 계획과 사업 등이 이에 해당한다.

이 중 완전도로(complete streets)는 2003년 후반 기존의 자동차 중심의 도로를 불완전한(incomplete) 도로로 정의하고, 그와 상반되는 도로의 개념으로 개념이 탄생하게 되었다. 이 도로는 자동차 뿐만 아니라 버스와 같은 대중교통, 자전거 보행자, 휠체어 등의 모든 교통수단이 안전하게 이용할 수 있도록 하는 도로를 말한다. 이는 미국에서 자동차 중심의 교통체계에서 소외되었던 보행자와 자전거 이용자, 그리고 장애인의 통행권 확보를 위한 교통정책이다(정경옥 외, 2011). 이러한 완전 도로는 공동체 내에서 도로를 이용하는 사람들의 안정성, 건강성, 형평성, 심미성, 경제성, 환경성, 거주적합성 등을 포괄하는 특징이 있으며, 이 도로는 공공공간으로서, 주변 토지이용과 연계된 압축개발 수단으로서, 자동차만이 아닌 다양한 교통수단의 네트워크로서, 그리고 보행자, 자전거, 대중교통과 함께 주변의 다양한 용도의 건축물 접근성을 제공할 수 있는 기능으로서 역할을 하도록 하고 있다.

이러한 완전도로의 개념은 주거지역내 생활도로에서 통과교통을 배제하고, 차량 통행속도를 저감시켜 보행자와 자전거 이용자 모두 안전하게 이용하는 네덜란드의 본엘프(Woonerf) 프로그램이 미국에서 적용된 사례라고 볼 수 있다. 이 본 엘프는 네덜란드어로 '삶의 마당(living yard)'라는 뜻으로, 세계 최초의 보행환경 개선사업으로 볼 수 있다. 이 본엘프 프로그램은 이후 공유도로(shared road), 홈 존(Home Zone), 속도 30(Temp 30), 커뮤니티 도로(community road), 완전도로 등의 개념으로 변화하면서 미국, 유럽, 일본 등으로 전파되었다(한상진, 2015).

자동차 뿐만 아니라 보행자와 자전거 이용자 모두가 안전하게 공유하면서 이용하고자 하는 이들 개념들은 결과적으로 높은 통행속도를 유지하게 하는 이동성과 자동차 중심의 교통체계에서 사람과 접근성 중심의 균형 잡힌 도로의 사용을 강조하고 있다고 볼 수 있다(그림 8.17 참조).

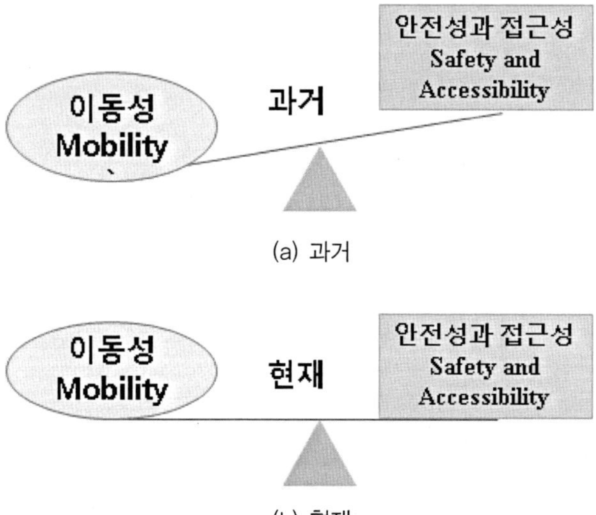

» **그림 8.17** 도로의 패러다임 변화
[자료] 성현곤(2015, S4)

4.2 국내 활동적 교통정책 프로그램

우리나라의 활동적 교통정책 프로그램의 역사를 거슬러 올라가면, 1990년대 중반부터 시작되었다고 볼 수 있다. 지난 반세기 동안 자동차 중심의 가로망 설계와 교통시설 투자 등은 우리나라가 여전히 OECD 국가 중에서 교통안전과 관련하여서는 가장 안전하지 않은 국가라는 불명예를 안고 있다. 따라서 1993년부터 보행권을 주창하는 시민단체의 노력에 힘입어 어린이보호구역(1995년), 서울시 보행조례의 제정(1997년), 교통약자이동편의 증진법(2005년), 보행우선구역과 노인보호구역(2007년), 보행자우선도로(2011), 생활도로구역(2011년), 보행안전 및 편의증진에 관한 법률(2011) 등의 정책 프로그램과 법정 계획수립을 통한 체계적인 정비가 가능한 제도의 입법이 이루어져 오늘에 이르고 있다(한국교통연구원, 2015). 보행환경 개선 및 교통안전 제고 등의 노력에 힘입어 서울시민의 보행환경 만족도는 2005년부터 2013년 이전까지 지속적으로 증가하여 왔으며, 지난 3년간 만족도는 다소 낮아져 정체상태에 있음을 볼 수 있다.

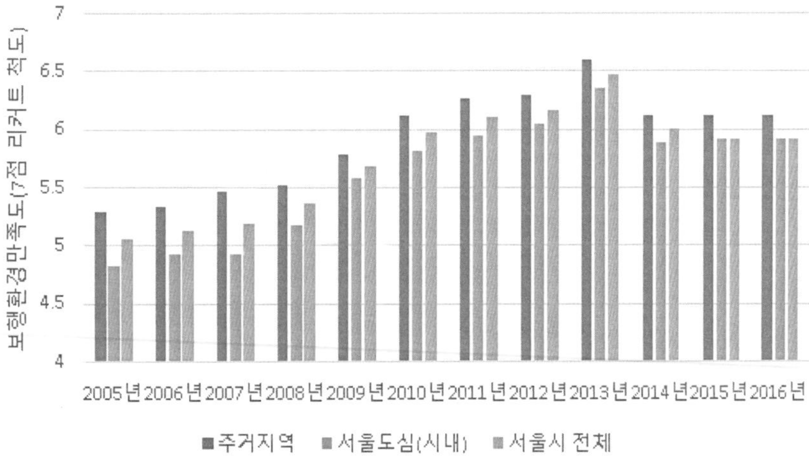

» **그림 8.19** 서울시 보행환경 만족도 연도별 추이
[자료] 서울서베이(각 년도) 자료를 활용하여 작성한 것임

이러한 보행 환경 개선 뿐만 아니라 청계고가도로의 철거와 청계천 복원, 대중교통 전용지구, 차 없는 거리, 그린파킹 사업, 그리고 최근의 서울역 고가도로의 보행도로 조성사업인 71017 사업 등은 보행 및 대중교통의 이용과 보행활동의 촉진을 제고하는 데 중요한 역할을 하여 왔다고 볼 수 있다.

한편, 우리나라의 교통정책 중에서 보행과 대중교통의 이용을 촉진하는 전환점을 마련한 교통정책은 도시철도의 조기건설(1974년)과 지속적 확충, 청계고가도로 철거와 청계천 복원(2002년), 서울시 대중교통체계 개편(2004년), 신도시개발에서의 대중교통중심 개발 기법의 적용(2004년), 대구 중앙로 대중교통전용지구(2009년), 서울역 고가도로 7017 사업(2017년)을 들 수 있다. 이 중에서 도시철도의 건설과 지속적 확충 정책과 청계천 복원 정책, 대구 중앙로 대중교통전용지구 사업을 구체적으로 살펴보고자 한다.

먼저 서울의 도시철도의 조기건설과 지속적 확충 정책이다. 서울은 1974년 지하철 1호선 개통을 시작으로, 서울의 신시가지 개발이 확장되는 시점에서의 2호선 순환철도의 건설(1984년), 그리고 서울과 그 주변지역으로의 방사형 도시철도 3호선과 4호선의 개통(1985년), 6호선(1995년), 7호선과 8호선(2000년), 9호선(2009년과 2015년)의 개통, 그리고 우이경전철 노선의 개통(2017년) 등을 통하여 도시철도가 대중교통 중심의 도시를 구축하는 데 커다란 역할을 하게 되었다. 특히, 지하철 1호선의 건설은 우리나라가 아직 외국의 해외원조를 받는 시점에서 막대한 재원을 들여 건설되었다는 점에서 상징적인 의미를 지닌다.

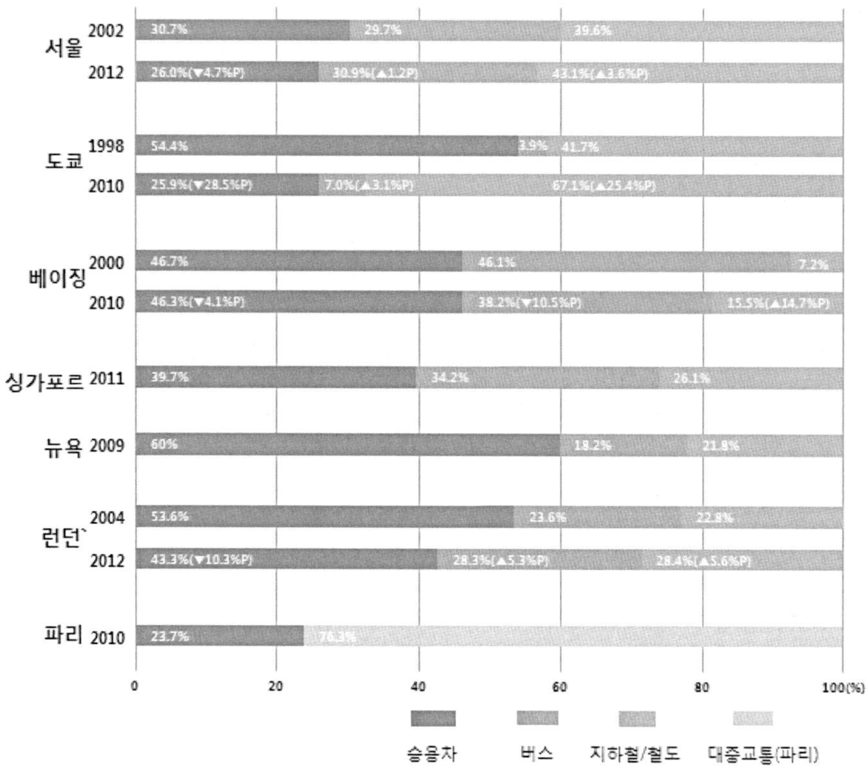

≫ **그림 8.20** 세계 대도시의 교통수단 분담율
[자료] 서울과 세계대도시(http://data.si.re.kr/2015br10-modal-share)

그리고 지하철 2호선은 서울시의 지금의 강남 부도심에 해당하는 영동 신시가지 개발과 목동 신시가지 개발을 대중교통으로 연결하기 위하여 추진된 것이라는 점에서 시사하는 바가 크다고 할 수 있다. 특히, 2호선과 3호선, 그리고 4호선 건설계획이 수립될 즈음, 이들 역세권을 중심으로 고밀도의 복합적 토지이용과 차량저감형 보행친화적 교통체계의 현재의 TOD계획기법과 유사한 로자리오 개념을 적용하고자 하였다(Sung and Choi, 2017). 즉, 1970년대 중반과 1980년대의 이러한 로자리오 개념은 서울시 기본계획의 중요한 계획요소로 작용하였다.

우리나라의 서울과 다른 주요 대도시인 도쿄, 베이징, 싱가포르, 뉴욕, 런던, 파리의 교통수단분담율을 비교하면 그림 8.20과 같다. 서울은 철도는 39.6%(2002년)에서 43.1%(2012년)으로, 버스는 29.7%(2002년)에서 30.9%(2012년)으로 증가하여, 전체 대중교통 수송분담율은 74.0%를 차지하고 있다. 이는 다른 어떤 대도시보다도 그 분담율이 높음을 알 수 있다.

이러한 지속적으로 증가하는 대중교통 수송분담률에 만족하지 않고 서울시는 최근의 우이 경전철 노선의 개통과 더불어 앞으로 2025년까지 추가적으로 경전철 노선을 계획하고, 이를 실행에 옮기려고 노력하고 있다. 이러한 도시철도와 경전철 노선의 개통은 보행과 대중교통 중심의 활동적 통행패턴을 유도하고, 건강 편익을 증진하는 데 커다란 기여를 할 수 있을 것이다. 예를 들어, 성현곤 외(2008)는 경기도 고양시에서 경량전철(light rail transit, LRT)을 도입하였을 경우에 승용차에서의 교통수단 전환에 따른 건강증진 편익효과도 추가로 분석하고 있다. 그 결과를 살펴보면, 고양시의 LRT 사업 시행으로 인하여 얻어지는 건강증진 편익의 규모는 연간 총 73억 원에서 86억 원에 이름을 밝히고 있다.

두 번째로 소개되는 정책 사례는 청계천 고가도로의 철거와 복원 사업에 대한 것이다. 이 사업 이전까지는 기존 도로의 폐쇄보다는 확충과 개선에 초점을 둔 교통정책의 패러다임이 지배적이었다. 그러나 이 사업 이후로 도로의 폐쇄를 통하여 자동차 중심이 아닌 사람 중심의 활동적 교통체계의 구축이 활발하게 전개되는 계기를 마련하게 되었다. 청계천 고가도로 건설은 1960년대 후반 서울에서 자동차 통행량이 증가하기 시작한 초기단계에 청계천을 복개하고 고가도로를 건설하게 되었다. 그러나 이 고가도로가 운용되어진 30년 이후는 이 도로의 자동차 통행량의 급증과 교통혼잡으로 심각한 대기오염의 악화와 고가도로로 인한 도시부 쇠퇴 등의 부정적 영향이 증가하게 되었다. 이에 서울시는 청계고가도로를 철거하고, 청계천을 복원하는 사업을 2002년 추진하게 되었다.

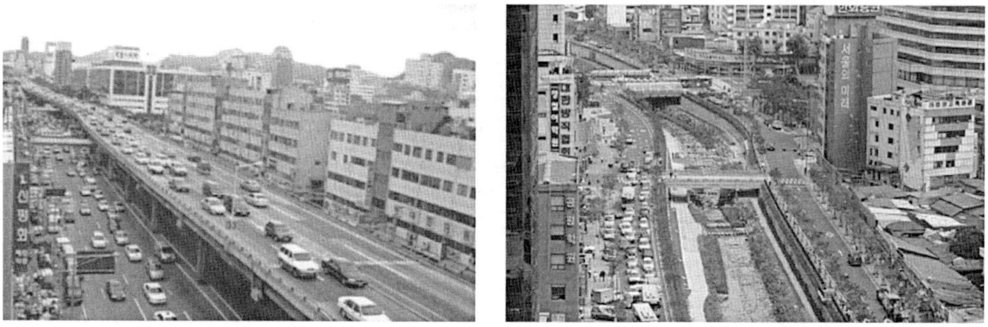

(a) 철거 이전　　　　　　　　　　(b) 철거 이후

» **그림 8.21** 청계 고가도로의 철거와 청계천 복원

청계 고가도로의 철거와 청계천의 복원 사업의 결과 우려했던 서울 도심부의 교통대란은 발생하지 않았으며, 지하철 및 버스의 이용증가를 오히려 유발하는 효과를 가져왔다. 뿐만 아니라 승용차의 통행량이 도심부에서 오히려 감소하고, 도심부의 통행속도의 저하와 같은 교통 서비스의 악화는 나타나지 않았다. 이러한 청계천 복원의 효과는 토지가격 및 임대료 증대, 도시 열섬현상 감소 및 오염수준의 저감, 도로 소음의 감소 등의 긍정적 환경효과도 유발하게 되었다. 그리고 무엇보다는 청계천 복원에 따라 이 장소가 서울시민과 외국인들이 자주 찾는 주요 명소가 되었으며, 많은 국내외 사람들이 방문하여 걷고 싶어 하는 장소가 되었다는 사실이다.

마지막으로 소개할 활동적 교통정책의 우수 사례로는 2009년 대구의 중앙로를 대중교통전용지구(Transit Mall)로 조성한 사업이다. 이 대중교통전용지구는 아시아 최초이며, 대구시의 도심부 중앙로의 대구역 사거리로부터 반월당역 사거리까지 총 연장 1.05㎞ 구간이 이에 해당한다. 이 사업은 기존 4차선 도로 2차선으로 줄이고, 보행자 도로, 즉 보도를 4m에서 6m~12m로 폭원을 넓히고, 실개천, 벤치, 조경시설 등 물리적 환경 개선과 횡단보도 개수의 증설(3개에서 7개)함으로써 보행 서비스를 F에서 A로 향상시키고자 하는 계획이다. 이 사업은 2003년 기획되었으며, 2009년 2월에 착공하여, 그 해 12월에 개통하였다.

이 최초의 대중교통전용지구의 사업 시행 이전과 이후의 3개월 동안의 버스와 지하철의 이용자수는 31735천명에서 30567천명으로 약 3.82% 증가하였으며, 보행통행량은 사업 시행 이전에는 12시간 기준 평일 25,981인에서 27,406인으로, 일요일은 33,721인에서 35,863인으로 보행자수가 증가하였다. 뿐만 아니라 대중교통 전용지구 시행을 통하여 대기질의 개선과 소음의 환경 개선효과도 긍정적으로 나타났음을 유영근 & 이상용(2010)은 보고하고 있다.

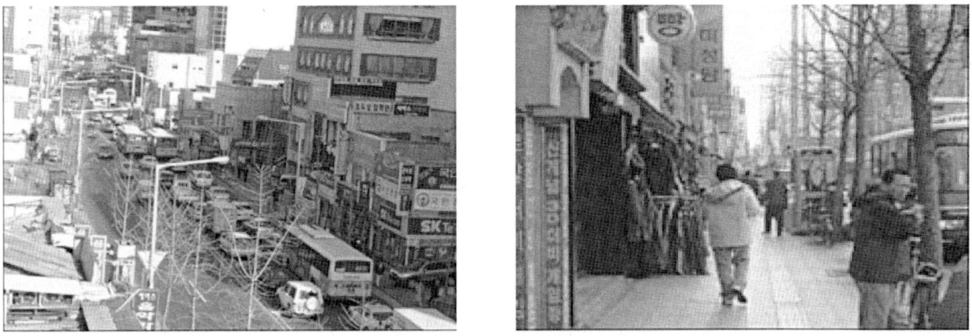

(a) 이전

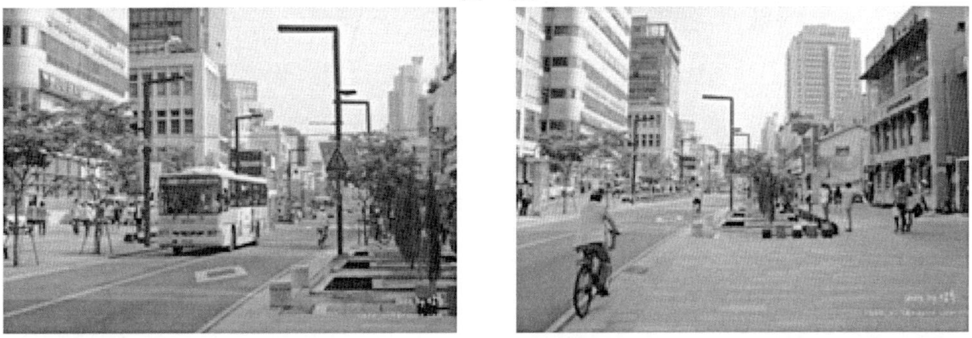

(b) 이후(중앙로)

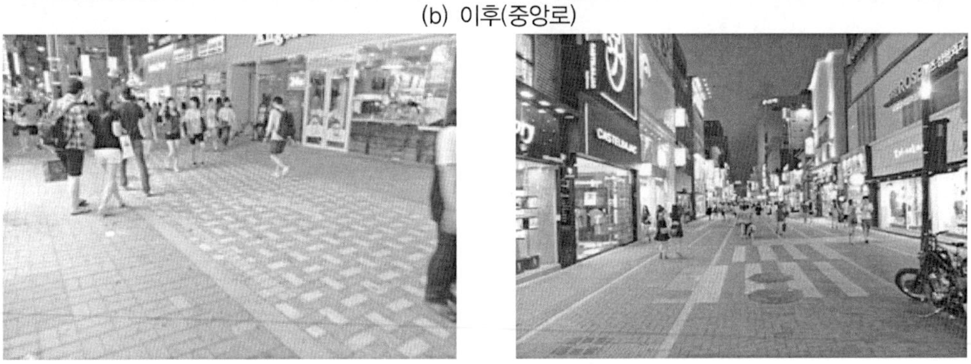

(c) 이후(중앙로 이면도로)

» **그림 8.22** 대구 중앙로 대중교통 전용지구 사업 이전과 이후 모습

대구시의 대중교통 전용지구 사업 이후로 다양한 긍정적 효과를 확인하면서 서울시도 신촌 연세로 대중교통 전용지구 조성사업을 추진하였으며, 현재 운용 중에 있다. 이러한 대중교통 전용지구 사업은 승용차의 이용수요를 저감하는 교통수요관리, 도시의 안전성과 활력 제고를 통한 도심활성화, 대중교통의 정시성 및 운행속도, 운행횟수를 증대시키는 대중교통 이용편의 증진, 차량과 보행자가 공존함으로써 보행자의 안전을 증대시키는 보행환경 개선 등의 정책이 종합적으로 적용되는 것이라 할 수 있다.

토론문제

1. 도보와 자전거, 그리고 대중교통 등의 활동적 통행을 하게 되면 어떠한 건강 편익이 유발되는 지 토의해보자.

2. 활동적 통행과 교통체계는 긍정적 건강편익과 함께 잠재적으로 부정적 건강 위협요인으로도 작용할 수 있다. 부정적 건강 위협요인은 무엇이며, 이로 인하여 신체활동 증진에 따른 건강 편익을 상쇄할 정도로 큰 위협이 될 것인 지 토론해보시오.

3. 해외의 완전도로의 개념은 무엇이고, 이와 유사한 개념은 무엇이 있는 지 서술하시오.

참고문헌

국가교통DB. (2013). 재미있는 교통통계(www.ktdb.go.kr), 국토교통부.

김예영, 이소라, 이만규. (2016). 12주간 대중교통으로의 통근수단 전환이 중년 남성의 심혈관기능과 비만지표에 미치는 영향, 교통연구 23(4): 85-100.

박경아, 박정욱, 이정환, 양희경, 염세례. (2016). 생체신호를 활용한 고령자의 대중교통 이용 스트레스의 실증적 분석, 교통연구, 23(4): 101-117.

송혜승 & 성현곤. (2010). AHP분석을 통한 대도시권의 광역교통 정책방향 설정에 관한 연구, 국토계획, 45(1), 171-184.

서울과 세계대도시(http://data.si.re.kr/2015br10-modal-share)

성현곤, (2015). 한국의 도시디자인과 교통안전, 아주대 ERC 자문회의 발표자료.

성현곤, 박지형, & 김혜자. (2008). 녹색교통이 국민건강증진에 미치는 효과 분석, 한국교통연구원 연구총서 2008-05.

유영근・이상용 (2010) " 중앙로 대중교통전용지구 평가와 초기 정착화 방안", 대구경북연구원.

일본 국토교통성 (2006) 교통의 건강학적 영향에 관한 연구Ⅱ, 국토교통정책연구소, 국토교통정책연구 제75호, p.vi.

정경옥, 설재훈, & 박병정 (2011). 완전도로(Complete Streets) 구현 방안 연구, 한국교통연구원, 연구총서 2011-10.

한국교통연구원 (2015). 교통수단 이용실태조사, 2015년도 국가교통조사 및 DB구축사업. 국토교통부.

한국교통연구원 (2015). 한국의 보행환경 개선: 정책과 성과, 보행권 확보와 보행환경 개선 노력, 한국교통연구원.

한상진 (2015). 보행자 중심의 가로 만들기 사례, 계간지 세계와 도시, 10: 18-23.

AASHTO (2004). A Policy on Geometric Design of Highways and Streets, American Association of State and Highway Transportation Officials GREEN BOOK.

Active Living Reaearch (2016) Moving Toward Active Transportation: How Policies Can Encourage Walking and Bicycling, Promoting Activity-Friendly Communities.

Doorley, R., Pakrashi, B. Ghosh. (2015). Quantifying the health impacts of active travel: assessment of methodologies, Transp. Rev., 1-24, 10.1080/01441647.2015.1037378.

Litman, T. (2003). Active Transportation Policy Issues Backgrounder, Victoria Transport Policy Institute.

Litman, T. & Fitzroy, S. (2014). Safe Travels Evaluating Mobility Management Traffic Safety Impacts, Victoria Transport Policy Institute.

Mueller, N., Rojas-Rueda, T. Cole-Hunter, et al. (2015). Health impact assessment of active transportation: A systematic review, Prev. Med., 10: 1016/j.ypmed.2015.04.010.

Rojas-Rueda, D, de Nazelle A, Andersen Z J, Braun-Fahrländer C, Bruha J, Bruhova-Foltynova H, et al. (2016). Health Impacts of Active Transportation in Europe. PLoSO NE11(3): e0149990.

Sung, H., & Choi, C. (2017). The link between metropolitan planning and transit-oriented development: An examination of the Rosario Plan in 1980 for Seoul, South Korea, Land Use Policy, 63: 514-522.

Tainio, M., Nazelle, A., Gotschi, T., Kahlmeier, S., Rojas-Rueda, D., Nieuwenhuijsen, M., Sa, T., Kelly, P., & Woodcock, J. (2016). Can air pollution negate the health benefits of cycling and walking?, Preventive Medicine, 87: 233-236.

Wegener, M. and Fürst, F. (1999). Land-use transport interaction: state of the art, Berichte aus dem Institut für Raumplanung.

Zapata-Diomedi, B., Knibbs1, L, Warel, S., Heesch, K.C., Tainio, M.,Woodcock, J., & Veerman, L. (2017). A shift from motorised travel to active transport: What are the potential health gains for an Australian city?, PLoS ONE 12(10):e0184799.

09

활동적 생활환경과 건강도시

1 들어가는 말: 서론과 배경

1.1 범 세계적인 건강위험요인으로서의 신체활동부족

2015년 노벨경제학상 수상자 앵거스 디튼은 그의 저서 '위대한 탈출'에서 다수의 인류가 지난 200여년간 빈곤과 질병에서 탈출하여 건강하게 잘 살게 된 것은 인류역사상 유례가 없는 기적이라고 하였다. 1800년대초반 대다수 국가의 평균수명이 30대였다가 60대를 넘어 90대를 바라보게 된 것은 질병과 죽음으로부터의 위대한 탈출 이라는 것이다. 역병과 전쟁 등에도 불구하고 19세기초에 이미 스웨덴과 영국민의 평균수명은 이미 60대를 넘고 19세기말에는 80대를 넘어가게되고 다수의 국가들이 뒤를 따르게 된다(그림 9.1).

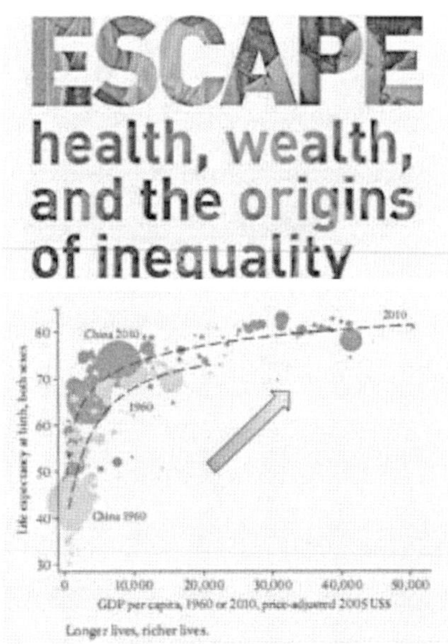

» **그림 9.1** 앵거스 디턴의 기대여명 급증을 보여주는 그래프와 저서
[자료] 구글 이미지 캡처

즉 떠돌며 사냥하고 열매를 찾아다니던 수렵과 채집생활을 벗어나 정착과 농기경생활을 시작하였지만 여전히 부족한 영양과 비위생적 생활환경등으로 대규모 역병이 유행하는 등 1800년대 초반까지도 대다수 국가의 평균수명은 40살을 넘기기 힘들었다는 것이 잘 분석되어있다. 이러한 사정은 '스웨덴공중보건 250년사'와 영국의 180년간 자료 '의학의 한계와 새로운 가능성'에서도 잘 나타나있다(그림 9.2).

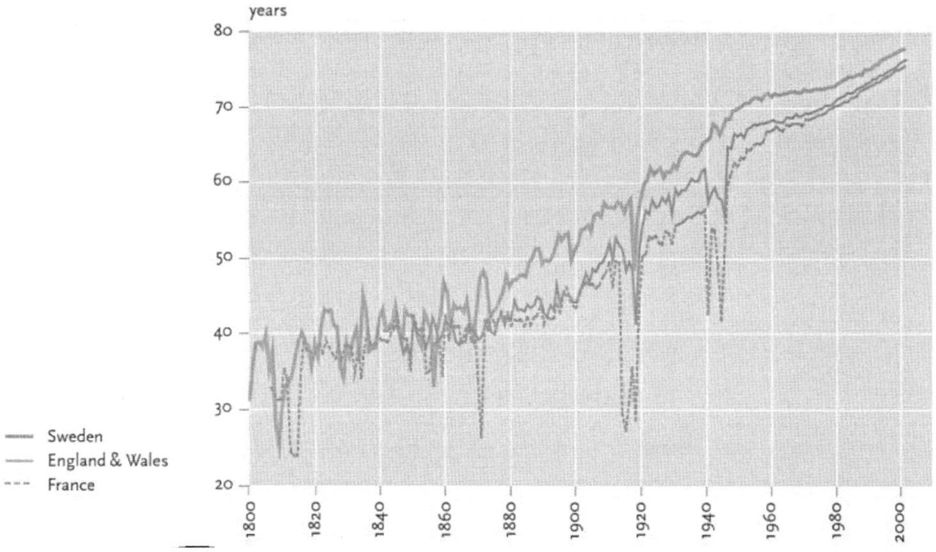

» **그림 9.2** 스웨덴, 프랑스, 잉글랜드와 웨일즈 남성들의 기대여명 향상을 보여주는 실증 근거
[자료] Social Change and Health in Sweden: 250 Years of Politics and Practice 2007

감염병과 어린이사망의 극적인 감소에는 영양과 위생상태의 개선이 보건의료조치와 함께 큰 역할을 하였다. 주부들이 세균학이라는 과학적 지식을 알고 각 가정에서 세균경찰이 되어 위생적환경을 유지하고 상하수도등 사회적 위생과 영양이 개선된 사회에서는 보건의료조치의 도입과 함께 감염병은 드물어지게 된 것이다. 굶주림과 불결함과 오염 그리고 이로 인한 감염병은 감소되는 시대가 도래하게 된 것이다. 세계보건기구의 건강위험에 관한 최신 보고서를 보면 건강위험의 전이에 있어서 시간의 경과에 따라 전통적 건강위험이었던 부적절한 영양이나 안전하기 못한 물과 위생 그리고 실내공기오염 등과 같은 전통적 위험요소는 흡연과 신체활동 부독 및 과제중과 비만과 같은 현대적 위험요소로 전환되게 되는 데 나라에 따라 위험의 종류와 여건에 따라 다른 추세를 보이게 된다(그림 9.3).

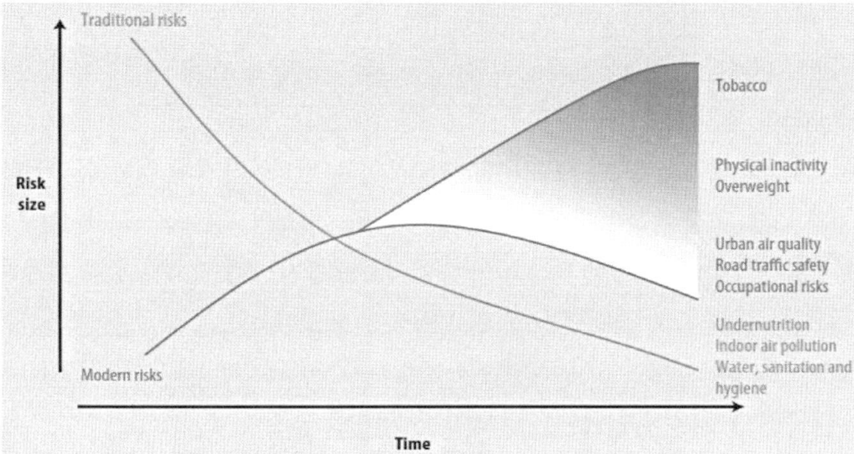

» **그림 9.3** 전통적 위험에서 현대적 위험으로의 건강위험의 변천

[자료] https://www.google.co.kr/url?sa=t&source=web&rct=j&url=http://www.who.int/healthinfo/global_burden_disease/GlobalHealthRisks_report_full.pdf&ved=0ahUKEwi2ubDomcfXAhVLQLwKHX9wDr4QFggrMAE&usg=AOvVaw2NJERG5DCM4sP1LeKofK9i

	Risk factor	Deaths (millions)	Percentage of total		Risk factor	Deaths (millions)	Percentage of total
	World				*Low-income countries*[a]		
1	High blood pressure	7.5	12.8	1	Childhood underweight	2.0	7.8
2	Tobacco use	5.1	8.7	2	High blood pressure	2.0	7.5
3	High blood glucose	3.4	5.8	3	Unsafe sex	1.7	6.6
4	Physical inactivity	3.2	5.5	4	Unsafe water, sanitation, hygiene	1.6	6.1
5	Overweight and obesity	2.8	4.8	5	High blood glucose	1.3	4.9
6	High cholesterol	2.6	4.5	6	Indoor smoke from solid fuels	1.3	4.8
7	Unsafe sex	2.4	4.0	7	Tobacco use	1.0	3.9
8	Alcohol use	2.3	3.8	8	Physical inactivity	1.0	3.8
9	Childhood underweight	2.2	3.8	9	Suboptimal breastfeeding	1.0	3.7
10	Indoor smoke from solid fuels	2.0	3.3	10	High cholesterol	0.9	3.4
	Middle-income countries[a]				*High-income countries*[a]		
1	High blood pressure	4.2	17.2	1	Tobacco use	1.5	17.9
2	Tobacco use	2.6	10.8	2	High blood pressure	1.4	16.8
3	Overweight and obesity	1.6	6.7	3	Overweight and obesity	0.7	8.4
4	Physical inactivity	1.6	6.6	4	Physical inactivity	0.6	7.7
5	Alcohol use	1.6	6.4	5	High blood glucose	0.6	7.0
6	High blood glucose	1.5	6.3	6	High cholesterol	0.5	5.8
7	High cholesterol	1.3	5.2	7	Low fruit and vegetable intake	0.2	2.5
8	Low fruit and vegetable intake	0.9	3.9	8	Urban outdoor air pollution	0.2	2.5
9	Indoor smoke from solid fuels	0.7	2.8	9	Alcohol use	0.1	1.6
10	Urban outdoor air pollution	0.7	2.8	10	Occupational risks	0.1	1.1

» **그림 9.4** 건강의 네 번째 위험요소인

[자료] 신체활동부족 https://www.google.co.kr/url?sa=t&source=web&rct=j&url=http://www.who.int/healthinfo/global_burden_disease/GlobalHealthRisks_report_full.pdf&ved=0ahUKEwi2ubDomcfXAhVLQLwKHX9wDr4QFggrMAE&usg=AOvVaw2NJERG5DCM4sP1LeKofK9i

그런데 감염병과 어린이사망이 극복된 세상에는 이제흡연과 신체활동 부족이라는 새로운 위험이 나타나 신체활동부족은 고혈압, 흡연과 고혈당에 이어 전세계적으로 네 번째의 사망요인이 된 것이다.

물론 저소득 국가들에서는 아직도 저체중, 고혈압, 안전하지 못한 성관계, 안전하지 못한 식수와 위생, 고혈당, 실내공기오염, 흡연에 이어 7번째의 위험요소로 신체활동부족이 나타나고 있지만 고소득국가와 중간소득국가들에서는 흡연, 고혈압, 과체중과 비만의 뒤를 잇는 주요한 위험요소로 신체활동부족이 대두되게 되었다.

1.2 한국인의 건강위험요인으로서의 신체활동부족

2015년 노벨경제학상 수상자 앵거스 디튼은 그의 저서 '위대한 탈출'에서 다수의 인류가 대한민국에서도 80퍼센트를 넘어서던 남성흡연률은 2000년대 들어서 켐페인과 금연환경과 정책등 범사회적 노력으로 절반이라로 감소하고있는데 신체활동부족은 심각한 문제가 되어가고 있다. 2017년11월에 발표된 '2016년도 국민건강영양조사' 결과에 따르면, 작년 19세 이상 성인의 '걷기실천율'(최근 1주일 동안 1회 10분 이상, 1일 총 30분 이상 주 5일 이상 걷기를 실천한 사람의 비율)은 39.6%로 2014년 41.7%, 2015년 41.2%에 비해 감소하였다.

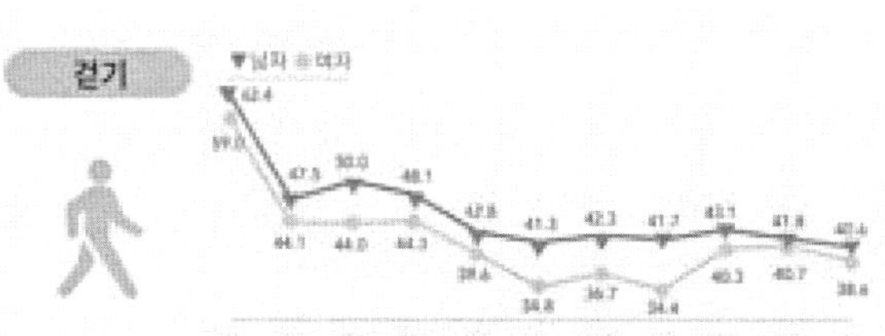

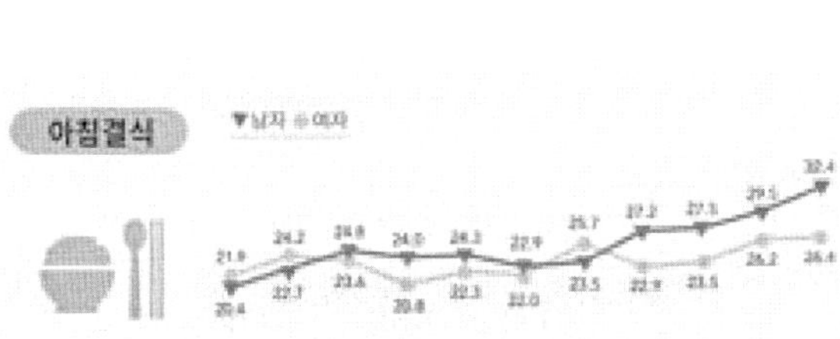

» **그림 9.5** 2016년 국민건강영양조사 발표자료
[자료] 질병관리본부

'유산소 신체활동 실천율'(1주일에 중강도 신체활동을 2시간 30분 이상 혹은 고강도 신체활동을 1시간 15분 이상한 사람의 비율)은 49.4%로 2015년 52.7%보다 낮았고, 2014년 58.3%에 비해서는 8.9%포인트나 줄었다. 유산소 신체활동과 근력운동(1주일 중 근력운동 2일 이상)을 함께 실천하는 사람도 10명 중 6명꼴인 고작 15.0%에 그쳤다. 전년도 실천율은 17.2%였다. 남성비만율은 40%를 넘어 증가하고 고혈압과 당뇨병 고콜레스테롤혈증 같은 생활습관병도 증가일로에 있다.

청소년들은 더욱 심각하여 국가기준인 하루 1시간, 주5일 이상 신체활동을 하는 중고생은 13.8%로 남학생은 19.5%였지만 여학생은 7.5%에 불과하다. 한국 고등학생의 운동량은 미국 고등학생의 1/4에 불과하다고 한다. 신체활동부족은 전 세계적 사망의 주요한 위험요소이지만 흡연, 음주, 과체중과 비만, 대기오염에 이어 5번째 기여도를 보이는 한국인의 건강결정요인이다(Jeong, 2003).

표 9.1 한국인의 건강결정요인 분석 결과

순위	건강위험요인	비용(단위: 천원)	기여도
1	흡연	2,967,554,345	9.12%
2	음주	2,791,697,035	8.58%
3	체중(과체중&비만)	2,161,851,204	6.63%
4	운동부족(신체비활동)	1,221,318,398	3.75%
5	대기오염	1,167,873,539	3.59%
6	고혈압	723,184660	2.22%
7	영양	120,064,293	0.37%
8	고콜레스테롤	77,166,372	0.24%

[자료] 정영호. 우리나라 국민의 건강결정 요인 분석. 한국보건사회연구원, 건강증진기금사업지원단. 2006

특히 신체활동의 대표적 지표인 보행실천율은 더욱 심각하다. 국민건강영양조사 결과를 통해 살펴본 대표적 신체활동의 보행실천율의 추세는 거의 모든 지방자치단체에서 감소추세를 보이고 있다(그림 9.6).

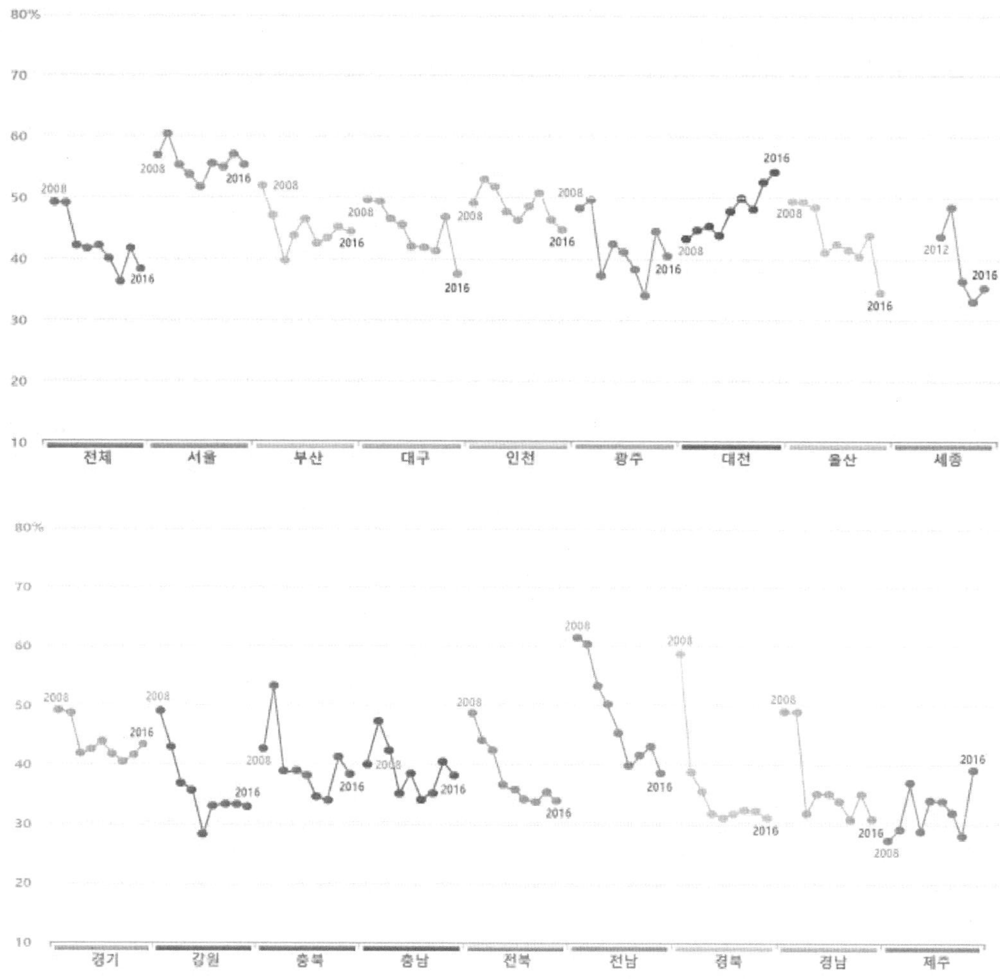

» **그림 9.6** 한국인 걷기 실천율의 추이
[자료] 질병관리본부 국민건강영양조사결과 https://chs.cdc.go.kr/chs/index.do

2013년 제정된 한국인을 위한 신체활동 지침(Ministry of Health and Welfare, 2013) 준수율은 유산소 신체활동 30.6%로 감소하는 추세이며, 근력운동 지침 준수율은 22.4%로 개선되지 않고 있으며 유산소 신체활동과 근력운동 지침을 모두 준수한 분율은 11.8%에 불과하다(Kim, 2014).

건강 유지에 있어 신체활동의 중요성이 널리 홍보되고 있지만, 생활습관을 실제 고치는 사람들이 늘지 않고 있는 것입니다. 건강 유지에 있어 신체활동의 중요성이 널리 홍보되고 있지만, 생활습관을 실제 고치는 사람들이 늘지 않고 있는 것이다.

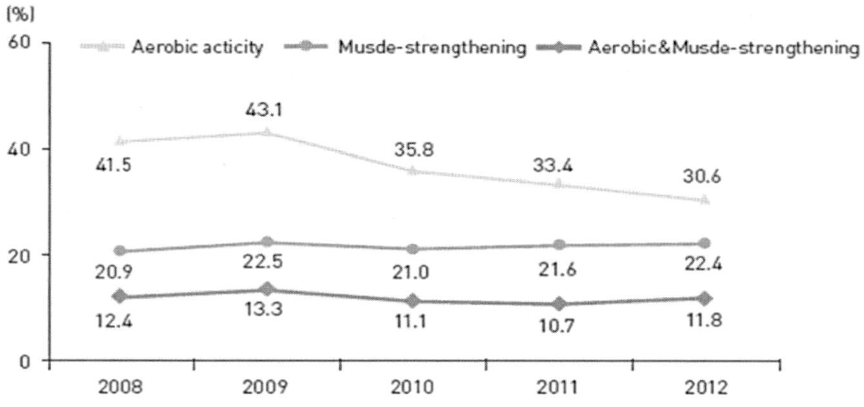

» **그림 9.7** 19-64세 성인 신체활동기준 충족율
[자료] 국민건강영양조사. 2008-2012

1.3 신체활동의 개념적 정의

신체활동은 골격근의 에너지 소모를 통한 신체의 모든 움직임을 말하며 통근이나 통학을 할 때 걷거나 자전거를 타는 것과 같은 이동을 통한 신체활동, 가사나 직업상의 신체활동, 운동이나 스포츠와 같은 여가시간의 신체활동을 포괄하는 개념이다(그림 9.8).

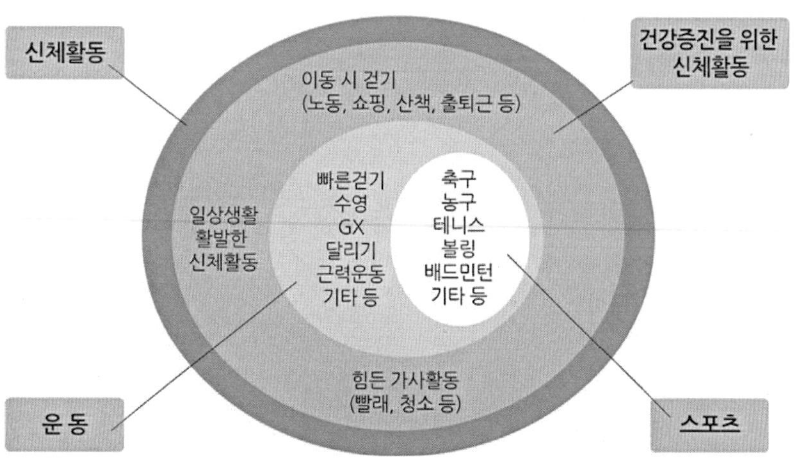

» **그림 9.8** 신체활동의 분류
[자료] 2017년 지역사회 통합건강증진사업 안내-신체활동-보건복지부한국건강증진개발원

세계적 문헌에 의하면 **신체활동**(physical activity)은 **'골격근의 기저상태이상 에너지소비를 초래하는 수축으로 인한 모든 신체의 움직임'**을 뜻하는 말로 형태, 강도, 목적에 따라 여러

가지로 나눌 수 있다.[10] **운동**(Exercise)은 과거엔 신체활동과 동의어로 쓰였으나 최근엔 **'체력유지 향상을 목적으로 계획적으로 짜여진 반복적이고 의도적인 신체활동'**으로 정의된다.[11] 운동에 경쟁의 요소가 가미될 때 스포츠로 정의하는 것이 일반적이다.[12] 또한 **체력**(Physical fitness)은 **'신체활동을 수행할 수 있는 능력과 관련된 특성들'**로 정의되는데 건강관련 체력과 기술관련 체력으로 나누어 **건강관련체력**은 **심폐체력, 근력과 근지구력, 신체구성과 유연성**을 뜻 한다.[13]

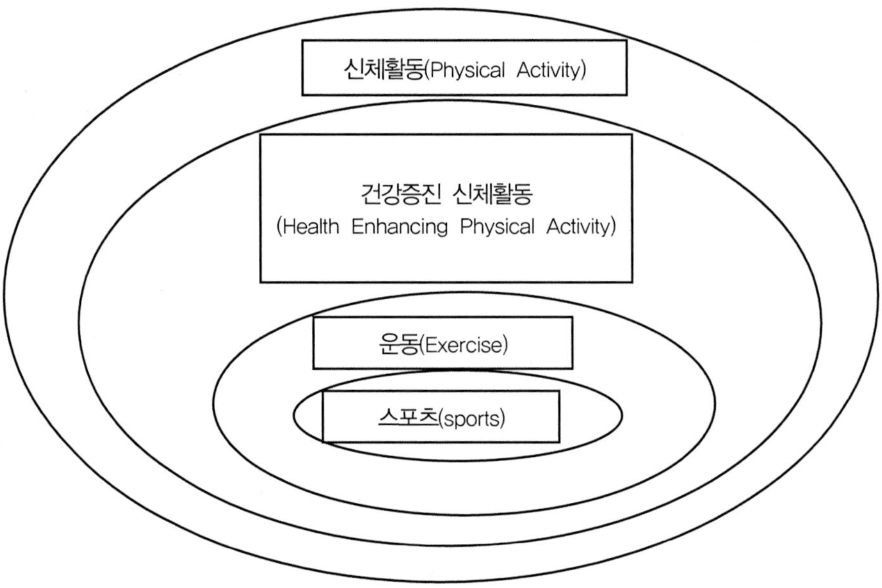

≫ **그림 9.9** 신체활동관련 개념과 용어의 도식

국민체육진흥법 제2조에서는 신체활동을 통하여 건전한 신체와 정신을 기르고 여가를 선용하는 것을 '체육'이라고 정의하여 다음과 같이 전문체육과 생활체육으로 구분하였다.

10) U.S. Department of Health and Human Services. Physical Activity and Health: A Report of the Surgeon General. Atlanta, GA: U.S. Department of Health and Human Services, Centers for Disease Control and Prevention, National Center for Chronic Disease Prevention and Health Promotion; 1996. 20p.

11) Caspersen CJ, Powell KE, Christensen GM. Physical activity, exercise, and physical fitness: definitions and distinctions for health-related research. Public Health Reports 1985;100:126-131

12) Department of Health, Physical Activity, Health Improvement and Prevention. At least five a week Evidence on the impact of physical activity and its relationship to health A report from the Chief Medical Officer, Department of Health, Physical Activity, Health Improvement and Prevention, 2004:21-25

13) U.S. Department of Health and Human Services. Physical Activity and Health:A Report of the Surgeon General. Atlanta, GA: U.S. Department of Health and Human Services, Centers for Disease Control and Prevention, National Center for Chronic Disease Prevention and Health Promotion; 1996. 21-22.

1. "체육"이라 함은 운동경기·야외운동 등 신체활동을 통하여 건전한 신체와 정신을 기르고 여가를 선용하는 것을 말한다.
2. "전문체육"이라 함은 제4호에 규정된 선수들이 행하는 운동경기활동을 말한다.
3. "생활체육"이라 함은 건강 및 체력증진을 위하여 행하는 자발적이고 일상적인 체육활동을 말한다.

한편 신체활동이 일어나는 상황은 가사활동(household and domestic activity), 직업활동(occupational activity), 통근이나 통학과 같은 이동활동(transportational activity), 운동이나 스포츠와 같은 여가활동(organized sports and active leisure and recreation activity)으로 나눌 수가 있고[14] 실제 우리나라의 국민건강조사에서도 국제신체활동조사법[15]에 따라 이와 같은 방법을 활용하고 있어서 아래에 그 예시문항을 보였다.

표 9.2 국제 신체활동 설문지에서의 신체활동의 영역분류 예시

번호	질문내용
1장	**직업과 관련된 신체활동**: 여기에는 급여를 받는 직업뿐 아니라 농사일, 자원봉사 활동, 학업 그리고 기타 급여를 받지 않더라도 집 밖에서 하는 일이 포함됩니다.
2장	**교통수단과 관련된 신체활동**: 한 장소에서 다른 장소로 이동하는 방법에 대한 내용입니다. 직장, 상점, 극장 등 모든 장소간 이동을 포함시키기 바랍니다.
3장	**집안일, 집 유지보수, 가족 돌보기**: 집안일, 정원 가꾸기, 마당 작업, 집 유지보수, 가족 돌보기 등 집안이나 집 주위에서 했던 신체활동에 관한 질문입니다.
4장	**레크레이션, 스포츠, 여가시간 신체활동**: 운동 또는 여가로만 활동한 모든 신체활동에 대한 것입니다.
5장	**앉아서 보낸 시간**: 귀하가 직장에서, 집에서, 학업 중에 그리고 여가시간에 앉아서 보내는 시간에 관한 것입니다. 여기에는 책상에 앉아 있거나 친구와 만나거나 독서를 하거나 텔레비전을 보기 위해 앉아 있거나 누워 있는 시간이 포함됩니다. 앞에서 이미 응답한 교통수단을 이용할 때 앉아 있었던 시간은 포함되지 않습니다.

14) Claude Bouchard, Steven N. Blair, William L. Haskell. Physical activity and health. Champaign, IL: Human Kinetics;2006.320p

15) http://www.ipaq.ki.se/downloads.htm Accessed at December 15 2010

1.4 신체활동의 건강효과

건강과 질병과 관련된 신체활동의 효과는 다음과 같이 잘 요약 되어있다.[16)]

- 조기 사망을 줄여 줍니다.
- 심장질환으로 일찍 사망하는 위험을 줄여 줍니다.
- 당뇨가 발생하는 것을 줄여줍니다.
- 고혈압 발생을 줄여줍니다.
- 이미 고혈압이 된 사람들에게 혈압을 낮출 수 있도록 돕습니다.
- 대장암 발생을 줄여줍니다.
- 우울하거나 불안한 기분들을 줄여줍니다.
- 몸무게를 조절하도록 도와줍니다.
- 건강한 뼈와 근육, 관절이 되도록, 유지하도록 도와줍니다.
- 노인들이 더 건강하도록 돕고 넘어지지 않고 더 잘 움직일 수 있도록 도와줍니다.
- 정신건강을 증진시킵니다.

신체활동은 다양한 건강관련 예방효과와 치료효과를 보이는데 특히 심혈관질환, 2형 당뇨, 골다공증, 대장암의 예방효과는 강력할 뿐만 아니라 근거수준도 매우 높다. 또한 뇌혈관질환, 비만과 과체중, 정신기능, 유방암의 예방효과도 상당하며 다수질환에 대한 치료효과도 보이고 있다.[17)]

16) Physical Activity and Health. A Report of the Surgeon General. U.S. DEPARTMENT OF HEALTH AND HUMAN SERVICES Centers for Disease Control and Prevention National Center for Chronic Disease Prevention and Health Promotion The President's Council on Physical Fitness and Sports, 1996

17) At least five a week Evidence on the impact of physical activity and its relationship to health A report from the Chief Medical Officer, Department of Health, Physical Activity, Health Improvement and Prevention, 2004:21-25

표 9.3 신체활동과 주요 만성 질환간 관계의 정도와 근거

건강상태	예방 효과			치료 효과	
	근거 수준	효과 강도	용량반응 관계의 근거	근거 수준	효과 강도
심혈관질환					
관상심장질환	높음	강함	있음	보통	중간
뇌졸중 - 폐색	높음	중간	-	낮음	약함
출혈	보통	약함	-	낮음	약함
말초 혈관 질환	자료무/자료불충분	-	-	보통	중간
비만과 과체중	보통	중간	-	보통	중간
2형 당뇨병	높음	강함	있음	보통	약함
근골격계 질환					
골다공증	높음	강함	-	보통	약함
골관절염	자료무/자료불충분	-	-	보통	중간
요통	보통	약함	-	높음	중간
심리학적 안녕과 정신 질환					
임상적 우울증	낮음	약함	-	보통	중간
기타 정신 질환	자료무/자료불충분	-	-	낮음	약함
심리적 안녕			-	보통	중간
정신 기능	낮음	중간	-	낮음	약함
사회적 안녕	자료무/자료불충분	-	-	낮음	약함
암				자료 없음/ 불충분한 자료	
전체	보통	중간	있음		
대장	높음	강함	있음		
항문	보통	효과 없음	-		
유방	높음	중간	있음		
폐	낮음	중간	-		
전립선	보통	애매한	-		
자궁내막	낮음	약함	있음		
기타	낮음	애매	-		

한편 신체활동부족의 각 질병에 대한 기여위험도는 각 질환에 따라 다르지만 관상동맥질환의 경우 인구집단기여위험도가 39.5%에 이르는 것으로 추정되는 등 다수의 만성질환에 대한 기여위험도가 상당히 높은 것으로 분석되었다.[18]

18) 이태진. 차세대 건강증진 정책 개발을 위한 공공보건 사업의 경제적 효과분석. 서울: 보건복지부;2004

표 9.4 신체활동부족의 상대위험비 및 인구기여위험도

구분	RR	(95% CI)1	PAR(%)2
관상동맥질환	1.9	(1.6-2.2)	39.5
뇌졸중	1.4	(1.2-1.5)	22.5
고혈압	1.4	(1.2-1.6)	22.5
제2형 당뇨	1.4	(1.2-1.6)	22.5
결장암	1.4	(1.3-1.5)	22.5
유방암	1.2	(1.0-1.5)	12.7
골다공증	1.6	(1.2-2.2)	30.3

[자료] Katzmarzyk et al.(2000) The economic burden of physical inactivity in Canada, CMAJ 163(11): 1435-1440에, 이태진. 차세대 건강증진 정책 개발을 위한 공공보건 사업의 경제적 효과분석. 서울: 보건복지부;2004에서 재인용

이로 인한 경제 적 손실도 막대하여 활동부족 관련 비용은 2002년도에 1조 1250억 6400만원에 이른 것으로 분석되어(표 9.5 참조) 활동부족을 10%만 감소시켜도 유사한 금액이 절감 가능한 것으로 알려져 있다.[19]

표 9.5 신체활동부족 관련비용(2002)

구분	의료비	생산성 손실비용	계
관상동맥질환	99,412	357,515	456,926
뇌졸중	77,716	288,064	365,780
고혈압	77,025		77,025
제 2형 당뇨	47,027	160,608	207,635
결장암	12,950	45,159	58,110
유방암	9,861	27,565	37,426
골다공증	11,419	744	12,163
계	335,410	879,655	1,215,064

[자료] 이태진. 차세대 건강증진 정책 개발을 위한 공공보건 사업의 경제적 효과분석. 서울: 보건복지부;2004

19) Ibid

표 9.6 신체활동부족 10% 감소 시 관련 비용(2002)

구분	의료비	생산성 손실비용	계
관상동맥질환	93,149	334,990	428,139
뇌졸중	71,553	265,219	336,773
고혈압	70,917		70,917
제2형 당뇨	43,297	147,872	191,169
결장암	11,923	41,578	53,501
유방암	8,989	15,229	24,218
골다공증	10,598	690	11,289
계	310,426	805,580	1,116,006

[자료] 이태진. 차세대 건강증진 정책 개발을 위한 공공보건 사업의 경제적 효과분석. 서울: 보건복지부; 2004

신체활동의 만성질환예방효과와 손상위험정도를 구체적으로 살펴보면 신체적 비활동자에게서 없는 건강유익이 가볍게 활동적이 생활만 해도 건강유익이 나타나기 시작하여 적당히 활동적인 수준으로 신체활동 수준이 높아지면 손상위험이 최소화된 상태에서도 만성질환의 예방효과는 높은 것으로 알려져 있다(표 9.7).

표 9.7 신체활동수준과 주요 만성질환관련 건강 유익

수준	명칭	전형적인 활동유형	건강유익
1	비 활동적	• 항상 자동차 또는 대중교통으로 통근 • 주로 앉아서 작업 • 최소한의 집안일과 정원 가꾸기 • 여가활동 없음	없음
2	가볍게 활동적	아래 중 한 개 혹은 그 이상의 신체활동을 하는 경우 • 일부 통근 시 걷거나 자전거로 통근 • 업무의 일부로 걷거나 들어올리고, 물건 옮기기 • 일부 과도하지 않은 집안 일, 정원 가꾸기 • 일부 낮은 강도의 여가활동	• 만성질환을 약간 예방 • 3으로 가는 징검다리
3 **권고 수준**	적당히 활동적	아래 중 한 개 혹은 그 이상의 신체활동을 하는 경우 • 규칙적으로 걷거나 자전거로 통근 • 규칙적인 업무 관련 활동 수행 예: 우편물 배달, 실내 인테리어 • 규칙적인 집안일, 정원 가꾸기 • 규칙적인 중등도의 여가 활동	• 만성질환을 높게 예방 • 손상위험이 최소화 다른 부작용도 그러함.

4	매우 활동적	아래 대부분의 신체활동을 하는 경우 • 규칙적으로 걷거나 자전거로 통근 • 매우 활동적인 직업: 노동자, 농부, 원예사 • 규칙적인 집안일, 정원 가꾸기 • 규칙적 여가활동 또는 고강도 운동	• 만성질환을 고도 예방 • 손상위험이 약간 증가하고 다른 부작용도 그러함.
5	최고로 활동적	• 고강도 운동을 위해 고강도 혹은 매우 고강도의 체력훈련	• 만성질환을 고도 예방 • 손상위험이 증가하고 다른 부작용도 그러함.

한편 국민건강에 직접 관련을 지니는 보건의료의 측면에서 신체활동과 건강에 관한 더욱 자세한 함의를 정리하여 보면 다음과 같다.[20]

(1) 심혈관계 질환

신체적 비활동과 적은 운동은 남자와 여자 모두에게 있어서, 흡연만큼이나 관상동맥 심질환에 대한 주요 독립적 위험인자들이다. 비활동적이고 건강하지 못한 사람들은 더 건강하고 건강한 사람들보다 관상동맥 심질환으로 인한 사망률이 거의 2배가 된다. 신체 활동은 또한 중풍과 말초 혈관 질환, 그리고/또는 고혈압과 역 지질 수준과 같은 전통적인 심혈관계 위험인자들의 예방에 대해 이로운 효과를 보인다.

신체 활동은 심혈관계 질환을 예방하기 위해서 격렬하게 할 필요는 없다: 1주일에 적어도 5일 이상 하루에 한 번 30분 정도 중등도 강도로 하는 신체적 활동이면 이득을 얻기에 충분하다. 더 큰 이득은 더 많은 양의 활동으로부터 얻어질 수는 있으나, '순환 감소의 법칙(law of diminishing returns)'을 지닌다. 더 높은 정도의 활동이나 운동에서, 더 적은 정도의 위험도의 감소가 생긴다는 것이다. 장기간의 유산소 운동은 총 에너지 소비량이 같다는 점에 미루어, 더 짧은 기간의 유산소 운동과 비교했을 때 심혈관계 질환의 위험성에 대해 다른 효과를 나타내는 것으로 보이지는 않는다. 하루 전체에 걸쳐서 10분이나 그 이상의 짧은 기간으로 행해지는 활동의 축적의 이득에 대한 지지가 더 커지고 있다. 그러한 짧은 기간들은 동등한 활동의 총량을 가지는 1번의 긴 기간 동안의 활동과 유사한 긍정적인 효과를 나타내는 것으로 증명되었고, 사람들이 장기간동안 더 활동적일 수 있도록 되는데 도움이 될 수 있다. 활동의 강한 예방적 효과가 일시적인 것과 같이, 개개인은 그들이

20) At least five a week Evidence on the impact of physical activity and its relationship to health A report from the Chief Medical Officer, Department of Health, Physical Activity, Health Improvement and Prevention, 2004:21-25

신체적으로 능동적인 생활양식을 이끌어가고 있는 그 삶의 기간 동안만 이득을 얻는다는 것은 중요하다. 대부분의 이득들은 활동이 더 이상 유지되지 않는다면 상실된다. 관상동맥 심질환 환자들을 위한, 운동에 기초를 둔 심장 재활 프로그램들은 조기 사망의 위험성을 감소시키는 데에 일반적으로 효과가 있다.

(2) 과체중과 비만

신체 활동의 낮은 정도는 비만 유병률의 급격한 증가에 있어서 대단히 중요한 인자이다. 삶의 전반에 걸친 활동의 유지는 체중 증가를 막는 데 있어서 중요하다. 신체 활동 그 자체는 매 월 0.5-1kg 정도의 적당한 체중 감량을 일으킬 수 있으나, 체중 감량의 가장 효과적인 방법은 신체 활동과 식이요법의 혼합이다. 이것은 지방 손실을 최대화시키고, 체지방 조직을 보존시켜 주며, 건강을 최대화시켜 줄 것이다. 체중 감량 프로그램을 따르는 사람들 중 일부만이 장기간에 걸쳐 그들의 체중 감량을 유지한다. 규칙적인 신체 활동을 달성하고 유지하는 사람들은 더 성공할 확률이 높다. 신체 활동은 또한 이미 과체중이거나 비만한 사람들에서 사망의 위험성을 유의하게 감소시킨다.

성인들에 대한 현재의 신체 활동에 대한 조언은 적어도 1주일에 5일 이상 적어도 중등도 이상의 강도로 30분 동안 활동하는 것인데, 이것은 대부분의 사람들에게 있어서 에너지 소비를 유의하게 증가시키고 그들의 계속되는 체중 관리에 공헌을 할 것이다. 그러나 오늘날의 앉아서 일하고 에너지 섭취의 감소가 없는 사회에서는, 1주일에 5일 이상의 하루 30분간의 활동으로는 많은 사람들의 비만 진행을 예방하는 데 충분치 않을 수 있고, 하루 45-60분간의 중등도 강도의 운동이 필요하다. 비만이고 체중 감량 관리를 받고 있는 사람들은 다시 체중이 증가하는 것을 피하기 위해 하루 60-90분간의 활동이 필요하다. 또한, 매일 매일의 생활에서 이루어 질 수 있는 활동은 구조적이고 감독화 된 운동 프로그램만큼이나 체중 감량에 효과적이다. 이것은 일반 대중들 사이에서 활동 증가에 있어 사용할 수 있는 선택의 폭을 넓혀준다.

에너지 소비는 체중을 이동하는 직접적인 결과이고, 따라서 일상에서 이루어지는 어떠한 움직임이라도 에너지 균형을 이룰 수 있게 해 줄 것이다. 그러므로 체중 감량을 원하는 사람들은 더 걷고, 활동적인 취미 생활을 하며, 비활동적으로 보내는 시간의 양을 줄이도록 해야 한다.

(3) 당뇨병

신체 활동의 부족은 2형 당뇨의 발생의 가장 큰 위험 요소이다. 비활동적인 사람과 비교하여 활동적인 사람들이 33-40% 낮은 위험을 보인다. 특별히 고위험인 개인은 좀 더 활동적으로 됨으로서 2형 당뇨병의 발생의 위험을 충분히 줄일 수 있다. 비록 활동의 최적의 형태, 강도, 빈도, 기간 또는 분량이 얼마나 필요한지 불확실하지만 대개, 적당한 강도의 신체적 활동은 2형 당뇨병의 발생위험을 줄이는데 충분하다. 적당한 신체적 활동은 2형 당뇨병의 치료에 기여하는 신진대사의 유익을 발생할 수 있다. 또한 활동이 없고 건강하지 않은 2형 당뇨병 환자에 비하여 활동적이고 건강한 2형 당뇨병 환자의 조기 사망위험 역시 매우 낮다.

(4) 근골격계 건강

신체적 활동은 청소년의 골 무기물 밀도를 증가시키고, 성인기 전반에 유지하고, 성인기 후반에 천천히 감소하게 한다. 신체적 활동은 20대 후반에 진행되는 골 무기질 밀도 감소비율을 늦춤으로 골다공증의 진행을 지연시킬 수 있지만 이미 진행된 골 소실은 복구할 수 없다. 비록 발생을 예방할 수 있는 직접적인 확신의 증거는 없지만 신체적 활동은 골관절염의 진행 또한 지연시킬 수 있을 것이다. 또한 신체적 활동이 요통의 발생 또한 지연시킬 수 있을 것이라는 추정도 있다.

뼈에 강한 물리적 스트레스를 주는 활동(예를 들어 술래잡기, 깡충거리기, 달리기, 점프, 체조, 조깅 또는 테니스)은 골다공증 예방을 위하여 전 생애에 필요하다. 청소년에서 어떤 활동은 골 질량의 최고조기를 증가시키고, 후기 청소년기의 신체활동은 골 손실률을 감소시킨다. 골 무기질 밀도는 수영 같이 충격이 적은 운동으로는 전혀 증가하지 않는다. 근력과 균형과 힘을 증진하는 활동은 낙상을 방지하는 그들의 능력 때문에 나이든 어른에게는 중요하다.

신체적 활동은 관절 교체를 받은 사람을 포함하여 골관절염이 있는 사람에서 유용한 효과를 갖지만, 과도한 신체적 활동은 컨디션을 악화시켜 유해할 수도 있다. 에어로빅 형태의 운동 프로그램은 요통의 재발을 방지하는데 도움이 된다. 일반적인 여가 활동도 요통 환자에게 추천되지만 들어 올림, 비틀기, 당기기, 밀기(근육의 과도한 무리를 주는 것)를 포함하는 격렬한 스포츠 활동은 피해야 하고 전반적으로 과도한 신체적 활동을 피해야 한다. 요가 스타일의 운동과 복부와 등 근육의 지구력을 증가시키는 운동 또한 도움이 될 수 있다.

(5) 심리학적 안녕과 정신 질환

① 정신 질환

활동적인 삶을 몇 년간 유지한 환자는 임상적인 우울증 증상을 겪는 위험을 줄일 수 있다. 신체적 활동은 약함, 중간, 심각한 (mild, moderate, severe) 임상적 우울증의 치료로 효과적이다. 이는 다른 정신 질환을 갖고 있는 사람에게도 도움을 주며, 그들의 정신 질환의 상태의 변화가 없다고 하더라도 그들의 신체적·정신적 안녕은 증진시켜준다.

② 정신 건강

신체적 활동은 사람들에서 기분이 좋아지고, 분노가 감소하고, 자아인식을 증진됨을 느끼게 해준다. 신체활동은 또한 스트레스를 완화시키고, 숙면을 취하게 하고, 나이든 사람에게는 인지기능에 도움을 준다.

규칙적인 적당한 강도의 활동은 심리학적 안녕을 증진할 수 있다. 가장 강한 증거는 20분에서 60분 사이의 활동이다. 그러나 짧은 한차례의 적당한 강도의 걷기도 주목할 만큼 좋은 기분변화를 유도할 수 있었다. 리드미컬한 에어로빅 형태의 운동(활기 있는 걷기, 조깅, 자전거타기, 수영, 댄스)은 가장 안정되게 효과적이었다. 저항 운동은 어떻게 몸이 움직이고 기능하는지의 빠른 효과를 가질 수 있음으로 자아지각에 효과적이다. 경쟁적인 운동과 박력 있는 형태의 운동은 이런 타입의 활동에 이미 익숙해져있는 사람에게 심리학적 안녕에 중요한 요소이다. 집단 레크레이션 스포츠와 활동은 또한 사회적, 심적 유익을 준다. 그러나 정신학적인 증진에 활동이 미치는 긍정적인 영향을 설명할 일반적인 메커니즘은 성립되어있지 않다. 운동의 형식과 강도의 정리는 참가자의 이전 운동의 경험과 선호도와 목적이 밑받침되어야하고 이것이 전재가 되어 고려되어야 한다.

(6) 암

신체적 활동은 암의 전반적 위험의 감소와 연관된다. 주목할 만한 예방효과가 대장암에서 나타난다. 평균적으로 가장 활동적인 사람은 가장 활동적이지 않은 사람에 비해 40-50% 위험이 적다. 신체적 활동은 또한 폐경 후 여성에서 유방암의 위험 감소와도 연관되어 있다. 또한 폐암의 위험도 줄인다. 신체 활동은 미국에서 모든 암의 원인의 10%인 비만을 방지 하는 것에서도 간접적인 영향을 미친다.

최선의 예방을 위하여 운동은 전 생애에 걸쳐서 유지되어야 한다. 예방 효과를 위한 신체적 활동의 최선의 강도와 빈도와 기간은 확실히 정의되지 않았다. 자주 시행되는 중간 강도부터 강력한 강도의 신체 활동은 유의한 예방 효과를 위해 필요할 것이다.

1.5 보건의료를 넘어 도시와 공동체의 문제로서의 신체활동

신체활동은 또한 보건문제를 넘어 사회경제환경적 문제로 인식되어 활동적 생활환경이 상하수도와 위생환경과 같은 기본적인 정주환경으로 인시되고 있다.

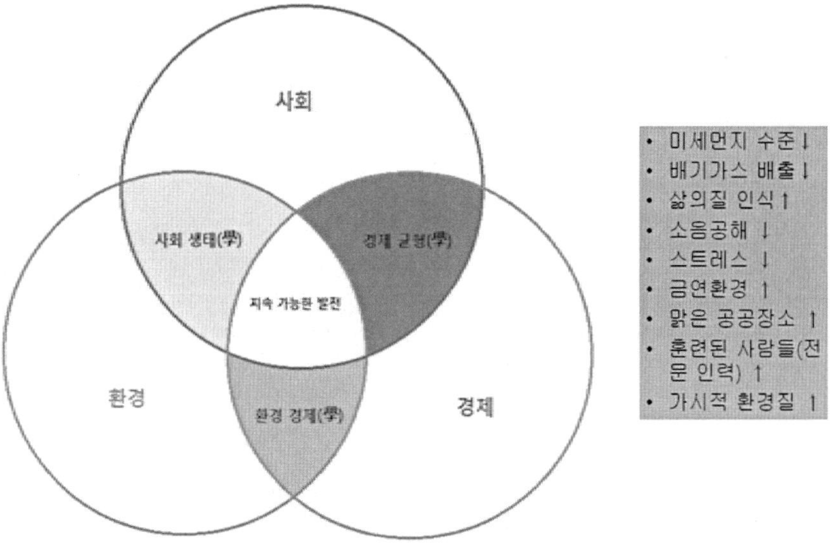

» **그림 9.10** 사회경제환경적 차원에서의 신체활동증진의 중요성

보건복지부 지역사회 통합건강증진 신체활동사업 지침서에서는 교육과 홍보, 신체활동 서비스와 프로그램제공, 지역사회연계와 환경조성 등을 언급하고 있으나 환경조성과 관련해서는 타부서 연계 환경조성과 기 조성된 환경의 유지보수 그리고 제도적 대책에 대한 원론적 내용만 간략히 언급하고 있고(Ministry of Health and Welfare, 2015) 국가나 지방자치단체차원의 대처는 미흡해 보인다. 국내와 달리 외국에서는 신체활동증진을 위한 환경조성을 포함하여 종합적인 기획을 하여오고 있다. 예를 들어 미국의 경우 모든 미국인이 규칙적 신체활동을 지원하고 격려하는 환경에서 살고 일하고 놀려는 비전하에 신체 활동적 생활습관을 지원하는 국가적 분위기조성을 목적으로 다분야간 국가신체활동연맹을 결성하여 2010년부터 사회 생태적 모형에 따른 효과적 근거에 기초한 국가신체활동계획을 참여적 과정을 통해 작성하여 실행하고 있다(National physical activity plan, 2016).

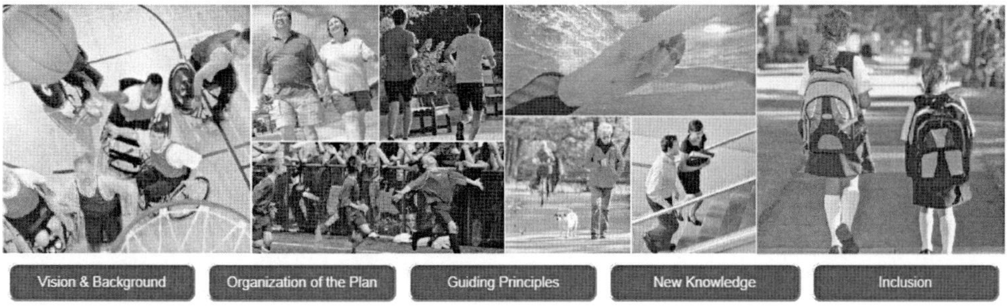

ORGANIZATION OF THE NATIONAL PLAN

The Plan is comprised of Overarching Priorities and Strategies and Tactics for each of nine societal sectors.

Overarching Priorities – A set of initiatives that the National Physical Activity Plan Alliance views as critical to moving the physical activity and public health field forward and accomplishing the overall goal of increasing physical activity in the U.S. population. These priorities are relevant to all components of the Plan.

Strategies, Tactics, and Objectives for Nine Societal Sectors – Strategies, Tactics, and Objectives for the Societal Sectors – Specific evidence-informed approaches designed to promote physical activity through actions taken in each of nine societal sectors. Strategies are broad approaches, to be achieved through implementation of specific tactics. Objectives are associated with tactics and identify measureable outcomes that should be attained within a specified time period. The National Physical Activity Plan is comprised of recommendations that are organized in nine societal sectors:

- Business and Industry
- Community, Recreation, Fitness, and Parks
- Education
- Faith-Based Settings
- Healthcare
- Mass Media
- Public Health
- Sport
- Transportation, Land Use, and Community Design

» **그림 9.11** 미국 신체활동계획에 관여하는 여러 사회부문들
[자료] http://www.physicalactivityplan.org/theplan/about/organization.html

호주심장재단의 신체 활동적 호주를 위한 청사진에서는 신체활동, 교통, 기획과 보건 분야의 선구자들이 13가지 활동영역에 걸쳐 정부와 지역사회의 활동을 제시하고 있다(National Heart Foundation of Australia, 2014). 즉 인구집단 신체활동 증가와 좌업행태 감소를 위한 행정과 사회적활동 계획으로 13개 분야에서의 근거기반의 시급한 변화와 상세한 권고하면서 인공환경과 도시계획,생활터 접근, 만성병예방 프로그램, 스포츠와 활동적 여가 포함한 종합적 접근계획을 제시면서 다분야 대응을 행정이 선도, 지역사회가 실행하는 건강하고 튼튼한 전범을 다음과 같이 제시하고 있다.

1. 인공환경: 지역근린디자인
2. 직장환경정책,프로그램
3. 의료: 신체활동을 치료예방에 포함
4. 여행: 도시계획,교통 차의존 감소대책
5. 오랜좌업 감소대책
6. 스포츠와 활동적여가: 사회, 개발, 건강유익을 노소집단걸쳐
7. 취약집단 장애요과 극복책
8. 다문화대책
9. 소아청소년: 발달, 사회적유익
10. 노인: 신체적능력 등 고려대책
11. 재정대책: 경제적 대책으로 선택영향 및 유인
12. 대중매체(SNS포함)략: 자각 과 동기부여
13. 연구와 프로그램 평가: 다수준 개입의 지도

영국의 건강개발청에서도 다양한 문헌 검토를 통하여 보건의료 환경, 지역사회환경 및 노인을 대상으로 장·단기적으로 효과 있는 개입들을 제시하고 있다(Department of Health, Physical Activity, Health Improvement and Prevention 2004).

미국의 지역사회예방서비스 지침에서는 건강증진을 위해 효과가 있는 신체활동 증진 방법을 행태와 사회적 접근, 정보와 캠페인 접근, 정책과 환경접근의 3분야에 걸친 13가지 방법에 대한 체계적 문헌검토를 통하여 지역사회차원의 도시디자인과 토지이용정책, 거리 차원의 도시디자인과 정책, 계단이용을 장려하는 결정시점의 표지, 신체활동장소접근성 창출 혹은 개선과 함께 정보파급활동 등 4가지의 환경과 정책접근법을 권장하고 있으며 행태와 사회적 접근 3가지와 캠페인과 정보적 접근 1가지도 함께 권장하고 있다(The guide to community preventive service, 2016). 미국 질병관리본부에서는 지역사회 신체활동개선 전략지침을 통해 활동적 등교, 교통과 여행정책과 관행외 10가지의 전략을 제시하고 있다(Centers for Disease Control and Prevention, 2011).

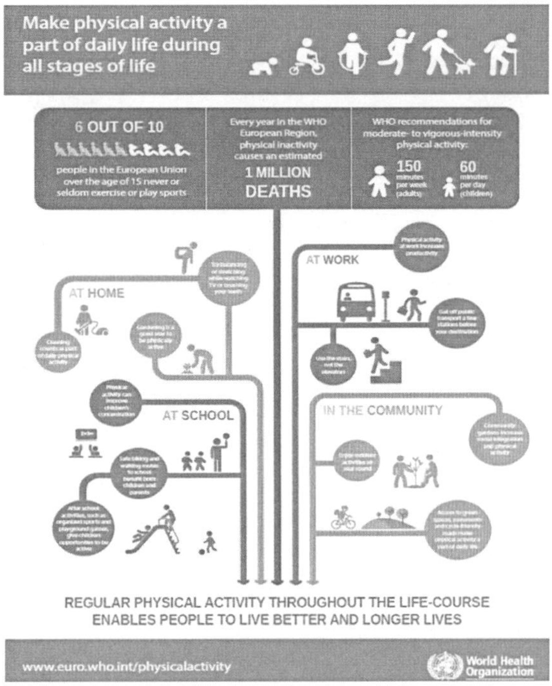

» **그림 9.12** 세계보건기구 유럽지역의 다부분 변화를 촉구하는 신체활동증진 리플렛

다행히 최근 제4차 국민건강증진종합계획에서는 건강환경 조성과 건강도시 활성화를 중점과제로 선정하였다(Ministry of Health and Welfare 2015).

표 9.8 제4차 국민건강증진종합계획 중점과제

[사전예방 중심 평생건강관리]	[건강 환경 조성]
▪생활습관개선 지원 ▪만성질환 예방-치료 연계 ▪생애주기별 건강프로그램 확충	▪건강캠페인 전개 ▪건강위해요인 규제 강화 ▪건강도시 활성화
[마음이 건강하고 행복한 대한민국]	**[건강정책 추진체계 강화]**
▪정신질환 조기발견 지원 ▪생활공간 중심 자살예방 강화 ▪생명존중 문화 조성	▪건강지표 신뢰성 제고 ▪근거기반 예방정책 추진 ▪빅데이터 기반 건강정보 제공

[자료] 보건복지부 보도자료. 2015.12.28

대한민국건강도시협의회(이하'협의회'라 함)는 2006년에 발족하여, 2015년 말 현재 전국 81개 지방자치단체 및 10개 연구 기관으로 구성되어 회원도시를 대상으로 공동정책을 연차적으로 제시하여 회원도시 간 연대 및 협력 강화하고 모든 정책에서 건강을 우선적으로 고려하는 '지속가능한 건강도시'를 구현하고자 2015년에 공동정책으로 '활동적 생활환경 조성'을 선언하였다. 그리하여 이에 대한 운영 방안을 계획하고, 공동정책에 대한 교육 및 기술을 지원하며, 협의회 사무국과 회원도시의 환류를 통해 향후 공동정책의 운영 및 발전을 모색하고 공동정책의 배경과 목적 및 당위성을 명시하여 연차적으로 공동정책 추진을 희망하였다. 이에 본 원고에서는 활동적 생활환경의 개념과 정의, 현황과 전략, 지표와 운영방안 그리고 교육과 기술지원 방안 등을 제시건강도시조성을 위한 활동적 생활환경조성 전략을 보여주고자 하였다.

2 기본 개념과 정의

2.1 활동적 생활환경 조성의 개념

'활동'의 학술적 의미는 신체활동으로 '기저상태이상으로 에너지 소비를 초래하는 골격근의 수축으로 인한 모든 신체의 움직임'을 뜻하는 말로 해석하였고 체육, 운동과 스포츠를 포괄하는 개념이다(Caspersen, Powell & Christensen, 1985). 유사한 개념으로 유럽에서는 건강위해는 최소화 하고 건강증진을 최대화하는 신체활동이라는 의미로 건강증진 신체활동(Health-enhancing physical activity)이란 용어를 사용하기도 하며(Bull, Milton & Kahlmeier, 2011) 일본에서는 생활 활동과 운동(exercise)을 통합한 개념으로 신체활동이라는 용어를 사용하였다(Ministry of Health, Labour and Welfare of Japan, 2007).

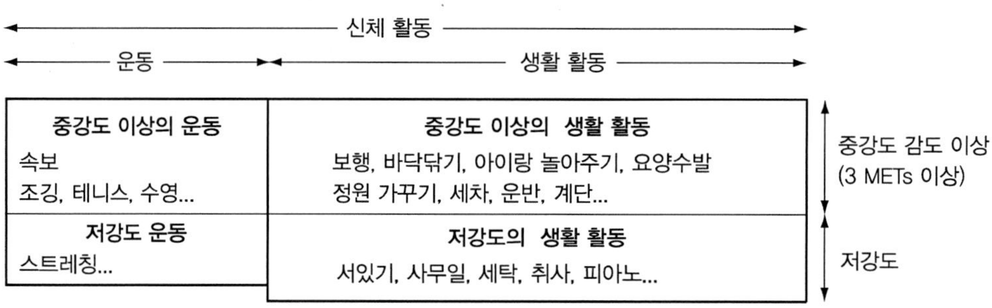

» **그림 9.13** 운동과 생활활동을 포괄하는 신체활동의 의미

[자료] 운동소요량·운동지침의 책정검토회. 건강만들기 위한 운동지침-생활습관병 예방을 위하여 엑서사이즈 가이드. 일본 후생노동성. 2006

대한민국 보건복지부에서는 보건사업의 영역으로 신체활동이라는 용어를 보편적으로 사용해 오고 있다. 이에 본 원고에서는 활동적 생활환경에서 활동의 의미로 유럽의 건강증진 신체활동이라는 용어를 사용하고 그 형용사인 신체활동적이라는 의미로 활동적이라는 용어를 사용하기로 하였다.

활동적 생활환경의 정의에 대하여서는 1999년 미연방정부의 지역사회 신체활동증진 지침(Centers for Disease Control, 1999)의 정의를 차용하기로 하였다. 이에 의하면 활동적 생활이란 규칙적 신체활동을 실천하는 생활을 말하고 활동적 생활환경은 신체활동을 지원하는 환경을 의미하며 환경이란 개인의 외부에서 개인의 행동에 영향을 미치는 객관적 구조적 요인을 말하여, 지원적환경이란 인적, 물적, 정치적 자원과 요소가 주어진 인구집단에서 바람직한 행동의 수용, 실천과 유지를 증진하거나 보호하는 환경이라고 하여 지원적 환경조성은 바람직한 행동을 더 쉽게 하고 덜 바람직한 다른 행동을 더 어렵게 하는 조치를 실시하거나 옹호하여 행동변화에 기여한다고 하였다.

2.2 활동적 생활환경 조성의 범주

Bauman과 Bull은 세계 각국의 신체활동 정책을 검토 후 개인지향의 개입과 환경적 개입의 두 가지로 효과적 신체활동 정책을 분류하였고(Schoeppe, Bauman & Bull, 2004) 미국 보건인적자원부 지침에서는 활동적 생활환경조성을 지원적 사회적 연결망 육성하기(인적 자원), 지원적 물리적 환경을 만들고 유지하기(물질적 자원), 지원적 정책을 수립하고 입법하기(정치적 자원)로 분류하였다(Centers for Disease Control, 1999). 본 연구에서는 서론에서 언급된 선행연구들을 종합적으로 검토하여 지역사회예방서비스 지침(The guide to community preventive service, 2016)에서의 행태와 사회적 접근, 정보와 캠페인 접근, 정책과 환경접근의 3가지 분야를 채택하되 권장하는 8가지 개입에 5가지 사업을 추하여 더하여 3분야 13가지 사업으로 활동적 생활환경조성의 범주를 정하였다. 추가된 사업을 사회행태적 접근분야에서는 청소년 대상의 학교기반 신체활동 증진활동과 노인대상의 신체활동 증진활동이었고 환경 및 정책접근분야에서는 녹색교통 등 건강한 교통환경 마련, 걷고 싶은 도시만들기, 자전거 타기 좋은 도시만들기였다.

3 한국적 적용방안

(1) '활동적 생활환경'의 정의

'신체활동을 지원하는 환경'을 의미한다. 이때 환경이란 개인의 외부에서 개인의 행동에 영향을 미치는 객관적 구조적 요인을 말하여 지원적환경이란 인적, 물적, 정치적 자원과 요소가 주어진 인구집단에서 바람직한 행동의 수용, 실천과 유지를 증진하거나 보호하는 환경이라고 하여 지원적 환경조성은 바람직한 행동을 더 쉽게하고 덜 바람직한 다른 행동을 더 어렵게 하는 조치를 실시하거나 옹호하여 행동변화에 기여하는 환경이다.

(2) 활동적 생활환경 조성의 목적

모든 연령층 사람들의 신체활동과 활동적 생활을 격려하고 촉진하는 도시 디자인과 환경의 변화를 포함하는 전략과 혁신적 개입을 개발하여 도시의 사회와 경제 환경과 보건적 발전과 지속가능한 개발을 추구한다.

대한민국건강도시협의회 공동정책 선언문

- '활동적인 생활 환경(Active Healthy Environment)' 조성을 위하여 -

우리는 현재 저출산 · 초고령 사회, 기후변화와 자연재해, 감염성 및 비감염성 질환과 같은 도시의 미래와 도시민의 삶을 위협하는 범지역적인 문제에 직면해 있다. 또한 '모든 이의 건강'(Health for All)은 특정 분야에 국한하여 이룩될 수 없으며 정치적, 사회적, 경제적, 환경적 부문을 광범위하게 포괄하는 정책적 의지임에 공감한다.

대한민국건강도시협의회는 협의회 본연의 목표 실현과 당면 과제 해결을 위해 회원 도시 간 협력과 상생 체제를 구축하고 공동의 목표 아래 연대적 대응을 이 자리에서 다짐한다.

우리는 올해를 대한민국건강도시협의회 공동정책 추진의 원년으로 삼고, 질 높은 주민 건강 달성과 건강형평성 구현을 위해 향후 지속적인 공동정책과 과제를 수행하여 도시의 건강한 발전에 적극 동참한다. 이에 회원도시의 뜻을 모아 공동정책 및 활동의 일환으로 다음과 같이 선언한다.

하나, 주민의 건강과 건강 형평을 정책의 우선 순위에 두며, 공동정책으로 걷기 좋은 길, 녹색 교통과 같은 '활동적인 생활 환경' 조성에 집중한다.

하나, 신체활동을 증진하는 생활터를 조성하고 장애물 없는 안전한 도시를 건설하며 건강과 환경을 생각하는 교통 체계와 에너지 절감을 위해 노력한다.

하나, 함께 만드는 건강도시를 위해 지역사회의 자발적인 참여를 지원하며 주민의 역량을 강화하고 민간부문과의 신뢰 구축에 힘쓴다.

하나, 정부 및 도시 내 유관부문과 건강을 위한 동반자 관계를 형성하고 건강을 위한 정책적 지지와 협력을 이끈다.

2015. 9. 17.

대한민국건강도시협의회 일동

» **그림 9.14** 대한민국건강도시협의회 공동정책 선언문

(3) 활동적 생활환경 조성의 비전

세계 보건기구 서태평양지역 사무처의 건강도시 추진 틀과 제4차 대한민국 국민건강증진종합계획에 의거, 대한민국건강도시협의회의 모든 회원들이 분야, 수준을 넘어 이해당사자와 협력하여 모든 시민들이 규칙적인 신체활동을 생활속에서 실천하는 환경을 조성한다. 유럽, 미국, 한국의 개념을 총괄하여 활동적 생활환경의 범주를 다음과 같이 분류한다.

표 9.9 활동적 생활환경의 범주

분류	내용
캠페인과 정보접근	• 신체활동 증진을 위한 범지역적인 캠페인 • 계단이용을 촉진하는 표지 설치
사회 행태적 접근	• 사회적 연결망 조성: 걷기 동아리 등 • 맞춤형 행태변화 노력: 카운슬링 등 • 청소년 대상의 학교기반 신체활동 증진활동 • 노인대상의 신체활동증진활동
환경 및 정책적 접근	• 신체활동적 거리 디자인과 정책 마련 • 신체활동적 지역 디자인과 정책 수립 • 신체활동 지원적 정책수립 • 건강한 교통환경 마련(녹색교통 등) • 걷고 싶은 도시 만들기 • 자전거 타기 좋은 도시 만들기 • 신체활동장소 접근성 개선과 홍보활동

(4) '활동적 생활환경 조성' 추진의 기본 방향

건강도시의 기본 원칙 및 접근(WHO WPRO, 2000)과 그동안 지역수준의 신체활동증진 전략 개발 및 사업기획, 평가 등에 관한 지침개발 등 일상생활에서의 신체활동 증진을 위한 많은 노력을 전개해온 미국 질병관리본부(2015 & 2011) 및 WHO 유럽지역사무소의 관련 문헌(2015 & 2008), 신체활동에 관한 토론토 헌장(Global Advocacy Council for Physical Activity, 2010) 등을 토대로 '활동적 생활환경 조성'을 위한 기본 접근 및 원칙을 제시하면 다음과 같다.

① 신체활동의 중요성과 활동적 생활 실천(active living)의 필요성을 일반 시민들과 주요 관계자들에게 널리 알린다(신체활동적 생활의 주창).

- 일상생활에서 시민들의 신체활동 부족상황과 이로 인해 초래될 수 있는 지역수준의 건강문제 및 사회적 경제적 질병부담에 대한 인식을 높인다.

• 도시 등 지역수준에서 신체활동 증진 정책 및 프로그램 등을 통해 얻을 수 있는 여러 차원의 이득, 즉 질병예방 및 건강수준 향상 등 건강이득뿐만 아니라 사회경제적 차원의 이득 특히 지속가능한 도시 발전가능성을 널리 알린다.

> 신체활동 증진 정책 및 프로그램 등을 통해 얻을 수 있는 이득
> • 건강수준 향상: 정신적, 신체적, 사회적 안녕과 주요 관련 질환, 장애 및 비만예방 등
> • 보건의료비 및 교통관련 서비스 비용 절감
> • 시민들과 직장인들의 생산성 향상
> • 지역주민, 고용주 및 방문객(관광객) 모두에게 더 활기차고 매력적인 도시 이미지
> • 대기 및 소음공해 감소와 녹지공간에 대한 접근성 향상(제고)
> • 도시의 재활력화를 촉진하고, 사회적 유대감 및 지역사회 정체성을 향상시킴
> • 사회적 네트워크의 확충 등
> [자료] Edwards & Tsouros(2008). A healthy city is an active city: a physical activity planning guide. p. 4-5

② 도시의 물리적 환경 및 사회적 환경이 일반 시민들의 신체활동에 미칠 수 있는 주요 영향을 설명하고, 활동적 생활환경 조성의 필요성을 알린다(환경적 접근).

③ 우리나라 다른 건강도시와 함께, 건강 및 건강형평성을 높이기 위한 공동정책의 일환으로, 건강도시 지방정부가 '활동적 생활환경 조성' 정책을 채택하고 이를 추진해 갈 것임을 분명히 밝힌다(정책적 접근).

• 일반 시민들의 일상생활 중 신체적으로 활동적 생활을 촉진하고 충분히 실천 가능하도록, 지역수준에서 물리적 및 사회적 지원 환경을 조성하고 지역사회 자원을 개발 및 적극적 활용하겠다는 지방자치단체장의 강한 의지 표명과 지방정부의 추진 각오를 밝히는 것은 향후 사업 추진에서 매우 중요하다.

④ 활동적 생활환경 조성 정책 추진을 위한 주요 사업은 도시의 물리적 및 사회적 환경에서 신체활동을 저해하는 장애요인을 제거하고 누구나 활발하게 신체적으로 활동할 수 있는 지원환경을 조성해가는 사업을 중심으로 전개한다. 이를 위한 구체적 개입 내용은 국외경험 및 선행연구 등을 통해 마련된 근거를 기반으로 개발한다(근거 기반).

• 활동적 환경조성을 위한 사업의 구체적 내용은 교통, 토지이용 및 도시계획, 녹지 조성 등 안전하고 활동하기 좋은 물리적 환경과 다양성 및 형평성, 안전 및 사회적 유대감, 사회적 지지 등 활발한 신체활동의 기회를 제공하고 지원하는 사회적 환경을 조성하기 위한 개입 등을 포함한다.

- 이러한 개입방법 선정 및 내용 개발은 국외 사업 경험 및 연구결과를 토대로 비교적 성과가 입증된 개입방법 즉 효과에 대한 근거를 바탕으로 접근한다.

⑤ 활동적 생활환경 조성 노력은 건강도시의 전체 일반 시민들을 대상으로 한 인구집단 중심의 생애주기별 접근과 생활터(settings) 중심의 신체활동 증진을 위한 개입노력과 함께 통합적으로 전개해간다(인구집단 생애주기별 생활터 중심).

- 활발한 신체활동을 가능하게 하는 활동적 생활환경 조성을 위한 노력은 건강도시의 인구집단 중심의 개입노력과 같이 이루어져야 한다. 아동 및 청소년, 노인들을 고려한 생애주기에 따른 인구집단 중심의 접근(a life-course approach)이 생활터 중심으로 이루어져야 한다.
- 이와 함께, 신체적 활동 차원의 건강 형평성을 높이기 위해 저소득계층 및 장애인(장애우), 다문화 가정들을 포함한 사회경제적으로 취약한 인구집단의 건강 요구에 따른 개입노력(equity-based approach)같이 이루어져야 한다.

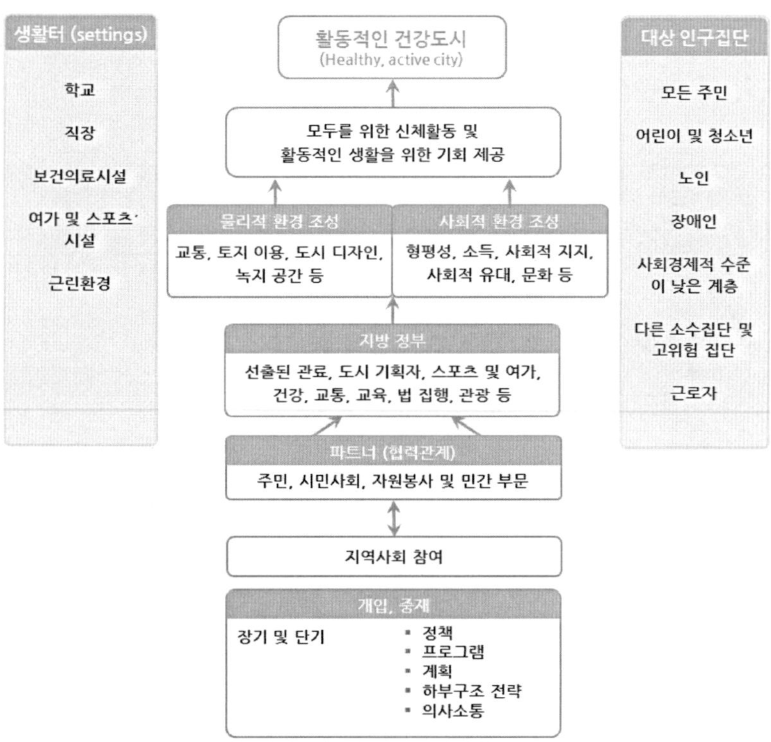

» **그림 9.15** 활동적 건강도시 조성을 위한 기본 틀

[자료] Edwards & Tsouros(2008). A healthy city is an active city: a physical activity planning guide. p.7.WHO EORO.

- 이 같은 건강형평성을 고려한 대상 인구집단중심의 접근과 환경적 접근이 통합적으로 같이 이루어질 때, 건강도시로서 활동적 도시(healthy, active city) 성과를 기대할 수 있다. 이 같은 통합적 접근 노력은 WHO 유럽지역사무소 신체활동기획가이드의 활동적 건강도시 기획 틀(Edwards & Tsouros, 2008)에서 잘 보여주고 있다.

⑥ 활동적 건강도시 생활환경 조성 정책 및 관련 사업 추진은 관련되는 여러 부문 간에 파트너쉽을 형성해서 부문 간 협력을 통해 추진한다(파트너쉽 기반).
건강도시의 다른 정책 및 사업추진과 마찬가지로, 활동적 환경 조성 노력을 공공부문, 민간부문과 시민사회 및 지역사회 등 다부문간의 참여와 협력을 바탕으로 추진한다.

- 공공부문: 회원도시인 기초 및 광역지방자치단체 등 지방정부, 중앙 정부 등 다 수준 정부와 지방정부 내 여러 관련부서 등을 포함
- 민간부문: 관련기업 및 대중매체, 지역사회 피트니스 클럽 및 태권도, 무용학원 등 생활체육을 위한 시설과 일반 직장의 고용주 및 근로자 등을 포함
- 지역사회 및 시민사회: 주민대표 및 주민 동호인 그룹 등 지역사회 비정규조직과 시민사회 및 자원봉사조직(스포츠, 문화, 환경 및 건강분야 등) 등을 포함

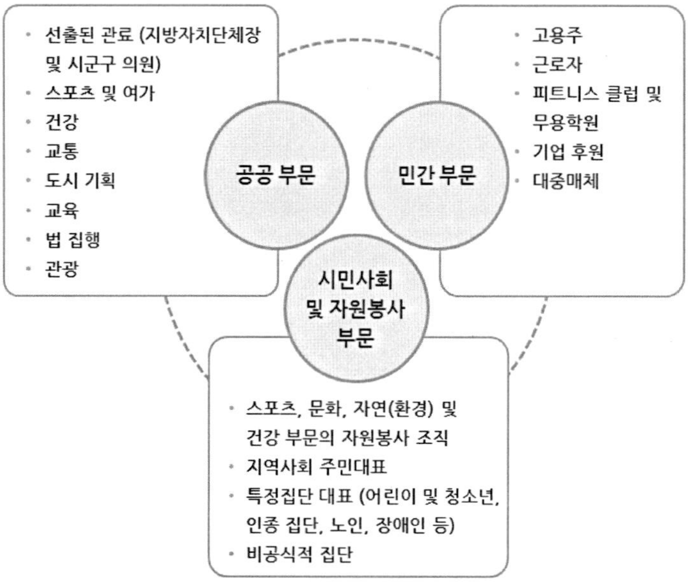

» **그림 9.16** 신체활동 기획 파트너(참여자): 공공, 시민사회 및 자원봉사, 민간 부문
[자료] Edwards & Tsouros(2008). A healthy city is an active city: a physical activity planning guide. p.13.WHO EORO.

⑦ 활동적 건강도시를 체계적으로 지속적으로 구축해가기 위해서는 장·중·단기 목표를 설정하고, 이와 함께 모니터링 체계를 포함한 과정 및 결과 평가체계를 개발해서 성과를 측정한다(중장기적 추진).

- 장 · 중 · 단기 목표설정을 통해 체계적인 접근이 가능할 때, 정책 및 사업 성과달성의 가능성이 높아진다. 달성 가능한 단계별 목표를 설정해서 추진하는 것이 사업의 성공 및 지속 가능성에 중요하다.
- 모니터링 체계를 개발하고 사업과정 및 결과 평가지표 등 평가체계를 개발해서 사업의 장·중·단기성과를 측정하고, 그 결과를 관계자 및 시민들과 공유하고 반영해 갈 때 활동적 건강도시 구축을 위한 지속적인 노력이 가능하다.

4 국내외 사례

(1) 국외사례 자전거도시들

이동거리가 짧았던 전통적 교통수단으로서의 자전거 관련 네덜란드의 환경은 열악하였습니다.

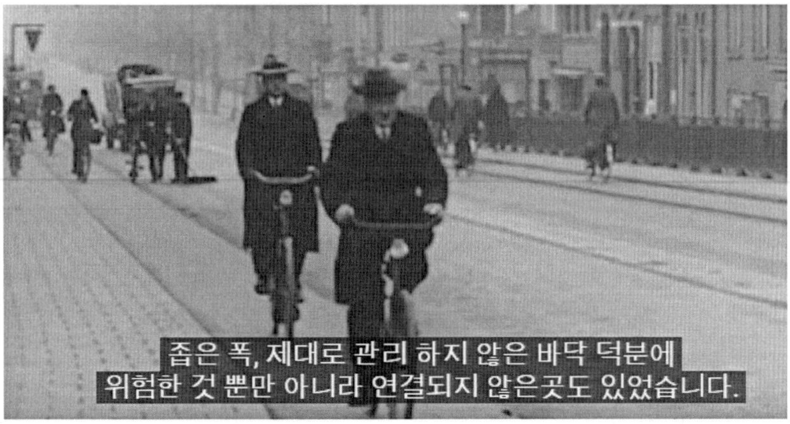

2차세계대전후 국민소득이 증가하고 자동차를 구입할 만한 여유가 되면서 수많은 자동차들이 도로를 점령하고 도로와 주차장의 확장의 지속적 확대에도 불구하고 교통 혼잡과 대기 오염 특히 교통사고롤 인한 사망자 수 특히 어린이들의 사망이 늘어나 부모을 중

심으로 한 "아동학살 중지" 캠페인이 1970년대의 오일쇼크를 전후한 시기에 활성화 되어 국가적 지원하에 사람들의 삶을 바꾸기 시작하였습니다.

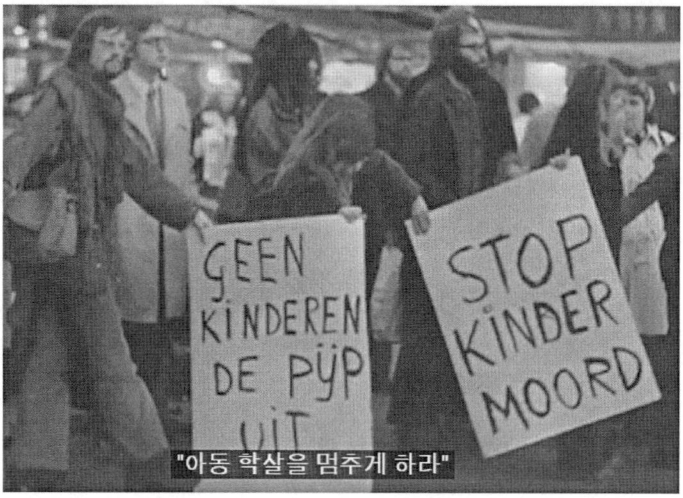
GEEN
KINDEREN
DE PIJP
UIT
STOP
KINDER
MOORD
"아동 학살을 멈추게 하라"

그리하여 헤이그 등을 비롯한 선도적 도시들에서 확산되어 오늘의 모습이 되었다. 네덜란드의 자전거도시화의 성공원인은 네덜란드의 자전거 정책은 국가장기교통계획(SSV: Structure Scheme for Traffic and Transportation) 가운데 승객교통중기계획(MPP)의 역점사업으로, 자동차통행을 자전거로 유도하기 위하여 자전거의 안전(차량과 자전거의 안전한 분리), 자전거 주차문제 및 분실문제 해결, 자전거 혼잡구간 해소를 그 목표로 하여 추진하고 있다. 정책의 특성을 살펴보면 먼저, 철도역에 자전거보관소, 자전거 대여 시스템 등 자전거 편의시설을 구축하고 철도, 지하철, 여객선 등에 자전거를 가지고 탑승할 수 있게 하며, 주거지역 등에 자전거주차장 설치 요청시는 무료로 설치(상업, 업무시설)하여 보다 다양하고 구체적인 자전거 관련시설의 정비와 이용활성화 정책을 시행하였고 중앙정부의 교통과 내에 자전거 전담부서가 있어서 지방보조 등을 담당하며 매년 중앙에서 지방으로 6천만 길더(약 300억원)정도를 지원하고 있다. 암스테르담 시의 경우, 매년 3백만 길더 정도를 자전거도로등의 시설유지관리에, 약 1,200만 길더를 매년 2~3km정도 연장되어 계획되어지고 있는 자전거도로의 확충을 위해 투자하고, 학생들을 위한 교육프로그램과 자전거 정체구간 개선을 위해서도 40~50만 길더를 예산으로 책정하였다. 자전거관련 정책추진은 시민자전거이용협회인 Fietsersbond와 협의하여 결정하고 있어 시 당국의 결정에 의한 정책이라기보다는 시민의 결정에 의한 것으로, 꾸준한 이용증진을 위해 시민이 앞장서서 시민단체를 조직하고 캠페인 등을 벌이고 있다.

(2) 국내의 사례: 걷자 서울 사례[21)]

서울이 점차 걷기 좋은 도시로 변하고 있다. 차 대신 사람이 서울 길의 주인이 된다. 도심 한복판을 두 발로 걷고 자전거를 타고 씽씽 달린다. 서울을 둘러싼 도성과 산길, 숲길이 트레킹 명소로 자리하고 길마다 볼거리, 재미있는 이야기가 풍성해진다. 서울 곳곳을 누비는 활기찬 발걸음으로 서울은 더욱 건강하고 행복한 도시가 된다고 하였다. 시기별 서울시 주요 보행 정책은 다음과 같다.

1990년대 초반까지 서울시의 열악한 보행환경으로 인해 보행자 교통사고가 잦았으며, 협소한 보행공간 등 보행 환경 개선에 대한 시민들의 요구가 증가하기 시작하였다. 이에 서울시는 1996년에 어린이 보호구역에 대한 법률을, 1997년에 서울시 보행조례를 제정해 보행 환경개선에 대한 제도를 마련하기 시작하였다. 이후 1997년에는 차 없는 거리, 1998년에는 걷고 싶은 거리를 조성하는 등 보행환경개선 사업에 착수하였다. 특히 2004년 조성된 서울광장은 도심지에 있던 교차로와 차도를 없애고 13,207m^2의 대규모 잔디광장을 조성해 보행자에 돌려 준 사업으로, 이후 서울시 보행 관련 정책 집행에 주춧돌이 되었다. 2007년부터 시행된 디자인 서울거리 조성 사업은 보행 환경의 개선과 함께 보행로에 미적 요소를 가미하여 보행자가 통행에 만족감을 느낄 수 있도록 하였다. 2010년에는 서울시 도시교통본부 산하에 보행자전거과를 신설하여 보행 및 자전거 관련 정책을 전문적으로 수행하였다. 또한 최근에는 서울시는 보행우선구역 지정, 서울거리 르네상스 사업 추진, "보행친화도시 서울 비전" 발표 등 보행환경 개선을 위해 지속적인 노력을 기울이고 있다. 특히, "보행친화도시 서울 비전"은 보행자 전용거리와 보행친화구역 확대, 도심권 횡단보도 적극적 설치, 생활권 보행우선도로 도입 등 서울시의 보행환경을 전면적으로 개선할 수 있는 10가지 실행계획을 포함하였다. 서울시 시기별 보행 관련 주요 정책 요약은 다음과 같다.

- 1990년대 초: 통학로, 주택가 골목길의 안전문제에 대한 보행권 운동
- 1996년: 어린이 보호구역에 대한 법률 제정
- 1997년: 서울시 보행조례 제정, 차 없는 거리 등장(인사동, 명동길, 관철동길)
- 1998년: 걷고 싶은 거리 만들기 시행, 제1차 서울시 보행환경 기본계획 수립
- 1999년: 세종로 사거리 남북방향 횡단보도 설치, 그린웨이 사업 시행
- 2000년: 예술의 전당 앞 횡단보도 설치
- 2004년: 서울광장 조성

21) http://opengov.seoul.go.kr/seoullove/10248779

- 2005년: 제2차 서울시 보행환경 기본계획 수립
- 2007년: 디자인 서울거리 조성 시행
- 2008년: 보행우선구역 시범사업 추진, 서울거리 르네상스 시행
- 2009년: 보행교통 개선계획 수립
- 2010년: 서울시 도시교통본부 보행자전거과 신설
- 2012년: 보행권 확보 및 보행편의 증진에 관한 법률 제정
- 2013년: 보행친화도시 서울 비전 발표

서울시 주요 보행 정책은 다음과 같다.

① 보행조례 제정

서울시는 지자체로서는 세계 최초로 보행조례를 제정한 도시이다. 보행조례 제정은 서울을 자동차 중심의 도시에서 사람중심의 '걷고 싶은 도시'로 만들기 위한 초석이 되었다. 보행조례 제정은 시민단체들이 그 필요성을 알리면서 발전하였으며, 1995년 12월 서울시 의회 교통 위원회 소속 시의원과 시민단체가 간담회를 개최하고 보행조례 제정운동을 전개하기로 합의하여 구체화되기 시작했다. 1996년 2월 서울시는 시민단체, 서울연구원 등이 공동으로 참여하는 '걷고 싶은 서울 만들기 포럼'을 개최하고, 서울시 보행조례 제정을 위한 향후 진행방향을 논의하였다. 1996년 10월 서울시 의회에서 서울시 보행조례안을 의원입법으로 발의하고, 1997년 1월 마침내 서울시 보행조례가 정식으로 발효되었다. 이에 따라 서울시는 매 5년마다 보행조례 규정에 의거하여 "보행환경기본계획"을 수립해야만 하며, 최초의 "보행환경기본계획"은 1998년에 수립되었다. "보행환경기본계획"에서는 5년간 서울시가 추진해야 할 보행환경 개선사업의 종류와 내용, 소요비용, 주체 등을 명확히 제시해야 하며, 사업 추진에 관련한 업무분담 및 추진기구 구성, 관련 법규 및 기준 마련, 기타 시민참여 활성화 방안 등이 포함된다.

② 차 없는 거리 조성

서울시의 '차 없는 거리 조성'은 보행을 중심으로 하는 교통정책의 대표적인 사업 중 하나이다. '차 없는 거리 조성'은 도시 내 보행자를 위한 공간이 부족한 점을 해소하기 위해 보행자에게 도시 공간을 좀 더 할애하려는 노력의 일환이다. 서울시는 1997년 인사동길, 명동길, 관철동길을 시작으로 차 없는 거리 조성을 점차 확대 시행하였고, 2011년 기준 총 24개소, 약 18km 구간에서 차 없는 거리를 운영하고 있다. 차 없는 거리는 주로 도심부

상업지역과 주거지 생활가로에서 시행되고 있으며, 지역상황에 따라 차량통제 시간(상시 운영 9개소, 주말 운영 14개소, 비정기 운영 1개소)과 방식을 달리하고 있다.

③ 서울시청 광장화

서울광장이 지금 모습을 갖기 이전 서울시청 앞에는 대규모 교차로와 차로가 놓여 있었다. 서울광장이 조성되기 이전에 서울광장 주변은 상습적인 교통혼잡과 정체로 몸살을 앓아오던 곳이었다. 또한 지하보도로만 횡단이 가능하여 보행접근성이 낮았고, 장애자, 노약자의 통행에 대한 배려는 전무한 상황이었다. 그러나 2002년 서울시청 앞이 월드컵 응원 장소로 활용되면서 시민결집과 커뮤니케이션 공간의 필요성이 부각되었고, 이를 계기로 서울시청 앞을 광장으로 조성하자는 논의가 진행되었다. 서울시가 실시한 시민여론조사에서 시청 앞을 도심광장으로 만드는 방안에 대해 시민의 79%가 '찬성한다'고 응답하는 등 여론의 반응도 매우 긍정적인 것으로 나타났다. 이에 서울시는 시청 앞을 역사성 및 상징성 회복, 교통체계의 개편, 보행욕구 충족, 문화공간 창출이라는 네 가지 기본방향을 바탕으로 서울광장을 조성하였다. 서울광장은 2004년 5월 1일에 완공되었고 총면적 13,207m^{2}의 대규모 부지로서 다양한 행사 및 집회 장소로 널리 이용되고 있다. 한편, 서울광장 조성 당시 심각한 교통체증을 염려하며 광장 조성에 반대하는 응답(전체 반대응답 15% 중에서 82%를 차지)도 있었으나 다수의 전문가들은 서울광장 조성 이후 오히려 교통소통이 원활해졌다고 평가하고 있다.

④ 고가도로, 보행육교 철거

서울시는 다양한 보행환경 개선 사업과 더불어 고가도로 철거 사업을 추진하여 도시 미관을 개선하고 보행자의 심미적 만족도를 높이고자 하였다. 또한 보행자가 도로를 횡단하기 위해서 설치되었던 보행육교를 철거하고 그 자리에 횡단보도를 설치하여 보행자에게 편의를 제공하였다. 서울시 고가도로 철거 사업은 2002년 떡전고가도로의 철거를 시작으로 현재까지 약 10년간 서울시내 주요 가로에 설치되었던 고가도로 약 20개소에 대해서 철거를 완료하였거나 철거 중이다. 대표적인 고가도로 철거 사업은 2003년 서울 도심부를 동서로 횡단하던 청계고가도로 철거 사업이다. 청계고가도로 철거는 도시 경관 및 환경 개선 측면에서 효과가 나타났다. 또한 철거 전 우려했던 만큼의 교통대란이 발생하지 않았다. 고가도로 철거에 대한 몇몇 국내 연구에서는 고가도로 철거가 서울시 교통소통을 개선하고 주변 상가의 매출증가, 집값 상승 및 주변경관 가치 상승 등의 긍정적인 경제적 효과가 있는 것으로 보고하여 고가도로 철거 사업의 당위성을 뒷받침하였다.

또한 서울시는 그동안 보행환경 개선사업의 일환으로 무분별하게 설치되었던 보행육교가 보행약자(어린이, 노인, 장애인, 유모차 이용자 등)에게 불편할 뿐만 아니라, 무단횡단에 따른 교통사고 발생률을 높인다는 많은 시민과 관련 전문가들의 의견을 수렴하여 보행육교를 철거하고, 횡단보도를 신설하는 사업을 추진하였다. 서울시의 보행육교 철거는 포괄적 사업 형태로 진행되지는 않았으나, 개별 보행육교에 대해서 시민들이 철거를 원하는 경우 해당 지자체에 보행육교 철거의견을 제시하면 지자체에서 현장조사와 관계자 회의 등을 통해 철거할 수 있도록 하였다. 서울시 보행육교는 2007년 기준 206개에서 2013년 165개소로 연평균 약 6개소를 지속적으로 철거하였다.

토론문제

1. 내가 소속된 지방자치단체의 신체활동과 활동적 생활환경의 현황은 어떠한가?

2. 활동적 생활환경 조성을 위해 어떤 대안을 제시할 수 있겠는가?

3. 대안마련을 위한 이해당사자는 누가 있는가?

참고 문헌

고광욱. 건강증진 신체활동론. 대한의사협회, 2012

고광욱. 신체활동 증진을 위한 부문간 협력 한국보건교육・건강증진학회, 보건교육・건강증진학회지 30(4), 2013.10, 69-76 (8 pages)

고광욱외. 활동적 생활환경조성 보고서. 대한민국건강도시협회의. 2016

고광욱외. 일개 도농 복합지역의 건강한 도시계획 개발 사례한국보건교육・건강증진학회, 보건교육・건강증진학회지 31(5), 2014.12, 159-166 (8 pages)

이신해. 걷는도시 서울. 서울 연구원. 2016

http://opengov.seoul.go.kr/seoullove/10248779

https://www.youtube.com/watch?v=99XDLZH0f6I&feature=youtu.be

https://www.youtube.com/watch?v=Wos9Ou6dTDk&feature=youtu.be

10 고령친화형 건강도시

1 인구구성의 변화와 고령화 사회

전체 인구에서 노인의 비중이 증가하는 인구의 고령화는 전세계적으로 진행되는 일반적인 현상이다. 국가나 대륙별로 어느정도 차이가 있으나 전 세계 거의 모든 나라에서 고령인구의 증가를 보이고 있다. 유엔의 '세계인구 고령화(World Population Aging, 2015) 보고서에 따르면 2015년에 비해 15년 후인 2030년에는 60세 이상이 고령인구가 56% 정도 증가할 것으로 나타났다. 그 결과 2015년에는 전세계적으로 8명중 1명이 60세 이상의 고령인구이나 2030년에는 6명중 1명이 고령인구가 차지할 것으로 전망되었다.

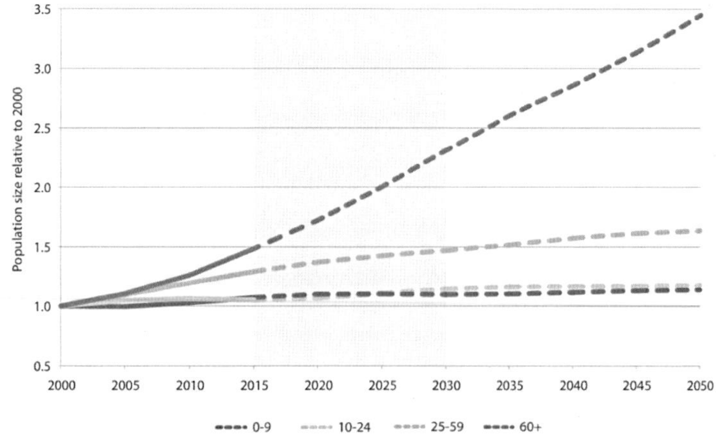

» **그림 10.1** 전세계 연령대별 인구성장 전망(자료: UN, 2015)

연령대별로 살펴보았을 때, 고령인구가 가장 빨리 성장하는 것으로 나타나는데, 그림 10.1에 보는바와 같이 유소년인구나 생산연령인구에 비해 매우 빠른 속도로 증가하고 있다. 고령자 그룹 내에서도 80세 이상의 최고령자층이 매우 빠른 속도로 증가하고 있다.

이러한 전세계적으로 고령인구의 증가는 주택, 고용, 보건, 사회참여 등 고령자들의 수요에 맞춘 정책의 추진이 시급히 필요한 것을 의미한다. 즉 고령인구의 급속한 증가에 대비하여 향후 발생할 수 있는 다양한 측면의 주요 이슈를 포함한 선제적인 대응이 중요하다고 할 수 있다.

유엔(UN)에서는 전체인구에서 65세 이상의 인구가 차지하는 비율에 따라 인구유형을 3가지로 분류하고 있다(표 10.1). 이중에서 65세 인구의 비중이 7%이상인 국가를 노년인구(aged population)국가로 분류하는데, 이를 보다 세분하여 전체인구 중 65세 이상 인구비율 7이상~14% 미만인 사회를 고령화사회(aging society), 65세 이상 인구 비율이 14% 이상 ~20% 미만은 고령사회(aged society), 20% 이상은 초고령사회로 정의하고 있다.

표 10.1 고령화 사회의 분류

65세 이상 인구의 비중	인구 유형	세부 유형	
4% 미만	유년인구국가(young population)		
4-7%	성년인구국가(mature population)		
7% 이상	노년인구국가 (aged population)	7-14%	고령화 사회(aging society)
		14-20%	고령 사회(aged society)
		20%이상	초고령 사회(super-aged society)

[자료] 김태환 외, 2011에서 재인용

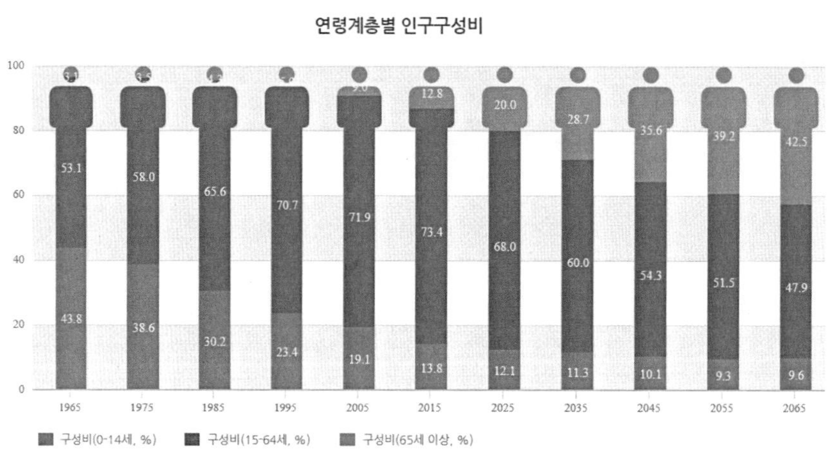

» **그림 10.2** 연령계층별 인구구성비
[자료] 통계청, 국가통계포털(Http://kosis.kr)

우리나라에서도 출산율의 지속적인 감소와 더불어 사망률이 낮아지면서 인구구성 측면에서 고령화가 진행되고 있다. 특히 우리나라의 경우 고령화의 추세가 매우 빠른 속도로 진행되고 있다는 점이 특징이다. 1965년 전체인구에서 65세 이상 인구가 차지하는 비율은 3.1%에 불과하였다. 그러나 2000년에는 7.3%를 차지하여 고령화 사회로 진입하였고, 2018년 현재 13.8%를 나타내어 고령사회의 문턱에 접어들었다. 통계청 장래인구 추이에 따르면 2025년에는 우리나라 인구 열 명중 두 명이 노인(20%)이 차지하는 초고령사회에 진입할 것이고, 20년 후인 2037년에는 30.5%, 2065년에는 42.1%에까지 이를 것으로 전망되었다(통계청 장래인구 추이. 2016).

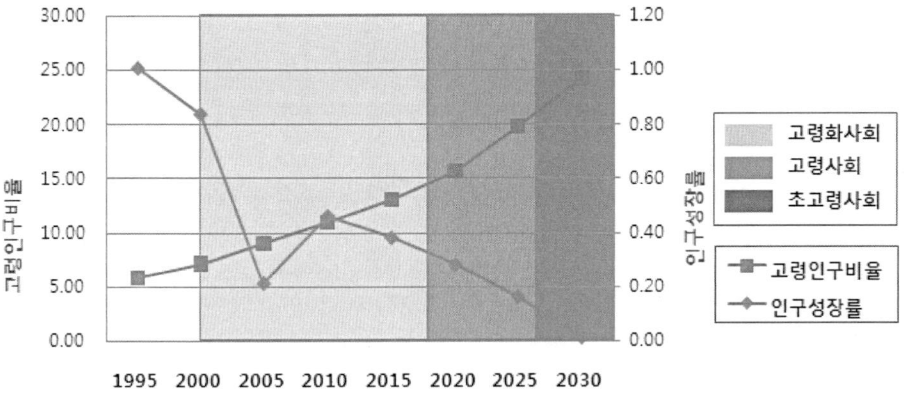

» **그림 10.3** 우리나라의 고령화 추이
[자료] 김태환 외. 2011

표 10.2 세계 주요 국가들의 고령화 추이

구분		프랑스	스웨덴	호주	미국	영국	독일	일본	한국
도달 년도	고령화사회(7%)	1864	1887	1939	1942	1929	1932	1970	2000
	고령사회(14%)	1979	1972	2012	2013	1976	1972	1994	2017
	초고령사회(20%)	2019	2011	2030	2028	2021	2012	2006	2026
소요 년수	고령화(7%)⇒고령(14%)	115	85	73	71	47	40	24	18
	고령(14%)⇒초고령(20%)	40	39	18	15	45	40	12	9

[자료] 김태환 외. 2011

이는 우리나라에서 고령화 사회에서 고령사회로 이행되는데 단지 18년이 소요되는 것으로, 프랑스의 115년, 미국 71년, 영국 47년, 일본 24년에 비하면 매우 짧은 기간임을 알 수 있다.

고령화의 진전과 더불어 기대수명[22]도 큰 폭으로 증가하고 있다. 1975년 64.2세인 기대수명은 2015년 78.2세로 17.9세 증가하였고, 2035년, 86.1세, 2065년 90.0세까지 증가할 것이다.

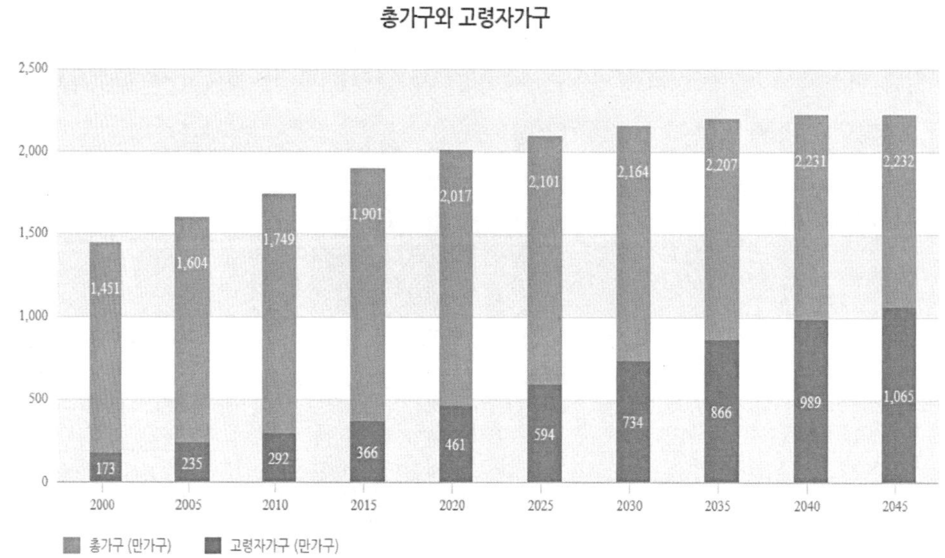

» **그림 10.4** 총가구와 고령자가구 증가 전망(자료: 통계청. 국가통계포털(http://kosis.kr))

고령인구 및 고령가구수의 증가와 더불어 고령인구의 상대적 빈곤도도 2011년 49%로 OECD 평균인 13%에 비해 세배이상 높은 수준이다. 통계청 자료(2010 고령자 통계)에 의하면 노인들이 경험하는 가장 어려운 문제는 경제적인 어려움(41.4%)과 건강문제(40.3%)로 나타났다. 또한 건강평가 항목에서는 전체노인의 48.7%, 독거노인의 경우 61.8%로 나타났다. 특히 고령자 1인 가구는 전체 고령자보다 자신의 건강상태가 '나쁘다'고 생각하는 사람이 15%정도 더 많은 것으로 나타나, 노인건강에 대한 관심이 더욱 필요한 것으로 보인다.

22) 출생자가 향후 생존할 것으로 기대되는 평균 생존 년수로 「0세의 기대여명」을 말함

2 노인건강과 도시환경

2.1 노인의 건강

인구구성에서 점차 많은 비중을 차지하는 노인들이 다른 연령세대와 확연히 다른 사실은 신체기능의 약화이다. 개인의 유전적 특성과 생활습관, 운동과 같은 개인의 노력 등에 따라 차이가 있을 수 있지만 모든 사람은 노인이 되면서 신체기능이 떨어지게 되고 사회활동도 줄어들게 된다. 이로 인해 점차 독립적인 생활이 힘들어지는 단계에까지 이르게 된다. 사회 전체적으로는 노인의 비중이 늘어나는 고령화가 심화되면서 고령층에 대한 돌봄이 강조되고, 활기차고 건강한 노년에 대한 인식도 높아지고 있다.

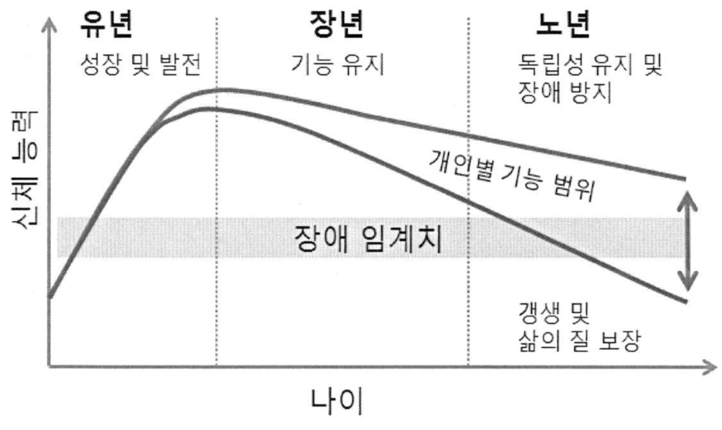

» **그림 10.5** 생애주기별 신체기능(자료 : WHO. 2007. p.6)

그림 10.5에서 보여지는 바와 같이 나이가 들어감에 따라 신체능역은 점차 감소하게 되는데, 모든 노인들이 동일한 그룹이라기보다는 개인적인 편차가 점점 더 커지는 것을 알 수 있다. 상대적으로 건강한 노인들의 경우 독립성을 유지하고 장애를 방지하는 것이 주요한 과제이며, 신체기능이 많이 부족한 노인의 경우에는 갱생 및 삶의 질을 보장할 수 있도록 배려하는 것이 필요하다. 여기에서 신체능력의 감소정도에 영향을 주는 것은 개인의 생활습관 뿐 아니라 외부적 요소로서 다양한 사회적, 경제적, 환경적 요인이 영향을 미친다. 따라서 점차 늘어가는 고령화 시대에 이러한 고령자들의 건강을 증진시키기 위해서는 개인적인 노력과 더불어 사회적으로 고령친화적 환경을 만들어 나가는 것도 매우 중요하다는 것을 알 수 있다.

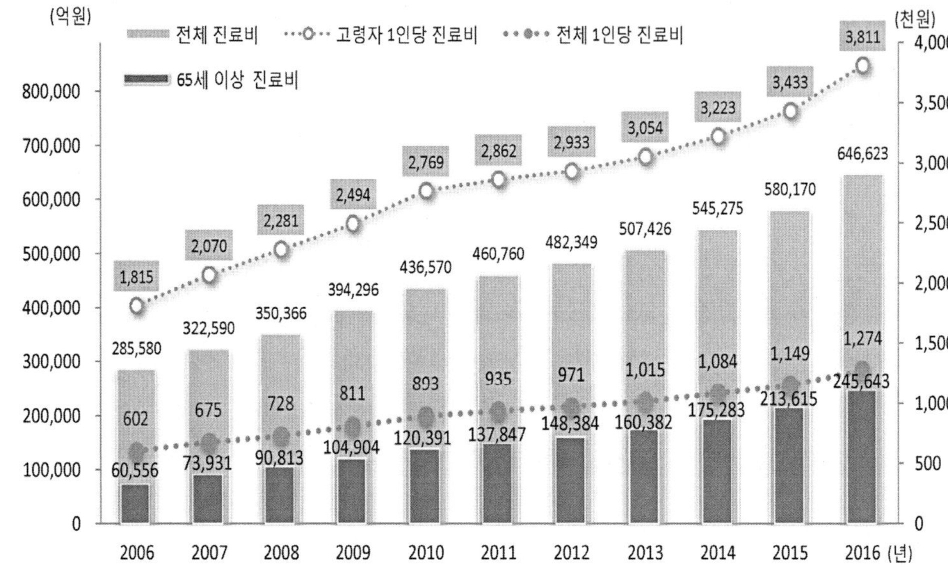

» **그림 10.6** 건강보험 진료비 증가추이
[자료] 건강보험심사평가원, 「건강보험통계지표」, 「진료비통계지표」, 통계청, 2017

2016년 현재 건강보험상 전체 진료비는 64조6,623억원이며, 이중 65세 이상 고령층의 진료비가 전체의 38.0%를 차지하고 있다. 이는 2006년 25.9%에서 12%정도 증가한 것이다. 또한 65세 이상 1인당 진료비는 481만1천원으로 전체 1인당 진료비 보다 3배정도 사용한 것으로 나타났다. 65세 이상 1인당 진료비의 증가가 전체 1인당 진료비에 비해 빠른 속도로 증가하고 있다.

노인의료비의 급속한 증가는 건강의료보험 등 재정악화의 문제로 연결되고 있다. 의료비의 급속한 증가를 막기 위해서라도 예방중심의 건강활동을 강화할 수 있도록 정책방향이 정립될 필요가 있다. 이러한 측면에서 고령화 사회에 대비하여 건강한 노후를 즐길 수 있는 쾌적한 도시환경을 창출하는 것은 국가차원에서 해결해야 할 시급한 과제가 되고 있다. 특히 고령친화적 도시환경을 조성하기 위해 주거지에 근접한 운동공간, 공원 녹지의 확충, 자연환경을 활용한 노인복지시설의 확충 등의 정책 방안이 마련되어야 한다.

건강한 노년를 보내고 장수하는데 있어 필요한 생활환경의 특성에 대한 관심은 주변환경이 건강, 특히 노인들의 장수에 매우 중요한 역할을 한다는 인식에서이다. 댄 뷰트너(2010)는 세계 각지의 장수마을을 탐구하면서 장수로 특징되는 지역의 생활환경을 관찰한 바 있다. 이들 지역에서는 고령에도 불구하고 질병이 없이 건강하며 독립적이고 활동적인 생활을 꾸리고 있었다. 그는 이들 지역을 [블루존(blue zone)]이라 명명하고, 공통적인 특성으로 채식위주의 건강한 식생활, 지속적으로 몸을 움직이는 꾸준한 운동과 육체적 노동, 이웃과의 정신적 유대감과 정서적 풍요로움 등을 들었다.

2.2 고령친화도시

도시내에서 살아가는 고령자가 증가함에 따라 고령자들을 배려한 도시정책의 추진에 대한 인식이 높아지고 있다. 도시에서 고령인구가 급속히 증가하고 그 비중이 커지면서 단순히 평균수명의 연장만이 아니라 나이들어 가면서 건강한 생활을 영위할 수 있도록 도시환경을 만들어 가는 것이 중요하게 되었다. 특히 나이가 들어가더라도 지금까지 계속 살아온 집과 동네에서 활기차게 생활할 수 있도록 도시환경을 개선하는데 많은 관심이 모아지고 있다(안현찬, 2017).

고령친화도시는 특히 도시에서 활기차게 나이듬을 지향하고 있다. 세계보건기구에서는 활기찬 노년을 규정하는 6가지 요인으로 보건·사회 서비스, 경제적 요인, 사회적 요인, 물리적 환경개인적 요인, 행태적 요인을 제시했다(그림 10.7). 즉 활기찬 노년을 이루는데 있어 사회의 다양한 부문의 종합적이고 포괄적인 노력이 필요함을 강조한 것이다.

환경과 건강과의 관계에 대해 관심을 가지는 환경보건학(environmental health)에서는 환경보건이란 '자연적, 화학적, 생물학적, 사회적, 그리고 심리사회적 환경요인들에 의해 결정되는 인간의 건강과 장수, 그리고 환경의 질을 포괄하는 개념으로 정립하고 인간의 건강, 장수가 제반 환경에 의해 영향을 받는다고 인식하고 있다(WHO, 2004).

WHO(2007)에서는 이를 위해 노인들이 가지고 있는 다양한 능력과 자원을 인식하고, 노령자들의 요구와 선호를 예상하여 탄력적으로 대응하는 것이 중요하다는 점도 강조한다. 또한 노령자들의 결정과 라이프스타일의 선택을 존중하고 특히 가장 취약한 집단이 보호될 수 있도록 배려하고 주민생활의 모든 분야에 참여하여 기여할 수 있도록 권장한다.

활기차게 나이듬은 고령자 뿐만 아니라 전 생애에 걸쳐 중요하게 고려되어야 하는 점을 인식할 때 고령친화도시는 단지 고령자들만을 위한 것이 아님을 강조한다. 즉 고령자들을 배려한 도시는 전세대의 건강한 나이듬에 기여하게 된다. 예를 들어, 무장애 건물 및 거리는 고령자뿐만 아니라 아이들과 장애우들의 이동성 및 독립성을 강화시키며, 안전한 지역 환경은 아이들, 젊은 여성들 및 고령자들이 여가 활동 및 사회적 활동에 참여하는 것을 장려하게 된다. 고령친화도시를 통해 고령자들은 필요로 하는 서비스를 받을 수 있고, 자원봉사나 경제활동 등 사회활동에 참여하거나 소비자로서의 지역경제에 기여하는 등 커뮤니티 전체가 활력을 얻게 된다.

고령친화적 도시를 만들어 나가기 위한 규범적 측면에서 그림 10.8과 같이 8대 분야를 제시하였다. 8대 분야로는 외부공간 및 건축물, 교통, 주택, 사회참여, 존중과 사회적 수용, 시민참여 및 고용, 소통 및 정보교환, 지역사회기반 및 보건서비스로 구성된다. 각 분야별로 세부 체크리스트를 제시하여 도시의 노인친화성을 제고할 수 있는 가이드라인으로 활용할 수 있다. 비록 이것이 고령친화도시에 대한 표준적인 준거로 활용되나 다양한 견해가 존재하는 것도 사실이다(Moulaert and Garon, 2015).

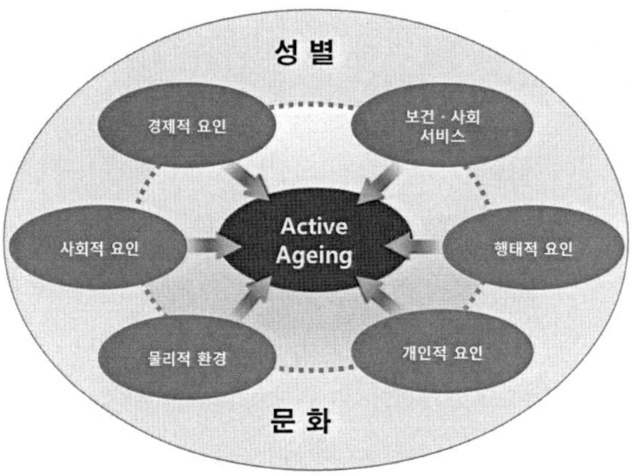

» **그림 10.7** 활기찬 나이듦의 결정요인

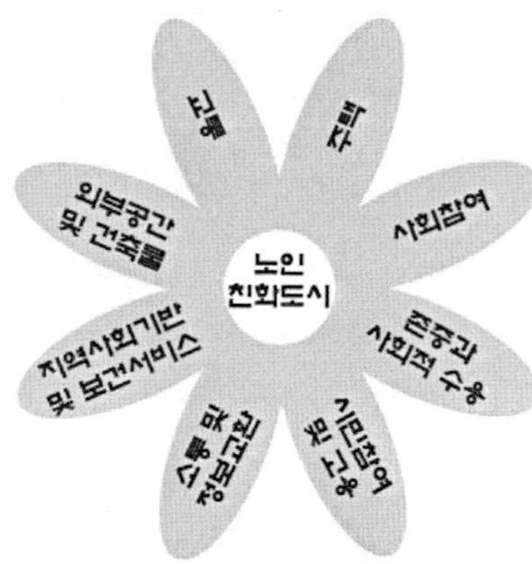

» **그림 10.8** 고령친화도시 8대 분야

[자료] WHO(2007). Global Age-friendly Cities: A Guide, p. 9.

세계보건기구에서는 고령친화도시 구성 분야별로 보다 실천적인 측면에서 구체적인 점검사항(Checklist) 70개도 제시하고 있다(표 10.3 참조).

표 10.3 고령친화도시 8대 분야별 세부내용

1. 야외공간과 건물 (outdoor spaces and buildings)	• 쾌적하고 깨끗한 환경 • 그린 스페이스의 중요성 • 쉴 수 있는 공간 • 고령 친화적 보도(포장) • 안전한 횡단보도 • (보행) 접근성(이동장애) • 생활환경에서의 안전성 • 보행로와 자전거길 • 노령친화적 빌딩: 엘리베이트, 에스컬레이트, 가로기둥, 미끄럼방지, 보호계단... • 적절한 공공화장실 • 노인배려 서비스(은행, 공공기관 등, 동네 가게)
2. 교통 (transport)	• 대중교통 서비스 이용가능성 • 교통비용(부감가능성) • 대중교통 신뢰성과 빈도 • 다양한 목적지 제공 • 노령친화 교통수단(편의성) • 노인을 위한 전문서비스(휠체어운송 등) • 경로석과 승객 양보 • (친절한) 운전사 • 안전성과 안락함 • 정류소와 승강장 • 택시서비스 • 커뮤니티 교통(무료교통서비스 등) • 교통정보(시간, 이용방법 등) • 교통상태(혼잡도, 도로상태,도로표지 등) • 고령운전자에 대한 태도 • 주차공간과 우선권 부여
3. 주거 (Housing)	• 커뮤니티에 인접한 충분하고 저렴한 주거 • 유지관리 용이성과 지원서비스 • 견고성과 외기로부터의 보호성 • 내부공간에서의 이동용이성 • 주택 개조가능성과 노인의 필요에 부응 • 임차주택의 청결, 안전성, 유지보수 • 근린에서 가용할 수 있는 취약노인을 위한 충분하고 저렴한 주택

4. 사회 참여 (social participation)	• 이벤트 등을 위한 장소에 대한 접근성, 편리성, 용이성 • 노인을 고려한 적절한 이벤트 시간대 • 홀로 또는 동행하여 참가할 수 있도록 배려 • 추가 비용없이 참가할 수 있는 사회활동 등 • 사회활동에 대한 교통수단 등 상세한 정보제공 • 다양한 유형의 고령층을 위한 다양한 활동 제공 • 지역사회내 여러 유형의 장소에서 행사를 개최 • 사회적 격리의 위험이 있는 사람들에 대한 지속적인 봉사활동
5. 존중과 사회적 포용 (respect and social inclusion)	• 노인들을 보다 잘 서비스하기 위한 정기적인 컨설팅 • 다양한 수요와 기호에 부합하는 재화와 서비스 • 서비스 담당자의 친절과 헌신성 • 미디어에서의 빈번한 노출과 긍정적으로 묘사 • 다양한 계층의 선호와 요구에 부응하는 지역사회의 활동 • 지역사회 "가족" 활동에 노인들의 동참 • 학교에서 나이듦과 노인에 대한 교육기회제공과 학교활동에 노인 포함 • 과거 및 현재의 활동으로 노인들에 대한 인식제고 • 취약노인들에 대한 서비스 기회확대
6. 시민적 참여와 고용 (Civic participation and employment)	• 노인 자원봉사자에 대한 다양한 기회 제공 • 노령 종업원에게도 승진기회 확보 • 노인에 대한 적절한 임금노동 기회 제공 • 종업원의 처우에서 연령 기준의 불이익 방지 • 장애인의 요구에도 부합하는 작업환경 • 노인들을 위한 자영업 기회의 증진 • 노령 노동자를 위한 은퇴후 훈련기회 제공 • 노인들에게도 의사결정 기구의 기회 제공
7. 교류와 정보 (communication and information)	• 모든연령층에게 기본적, 효과적 통신시스템의 전달 • 정보의 광범위한 전달과 접근성 제고- 노인의 기호에 맞는 정보와 방송 제공 • 소외의 위험이 있는 사람에 대한 개별적 정보 제공 • 요청시 친절한 개인적 서비스 제공 • 인쇄물의 경우 큰 활자크기를 사용하고 쉽게 인식할 수 있도록 배치 • 의사소통에서 간명한 표현과 단어를 사용 • 청력을 고려한 전화서비스 • 전자제품 등에 큰 활자와 시인성이 좋은 조작장치 • 컴퓨터, 인터넷에 대한 접속기회 확대

8. 커뮤니티 지원과 건강서비스 (community support and health services)	• 건강증진을 위한 적정 서비스 제공 • 홈케어 서비스 제공 • 여러가지 교통수단을 통한 보건, 사회서비스 접근 • 지역사회와 서비스에 근접한 요양시설 • 보건 및 커뮤니티 서비스시설의 안전성과 접근성 • 보건 및 커뮤니티서비스에 대한 명확한 정보 제공 • 단순하고 조정되는 서비스 전달 체계 - 고령자 서비스 직원의 친절성과 존경심 • 보건 및 커뮤니티 서비스의 경제적 장애 저감 • 모든 연령층에게 자원봉사 서비스 기회 제공 • 충분하고 접근성 높은 장례 장소 • 노령층을 고려한 커뮤니티 비상계획

WHO의 고령친화도시에서는 살아오던 곳에서 계속 나이들기(Aging in Place)를 중요한 개념으로 강조한다. 나이가 들더라도 살아온 지역에서 계속 거주할 수 있기 위해서는 생활환경의 구조와 운영방식에 더 많은 관심을 가져야 한다. 이러한 측면에서 건강한 나이듦(well ageing, active ageing)을 전 생애 과정(life long process)으로 이해할 필요가 있다. 즉 태어나서 한평생에 걸쳐 건강하고 활기차게 생활하여 건강한 노령기를 보낼 수 있도록 여건을 만들어 가는 것이 고령친화도시 조성의 주된 목적이라 할 수 있다.

안현찬(2017)은 세계보건기구에서 제시한 고령친화도시의 개념이 현재 살고 있는 지역사회 단위에서 고령친화 도시환경을 만들어 나가는 통합적인 전략이 다소 미흡하다는 인식하에 지역사회(community) 단위의 고령친화환경 조성이 더 보완되어야 할 것을 제안했다. 즉 살던 곳에서 나이들어가기의 패러다임이 시설중심에서 살고 있는 주거지 중심, 문제집단 위주에서 노인 전체 대상, 그리고 치료에서 예방중심으로 진일보하였으나 이를 보다 확대하여 살아가는 곳'의 범위를 지역사회로까지 확대하자는 것이다.

이는 토마스와 블랜차드(2009)가 주장하는 바와 같이 고령친화도시 조성의 핵심으로서 '지역사회에서 나이 들어가기(aging in community)를 강조한 것이다. 이들은 지역사회에서 나이들어가기의 6가지 원칙으로서, 포용성, 지속가능성, 건강, 접근성, 독립성, 참여 등을 강조하였다. 즉 지역사회의 물리적 환경은 물론이고 사회적 관계와 협력을 바탕으로 지역공동체의 형성이 동시에 발전되어야 한다는 것이다.

이런 측면에서 고령자들의 삶의 질을 향상시키기 위해 주택, 의료, 복지, 서비스 기능이 생활권 단위에서 서로 연계되고 공동으로 활용될 수 있도록 계획하는 것이 필요하다.

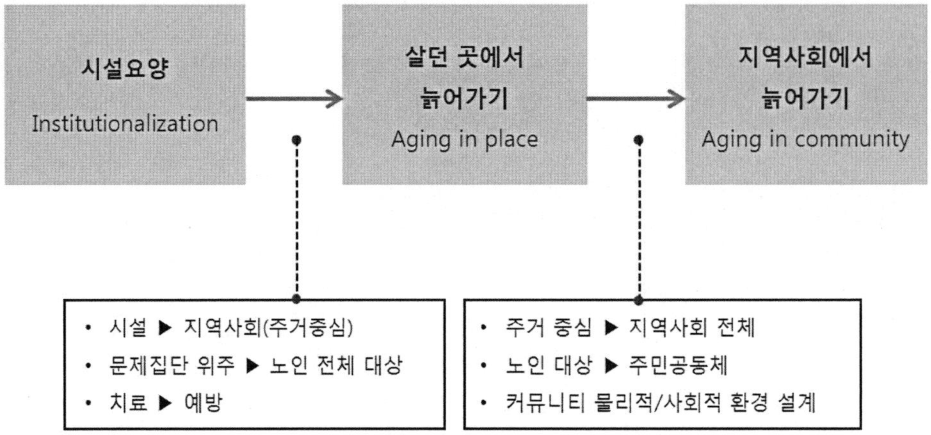

» **그림 10.9** 고령화정책 패러다임 변화(자료: Thomas & Blanchard, 2009. 안현찬, 2017. p. 21에서 재인용)

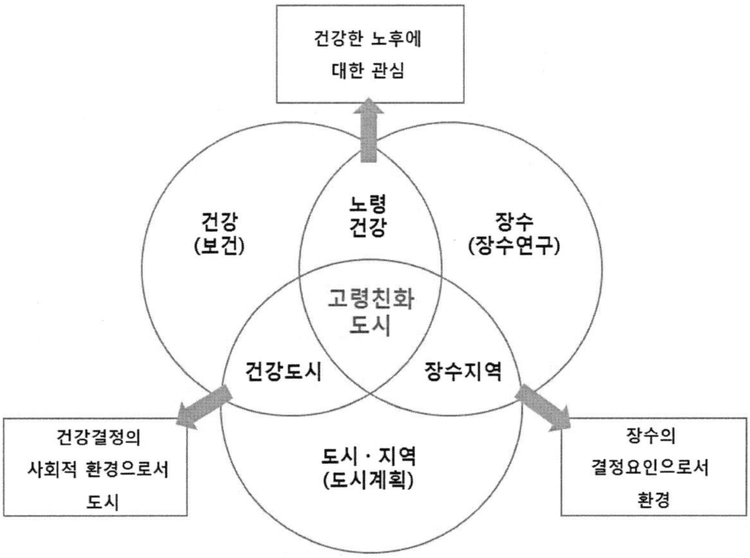

» **그림 10.10** 고령친화도시의 개념적 구성

그림 10.10은 지금까지 논의된 것을 바탕으로 고령친화도시를 개념적으로 표현한 것이다. 고령친화도시는 우선 도시민의 건강을 향상시키기 위해 노력하는 건강도시의 개념을 포함한다. 따라서 건강결정의 사회적 환경으로서 건강친화적 도시의 개발을 지향한다. 두 번째로 건강한 나이듦에 영향을 미치는 환경의 조성과 관련된다. 이는 고령자의 삶의 질을 제고하고 장수할 수 있는 지역환경의 조성과 지역사회 개발의 요소에 관심을 가진다. 마지

막으로 고령자들이 건강하고 활기차게 생활할 수 있는 조건을 포괄한다. 여기에는 건강하게 노후를 보낼 수 있는 지역사회의 특성에 관심을 가진다.

이러한 측면에서 고령친화도시는 고령자를 포함한 지역사회의 모든 구성원이 건강하게 생활하고 활기차게 나이들 수 있도록 물리적, 사회적 환경을 개발하고 지속적으로 개선하여 나가는 도시로 개념지울 수 있다. 따라서 고령친화도시는 모든 연령계층의 참여에 의한 궁극적으로 모든 연령계층에게 필요로 하는 도시환경의 설계, 주거환경과 같은 개인의 생활환경 뿐만 아니라 주변 커뮤니티에 대한 관심, 일회성의 시설공급이나 개발이 아니라 지속적으로 지역사회를 개선해 나가는 관점 등이 중요하다고 하겠다. 종합하면 개인 주택에서부터 근린환경, 가족에서부터 주변 이웃와의 공동체, 노인에 대한 인식제고와 역할 존중 등이 전체적으로 조화를 이룰 때 건강한 고령친화도시로 만들어 나갈 수 있음을 강조하는 것으로 볼 수 있다.

고령친화도시에 대한 관심과 더불어 세계 곳곳에서는 고령친화도시를 만들어 나가기 위한 여러 가지 실천적인 방안들이 지속적으로 시도되고 있다(European Commission, 2013). 우리나라에서도 서울시를 비롯한 지자체 단위에서 고령친화도시를 조성하기 위한 노력을 경주하고 있다(정은하, 2017).

최영국 외(2011)에서는 고령화가 점점 심화되어 가는 지역사회 및 도시에서 고령자가 보다 건강하고 독립적인 생활을 영위하면서 살 수 있는 환경을 조성하기 위한 3가지 정책 방향을 제안하고 있다. 먼저, 고령자들에 대한 기존의 보건학적인 접근에 더하여 고령자들이 살아가고 있는 정주환경 개선을 포함한 도시환경에 대한 다학제적・총체적인 접근에 주안점을 두고 있다.

둘째, 고령자 1인 가구 증가 등에 대응하여 주거분야의 과제로 고령계층이 부담 가능한 수준의 안전하고 편안한 주택공급이 필요하며, 생활환경 부문에서도 건강하고 독립적인 여건 마련에 중점을 둘 것을 제안하였다. 이를 위해 주택수요에 부응하는 다양한 주택공급, 세대가 서로 어울리는 커뮤니티 활성화, 취약계층을 위한 주택 및 주거환경 등 구체적인 방향을 제시하고 있다. 특히 정책의 실효성을 높이기 위해서는 주택정책과 노인복지정책을 연계하는 것이 필요하다고 강조한다.

마지막으로 인간이 누려야할 기본적인 권리인 이동권을 지원하기 위해 교통약자인 고령자들에 대한 교통서비스 향상이 필요하다는 것이다. 고령자들의 사회적 참여를 뒷받침하기 위하여 교통안전을 보다 향상시키고 적절한 비용으로 이용가능한 고령자를 고려한 대중교통시스템의 운영 등을 제안한다.

또한 고령친화도시의 4가지 실천목표 즉 고령자의 건강, 안전, 참여, 건강한 여가에 대하여 필요성이 큰 추진과제를 분야별로 검토하고 있다. 표 10.4는 3개분야(정주환경, 주거, 교통)별로 정리한 것으로서 고령친화도시 조성을 위하여 우리나라 실정에 부합하는 실천과제를 발굴했다는 점에서 의미가 있다.

표 10.4 고령친화도시의 분야별 실천목표와 추진과제

구분	도시 · 지역 정주	주거	교통
건강 (돌봄)	• 청소년 등 활동촉진형 체육 · 문화시설 설치 • 도시텃밭 • 걷는 길 조성 치유시설 • 선진형 의료복지시스템(취약계층, 취약지역 포괄) • 건강영향평가 • 건강도시 인증제	• 재가서비스 • 다양한 고령화 주택(1-2인 가구 증대) • 미래형 건강주택 • 걷는 길 조성, 친환경 건강주택(아토피)	• 보행중심 생활교통 정비 • 대중교통 서비스 개선(접근성, 편의성 등) • 친환경 교통수단(하이브리드카, 전기자동차, 모노레일 등) 개발 및 보급확대
안전 (배려)	• 무장애 디자인 • 방재 강화(모니터링) • 보육시설(여성건강 · 노인건강 · 고령인구 부양필요)	• 고령자를 배려한 주택 개조(디자인, 필수시설 개조필요, 유지관리) • 고령자 생활 배려를 위한 전용주택 공급 확대	• 교통정온화 대책(노인보호구역, 어린이 보호구역, 30km/h존 등) 확대 • 대중교통 무장애화 • 안전한 운전환경 조성(도로정비 및 교통 · 면허제도 개선) • 차량 및 인프라의 지능화
참여 (일자리, 봉사)	• 재택 Care(사회 서비스 일자리) • 문화해설사 · 숲해설 · 향토해설 · 도시해설 • 자원봉사+시설+프로그램	• 커뮤니티 활동참여 • 재가관련 일자리(노노케어)	• 교통안전관련 자원봉사 • 주차관리요원 • 특별교통수단 자원봉사
쾌적한 환경 (여가)	• 건강생태회랑 구축, 도시숲 조성 • 도시공원 면적 확충 • 수변공원 조성 • 녹지네트워크 구축 • 농촌정주 여건 개선	• 건강을 위한 텃밭 및 집 주변 걷는 길 조성 • 세대통합 커뮤니티 • 편의시설 등에 대한 접근성 제고 환경 조성	• 특별 교통수단 도입(Dial-ride, community bus, voluntary social car scheme) • 노인을 위한 주차공간 마련

[자료] 최영국 외(2011)

3 고령층을 위한 건강도시 사례

3.1 WHO의 고령친화도시 조성정책

고령친화도시(Age-friendly Cities: AFC)는 나이가 듦에 따라 삶의 질을 향상시키기 위해 건강, 참여 및 안전에 대한 기회를 최적화시킴으로써 활기찬 노년(active aging)을 촉진하는 도시로 정의된다. 고령친화도시는 다양한 욕구와 능력을 지닌 고령자를 포괄하고 이들이 접근가능하게 그 구조 및 서비스를 맞추어 가는 도시이다.

또한 급격한 고령화와 도시화로 대변되는 전지구적 변화양상에 대비하여 건강하게 나이듦(Active Ageing)을 지향하는 도시인데, 활기찬 노년은 건강, 참여, 안전 등이 각각 또는 같이 어울려져 만들어지는 평생과정이라는 인식에 기초한다.

WHO는 고령친화도시(Age-friendly Cities: AFC) 조성을 위해 노인건강과 웰빙에 영향을 미치는 환경적, 사회적, 경제적 요소들을 타깃으로 정책을 추진 중이며, 2016년 현재 37개 국가, 500개 도시가 참여중이고, 전세계적으로 155백만 인구를 포함하고 있다(https://extranet.who.int/agefriendlyworld/who-network/). 주요도시로는 미국 뉴욕, 캐나다 핼리팩스,

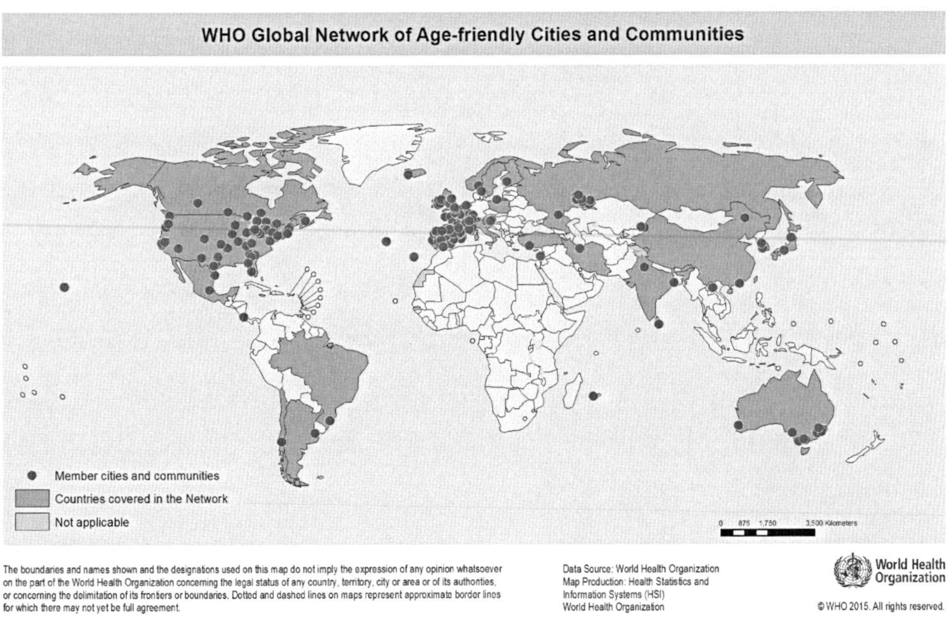

» **그림 10.11** WHO의 고령친화도시 네트워크
[자료] https://extranet.who.int/agefriendlyworld/who-network/

브라질 리우데자네이루, 자메이카 킹스턴, 멕시코 멕시코시티, 케냐 라이로비, 러시아 모스크바, 스위스 제네바, 터키 이스탄불, 영국 런던, 인도 뉴델리, 호주 멜버룬, 중국 상하이, 일본 도쿄 등이다.

WHO의 고령친화도시 가이드라인(2007)에 기초하여 세계각지에서는 고령친화적 도시나 커뮤니티를 조성하기 위한 다양한 사례들이 나타나고 있다.[23] 각각의 사례들은 그 지역에 거주하는 고령자의 요구에 가장 부합하는 방식으로 추진되고 있으며, 특정 목적의 사업들이라 하더라도 고령친화도시가 추구하는 분야의 여러 측면에서 상호 시너지 효과를 보이는 것으로 나타난다.

고령친화도시는 단지 고령자들만을 위한 것이 아니다. 예를 들어, 무장애 건물 및 거리는 고령자뿐만 아니라 아이들과 장애우들의 이동성 및 독립성을 강화시키며, 안전한 지역환경은 아이들, 젊은 여성들 및 고령자들이 여가 활동 및 사회적 활동에 참여하는 것을 장려한다. 고령친화도시를 통해 고령자들은 필요로 하는 서비스를 받을 수 있고, 자원봉사 등 사회활동에 참여 할 수 있게 되며, 이는 결국 가정과 사회의 편익으로 돌아올 수 있다.

고령자들은 신체적 기능 등(근육, 심혈관 기능 등)에 있어서 동질한 그룹이 아님을 인식하여 고령자그룹의 특성에 맞추는 정책 마련도 필요하다.

표 10.5는 고령친화도시 조성을 위해 노력하고 있는 선진국의 최근 실행사례의 정리한 것이다. 크게 생활환경, 지역사회와의 연계, 건강한 생활습관, 취약 고령자그룹인 치매대응 지원환경 등이 주요한 분야로 파악된다. 먼저 생활환경 분야에서의 정책목표는 외부공간을 개선하고 지역노인의 구체적인 필요에 부합하며, 최신의 기술을 활용하여 고령자의 수요에 맞는 생활환경을 조성하는 것이다. 고령자들의 지역사회와의 연계 분야에서는 주로 지역 민간 및 공공서비스에 대한 접근성 및 편의성 제고, 지역사회에서 고령자의 참여 강화, 기술적 수단을 통한 상호교류 증진 등을 정책목표로 설정하고 있다. 건강한 생활습관 분야에서는 다양한 수요와 필요에 의한 프로그램 개발, 세대간 융합 프로그램을 통한 활동성 제고, 관광 등 여가활동 지원 등의 목표를 달성하기 위해 노력하고 있다. 마지막으로 치매대응 측면에서는 유관연구를 활용하고 이에 기초한 교육 및 실행을 강화하는 것이 기본적인 목표이다(European Commission, 2013).

23) WHO 가이드라인의 고령친화도시 8대 분야별 다양한 실행 사례는 AARP, 2015.를 참조

표 10.5 선진국의 고령친화도시 조성 실행 사례

분야	주요 프로젝트	정책방향
생활환경	• 도시에서의 접근성 향상(공원녹지, 보행로, 대중교통, 연계강화 등) • 주택개조에 대한 기술적, 재정적 지원 • 이동능력이 떨어진 노인들을 위한 주택 공급 • 기후데이터 분석을 위한 GIS시스템 • 고령자를 위한 주택 옵션 확대 • 혁신을 통한 케어시스템 질 제고 • 고령화에 대한 모니터링 등	외부공간 개선, 지역노인의 구체적인 필요에 부합, 최신의 기술을 활동
지역사회에서의 활기찬 고령화	• 노인들의 독립적인 생활과 사회활동을 지원하기 위한 위치정보서비스(GPS) • 노인들의 이동 편의를 위한 네비게이션 등 • 전기차 등을 이용한 노인환자의 이동성 극복 • 고령친화적 비즈니스에 대한 인식제고와 실행 • 고령자 지원을 위한 지적자산을 활용 • 고령자 케어에 있어서 "문화"를 주요 부문으로 확립 • 고령자를 위해 작업장에 무상의 온라인 건강진단 서비스 공급 • 노인을 위한 인터넷 뱅킹 서비스 • 사회참여와 개인 발전을 위한 다양한 평생교육 지원 • 정보통신망, 쌍방향 TV 등을 활용한 상호작용	지역 민간 및 공공서비스에 대한 접근성, 편의성 제고, 지역사회에서 고령자의 참여 강화, 기술적 수단을 통한 상호교류
활동적이고 건강한 라이프 스타일	• 활동적인 고령자 관광을 위한 친근한 환경조성 • 도시와 지역간 고령자의 격차 제거 • 신체활동을 촉진하기 위한 지원 • 방문자들의 신체활동을 지원하기 위한 기술제공 • 도시환경과 고령자의 웰빙의 상관관계에 대한 인식제고를 위한 플레폼 • 만성질환자를 위한 함께 걷기 프로그램 • 신체활동 촉진을 위한 세대통합 보행 및 학교통학 프로그램 • 고령자 관광객을 위한 호텔 지원 • 신체활동 등의 빈도와 지역특성 연구	다양한 수요와 필요에 의한 프로그램, 세대간 유합 프로그램을 통한 활동성 제고, 관광 등 여가활동 지원

치매지원환경	• 치매환자 친화적 환경 • 사회서비스 향상을 위한 직업훈련과 일자리 창출 • 치매친화적 디자인에 대한 가이드라인 • 치매고려자들의 간호를 향상하기 위한 요양센터와 연구센터와의 협력	연구, 교육, 실행의 연계 강화

[자료] European Commission. 2013.에서 발췌 정리

3.2 뉴욕의 건강친화 커뮤니티 조성 사례

고령자 친화도시 뉴욕은 고령자들이 보다 살기 편하고 일하기 좋은 도시로 만들기 위한 노력에서 시작되었다. 이를 위해 2007년 가을 "고령친화 뉴욕(Age-friendly NYC)" 이란 조직을 구성하였는데, 이것은 공공-민간 파트너쉽 조직으로서 뉴욕시청, 뉴욕시 의회, 뉴욕 의과대학(New York Academy of Medicine(NYAM)이 참여하여 협력적 활동을 하였다.

고령친화도시를 조성하기 위한 뉴욕시의 접근법은 건강의 사회적 결정요인(determinants of health)에 따르고 있다. 즉 개인의 건강은 태어나고, 자라고, 생활하고, 일하고 나이 들어가는 환경에 영향을 받고, 그 환경은 보다 광범위한 경제적, 사회적, 정치적 체계에 좌우된다는 것이다(WHO, 2007). 이에 따라 건강의 사회적 결정요인에 대응해나가기 위해 대규모의 투자를 통해 문제를 해결하기 보다는 기존 자산에 대한 접근성을 제고하고 저비용으로 기존 인프라에 대한 개선을 도모하였다. 또한 고령자들의 사회적, 물리적, 경제적 참여를 최대화하기 위해 다양한 공공, 민간 및 비영리단체들과의 협력적 활동을 강화하였다.

가장 우선적으로 고령친화도시 조성을 위하여 당시 뉴욕시의 고령친화 정도에 대한 광범위한 평가를 실시하였다. 이 과정에서 타운홀 미팅(Town Hall Meeting), 포커스드 그룹(Focused group), 다양한 커뮤니티에 거주하는 고령자들과의 인터뷰, 라운드 테이블 디스커션(Round table discussion) 등을 수행하였다. 이 평가 결과를 바탕으로 2008년 9월 최종 보고서(Toward An Age-friendly New York)가 발표되었다. 이 보고서는 향후 고령친화도시를 조성하기 위한 노력의 초석이 되었다. 2009년 8월에는 고령친화도시를 조성하기 위한 실행계획("Age-friendly NYC: Enhancing Our city's Livability for Older New Yorker")을 마련하였다.

뉴욕시민 특히 노인들의 경우 오랜 세월 커뮤니티의 변동을 지켜보면서 지역사회의 정체성에 매우 강한 가치를 부여하고 있다. 이에 따라 지역사회단위의 해법이 매우 중요하다는 특징을 보인다. 2010년 뉴욕시 고령친화위원회(NYC Commission)가 발족되었으며 지역사회단위에서 고령친화에 대한 우선적 정책 추진을 이끌려고 노력했다(Goldman et al., 2017).

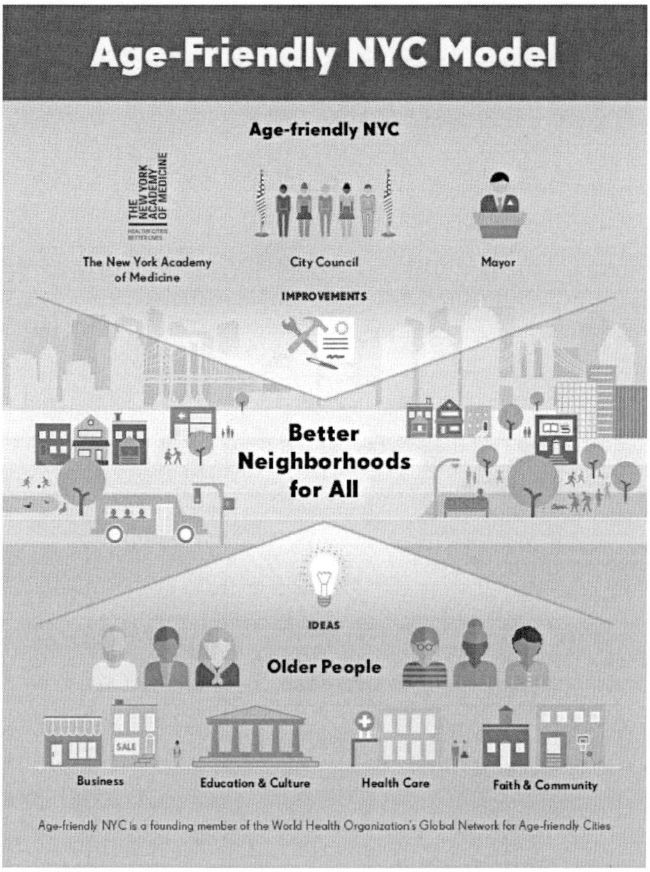

» **그림** 10.12 뉴욕 고령친화도시 추진체계

이 모델에서는 노인들과 다른 이해관계자를 움직이는 4단계 접근방법을 동원하였다. 첫 번째 단계에서는 WHO 고령친화 8개 분야와 관련된 지역사회의 총체적인 자산을 평가하였다. 타운홀 미팅이나 고령자들을 포함한 관심집단을 활용하고, 자산 지도화, 인구학적 분석을 시행하였다. 두 번째 단계에서는 시청과 지역조직의 대표가 위원장을 맡는 자문위원회를 구성하여 노인 대표 및 지역단위의 지도자들을 포함하였다. 여기에서는 1단계의 자산평가 결과를 검토하였다. 3단계에서는 서비스, 기회 및 새로운 프로그램에 대한 연계 강화, 물리적 환경개선 등을 통해 고령자의 사회적, 물리적, 경제적 참여를 극대화할 수 있도록 단기 및 장기적 목적에 부합하는 실행계획을 도출하였다. 마지막으로 네 번째 단계에서는 자문단이 실행과정과 성과를 검토하고 성공사례를 홍보한다. 마을단위의 실행계획은 지속적인 개선을 위해 매년 재평가된다.

뉴욕의 고령친화적 도시만들기 실행계획은 WHO(2007)의 가이드라인에 기초하되 앞서 살펴본 과정을 거쳐 크게 커뮤니티와 시민 참여, 주택, 공공공간과 교통, 보건과 사회서비스의 4분야로 나누어 접근하고 있다(표 10.6). 각 부문별로 주요 이슈를 도출하고 각 이슈에 대한 진단결과를 제시하며 이를 해결하기 위한 실행방안을 마련하고 있다.

표 10.6 뉴욕시 고령친화도시 조성의 주요 이슈와 실행계획

<table>
<tr><th>분야</th><th>이슈</th><th>목표 및 실행계획</th></tr>
<tr><td rowspan="4">커뮤니티와 시민참여</td><td>고용과 경제적 안정
(Employment & Economic Security)</td><td rowspan="4">목표 1: 사회적 통합, 시민참여와 고령자를 위한 고용기회
• 사회보장에 해당할 수 있도록 고용기간이 짧은 고령자의 고용지원
• 타임뱅크(timebanking)와 같은 시책을 통해 새로운 자원봉사기회 제공
• 노인센터에 예술 프로그램 제공
• 마을의 고령친화 정도를 평가</td></tr>
<tr><td>자원봉사(Volunteerism)</td></tr>
<tr><td>문화와 여가(Culture & Recreation)</td></tr>
<tr><td>정보와 계획(Information & Planning)</td></tr>
<tr><td rowspan="3">주택
(Housing)</td><td>저렴주택 개발
(Affordable Housing Development)</td><td rowspan="3">목표 2: 안전하고 적절한 주택의 접근기회 증가
• 고령자를 대상으로한 주거펀드와 저소득층 주택공급 간편화
• 고령자들에게 적합한 주택개량을 위한 사업자들과의 연계
• 쫓겨날 위험이 있는 취약노인들에게 주거바우처(vouchers) 지원
• 고령층에게 적합한 주거모델 개발 촉진</td></tr>
<tr><td>자가와 임대지원
(Homeowner & Renter assistance)</td></tr>
<tr><td>살던 곳에서 늙어가기
(Aging in Place)</td></tr>
<tr><td rowspan="3">공공공간과 교통
(Public Spaces
&
Transportation)</td><td>접근하기 쉽고 저렴한 교통
(Accessible & Affordable Transportation)</td><td rowspan="3">목표 3: 고령친화적 공공공간과 안전한 접근수단 제공
• 대중교통 이용이 불가능한 고령자들에게 택시 바우처 프로그램 개발
• 고령자의 안전을 위하여 도시내 주요 지점에 횡단로 재설계
• 뉴욕녹화 프로그램이나 환경보호 워크샵 참여 기회 제공
• 교육과 홍보를 통해 유니버살 디자인(Universal Design) 가이드라인 사용 촉진</td></tr>
<tr><td>안전하고 고령친화적 공공공간
(Safe & Age-friendly Public Spaces)</td></tr>
<tr><td>미래를 위한 계획
(Planning for the Future)</td></tr>
</table>

보건 및 사회서비스 (Health & Social Services)	건강과 보건계획 (Wellness & health planning)	목표4: 독립적 생활을 위한 보건 및 사회서비스 향상 • 고령자를 위한 체력단련장 할인 • 도시전반에 낙상방지를 위한 시책 실행 • 치매노인 실종방지 프로그램 • 노인의 잡화점 이용편의를 위한 버스 서비스 제공 • 고용주를 대상으로 돌봄과 장기부양 관련 자원 등에 관한 자원봉사, 워커숍 실시 • 장기요양보험 교육 촉진 • 통증완화 치료와 사전 의료의향서 촉진
	취약 고령자에 대한 지원 (Assistance to At-Risk Oler Adults)	
	영양식품에 대한 접근 (Access to Nutritious Food)	
	돌봄과 장기 부양 (Caregiving & Long-Term Care)	
	통증완화 치료와 사전 의료의향서 (Palliative Care & Advance Directives)	

3.3 일본의 초고령사회 대비 마을만들기 사례

(1) UR 도시기구의 지역의료복지거점화

일본 도시재생기구(urban Regeneration Agency: UR 도시기구)는 정부에 의해 설립된 독립행정법인으로서 일본에서 도시재생 사업을 추진하는 역할을 수행하고 있다. 특히 초고령사회에 대응한 주거와 커뮤니티를 형성하기 위해 다양한 사업을 추진하고 있는데, 지역의료복지거점 형성, 고령자, 육아가정 등에 대한 적절한 주택공급 실시(Mixed Community 형성), 단지의 배리어프리화 추진, 돌봄 등 서비스 병설 임대주택 공급, 거주자의 주거 안정 확보 등을 중점적으로 추진하고 있다.

그중에서 지역의료복지거점화는 정부에서 추진하고 있는 지역포괄 케어 시스템의 구축과 연계하여 추진되고 있다. 장래인구의 추계에 의한 고령화 경향에 의하면, 전국의 고령화율 증가보다 UR 임대주택 단지가 입지하고 있는 주요 도부현의 고령화율이 더욱 크게 진행될 것으로 전망되고 있다. 따라서 「UR 임대주택 단지의 지역의료복지거점화」을 시책으로 추진하고 있다. 지역의료복지거점화의 개념은 UR 도시기구가 지역의 관계자들과 연계・협력해 가면서, 여유로운 옥외공간을 정비하고, 많은 사람들이 살아가는 주택 단지를 「지역의 자원」으로써 활용하여 지역에 필요한 주택・시설・서비스의 정비를 추진하는 사업이다. 궁극적으로 "다양한 세대가 활기차고 지속적으로 살아 갈 수 있는 마을"을 만들기 위하여 지역의 관계자와 연계, 협력하여 추진하고 있다.

지역의료복지거점화 사업의 3가지 방향은 첫째 지역이 필요로 하는 의료복지시설을 충실하게 추진하는 것이다. 이것은 대상으로 하는 재생단지 뿐 아니라 지역전체에서 방문 의료・간호 서비스 등을 받을 수 있도록 하여 고령자들이 안심하고 계속 거주할 수 있는 환경을 조성하는 것이다. 의료복지시설에는 특별요양 노인홈, 서비스형 고령자 주택, 방문 간호 스테이션 및 지역교류공간 등도 포함된다. 또한 지역포괄 케어 거점역할을 담당하는 시설을 공급하여 방문간호 사업소, 고령장 안심서포트 하우스(케어하우스), 지역밀착형 특별 요양 노인홈 등의 복합시설을 유치하기도 한다.

둘째는 고령자 등 다양한 세대에 대응하는 거주환경의 정비를 추진하는 것이다. 먼저 고령자가 안전하고 안심하게 거주할 수 있도록 조성한 주택 뿐아니라 다양한 세대의 필요에 맞는 주택의 정비도 추진한다.

이와 더불어 다중이 이용하는 공용공간에서 무장애화(배리어프리화)를 목표로 정비하고 단지내의 광장의 정비, 단지내 통로의 일부를 산책로로 정비하는 등 외출하고 싶은 환경의 조성에도 힘쓰고 있다. 또한 단지를 중심으로 생활지원 상담원을 배치하여 고령자가 안심하고 계속 거주할 수 있도록 각종 상담에 대응하고 전화에 의한 안부 확인이나 교류 촉진을 위한 이벤트 등도 실시한다.

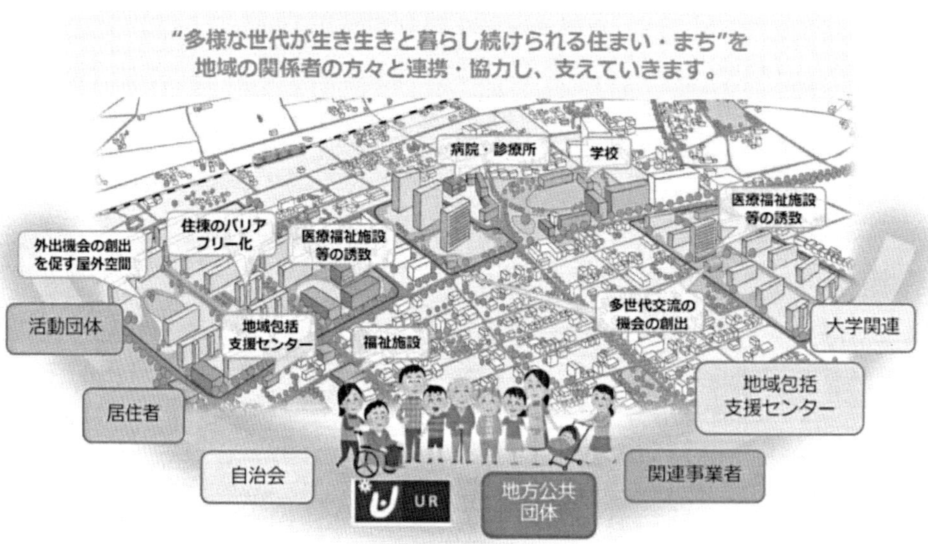

» **그림** 10.13 지역의료복지거점화 개념도

[자료] http://www.ur-net.go.jp/welfare/kyoten/kyotenka_pamphlet_jirei201707.pdf

세 번째는 젊은 세대나 육아세대를 포함하는 커뮤니티 형성을 추진한다. 단지내 옥외 공간과 임대시설, 집회소 등을 활용하여 다세대간의 교류기회를 창출하고 생활지원서비스 기능의 도입을 도모한다. 단지부지를 활용하여 지역 교류의 공간으로서 소규모 정원으로 정비하거나, 단지내 공동화단을 정비하여 자치회가 운영하는 등의 사례가 있다. 집회소와 임대시설을 보완하여 일시 보관이나 육아 세대용 교류공간으로 조성하기도 한다. 다세대 교류를 지원하기 위해 학생자원 봉사자를 통하여 고령자의 이용을 지원하는 사업도 포함된다. 단지내에 다목적 시설을 공급하여 물류거점이나 커뮤니티 활동, 가사지원서비스 제공 등에 활용될 수 있도록 한다.

(2) 도요시키다이 프로젝트: Aging in Place

일본 치바현 가시와시(柏市)에 위치한 도요시키다이(豊四季台) 단지는 동경 도심에서 약 30km 정도 떨어져 있으며 일본 고도성장기인 1964년에 임대주택단지로 건설되었다. 이후 건물이 노후화하고 주민의 40%정도가 65세 이상일 정도로 고령화가 진행되어 지역이 쇠퇴하기 시작하여, 2004년부터 초고령화사회에 대응한 새로운 마을만들기 도시재생사업이 추진되었다.

가시와시는 '모든 고령자가 인단답게 정든 지역에서 안심하고 활기차게 살 수 있는 마을'을 기본 이념으로 한 프로젝트를 출범하였다. 먼저 가시와시는 UR도시기구와 동경대학교 고령사회종합연구소와 공동으로 연구회를 개최하여 고령화에 대응한 마을만들기에

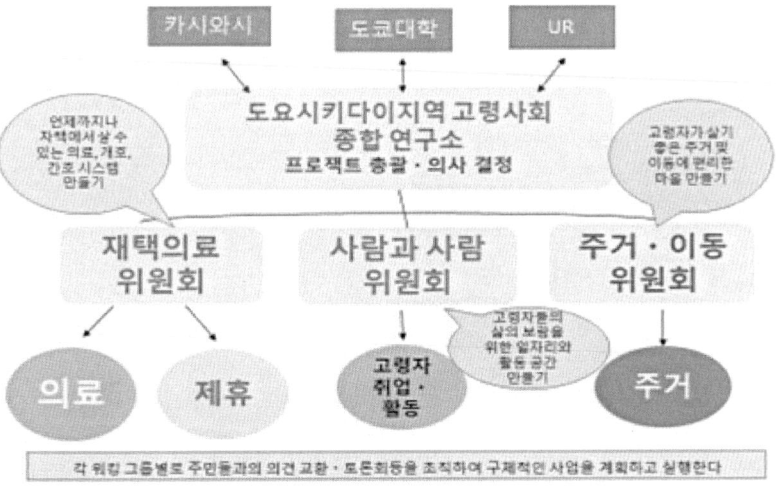

» **그림 10.14** 가시와시의 도요시키다이 프로젝트 추진체계

[자료] http://www.makehope.org/?p=34955)

대해 머리를 맞대었으며, 2010년에는 서로 협력하여 "도요시키다이 프로젝트: Aging in Place"를 추진하고 있다. 가시가와시는 "가시가와 고령자 생생플랜 21"와 같은 정책적 지원을 담당하고, UR 도시기구는 쾌적한 주거환경 조성 및 관련 시설을 공급하고, 동경대 고령사회종합연구기구는 정책제언과 여러 가지 실증실험을 담당하였다(그림 13 참조).

도요시키다이 프로젝트는 초고령사회의 이상적인 마을로서 '언제까지나 거주하고 있는 주택에서 안심하고 생활할 수 있는 마을'과 '언제까지나 건강하게 활동할 수 있는 마을'을 상정하고 이를 실현하기 위한 사업을 전개하고 있다.

이를 위해 우선적으로 도요시키다이단지에 지역포괄케어시스템과 재택의료체계를 구축하고자 하였다. 지역포괄케어시스템은 일본 정부의 초고령사회에 대비한 지역단위의 고령자 지원제도로서, 고령자들이 지역에서 나이 들어가면서 필요로 하는 기본 서비스(주거, 의료, 개회, 개회예방, 생활지원)를 유기적으로 일체화하여 서비스를 제공하는 시스템를 구축하고자 하는 것이다. 이를 실행하기 위해 지역포괄지원센터를 설치하고, 다양한 고령층들의 수요에 대응할 수 있도록 지원(종합상담, 지역별 지원체계 구성, 지원활동 제공 등)하는 것이다. 이를 통해 어떠한 고령자라도 마지막까지 지역에서 안심하고 생활할 수 있도록 지원하는 것이 목표이다.

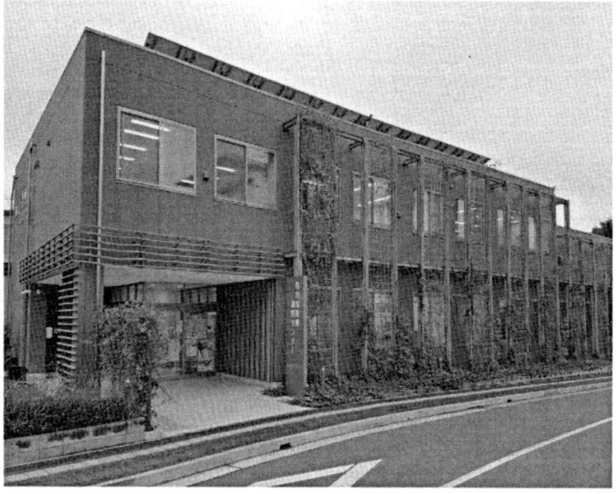

지역의료연계센터

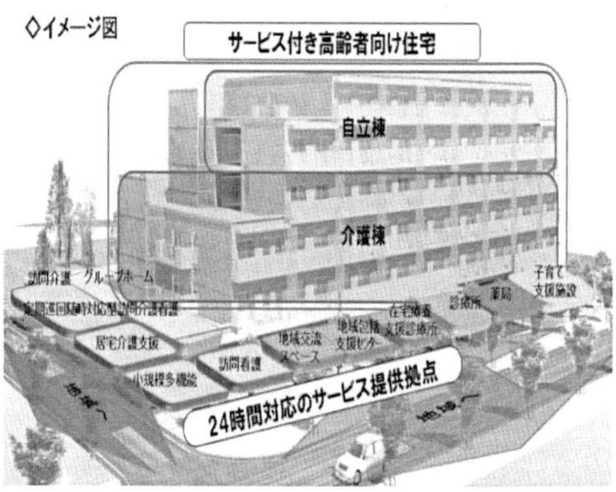

서비스형 고령자 주택

» **그림 10.15** 도요시다이단지의 지역포괄케어 시스템 거점시설

2014년 도요시키다이 단지안에 지역포괄거점시설로 지역 의료연계센터를 설립하였다. 여기에는 지역 주민이 모두 이용하는데, 대부분 재택요양을 필요로 하는 사람들이다.

지역 의료연계센터에 상주하는 의사, 간호사, 영양사, 기능훈련사, 약제사 등으로부터 종합적인 재택요양 생활서비스를 받고 있다.

또 다른 거점시설은 고려자 주택으로 고령의 저소득자들이 계속 거주하면서 지원을 받을 수 있는 시설이다. 의료진과 요양보호사들이 24시간 상주하며 재택 요양자들을 돌보고 있다.

'언제까지나 건강하게 활동할 수 있는 마을'을 만들기 위한 중요한 사업으로 지역사회와 연관된 새로운 일자리를 창출하고자 하였다. 지역내 존재하는 휴경지나 놀고 있는 땅, 단지의 옥상 등에 텃밭을 조성하여 과일이나 채소를 재배할 수 있도록 하여 고령자들이 일할 수 있는 환경을 조성하였다. 이외 인근 농장과 협력하여 체험농장, 관광농장, 농산물 가공 등에 고령자를 고용하도록 하였다.

방과후 사업도 고령자들의 취업에 활용되었다. 고령자들이 방과후 학교에서 다양한 직종의 고령자들이 지금까지 쌓아온 지식과 경험을 살려 지역 아이들을 교육하여 보람을 느낄 수 있도록 기회를 제공하고 고령자의 참여과 지역의 발전이 선순환될 수 있도록 노력하고 있다.

사례 **마을단위 조성사례 : 네들란드 호그벡 마을**

우리나라 치매안심마을의 표준모델이 되는 사례로서 전 세계적으로 널리 알려진 네들란드의 호그벡 마을(De Hogeweyk)을 들 수 있다. 2009년에 설립된 치매노인 요양마을로 자유와 일상성 보장, 삶의 재미를 느끼며 살아가야 한다는 핵심가치로 설립되었다. 고령자 치매환자들이 병실에만 갇혀 지내면서 스트레스, 근심, 분노, 우울증, 공포 등으로 건강이 익화되는 현상에 주목하여 마을 내에서 자유롭게 생활할 수 있는 환경을 조성하였다(노용식 외, 2017).

아래 그림 10.16에서 보여지는 것처럼 1만 2,000m^{2}의 부지 내, 16개 주거시설, 슈퍼마켓, 레스토랑, 문화센터, 극장, 미용실 등이 입지한다. 다양한 스타일의 주택양식을 공급하여 기호에 따라 생활할 수 있도록 배려하고 일상생활에 필요한 편의시설 완비 및 치매노인 건강관리전용 진료시설이 입지한다. 호그벡 마을에는 2017년 현재 150여명의 치매환자가 거주하고 있는데, 테마피스트, 의사 등 직원이 291명이고, 자원봉사자 140명 등 400여명이 상주하여 치매환자를 돌보고 있다.

호그벡 마을에서는 치매노인들의 일상성이 보상되어 증상이 호전되고 있으며 거주전보다 약물 복용량 감소, 공격성 감소, 식사량과 상대적 수명증가 등이 보고되고 있다[https://hogeweyk.dementiavillage.com/en/kenniscentrum/].

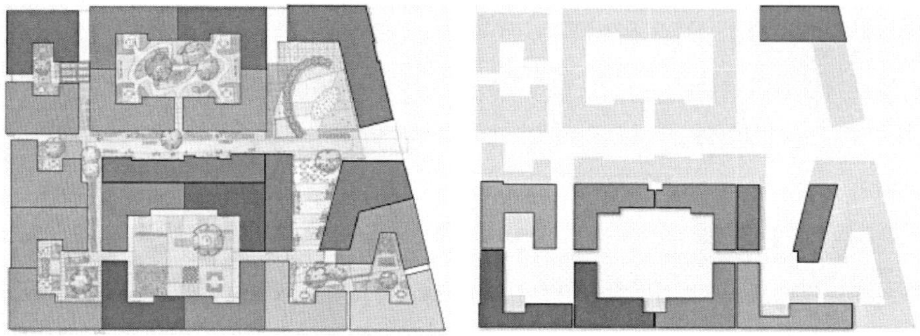

» **그림 10.16** 네들란드 호그벡 치매마을
주) 전체면적 1만 5,310m^2 중 건물과 대지가 각각 50%를 차지(CLPNA 2014)
[자료] https://hogeweyk.dementiavillage.com/(2017.9.26. 검색), 노용식 외, 2017.에서 재인용

사례 국내 치매안심마을

고령화추세에 따라 다양한 노인 건강문제가 사회적 이슈로 자리잡고 있으며 그 중에서 치매[24]는 전세계적으로 고령화 사회의 주요 관심질환으로 인식되고 있다. 국내 치매인구는 72.5만 명으로 추산되고 있는데, 65세 이상 노인인구의 10.18%를 차지하고 있다. 이에 대응하기 위한 다양한 방법론 가운데 휴양이나 치유의 개념이 포함된 공간적 대응방안도 유익한 치료방법으로 평가되고 있다.

정부에서는 2016년 부터 "3차 치매관리 종합계획"을 추진 중인데 세부사업으로 '치매안심마을' 사업이 이러한 접근법에 포함된다. 치매안심마을은 치매환자와 가족이 사회에서 고립되지 않고 원래 살던 마을에서 안전하게 일상생활을 계속할 수 있는 지역사회로 정의된다. 치매안심마을은 치매환자와 가족에 대한 이해와 공감을 바탕으로 치매에 대한 부정적 인식을 개선하고, 민관협치를 통한 시민요구 중심의 자원을 연계해 지역사회 구성원들이 치매환자에게 안전하고 수용적인 지역사회를 조성하는 것이 목적이다.

보건복지부의 제3차 치매관리종합계획('16~'20)에서는 "치매환자와 가족이 지역사회에서 편안하고 안전하게 살아갈 수 있는 사회 구현"을 비전으로 제시하고 있다. 2017년 현재 총 3개 지역 6개 마을이 지정되어 시범사업으로 운영중이다. 2018년에 광역별로 각 1개식 17개 마을을 조성하고, 2020년까지 광역별로 3개씩 전국적으로 총 51개 마을로 확대 운영할 계획이다(보건복지부, 2015. 치매관리종합계획).

치매안심마을의 대표적인 조성사례로 고창 웰파크시티 사례를 들 수 있다. 여기에서는 전문성, 접근성, 특화성, 다양성을 기본컨셉으로 치매환자를 포함한 전 연령층에 서비스를 제공하고 있는 휴양치유시설의 하나이다.

24) 여러 가지 원인에 의한 뇌손상에 의해 기억력 등 여러 인지기능의 장애가 발생하여 예전 수준의 일

한 연구에서는 치매안심마을을 보다 확대하여 치매복합휴양타운 또는 치매안심휴양복합단지의 조성을 제안하기도 한다(박상용, 2017). 본 개념에서는 원스톱 건강관리센터와 같은 의료시설, 휘트니스 등과 같은 건강관리 시설, 댄스, 요가와 같은 문화시설 및 문화강화 프로그램 운영 등이 결합된 종합단지 성격을 지향한다.

표 10.7 국내 치매안심마을 사업 추진상황

<table>
<tr><td rowspan="2">강원도 횡성군</td><td>우천면 우항1리</td><td rowspan="2">• 치매 간이검사, 인지재활프로그램 운영, 치매파트너즈 양성교육, 치매환자 등록, 고위험군 모니터링 등 실시계획, 각종 프로그램 운영과 더불어 치매환자 대상 실종예방 배회감지기, 치매노인 배회인식표, 간호용품, 진료·약제비 실비 등 지원예정</td></tr>
<tr><td>문암리</td></tr>
<tr><td rowspan="2">충청 북도</td><td>진천군 옥산마을</td><td>• 충북도광역치매센터, 광역정신건강증진센터, 광역심뇌혈관센터 등과 연계 체계적 건강관리 실시
• 치매인식 개선, 치매인지재활프로그램 등 치매예방관리 및 치매주거환경 개선 서비스 병행</td></tr>
<tr><td>군서면 월전리</td><td>• 치매 위험습관 개선 교육, 치매 고위험군 및 치매환자를 위한 인지재활프로그램운영, 치매 파트너 발굴, 치매주거환경 개선 등의 프로그램 마련</td></tr>
<tr><td rowspan="2">전라 북도</td><td>군산시 나운2동</td><td>• 전북광역치매센터, 정신건강증진센터, 호원대학교, 군산경찰서 등와 협력하여 체계적인 치매예방 건강관리 캠페인 계획, 치매인식 개선 및 치매인지 증진, 재활 프로그램 등 마련</td></tr>
<tr><td>부안군 대수리</td><td>• 전문성 강화를 위한 맞춤형 교육사업, 대상별 시범운영을 통한 체계적 프로그램 실시·치매관리 서비스망 구축 및 유기적 연계체계 강화, 치매에 대한 인식 개선</td></tr>
</table>

[자료] 박상용, 2017.

상생활을 유지할 수 없는 상태를 의미하고, 다발성 인지장애와 일상생활 능력장애의 결합으로 정의되고 있다.

토론문제

1. 환경과 건강과의 관계에 관하여 노인의 관점에서 논의해보자.

2. 고령친화적 도시의 주요 구성요소와 발전방향에 관해 논의해보자.

3. “지역사회에서 늙어가기”(Aging in community)를 위한 과제에 관해 논의해보자.

참고문헌

김선자. 2010. "서울의 고령친화도시 추진전략". SDI 정책리포트. 서울연구원.

김태환 외. 2011. 건강장수도시 조성의 현황과 과제. 국토연구원.

노용식 외, 2017. 자연치유 수요를 활용한 지역경제 활성화방안, 국토정책 Brief. 2017/10.16. 국토연구원.

안현찬. 2017. "고령친화도시 개념의 형성과 변화". 걷고싶은도시. 2017.봄. 제90호.

정은하. 2017. "고령친화도시 조성을 위한 서울시의 노력과 경험". 걷고싶은도시. 2017.봄. 제90호.

댄 뷰트너 지음. 신승미 옮김. 2010. 세계장수마을: 블루존. 살림Life.

박상용, 2017. 치매안심마을의 산업화: 치매안심휴양복합단지, 정책메모: 2017-45호. 강원연구원.

최영국 외, 100세 시대를 대비한 국토 및 도시정책 방향과 과제. 국토연구원.

통계청, 2017. 2017 고령자통계.

AARP. 2015. The 2015 Age-Friendly Report: Inspiring Communities.

European Commission. 2013. A Compilation of good Practices- Age friendly environments.

Moulaert, T. & Garon, S. eds. 2016. Age-Friendly Cities and Communities in International comparison. Springer.

NYC, 2009, Age Friendly NYC: Enhancing Our City's Livability for Older New Yorkers.

Goldman, L., Owusu, S., Smith, C., Martens D. and Lynch, M. 2016. "Age-friendly New York city: a case study", Moulaert, T. & Garon, S. eds. Age-Friendly Cities and Communities in International comparison. Springer.

Thomas W. & Blanchard, M. 2009. " Moving beyond place: Aging in community". Generations. 33(2). pp. 12~17.

UN. 2015. World Population Ageing 2015 Highlights. New York.

UR(평성29년 5월). 다양한 세대가 활기차고, 지속적으로 거주가능한 주거지를 목표로. (http://www.ur-net.go.jp/welfare/kyoten/index.html)

WHO. 2007. Global Age-friendly Cities: A Guide.

https://extranet.who.int/agefriendlyworld/who-network/(2017.10.26. 검색)

http://www.ur-net.go.jp/welfare/kyoten/index.html(2017.11.11. 검색)

http://www.makehope.org/?p=34955([안신숙의 일본통신 #42] 오래된 임대아파트단지가 초고령화시대 맞춤형 마을로, 2017.11.11. 검색)

11 주민참여형 건강마을과 건강도시

1 건강마을과 건강도시

건강도시는 개인을 대상으로 한 금연, 운동, 영양, 절주 등의 행태적 접근방법을 탈피해 인구집단의 건강을 위한 지원적 환경을 만드는 것을 목적으로 하는 생활터(setting) 중심의 건강증진방법을 핵심전략으로 채택하고 있다. 건강은 우리가 살고, 즐기고, 배우고, 일하는 일상생활 영역 안에서 만들어지기 때문에 건강을 증진시키는 활동은 우리가 삶을 영위하고 있는 곳인 마을, 학교, 직장, 시장, 병원 등에서 이루어져야 한다는 것이 생활터 접근방법이다(WHO, 1998).

많은 나라에서는 건강을 위한 지역단위의 생활터 사업을 활성화시키기 위해 보건의료 분야와 지역정부간의 파트너십을 강화시키고자 노력하고 있으며, 건강마을 사업도 그 중의 하나이다. 건강마을은 마을의 모든 구성원들을 건강하게 하는 것을 목표로 하고 있다. 마을의 구성원들이 그들이 살고 있는 지역사회가 좋은 생활터라고 생각하는 정도에 따라 마을의 건강성을 가늠할 수 있다. 생활터인 마을은 건강도시 사업을 직접 수행할 수 있는 장소가 될 수 있고, 주민들에게 건강 정보를 확산하고, 사업 당국자와 주민의 교류의 장소로 활용될 수 있다. 사업의 문지기 역할을 할 주민을 만날 수도 있으며, 전문가들에게는 역할을 할 수 있는 공간을 제공해 줄 수 있다(보건복지부, 보건사회연구원, 2002).

건강마을은 마을 단위의 생활터 건강증진사업으로 주민들이 주도하고 보건의료 분야와 지역정부간의 파트너십을 통해 마을공동체의 복원, 모든 마을 구성원들의 건강과 삶의 질의 수준을 향상시키기 위해 지속적으로 노력하는 마을로 정의될 수 있다. 마을중심의 건강마을 만들기 사업이 건강도시와 다른 점은 마을이라는 한정된 인구집단의 사회적 구조, 생활터전을 주 대상으로 하고 있다는 점이다(김건엽, 김현지, & 윤창호, 2011).

건강마을의 특징은 아래와 같은데(WHO, 2002), 이는 기존 건강도시의 11가지 특징과 내용이 같음을 알 수 있다.

- 물리적인 환경이 깨끗하고 안전한 마을
- 모든 사람의 기본 욕구가 충족될 수 있는 환경
- 사회통합을 유발하고 모든 사람들이 활발하게 참여하는 환경을 촉진
- 마을의 건강과 환경 문제들에 대한 이해
- 마을문제 해결을 위한 지역사회의 참여
- 다양한 경험, 상호교류, 의사소통에 대한 지역사회의 접근성
- 보건의료서비스에 대한 접근성과 적절성
- 역사 및 문화유산의 활성화와 축제화
- 다양하고 혁신적인 경제
- 모든 사람들을 위한 지속가능한 자원의 이용

2 주민참여형 건강마을

건강도시에 있어 지역사회 주민의 참여는 매우 중요하다. 일반적으로 사람들은 흡연, 음주 등 그들의 생활습관의 선택과 의료서비스 이용을 통하여 보건사업에 참여한다. 넓은 의미에서 또한 정치적, 행정적 의사결정에 영향을 미치는 의견 개진을 통해서나, 자발적 조직, 자조 집단 또는 동네 모임 등에서의 활동을 통해 보건사업에 참여하게 된다.

Arnstein(1969)은 주민참여의 수준을 사다리에 비유하면서 몇 개의 단계로 설명하고 있다. 비참여로 구분되는 조정 혹은 조작과 치료의 수준이 가장 낮은 수준의 참여 형태이며, 정보제공, 상담 및 자문, 회유의 유형이 중간단계인 명목상, 형식적인 참여를 말한다. 주민참여 사다리의 최상단의 주민자치 및 통제의 수준은 파트너십, 권한위임의 단계를 거쳐 도달할 수 있는 상태로 이들 세 단계가 실질적 수준의 참여 지역사회 구성원이 의사결정의 주도권을 획득한 상태이다.

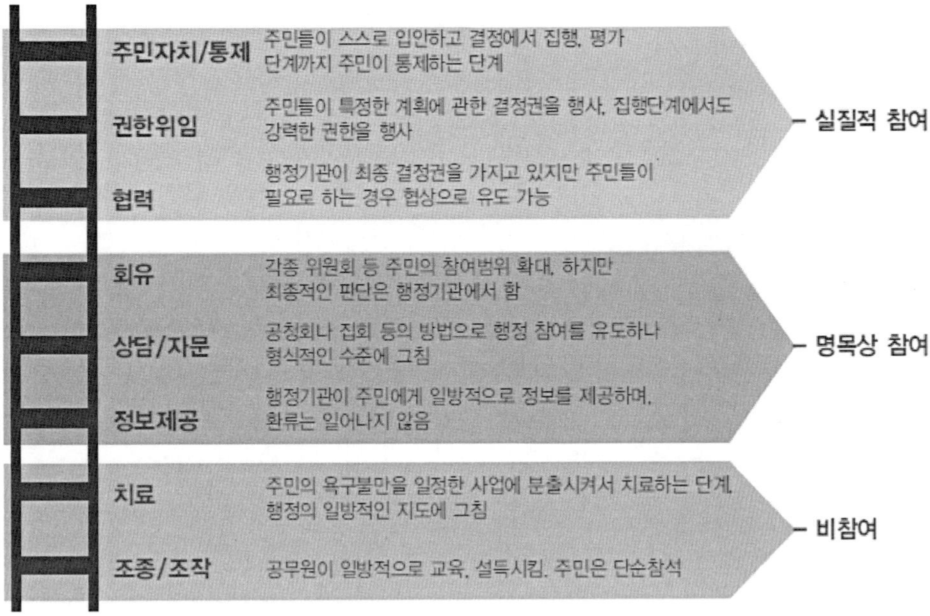

≫ **그림 11.1** 주민참여의 수준(Arnstein, 1969)
[자료] 주민이 함께하는 우리지역 건강증진활동(한국건강증진개발원, 2014)

주민참여형 건강마을은 주민들이 단순히 사업 수혜자로서 참여하는 것이 아니라, 개인 또는 집단으로 혹은 지역사회 수준에서 공동 노력을 통한 건강문제 파악 및 구체적인 해결 과정에 참여하도록 하는 촉진하는 것이다. 또한 이렇게 하기 위해서는 주민들을 지시나 지침을 따르는 사업대상 집단으로 만으로 대하는 것이 아니라 동반자로서 즉 건강파트너로서, 건강문제에 관한 이들의 의견을 듣고 존중하며, 이들과 함께 효과적인 방법을 모색해서 문제 해결을 해나간다는 것을 뜻한다(이명순, 2015). 주민참여형 건강마을은 기존 주민동원형인 보건소 중심의 보건사업에서 주민과 상호협력하고 궁극적으로 주민참여 및 주민주도형 건강마을 만들기 사업을 의미한다(한국건강증진개발원, 2014).

주민참여형 건강마을 사업의 단계는 기존의 보건사업과 달리 1단계에서 지역사회와 동화하는 것이 매우 중요하며 이후 2단계(보건문제 파악), 3단계(보건문제 우선순위 선정), 4단계(우선순위 보건문제에 대한 해결전략 수립), 5단계(전략의 실행), 6단계(전환)는 기존 보건사업의 절차와 동일해 보이지만 사업의 주체가 보건소 직원이 아닌 항상 주민들과 함께 하는 것이 큰 차이가 있다. 이를 위해서는 주민들을 조직화하고 사업의 주체인 주민들과 보건소 직원 등 마을 공무원 등을 대상으로 한 교육훈련이 중요하다(부산대학교, 한국건강증진개발원, 2014).

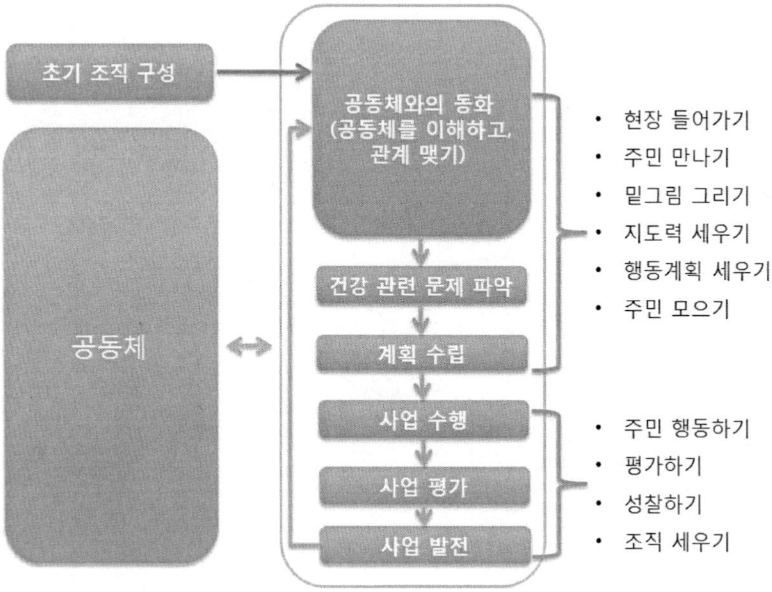

» **그림 11.2** 주민참여형 사업의 수행단계
[자료] 부산대학교, 한국건강증진개발원, 2014

3 주민참여형 건강마을 사례

건강마을의 사례들은 건강마을을 어떻게 정의하는가에 따라 다양할 수 있다. 비록 '건강마을'이란 외형적인 이름을 사용하지 않았지만 유럽, 미국, 캐나다, 호주, 일본(일본의 '마을만들기 사업'인 마찌즈쿠리) 등에서 지역사회를 대상으로 보건의료를 포함한 포괄적인 건강환경 접근 사업들이 진행되었다. 국내에서도 지자체를 중심으로 한 보건의료분야의 '건강도시사업', 행정부서의 '살기 좋은 지역 만들기', 국토부의 '살고 싶은 도시 만들기', 환경부의 '그린시티' 등의 사업들이 추진되었다. 의료생협의 '마을 만들기 사업', 걷고싶은도시만들기 시민연대나 희망제작소 등 시민단체에서 마을을 단위로 한 다양한 혁신사업들도 넓은 의미에서 건강마을의 좋은 사례에 해당된다.

2007년부터 건강형평성 개선을 위해 도시지역(부산)과 농촌지역(경남)에서 시범적으로 건강마을 만들기 사업이 시작된 이래 여러 지역에서 주민참여형 건강마을 만들기 사업이 추진되고 있다. 보건복지부와 한국건강증진개발원에서 일부 지역을 대상으로 지역사회 참여형 건강마을에 대한 시범사업을 3년간 추진하였다. 여기서는 주민참여형 건강마을 사업을 추진한 부산광역시의'건강마을 만들기 사업', 경상남도의 '건강플러스 행복플러스 사업', 강원도의 '건강플러스 사업', 서울특별시의 건강마을 만들기 사업, 한국건강증진개발원의 지역사회 참여형 건강마을을 간략하게 살펴보고, 경상북도의 '건강새마을 조성사업'을 자세히 살펴보고자 한다.

3.1 국내 건강마을 만들기 사업의 사례

(1) 부산광역시의 건강한 마을 만들기 사업

지역 간 건강불평등 및 부산시의 높은 사망률을 개선하기 위해 2007년부터 부산시 해운대구의 반송지역을 대상으로 실시된 건강한 반송만들기 시범사업 모형을 기반으로 2010년부터 부산시의 표준화사망률 및 지역박탈지수에 기반한 건강취약마을을 대상으로 추진하게 되었다. 부산시는 건강도시사업으로 건강마을사업을 추진하였으며 지역주민을 중심으로 보건소와 복지관이 연계하여 사업을 하고 있다. 2017년부터는 건강마을사업 수행을 위한 동 단위 인프라 구축(마을 내 거점 공간, 지속적인 예산 확보 등)을 통한 보건기능의 강화를 위하 마을건강센터를 운영하고 있다.

2008년에 시작된 부산의 건강한 반송 만들기 사업은 보건소 중심의 건강증진사업의 한계를 극복하고, 건강불평등의 해결을 통한 지역주민의 건강수준 향상을 출발점으로 하였다. 건강한 반송만들기의 추진 절차로는 건강취약지를 선정하고, 질적 및 양적조사 방법을 통해 선상현황을 파익하였다. 피악된 건강문제를 해결하기 위해 '지역주민의 참여와 상호학습'과 '지역공동체 자원과의 파트너십'을 근간으로 보건소 등 지역 주요 자원들 배치에 대한 선택과 집중, 건강친화적 환경 조성, 주민들에게 제공되는 서비스 전달방법의 혁신 등을 추진하였다(윤태호, 2011).

2010년부터 건강도시 부산 브랜드 사업으로 건강취약지역을 대상으로 한 건강마을 만들기 사업을 실시하였는데 사업의 목적은 지역 간 건강에 영향을 미치는 건강결정요인의 격차를 완화하여 지역 건강불평등을 해소하고 마을 공동체의 지역 참여형 보건사업을 개발하고 확산하는 것이다. 핵심적인 접근 전략은 주민참여, 지역자원과의 파트너십, 기획자 또는 조정자로서의 보건소 등이었으며, 운영은 보건소와 민간단체(대부분 사회복지관)의 협력을 통해 동 단위 마을에서 이루어지고 있다(부산대학교, 한국건강증진개발원, 2014).

사례 건강한 반송 만들기 사례

1. 건강한 반송 만들기의 역사
   - 2007년 : 보건복지부 중장기 프로젝트의 일환으로 건강반송사업단이 이를 중심으로 지역건강 현황조사 및 주민 인터뷰를 통한 건강 이슈 돌출 및 상호 학습기간으로 건강마을에 대해 서로 알아보며 작은 실천 경험을 쌓는 기간
   - 2009년 : 주민자치위원회와 건강협의회 구성으로 주민참여 계기 마련
   - 2010년 : 부산사회복지공동모금회 지원으로 본격적인 네트워크 결성과 통한 지역주민조직, 자원과의 파트너십으로 건강공동체를 형성하고 강화한 기간
   - 2013년 ~ : 부산시 건강도시 '건강한 생활터 만들기' 지원사업으로 운영되고 있으며 네트워크 와 지역 자원과의 연계가 확대되는 기간

2. 건강반송 네트워크
   - 보건복지부 프로젝트 경험을 통해 건강 문제 역시 개인의 노력이 아닌 네트워크를 통해 마을의 노력이 결집되어야 해결할 수 있는 것으로 인식하게 되었다. 또한, 반송마을은 지역의 보건과 복지를 담당하는 기관이 잘 조성되어 있고, 이들 기관을 기반으로 기존의 주민조직과 새로운 주민의 조직화가 가능하였다. 이러한 지역 자원의 특성으로 보건소, 사회복지관, 주민단체, 지원조직이 자연스럽게 네트워크를 형성하게 되었고 사무국을 중심으로 네트워크기관의 실무자들과 사업을 진행하게 되었다.
   - 건강반송 네트워크는 한 번의 질적 도약 과정을 거쳤다. 처음에는 기관 중심이었고, 기관에 의존하는 운영이었다. 하지만, 활동 경험이 축적됨에 따라 마을에서 건강문제 만큼은 주인처럼 나서는 주민조직이 꼭 필요함을 인식하게 되었다. 2010년 3개월의 기간 동안 의식적으로 주민들을 만나 이야기를 나누고 설득하여 건강지킴이와 걷기동아리를 조직하게 되었고, 이렇게 만들어진 주민 조직을 중심으로 지역의 많은 단체들과 네트워크를 형성하여 네트워크의 힘으로 건강마을 사업을 알리고 확대할 수 있었다.

3. 건강반송 네트워크와 함께 하는 모임 및 조직들
   - 건강반송 네트워크의 주축은 건강지킴이와 건강동아리들임. 그리고, 마을 내 주민단체, 보건소, 사회복지관이 주민들의 자발적 활동을 지원한다.
   - 그 외에도, 주민자치위원회, 마을 청년회, 자유총연합회, 바르게 살기 위원회, 새마을 부녀회 등의 단체들과 반송축구연합회, 맏딸의 손맛(초등학교 동기 모임), 반송의 햇살(어머니 모임), 줌마시대, 신두레 등의 자발적 주민모임들이 함께 하고 있다.

[자료] 부산대학교, 한국건강증진개발원.(2014). 지역사회 참여형 건강증진모형 및 확산전략 개발 연구.

(2) 경상남도의 건강플러스, 행복플러스 사업[25)]

경상남도는 지역의 높은 사망률을 낮추기 위해서는 사망률이 높은 지역을 집중적으로

25) '정백근 등. 경상남도의 지역 간 건강불평등 완화사업: 건강플러스 행복플러스 사업. 농촌의학지역보건학회지(2012년)'의 내용을 참고로 작성하였다.

관리해야 한다는 정책적 판단을 하게 되었다. 이를 위해 영국의 '헬스 액션 존 사업'의 경험을 벤치마킹하여 경상남도의 상황에 맞는 지역 간 건강불평등 완화사업(건강플러스 행복플러스 사업)을 2010년부터 진행하고 있다.

사업의 목표로는 첫째, 지역 간 건강불평등을 완화함으로써 경상남도의 평균 건강수준을 높이기 위한 것이었고, 둘째, 사업대상 지역주민들의 안녕수준을 향상시키는 것이었으며, 셋째, 건강불평등 문제를 경상남도 보건정책의 주요 의제로 설정하는 것이었다. 지역사회역량강화에 기반한 지역사회 참여, 파트너십의 구축, 자원의 집중을 사업의 기본원칙으로 하였다.

사업대상 지역은 2007년 경상남도 주민등록인구를 표준인구로 하였을 때, 2004년부터 2007년까지 지속적으로 표준화사망비가 높았던 40개 읍면동을 대상으로 하였으며 2010년에는 17개 읍면동, 2011년에는 12개 읍면동, 2012년에는 11개 읍면동을 대상으로 사업을 추진하였다. 대상지역별 총 6년 간 경상남도와 시군의 재정지원을 통해 사업이 진행되었다(김장락, 정백근, 박기수, & 강윤식, 2017). 2015년에는 4개 시군의 4개 마을이 추가되었고, 2017년부터는 8개 마을을 대상으로 건강플러스 행복플러스 2기 사업을 5년 계획으로 추진되고 있다.

사업 추진을 위해 사업대상지역마다 기본 조직을 만들었는데 사업추진위원회와 사업팀이다. 사업추진위원회는 지역을 대표하는 자생조직들과 반장 또는 이장협의회 및 기타 지역사회자원들로 구성하였고 사업추진위원회 구성의 실무는 사업대상지역으로 설정된 읍면동사무소가 담당하였다. 사업팀은 사업대상지역을 관할하고 있는 보건소 및 읍면동 사무소의 담당인력, 사업추진위원회의 집행부, 코디네이터(지역 주민들 중 1인 선정), 사업자문교수로 구성하였으며, 경상남도 건강증진사업지원단에서 기술, 운영, 평가에 대한 지원을 하고, 경상대병원 교육훈련지원단에서 교육훈련을 지원하였다.

사업대상지역의 건강수준이 낮은 원인을 파악하기 위하여 지역사회조사를 실시하였다. 지역사회조사는 초점집단 인터뷰와 가구방문면접조사를 통하여 이루어졌다. 건강위원회를 조직하고 출범식을 통해 사업의 연혁 및 진행 경과 발표, 건강위원회 위원 위촉장 수여, 건강선언문 낭독, 걷기 대회나 체육 행사를 진행하였다. 15~20명으로 구성된 건강위원회가 보건소와 자문교수의 도움을 받아 우선순위 건강문제를 선정하고, 구체적인 세부사업 실행을 주도하였다. 1차년도에 핵심 개선과제를 도출하고, 2차년도부터 본격적인 사업이 추진되고 지역 건강토론회를 개최하였다.

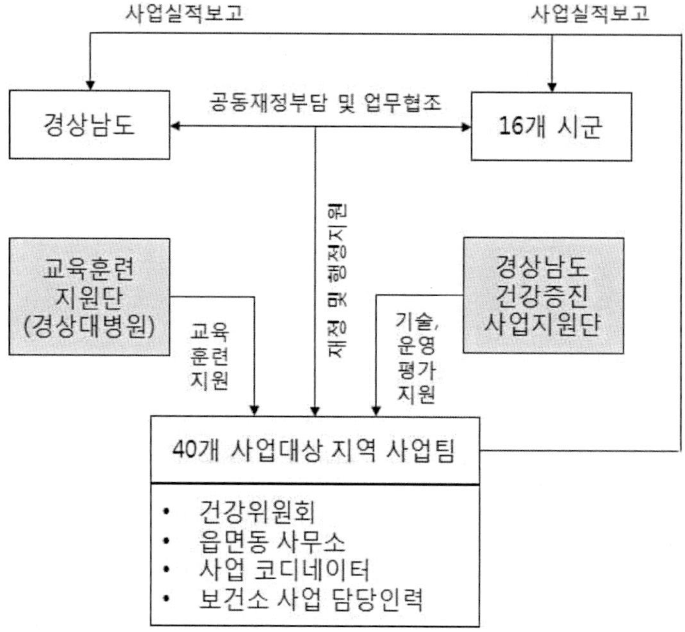

» **그림** 11.3 경상남도 '건강 플러스 행복 플러스 사업' 운영체계(김장락, 정백근, 박기수, & 강윤식, 2014)

경상남도의 건강마을 3년간의 중간평가 내용을 보면, 지역사회조직화 전략은 지역주민의 흡연율 감소나 걷기 실천율의 증가에는 영향을 미치지 못했으나 암검진을 포함한 건강검진율과 개인 및 지역사회 임파워먼트의 향상에는 도움이 되었다. 계량화된 건강 설문조사로는 찾아낼 수 없는 눈에 보이지 않는 성과로는 건강위원회의 경우 민주적 회의 운영 능력 향상, 지역의 주요 건강 관련 자원과의 파트너십 구축, 그리고 건강 문제에 대한 해결 방안을 찾는 능력이 향상되었다. 또한 건강위원회 활동을 통해 읍(면, 동)장, 시장 또는 군수, 시, 군, 또는 도의원의 건강 정책에 대한 관심 제고, 환경문제를 건강문제로 인식하고 개선을 위해 동, 면장 등에 대한 압력(예: 강변 오물 불법 소각 단속 강화, 걷기 코스 단장, 운동 기구 설치 지원, 상수도 시설 조기 완공, 주민을 위한 민간 목욕 시설의 유치) 증가, 건강위원들 간에 건강행태에 대한 지지적 분위기(음주 운전 금지, 금연 권장 등)가 조성되었다(김장락, 정백근, 박기수, & 강윤식, 2014).

(3) 강원도의 건강플러스 사업[26)]

강원도에서는 지역사회 주민들의 건강에 대한 관심을 증진시키고, 보건소의 지역 맞춤형 보건사업 전략개발을 돕기 위해 읍면동 권역별 건강지표 분석 결과 사망률, 비만율, 고위험음주율, 흡연율이 전국에 비해 40%이상 높은 지역이 확인되는 등 도내 지역 간 건강불평등이 심각한 상황으로 나타났다. 이를 해결하기 위하여 보건기관의 자원과 인력만으로 어려워 주민들의 요구와 필요에 따라 스스로 문제를 해결해 나가도록 지원하는 지역사회 협력이 필요하다. 이에 주민들이 참여하여 자기 마을의 건강위해요인을 파악하고 마을 건강을 향상시키기 위한 역량을 강화하여, 지역주민의 모임을 통해 스스로 건강한 마을을 만들고 행복한 삶을 영위하는 건강플러스 사업을 2013년부터 시행하고 있다.

건강플러스 사업의 주요 목적은 건강취약지역의 건강수준 및 삶의 질 향상, 사업 대상지역의 보건문제 해결 및 역량 강화, 주민 스스로 건강문제를 해결하기 위한 주민조직 세우기이다. 이를 바탕으로 대상지역 내 전수조사를 통한 건강문제를 분석하고 건강위원회를 구성, 주민 지도력 형성을 위한 정기적인 마을 활동가 교육을 실시하고, 주민건강을 위한 정책적 지원을 확보, 지역사회 내 건강관련 부분 간 주민중심 파트너십을 구축한다. 현재까지 보건소의 자체예산으로 건강플러스 사업을 시행한 지역은 14개 읍면동 마을에 이르고 있으며, 2017년에도 3개 마을이 확대될 예정이다.

주민들 스스로 수행한 주민 전수조사를 통해 건강지표를 지역별(리별) 결과까지 분석하여 세시하였다. 이러한 해당 지역의 건강문제를 주민 결과보고회와 결과소식지 작성・배포 등으로 주민들에게 심각한 건강문제점을 인식시켜 주어 건강위원회를 중심으로 주민들 스스로 건강문제를 해결할 수 있도록 지원하고 있다. 주요 주민활동 사례들로는 건강지도 작성,조기암 건강검진, 건강체조 및 걷기 동아리 개설, 금연거리 조성, 금연마을 선포, 걷기길 만들기 등이다.

2017년에는 1개의 시군이 3개 읍면동까지 건강플러스 사업을 운영할 예정으로 주민역량 강화사업은 주민들은 물론 보건기관 관계자들까지 만족도가 높고 성취감이 높은 사업으로 계속 확장・발전되고 있다.

26) 질병관리본부가 발간하는 '지역사회 건강과 질병'(2호, 2016. 11) 중 '지역사회건강조사 자료를 활용한 주민 참여 중심의 건강수준 향상(박웅섭)'의 내용을 참고로 작성하였습니다.

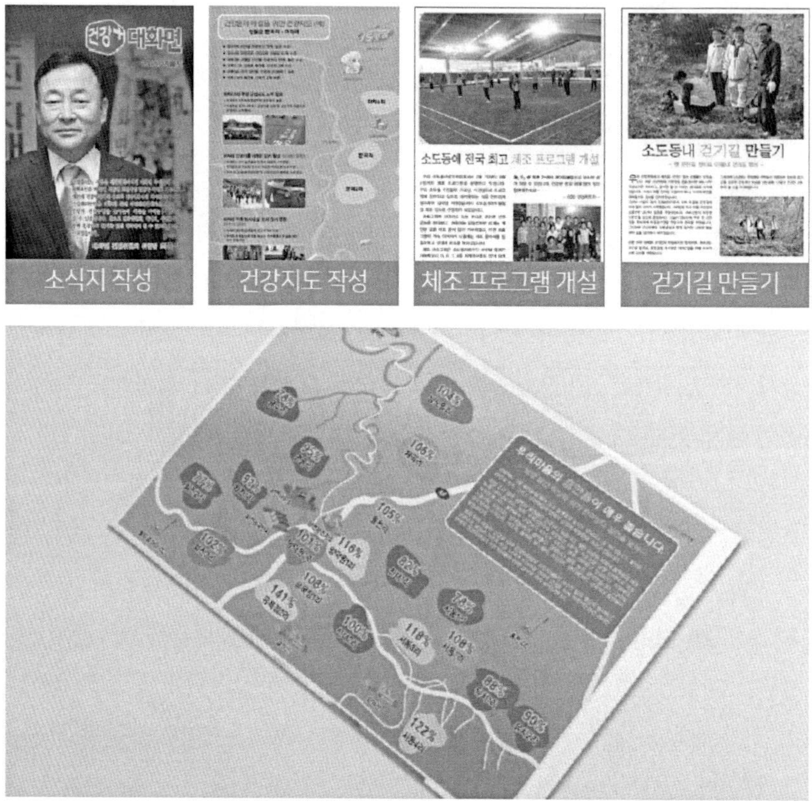

» **그림 11.4** 강원도 주민참여형 건강마을 만들기(건강플러스 사업) 사례(박웅섭, 2016)

(4) 서울특별시의 건강마을 만들기 사업

서울시에서는 2012년 성북구 삼태기 마을, 강북구 148 마을 2곳을 건강친화마을을 선정하여 주민참여형 복지건강마을 만들기 시범사업을 시작하였다. 복지건강마을 만들기 시범사업은 공동체 형성을 통한 건강마을 실현, 보건소를 중심으로 하는 건강마을 활동, 서울시 최초의 지원단 구성 및 활동, 시범사업지에 매년 3억씩 3년간 지원 등이 주요 내용이었는데 결국 1년간 수행하였다(김은희, 2013). 비교적 짧은 기간의 시범 사업으로 한계는 있었지만 도시형 건강마을을 위한 다양한 시도와 마을 활동가 및 다양한 분야의 전문가, 주민조직화와 주민참여를 이끌어 냈다는데 의미가 있다(홍종원, 박웅섭, 김상아, & 김남준, 2017).

2014년 민선6기 희망플랜 2.0 '마을생태계 조성사업'을 추진근거로 주민중심의 소생활권 건강생태계 조성 사업을 준비하고 2015년 5월부터 추진하고 있다. 사업의 목적은 주민건강 자치역량 강화를 통한 건강한 지역사회 만들기이며, 2가지 목표로 주민 스스로 건강

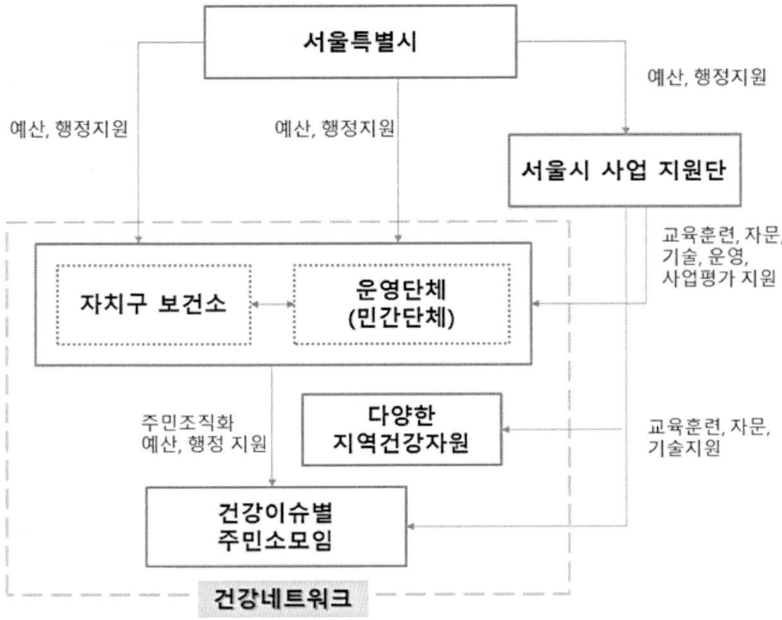

» **그림 11.5** 서울시 건강생태계 조성사업 운영체계(조경애, 2017)

의 주체로 실천하는 주민조직 세우기와 주민(조직)이 주도적으로 지역의 건강문제를 해결하는 것이다. 주민조직화와 소생활권(2~3개 행정동, 인구 10만 명 규모) 접근을 주요 사업 추진방향으로 하고 있다.

운영체계로는 보건소가 운영단체(민간단체)와 함께 다양한 지역건강자원을 활용하여 주민 건강소모임을 조직화하는 것이다. 민관 통합 워크숍을 개최하고, 지역에 거주하는 주민의 목소리를 최대한 반영하기 위해 건강수다모임, 설명회, 주민설문조사, 주민건강토론회 등을 실시하였으며, 주민과 함께 건강문제를 진단하기 위해 포토보이스, 건강지도 그리기 등을 하였다. 주민건강 소모임으로 학생과 학부모가 함께 하는 환경소모임, 학생 놀이지도자 소모임, 어르신 걷기 소모임 등이 활동하고 있다. 또한 주민 건강리더를 발굴하여 교육훈련 양성과정을 하고 있다(조경애, 2017).

(5) 한국건강증진개발원의 참여형 건강마을 시범사업 사례[27)]

보건복지부 및 한국건강증진개발원에서는 2012년부터 2014년까지 3년간 참여형 건강증진보건소 시범사업을 실시하였는데, 지역사회기반 참여연구(Community-based Participatory

27) '한국건강증진개발원. 주민이 함께하는 우리지역 건강증진활동(2014년)'의 내용을 참고로 작성하였다.

Research, CBPR)에 기반한 도시와 농촌지역의 건강마을 만들기 사업을 추진하였다.

구체적인 마을사례로 대도시형인 서울 구로구의 잣절마을을 살펴보면, 건강지표 종합 분석 결과 가장 취약한 마을을 중점대상으로 2012년부터 2014년까지 총 3년간 지역사회 참여형 건강증진 모형개발 사업을 시행하였다. 1차년도 사업목표는 주민조직 구성, 건강지도자 양성, 지원조직 구성, 지역기관 연계, 지역사회 프로그램 운영 등이었으며, 2차년도는 우선순위 사업 추진, 보건문제 관련 활동, 사업평가를 위한 건강지표 생산, 건강지도자 양성 및 활동, 홍보 및 캠페인 등이었다. 지역사회와의 동화를 위해 지역시설과 이용현황 조

표 11.1 참여형 건강마을의 주요 활동내용

유형		보건소	공동체	중점대상 또는 주민조직	주요활동내용
마을	도시	서울 구로	개봉1동 (구 잣절마을)	잣절마을 건강네트워크	동 사업을 위해 조직, 동 사업의 계획, 과정, 평가 등 모든 과정에 참여 재능기부 나눔 동아리* 운영 관리 *잣절공원에어로빅동아리, 매봉초건강동아리, 토탈공예동아리, 동화구연동아리, EM 동아리, 소식운영단
		부산 해운대	반여3동	초록지킴이단	동 사업을 위해 조직, 초록공원운동교실운영, 공부방개설 활동 등
				재반걷기동아리	심뇌혈관 예방관리를 위한 어르신 걷기 동아리
				건강한반여마을 네트워크	반들학교, 부산여성회, 열린마을공동체 등 자생모임 네트워크 활동
	농촌	경기 여주	점동면 3개리	뇌곡2리, 장안3리, 도리	보건소에서 지원하는 운동프로그램에 참여
		충북 영동	영동읍 영산2리, 동정리, 주곡리	실내체조반 동네한바퀴반 동산오르기반	체조, 걷기, 등산 등 모임의 활동을 자체적으로 운영, 모임 당 1개의 특수활동 수행(이야기가 있는 마을만들기 활동, 걷기코스 정비 청소, 좋은 술문화 만들기 등)
		경북 영천	임고면 3개리	사1리, 황강리, 평천3리	보건소 운영 운동교실, 교육프로그램, 노래교실, 한글교실 등 참여 손맛 장담그기체험 프로그램, 걷기동호회 및 운동프로그램 자발적 운영

[자료] 주민이 함께하는 우리지역 건강증진활동(한국건강증진개발원, 2014)

사하고 사업설명회를 실시하여 사업 참여 공감대를 형성하였고 주민참여조직인 '잣절마을 건강네트워크'를 구성하였다. 이후 잣절마을 건강지도자 양성 과정을 운영하였고 대사증후군 관련 프로그램, 나트륨섭취 감소 환경조성 캠페인, 잣절공원 에어로빅 교실 운영 등 프로그램이 기획・진행되었다. 2013년 주민 1, 2차 토론회 실시를 통하여 보건문제 파악과 취약계층 요구도 조사를 실시하였고, 주민 3차 토론회에서 잣절마을 건강네트워크 활성화를 우선순위사업으로 선정되어 토론문화 활성화, 지역거점 확보, 주민참여 활성화 등을 해결전략으로 수립하였다. 주민참여 활성화 사업으로 잣절공원 에어로빅, 걷기 행사, 장애인 운동교실, 마을 건강환경 개선, 동화구연 동아리, 식습관개선 프로그램 등이 추진되었다.

농촌형으로 충북 영동군은「건강100세 행복마을 만들기 사업」을 영동읍 영산2리, 동정리, 주곡리 등 총 3개소 마을의 경로당 회원을 중점대상으로 2012년부터 2014년까지 총 3차년에 걸쳐 진행하였다. 2012년 11월 각 마을별 주민조직으로 노인회장 등 마을대표로 구성하여 주민조직 조직화 하였고, 이후 건강지도자 양성과정 교육을 실시・완료 하였다. 2012년 12월 체조반(노인건강체조), 동네한바퀴반(건강걷기), 뒷동산오르기반(등산) 등 운동사업을 선정하여 시범운영 하였고, 건강100세 행복마을 등산로 환경개선사업을 추진하였다. 2013년 8월~10월 주민 합의를 통한 건강문제 파악을 위한 건강조사를 주민이 직접 실시하였고 조사완료 후 결과 발표회를 통해 마을별 건강문제를 확인하였다. 2013년 10월~12월 건강문제 해결을 위한 실내반, 동네한바퀴반, 뒷동산오르기반 등 건강프로그램을 주민이 직접 운영하였다. 2013년 10월~12월 건강생활 실천대회를 통한 자율적 자발적 건강생활 실천 참여 분위기를 확산하였다. 주민이 주도하는 건강증진 마을 행사 동산 오르기 대회를 개최하였다. 사업의 주요 성과로 건강문제 해결을 위한 프로그램을 주민이 직접 운영 할 수 있는 가능성을 확인하였고 마을건강 문제를 주민의 시각으로 바라보고 토의 할 수 있는 실제 장을 마련하였다. 또한 '요양시설에 가지 않고 최대한 행복하게 마을에서 오래오래 사는 것'이라는 새로운 비전을 세우는 계기가 되었다.

3.2 경상북도의 건강마을 만들기 사업 사례28)

(1) 추진 배경

건강새마을 조성사업은 경상북도 331개 읍·면·동의 3년간(2008~ 2010년) 표준화사망률과 25개 시·군·구의 5년간(2008~2012년) 지역사회건강조사 분석 결과를 토대로 2013년에 11월에 발표한 '우리마을 건강지도' 설명회로 시작되었다. 건강새마을 조성사업은 건강지도에 나타난 경상북도 건강취약지역의 우선적 보건문제해결을 통한 지역 형평성 제고와 수요자 중심의 민·관 협력 맞춤형 통합 서비스로 주민의 체감도를 향상하기 위한 사업으로 추진되었다.

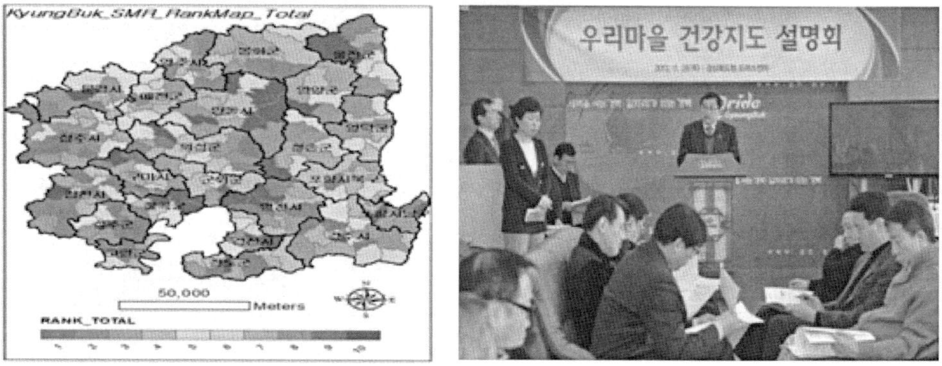

» **그림 11.6** 경상북도 '우리마을 건강지도' 설명회

건강지도 공개에 따른 지역간 건강격차를 감소시킬 수 있는 대책이 필요함에 따라 2014년 2월 경상북도 건강취약지역 20곳을 선정하였으며, 주민들에게 건강지도에 대한 설명 및 건강새마을 조성사업 홍보, 주민조사 및 설명회 등을 통해 마을마다 주민이 원하는 필요한 보건의료사업이 어떤 것인지 파악하였다. 건강새마을 조성사업은 경상남도와 강원도의 주민참여형 건강마을 모형과 사례들을 벤치마킹하여 주민자치조직인 마을건강위원회를 중심으로 마을건강지기가 실무역할을 수행하며, 대상 마을에 지역 대학교의 의과대학, 간호학과, 보건학과 등의 교수를 자문위원으로 전담배치하고 자문을 해 주고 있으며, 시·군 보건소, 읍·면사무소 등 행정기관은 주민들의 건강요구를 지원하는 주민주도형 맞춤 통합건강프로그램이다.

---

28) '강민정, 김건엽, 홍남수. 건강새마을 조성사업 주민 참여 모니터링. 경북행복재단(2015)'와 '경상북도. 건강새마을 조성사업 안내(2017)'의 내용을 참고로 작성하였다.

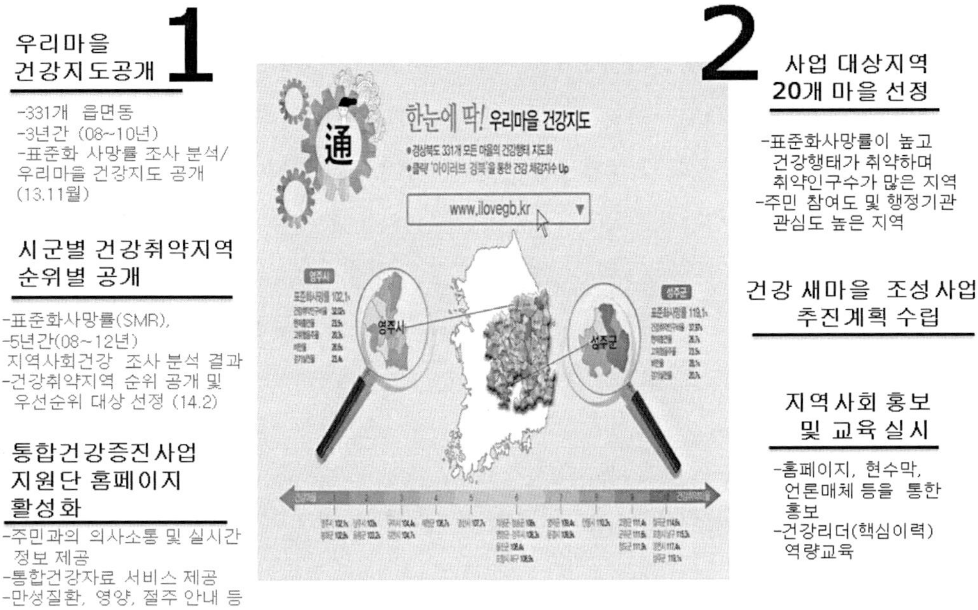

» **그림 11.7** 경상북도 건강새마을 조성사업의 개요

건강새마을 조성사업은 1970년대 새마을운동의 3대 정신인 근면, 자조, 협동이 현재 지역주민들의 건강과 마을의 건강을 위한 '근면'(질병의 예방과 건강의 관리는 꾸준하게), '자조'(건강은 다른 사람이 챙기기 보다는 스스로 챙겨야), '협동'(가족, 친구, 이웃이 함께 건강해야 나도 건강하고, 마을이 건강해야 주민들도 건강하다)의 정신으로 연결될 수 있을 것으로 기대하고 있다.

건강새마을 조성사업의 사업기간은 2014년부터 2016년까지 3년간이며, 사업비는 총 30억 원(도비 9억, 시군비 21억)으로 2014년 8억 원, 2015년 10억 원, 2016년 12억 원이었다. 이후 주민주도형 건강마을 기반 조성을 위해 2년이 추가적으로 연장(총 5년)되었으며, 마을들이 추가되어 2017년 12월 현재 27개 마을을 대상으로 하고 있다.

(2) 건강새마을 조성사업의 단계별 추진내용 및 체계도

건강새마을 조성사업은 단계별로 사업을 추진하고 있는데, 1차년도에는 준비단계로 사업기반을 조성한다. 준비단계에서는 건강취약지역을 선정하고, 마을건강위원회 운영을 통해 지역주민을 조직화하며, 유관기관과의 연계를 통해 건강지지적 환경을 조성한다. 그리고 지역사회현황분석(설문조사, 포커스그룹 인터뷰 등) 및 맞춤형 건강서비스 제공 계획을 수립한다.

2차년도인 실천단계는 주민 건강지도자를 양성하고 본격적인 사업을 수행하는 단계이다. 건강지도자를 발굴하여 교육훈련하고, 마을건강 문제의 우선순위를 정하고 해결을 위해 통합 건강서비스의 제공, 걷기코스 정비 및 마을회관 개선 등 건강친화적 환경 등을 조성한다. 보건소 등 관 주도의 보건사업이 아닌 지역주민이 중심이 되고 주도적인 역할을 할 수 있는 기반을 조성하고 다양한 건강활동들이 마을에서 일어날 수 있도록 한다.

3차년도부터는 사업 정착단계로 주민 주도형 건강증진사업을 지속적으로 추진하고, 지역에서 건강관련 네트워크 조직을 활성화하며 실질적인 주민참여, 주민주도, 주민자립이 될 수 있도록 한다.

준비단계 (1차년도) / 사업기반조성	1 사업대상지역 선정 2 지역주민 조직화: 마을건강위원회 3 건강지지적 환경조성: 유관기관 연계 4 지역사회현황분석 및 맞춤형 건강서비스 제공
실천단계 (2차년도) / 사업수행	5 주민 건강지도자 양성 6 우선 보건문제 해결을 위한 통합 건강서비스 제공 7 건강친화적 환경개선: 걷기코스정비, 환경개선 등
정착단계 (3-5차년도) / 사업정착 및 확산	8 주민 주도형 건강증진사업 지속 추진 9 지역 건강 네트워크 조직 활성화 10 건강마을공동체 구현 11 도내 확산

» **그림 11.8** 경상북도 건강새마을 조성사업의 단계별 추진내용

건강새마을 조성사업은 주민자치조직인 마을건강위원회를 중심으로 마을건강지기가 실무역할을 담당하며, 통합건강증진사업지원단의 지원교수 인가 마을의 자문교수로 기술지원을 담당하고 있다. 경상북도와 시・군・구에서는 사업수행을 위해 행정적으로 지원을 하고 있다.

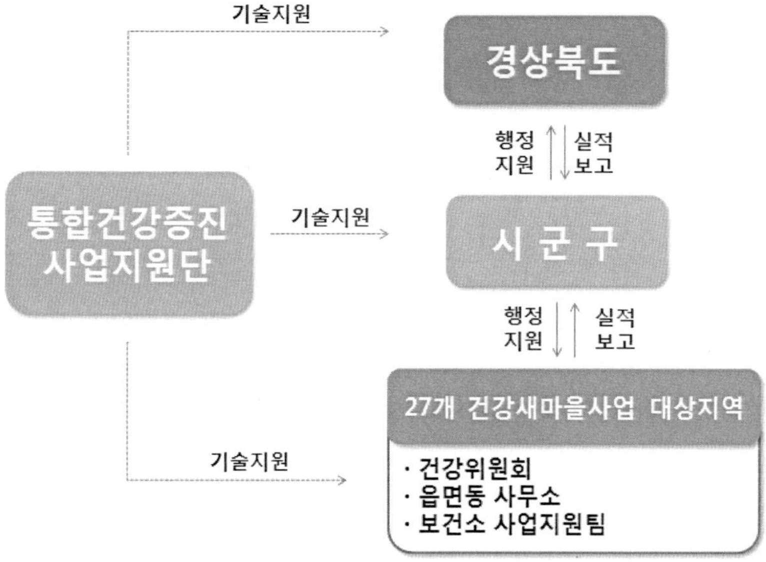

» **그림 11.9** 건강새마을 조성사업 운영 체계도

(3) 건강새마을 조성사업의 추진 경과 및 주요 사업 내용

2014년 2월 건강새마을 사업 지침 설명회를 시작으로 20개 마을이 최종 선정되었다. 이후 사업지역 보건소 담당자를 대상으로 교육 및 워크숍(이후 매년 2~3회), 주민 대상 교육 및 워크숍(이후 매년 2~3회), 지원교수 및 자문위원 회의 등을 하였다. 첫 해에 건강조사 설문지 확정 및 홍보리플렛을 선정하였으며, 타 지역의 건강마을 현지견학도 하였다. 매년 연말에 건강위원들과 함께 하는 경상북도 건강새마을 조성사업 성과대회를 개최하였으며, 건강새마을 조성사업 소식지를 매년 발간하고 있다. 2015년 4월에 20개 지역의 마을 건강리더 1명씩 총 20명을 중심으로 한 건강새마을 조성사업 협의체를 구성하여 건강마을 사업의 성과와 지속적인 건강마을 사업에 대한 지원의 필요성 등이 포함된 건의문을 제출하기도 하였다. 2015년과 2016년에 4회에 걸쳐 건강리더와 보건소 담당자가 함께 일본 선진마을 견학을 하였다. 사업시작 2차년도인 2015년 경북행복재단의 과정평가가 있었고, 2016년에 성과평가를 위한 주민설문조사 등이 있었다. 일부 시군의 경우 도청의 예산지원과 별도로 자체 예산을 투입하여 건강새마을 조성사업을 추가확대 실시하였다.

건강위원회의 활성화를 위해 면사무소나 주민센터 공간 등을 활용하여 건강위원회 사무실 공간을 별도로 운영하여 건강새마을 정보게시판 및 건강 패널을 설치하고, 건강위원회 모임, 회의, 교육 등 주민 간 소통과 화합의 공간으로 활용하였다. 1차년도에는 발대식을 통해 지역주민들에게 건강새마을 조성사업을 알리고 다양한 공연과 함께 이를 적극적으로 홍보함으로써 지역 내 건강 우호적인 분위기를 조성하는데 큰 기여를 하였다. 주민들 내에서 건강리더를 양성하기 위해 다양한 건강지도자 과정을 운영하였는데, 이분들의 활동으로 지속적이고 주민주도적인 건강마을사업이 추진될 수 있었다. 또한 건강동아리를 통해 주민 스스로 건강생활실천을 할 수 있는 여건을 조성하였으며, 마을환경 개선 등으로 건강 친화적인 환경도 조성하는 사례가 있었다.

(4) 건강새마을 조성사업의 성과와 개선점

건강새마을 조성사업의 가장 큰 성과는 마을이 변화하고, 주민들이 변화하고, 공무원(보건소, 면사무소 등)이 변화한 것이다. 특히 노령화가 많이 된 농촌지역에서 관의 도움을 받아 주민들이 주체가 되어 자신의 건강과 마을의 건강을 이야기 하고 함께 도와가면서 건강한 공동체로 변화를 일으키고 그 결과들을 함께 나누었다는 것이다. 이 결과로 지역의 많은 분들의 관심과 기관들의 지원이 있었다는 것도 하나의 큰 성과로 볼 수 있다.

향후 개선점으로는 건강위원회 운영에 있어 좀 더 주민주도가 필요하고, 건강위원을 포함한 주민들의 역량강화(교육, 리더십) 강화가 쉽지 않은 점, 사업참여 주민과 참여하지 않은 주민들의 건강불평등 심화, 다양한 갈등(주민, 건강위원회, 공무원 등), 단기간 성과를 내기위해 기존 관주도의 사업 추진, 보건소 직원들의 잦은 교체로 인한 사업에 대한 이해 부족, 사업담당자 및 건강위원들의 부담 등이 있다.

4 주민참여형 건강마을의 발전방향

마을은 가정과 함께 주민들 삶의 기본 단위이다. 생활터인 마을을 건강하게 만들기 위해서는 다양한 분야의 이해관계자의 협력이 필요하고 건강마을의 주체는 주민 개개인뿐 아니라 주민 공동체가 되어야 할 것이다. 주민자치위원회를 비롯한 부녀회, 노인회 등 기본 주민조직이 활동하고 뜻을 같이 하는 주민들이 함께 만나서 건강한 마을 만들기라는 같은 비전을 가지고 공동의 생활공간을 개선하고 문화를 바꾸고 삶의 질을 높여가야 할 것이다.

'마을의 문제와 그 해결책은 마을주민들로부터 나온다'는 사실을 잊어서는 안 될 것이다. 지역의 문제를 가장 잘 알고 해결 방안의 열쇠(key)는 주민 스스로가 가지고 있다. 이런 역량을 이끌어 내고 강화시키는 것이 성공적인 건강마을 만들기 사업의 핵심과제일 것이다. 이를 위해서는 주민교육이나 담당공무원 교육을 통한 역량강화와 건강마을 만들기 사업에 대한 홍보를 통한 인식강화가 필요하다. 이는 조금씩 장기적으로 수행되어야 하며 관 중심의 지역사회 사업의 한계를 극복할 수 있는 유일한 대안이다. 또한 이를 효과적이고 효율적으로 하기 위해서 마을에서 가지고 있는 자원을 파악하고 엮어내는 작업이 반드시 필요하다.

토론문제

1. 마을을 건강하게 만들기 위해서는 주민들의 참여가 중요한데, 주민들의 참여를 이끌어 낼 수 있는 방안에 대해 이야기를 나누어 보시오.

2. 내가 살고 있는 마을의 건강성을 어떻게 파악할 수 있을까? 그리고, 지역의 건강자원을 파악하여 활용하고 지역의 건강문제를 해결해 나갈 수 있는 구체적인 사업은 어떤 것이 있을까?

3. 주민참여형 건강마을 만들기 사업의 성공과 실패는 어떻게 평가할 수 있을까?

참고 문헌

경북행복재단. (2015). 건강새마을 조성사업 주민 참여 모니터링.
경상북도. (2017). 건강새마을 조성사업 안내.
김건엽, 김현지, 윤창호. (2011). 국내 생활터 중심의 건강증진사업. 한국산학기술학회 논문지, 12(2), 813-820.
김은희. (2013). 마을만들기 관점에서 본 건강마을. 월간 복지동향, (175), 57-61.
김장락, 정백근, 박기수, 강윤식. (2014). 지역사회조직화 전략의 중간 결과평가. 농촌의학・지역보건, 39(3), 146-160.
김장락, 정백근, 박기수, 강윤식. (2017). 건강증진을 위한 지역사회 조직화를 주도하는 건강위원회 구성원의 건강행태 및 사회적자본 변화. 보건교육・건강증진학회지, 34(2), 15-28.
박웅섭. (2016). 지역사회건강조사 자료를 활용한 주민 참여 중심의 건강수준 향상. In 질병관리본부(편), 지역사회 건강과 질병. 오송.
보건복지부, 보건사회연구원. (2002). 도시지역의 종합적인 건강증진사업 수행모형 및 추진 전략개발.
부산대학교, 한국건강증진개발원. (2014). 지역사회 참여형 건강증진모형 및 확산전략 개발 연구.
윤태호. (2011). 건강한 반송 만들기. In 지역보건연구회(편), 지역보건사업의 실제. 서울: 계축문화사.
이명순. (2015). 건강증진이 기반한 주요 원칙과 가치. 보건교육・건강증진학회지, 32(4), 1-11.
정백근, 김장락, 강윤식, 박기수, 이진향, 조선래, ... 심미영. (2012). 〈사례보고〉 경상남도 지역간 건강불평등 완화사업. 농촌의학・지역보건, 37(1), 36-51.
조경애. 서울시 건강생태계 조성사업 소개. 한국농촌의학지역보건학회 춘계학술대회, 2017.
한국건강증진개발원. (2014). 주민이 함께하는 우리지역 건강증진활동.
홍종원, 박웅섭, 김상아, 김남준. (2017). 강북구 148 마을 건강주민운동사업의 성과와 한계. 농촌의학・지역보건, 42(3), 155-167.
Arnstein, S. R. (1969). A ladder of citizen participation. Journal of the American Institute of Planners, 35(4), 216-224.
WHO. (1998). Health Promotion Glossary.
WHO. (2002). Healthy Villages; A guide for communities and community health workers.

12

주거환경과 건강도시

1 서언

생활환경(living environment)은 건강한 커뮤니티를 구현하는데 가장 중요한 영역의 하나이다. 그것은 인간생활에서 가장 가까이에서 매우 오랫동안 영향을 받기 때문이다. 이중에서 특히 주거환경(residential environment)은 개인의 의식주 뿐 아니라 자연적 환경이나 공동체 사회(community)의 다양한 인위적 환경(built environment) 등 외부의 다양한 영향을 받아 왔다. 여기서, 태양빛이나 온도, 공기, 습도 등의 미세기후(micro-climate)와 물, 토지, 나무 등 같은 자연자원은 주거환경에 대부분 긍정적인 영향을 끼치기도 하지만, 태풍, 지진, 폭우, 가뭄, 미세먼지 등 부정적인 영향을 끼치기도 한다.

또한, 주택이나 병원, 교통시설 등 도시 인프라 시설 등 인위적인 시설은 편리하고 긍정적인 영향을 끼치지만, 대기나 수질의 오염과 교통 혼잡 뿐 아니라 과밀, 범죄, 스트레스 또는 긴장, 반달리즘(vandalism) 등으로 인한 사회적 병리 현상은 부정적인 영향을 끼치게 된다. 특히, 그러한 주거환경은 인간의 건강한 생활을 영위하는데 결정적인 역할을 한다.

인류의 문화와 문명과의 형성과정에서도 나타나듯이 주거환경은 인류의 건강과 직결되어 있다. 고대로부터 주거문화는 장소, 기후, 사회적 여건 등에 따라 독특한 형태로 나타났고, 결국 그 결과는 화석화되어 인류 문명과 함께 독특한 역사경관을 이루어 왔다. 이미 고대 이집트인이나 로마인들도 개인이나 공중의 목욕탕이나 화장실 사용, 쓰레기나 배설물의 관리, 신체위생이나 전염병 등의 질병예방을 위한 목욕이나 이발, 또 이를 위한 폐기물이나 상하수도의 건설로 주거환경을 개선하고자 하였다. 또, 기후에 적합하면서 건강에 이로운 위생적 환경을 조성하기 위해 몽고인들은 유목생활에 적합한 갤(Gel)을 지었고, 에스키모인들은 추운 지방의 수렵생활에 적합한 이글루를 지었으며, 아열대인들은 그 기후와 장소 등에 적합한 독특한 형태의 주택과 주거환경을 만들었다.

한편, 도시화로 인한 도시인구 집중현상으로 건강한 도시환경의 조성은 주거생활에 더욱 더 중요한 이슈가 되고 있다. 도시환경의 건강은 우선 우수한 주거환경에서 비롯되며, 그것은 도시의 공공보건은 필수적인 관계에 있다. 더군다나, 사회적 소외(배제) 계층의 주거환경개선은 도시 전체의 환경을 향상시킨다.

역사적으로 지금까지 무질서한 도시 확산과 대규모 교외 주택 및 상가개발은 도시의 공공공간을 감소시켰고, 사회적 고립을 초래하였고 상호교류 기회를 감소시켰다. 특히, 도심과 기성시가지는 크게 쇠퇴하면서 빈집의 증가와 함께 더욱 더 주거환경을 악화시켰고, 건강위협요인을 크게 증가 시켰다. 그러다가 최근 저출산·고령화사회에 접어들면서, 더 이상 도시화로 인한 도시 확장은 무의미한 정책이 되어 버렸고, 최근 급격한 인구감소와 함께 일본의 신도시들은 오히려 유령도시화가 되는 사례들이 발생하였다. 결국 많은 빈집 또는 과 빈 건물이 방치되면서, 마약 흡입이나 범죄, 반달리즘 등 사회적 일탈, 탈선 의 온상이 되거나, 쓰레기나 오염으로 인한 위생문제, 화재·누전·붕괴 등의 안전상의 문제에 직면하면서 점차 심각한 사회적 문제로 야기 될 수 있다.

이러한 현상들은 특히 쇠퇴지역이나 불량지역에 더욱 더 심게 나타나며, 그러한 사회적 일탈, 위생, 안전상의 문제는 결국 정신적 건강위협의 요인이 되기도 한다. 따라서, 어떤 지역이나 공동체의 건강한 주거환경을 조성하기 위한 개선방법이나 정책은 시기적으로 매우 중요한 이슈가 되고 있고, 나아가 전체 도시의 건강안전을 위한 새로운 대책을 필요로 하고 있다.

2 이론적 배경

2.1 생활환경의 개념과 의미

생활환경(living environment)은 인간의 일상생활을 영위하는 데 필수적인 요소의 하나이다. 인간의 다양한 활동과정에서 가장 큰 영향을 받는 생활환경(living environment)은 정주생활을 위한 주택환경(home environment)과 일하는 작업환경(work environment), 그리고 안정을 취하는 여가환경(recreational environment)으로 이루어진다.[29] 이 중에서 주택환경은 거주하는 주택을 중심으로 직접적으로 영향을 받는 물리적 환경을 말하며, 주택의 상태, 규모, 위치, 형태, 기능 등 주택의 다양한 요소들과 채광, 통풍, 온도, 습도, 복사열 등 미세기후(micro-climate)에 의해 그 질적 수준이 크게 달라질 수 있다. 즉, 주택환경은 '협의의 주거환경'으로 간주되는 가장 기본적인 환경으로 주택의 요소들과 미세기후 등을 감안하게 된다. 한편, 작업환경과 여가환경은 주택을 중심으로 간접적인 영향을 받는 물리적, 비물리적 환경에 해당된다. 즉, 일터(작업환경)와 놀터(여가환경)의 접근성에 의한 도시환경의 질이 달라진다.

따라서, 이러한 폭넓은 생활환경까지 확대하면, 그러한 터(경제, 여가)와 건강한 생활환경을 제공하는'광의의 주거환경(residential environment)'으로 제안될 수 있다. 여기서, 주택환경과 작업환경 또는 여가환경 간에 근린환경(neighborhood environment)이라는 개념이 있다. 이것은 작업장과 휴식처에 대한 접근성과 같은 질적 수준을 나타내는 데 가장 편리한 지표가 되기도 한다. 예를 들어, 주거지로부터 공원이나 직장까지의 거리나 시간으로 환산되는 접근성 지표를 들 수 있다. 그러므로 주거환경의 개념은 거주의 핵심이 되는 주택환경 뿐 아니라 근린환경을 포함한 작업환경, 여가환경 나아가 교육환경과 교통환경 등 광범위한 개념으로 확대될 수 있다.

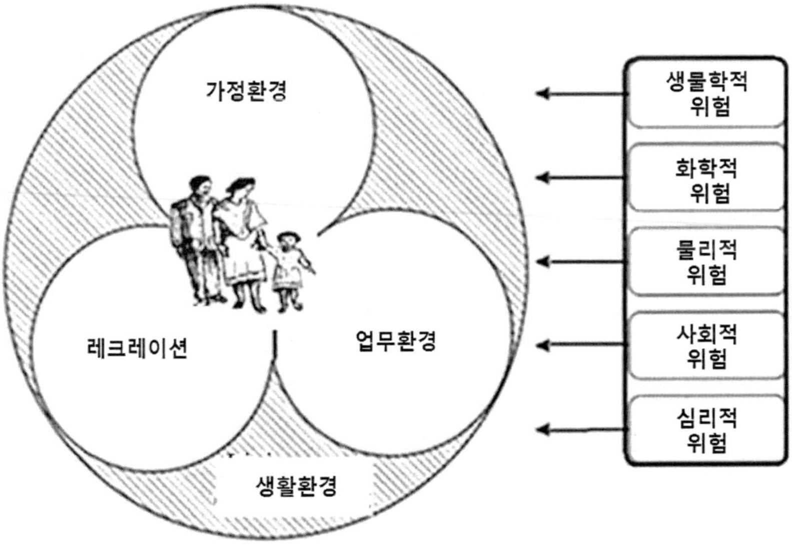

» **그림 12.1** 환경보건체계(environmental health system)

29) http://www.open.edu/openlearncreate/mod/oucontent/view.php?id=187

또 다른 한편으로는, 공간적으로 보면 도심에서 시가지, 외곽도시, 교외지역 이어지는 도시지역의 환경(도시 환경)과 농촌의 환경(지역 환경) 간에 걸쳐 있는 모든 주거지의 환경을 주거환경으로 볼 수 있다(그림 2.1 참조). 그러나, 일반적으로 주거환경은 도시 규모 보다 작은 주거 커뮤니티를 중심으로 그 자체와 주변지역의 환경을 의미하는 경우가 많다.

결국, 주택환경, 직장환경(작업), 여가환경(레크리에이션)으로 구성되는 인간의 생활환경과 인간 활동간의 상호작용은 인간의 건강에 역영향(역효과, adversal effect)을 끼칠지 모르는 생물학적, 화학적, 물리적, 사회적, 심리적 재난 등 다양한 유형의 위험을 초래하게 된다.(출처 Bassett, 2004) 여기서, 주거환경은 주택환경과 특히 개인의 거주에 관련한 물리적, 비 물리적 환경에서 직접적인 건강의 위협을 받게 된다. 그러나, 다른 한편으로는 맑은 공기와 물, 자연채광 등의 자연적 환경과 주택이나 상하수도, 인프라 등의 인위적 환경에 이르기 까지 건강에 이로운 혜택을 받기도 하고, 편리하고 안전한 환경을 제공 받기도 한다. 이러한 의미에서 주거환경은 긍정적인 효과(positive effect)든 부정적인 효과(negative effect)든 인간의 건강한 생활활동에 매우 중요한 영향을 끼친다.

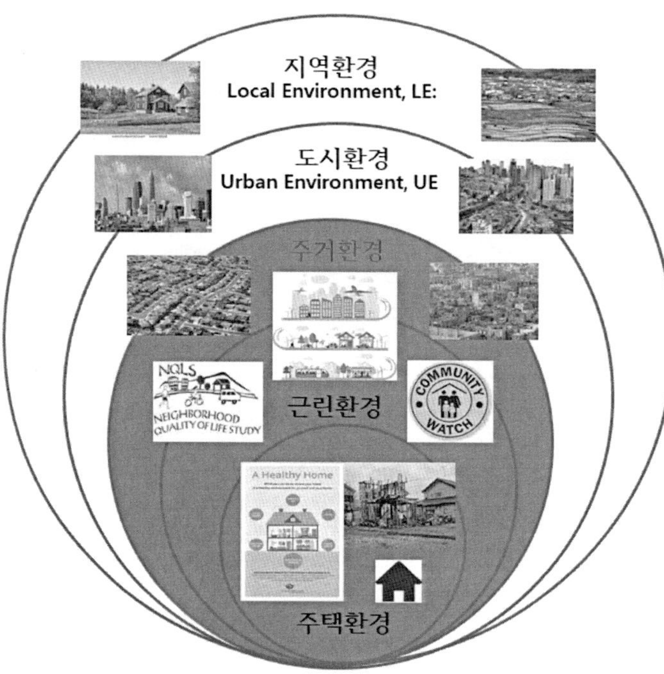

» **그림** 12.2 주거환경의 범위(저자 작성)

2.2 건강과 주거환경의 개념과 의미

주거환경의 정의(定義)는 광의(廣義)로는 인간이 주생활(住生活)을 영위할 수 있는 유형·무형의 외부적 조건이며, 협의(狹義)로는 주택 그 자체 또는 주택의 내·외부와 관련된 여러 조건과 주택의 배치에 따른 주변의 영향 등이라 할 수 있다.[30] 한마디로 말하면, 집(주택)과 집 주위의 자연과 시설, 사회의 제 조건을 말한다.[31] 보다 더 구체적으로 언급하면, 우리가 살고 있는 집을 중심으로 집 앞에 있는 화단, 골목길, 공원, 친구들을 만날 수 있는 놀이터, 공부하러 가는 학교, 차가 지나다니는 도로 등 우리를 둘러싸고 있는 모든 것으로 우리가 살고 있는 주택과 생활하는 공간, 주변 환경, 사회적, 경제적, 문화적인 환경을 통틀어 주거환경이라 할 수 있다.[32] 주거환경(residential environment)은 전체적인 환경에서 하나의 하위체계를 형성하며, 그 내부에 활동의 시스템들이 발생하는 하나의 체계로 정의거주(dwelling)란 한 개인을 위한 환경에서 최우선 주요거점(anchor)을 형성하는 주거환경의 하위체계의 하나이다.[33](Rapoport, 1990a, 1995)

여기서, 궁극적인 주거환경의 의미는 휴양·수면·식사·가사·육아 등 정주생활을 위한 다양한 인간 활동과 건강을 위한 시설, 설비, 서비스 등의 필수 요건을 포함하며, 그것은 안전하고, 쾌적하며, 능률적으로 이루어져야만 한다.[34] 또, 주거환경은 구성원들의 직접적인 활동 외에도 그들의 가치와 기대, 행동, 태도의 형성에 중요한 영향을 끼친다. 특히 건강한 생활을 위한 주거환경은 그러한 지역사회의 큰 영향을 받게 된다.

세계보건기구(WHO)의 주거의 공중위생적 관점에 관한 전문위원회의 보고에서는 다음과 같이 '건강한 주거환경의 기초로서 좋은 주거'와, '건강한 생활을 가능케 하는 주변의 지역적·사회적 조건'을 제시하고 있다.[35]

① 전자의 요건으로서, 주거의 적절한 규모, 프라이버시의 확보, 충분한 침실, 적절한 급배수(給排水), 폐기물의 위생적 처리, 세탁과 욕실시설, 조리와 식사시설, 식품 등의 저장시설, 실온조절, 방습, 방음, 환기와 맑은 실내공기의 유지, 적절한 채광과

---

30) 이영석(1984), 주거환경계획, 신학사, p.15

31) 강인호 외 (2003), 주거환경 평가방법과 이론(住環境 : 評價方法 と 理論), 시공문화사, p.

32) 최정민(2009), 살기 좋은 동네 우리동네(http://www.khousing.or.kr/ecoschool/mn/town_01.jsp)

33) Zwarts, A. and Coolen, H.(2006), The meaning of residential environment features: a case study comparing urban and suburban apartment dwellers, Journal of Architectural and Planning Research, Volume 23 (3), pp. 200-215.

34) 네이버 지식 백과, 주거환경

35) http://www.who.int/publications/en/

조명 등

② 후자의 요건으로는 상수도·하수도, 폐기물 처리, 맑은 공기, 경찰과 소방, 교통과 여러 가지 사회적 시설, 각종 재해로부터의 안전 등

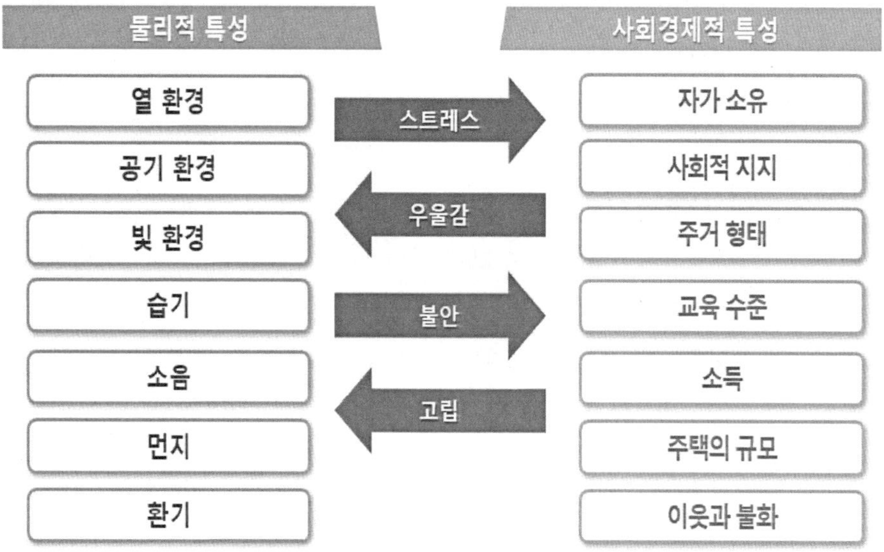

» **그림 12.3** 물리적, 사회경제적 건강특성
[자료] 김승연 외(2015), 주거환경이 건강수준에 미치는 영향, 보건과 사회과학 제34집(2013. 12): pp. 109~133 – 필자 재수정

그림에서 2.3와 같이, 빛·습기·소음·먼지·환기 등의 물리적 주거환경과 재산(자가소유), 주거형태, 주택규모, 소득, 사회적지지, 교육수준, 이웃과의 관계 등의 사회경제적 주거환경은 상호 직·간접적으로 영향을 끼치며, 이 관계가 부적합하면 건강에 영향을 미친다. 그리고, 최근의 연구에 의하면, 전자제품으로 인한 전자파의 발생으로 두통이나 피부질환, 통증, 메스꺼움, 현기증, 피로, 피부 자극 증상을 일으키는 증세(전자파 과민증)로 일본인의 3-4.6%가 이러한 증상들을 호소하고 있다.[36) 37)] 그러나, 일본에서도 전자파 증상을 예방하거나 극복하기 구체적인 기술이 완비되고 있다. 따라서, 주거건강을 위해 전자파 방지를 위한 다각적인 기술과 정책들이 요구된다. 한편 그 외에도, 건강한 주거환경을 조성하기 위해 다음과 같은 오염방지 또는 환경개선 방안과 기술 등이 소개되고 있다.

36) 長井克之(2017), 健康と住環境の関係, 韓中日 住居福祉 國際學術大會, Seminar 資料
37) 河北新報朝刊 (2016.8. 28) 〈電磁過敏症〉; Bioelectromagnetics 2016 Sep; 37(6): 353-72

- 의식주 생활에 의한 복합오염의 방지와 새집증후군의 예방 기술[38)]
- 토지의 항산화 기술로 토지환경개선방안
- 고층건물 주거나 범죄에 대한 불안감 해소를 위한 주거환경개선방안
- 홍수, 지진, 화재, 태풍 등 재해로부터 안전한 시설 구축과 긴급복구 방안
- 긴급의료 및 구조서비스 전달체계의 구축

표 12.1 유형별 요소에 따라 건강에 미치는 영향

유형별 요소	건강에 미치는 영향
열환경, 공기환경, 소음, 빛 환경	• 주거환경이 건강에 영향을 미침
습기, 소음, 환기, 먼지 등의 주거환경과 거주층, 소유형태	• 가구과밀(household crowding) 사적공간에 부족 등이 정신적 스트레스의 원인이 됨 • 주택형태에 따라 차이가 남(부정적 영향)
불량한 주거는 외부환경, 소음, 안전과 침입으로부터 보호되지 못함(고통 수반)	• 불안, 우울, 불면증, 편집증, 사회적 기능장애 유발
환경오염, 소음수준과 밀집수준	• 정신건강의 우울 증상에 영향을 미침 • 스트레스, 불안, 흥분 심지어 사회적 이상행동에 영향을 미침
주택의 자가 소유가 사회경제적 특성, 물리적 특성, 지역사회 특성	• 자가소유가 건강에 큰 영향력을 가짐. • 주택소유자들가 무주택 사람들보다 경제적 수준이 높고, 상대적으로 더 좋은 주거환경을 가질 가능성이 높기 때문에 건강수준이 높음
주거환경의 배경이 되는 사회경제적 요인과 주택유형, 문화적 요인이 스트레스, 우울감, 불안, 고립 등의 정신 건강에 영향	• 주거 점유형태, 주택규모와 같은 경제적 특성이 울감 및 자존감과 같은 정신건강에 중요한 영향을 미침
주거환경과 결합되어 있는 사회적 지지	• 이웃관계가 주관적 건강상태에 중요한 영향을 미침
주거형태, 교육수준, 스스로 평가한 계층의식, 소득 등을 제시	• 자기 건강평가에 영향을 주는 요인
주거 점유형태, 주택규모(경제적 특성)	• 우울감 및 자존감과 같은 정신 건강에 주요하게 영향을 미침

[자료] 김승연 외(2015), 주거환경이 건강수준에 미치는 영향, 보건과 사회과학, 제34집: pp. 109~133

38) 복합오염이란 여러 오염 물질을 혼합하여 개별 오염 물질이 단독의 경우에 미치는 피해의 질, 양의 총합 이상의 시너지화된 오염을 말한다. (https://ja.wikipedia.org/wiki/複合汚染) 이러한 복합오염은 합성 보존료, 합성 착색료 등 식품 첨가물 사용의 위험과 건강에 악영향을 끼치는 유기 농업, 화학품, 배기가스 등에서 많이 나타난다. 주로 공기오염, 의식주 변화, 실내 휘발성 화학물질(VOC) 등에 의해서 발생되며, 농업이나 식품 첨가제, 주택재료나 시공(공기밀폐도) 등이 주원인이 되기도 한다.

2.3 건강한 주거환경요소와 의사결정

현대도시는 난개발이 이루어지면 시민건강이 위협을 받으면서 심각한 사회문제를 안게 된다. 특히 주거지에서 운동·녹지공간이나 시설의 부족, 과도한 도로확장, 대기·수질오염, 커뮤니티의 접근성 부족 등은 직간접적인 건강의 위협이 된다. 여기서 운동 등 신체활동의 부족과 관련되는 당뇨, 심뇌혈관 질환과 호흡기 질환으로 미국 텍사스 오스틴에서는 매년 30% 이상이 사망하는 결과가 조사되기도 하였다.[39)]

주거환경은 안전성, 쾌적성, 편리성, 보건성, 지속가능성 등의 요소가 고려되어야 한다.[40)] 그 중에서 보건성(건강성)은 주거환경과 가장 중요한 요소 중의 하나이다. 전통적인 주거계획(의사결정)에서는 대부분 물리적 기반 위에서 근린성을 나타내는 커뮤니티(공동체 활동), 환경성, 경제성 등 3가지 분야를 다루어 왔다. 그러나, 최근의 추세(trend) 또는 미래 지향적인 생태적 주거계획(의사결정)은 주로 '건강'을 주요 기반으로 하여 그 3가지 분야를 아우르는 총체적인 계획으로 변화하고 있다.

한편, 인구가 밀집한 도시환경에서는 최근 질병이나 오염으로부터 자유로울 수 있는 개인건강의 증진 뿐 아니라 공공보건의 증진에 대한 문제의 제기가 큰 화두가 되고 있다. 무엇보다도 개인의 신체적 활동 부족으로 인한 비만, 만성질환 등 현대질환 문제를 해결하기 위해 주거·운동·보행·여가활동 등 활동적 생활환경의 조성이 큰 관심이 되고 있다.

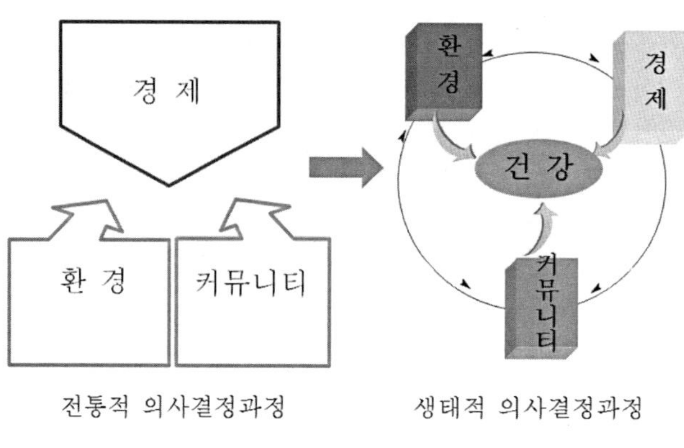

» **그림 12.4** 건강에 따른 의사결정과정

---

39) 김준현(2015), 건강한 도시 발전을 위한 북미 지역의 도시환경 조성사례, 특집 : 미래도시의 화두, 건강도시

40) 오주용 외(2006), 개발밀도에 따른 주거만족도 변화에 관한 연구, 국토계획, v.41 n.2(통권 148호) p. 25

2.4 주거환경의 건강결정요인

(1) 직접적인 주거환경과 건강결정요인

주거환경의 결정요인은 우선 주거지 뿐 아니라 도시나 지역 전체에 광역적으로 영향을 끼치는 광역적 요인과 일부 지역, 도시, 장소에 국한되는 국지적 요인이 있다. 우선, 광역적 요인으로 보면, 기후나 지연재해 에 의한 다양한 영향으로 인한 태풍, 폭설, 지진, 화산폭발, 가뭄, 홍수 등이나 대기의 흐름에 따른 황사, 분진, 미세먼지 등이 있다. 국지적 요인으로 보면, 일부 지역이나 장소에 국한되거나 집중되는 악취, 소음이나 태양의 열과 빛이나 온도, 습도 등의 미세기후나 바람에 의해 결정되기도 한다.

이러한 요인들이 환경에 악영향을 끼친다면, 호흡기, 심장 질환 등을 유발할 뿐 아니라 정신적 건강(웰빙)에도 큰 영향을 끼칠 수 있다. 한편, 기후나 자연재해가 아닌 도로, 시설, 등 물리적 환경이 건강에중요한 영향을 끼칠 수 있다.

(2) 간접적인 주거환경과 건강결정요인

물리적 건조환경(built environment)은 가로, 시설이나 여가 공간 등의 부족 또는 불량은 오염된 산보환경이나 운동부족, 음식데저트, 연료결핍 등을 제공하여 정신적, 육제적 건강문제를 유발하기도 한다.

물리적 건조환경 (사례)		연계 (관련사항)		관련된 건강문제
• 도로단절 • 근린시설부족(상점 등) • 비공식 여가기회 부족 (놀이공원, 분할대여농지)	▶	• 비공식 상호접촉기회의 부족(공동체) • 격리	▶	정신적 웰빙
• 매력이 없고 설계가 불량한 보행로 (도로가 보행로 지배)	▶	• 대기오염된 지역산보환경 • 연료결핍 • 정상운동 부족	▶	호흡기 질환
• 단열불량과 태양단열 낭비 • 식품증대를 위한 기회부족	▶	• 식품 데저트 • 불량 다이에트	▶	심장질환 비만문제

» **그림 12.5** 물리적 건조환경과 건강문제

[자료] The Supporting Healthier Lifestyles Strategic Regeneration Framework Steering Group (2011), Healthy Urban Planning in Practice for the Olympic Legacy Master Plan, Framework, p.33.

근린이 보행 친화적이고 토지이용 혼합도와 도로망 연결도가 높을수록 신체활동이 높고 체질량 지수가 낮으며, 또 안전하고 좋은 경관일수록 신체활동이 높고 체질량 지수가 낮다.[41)]

표 12.2 환경적 위험요소와 관련된 주요 질병 및 상태

구분	환경 위험 요소	관련 질병 및 상태
오염 관리 부실	오염 된 물, 변소 결핍, 손씻기 불량, 부실 고형 폐기물 관리, 오픈 배변	벡터 침입 설사병, 트라코마, 주혈 흡충증, 조산아 증, 삼염화증, 십이지장충, 장티푸스, 재발 열
	실내 공기오염	만성 폐색성 폐질환, 하부 호흡기감염, 폐암
	옥외/대기오염	호흡기 감염, 심혈관 질환, 폐암
환경 위험	일반적인 환경 위험 (기후, 모기, 영양)	설사 질환, 영양실조, 말라리아 및 기타 벡터 매개 질병; 열 소모
	작업장 환경 위험 (과도한 소음, 열, 먼지, 화학 물질)	부상, 청력 상실, 암, 천식, 요통, 만성 폐색성 폐 질환

[자료] http://www.open.edu/openlearncreate/mod/oucontent/view.php?id=187&printable=1

2.5 건강한 주거환경계획과 관련 분야

(1) 건강한 주거환경계획

도시계획 분야에서는 특히 건강한 주거환경과 관련하여 도시의 토지이용과 시설규모와 배치, 도시의 환경과 교통, 안전 등 물리적 계획 뿐 아니라, 사회적 결합이나 단절과 범죄, 반달리즘(vandalism) 등 사회 병리인 일탈현상에 이르기까지 광범위한 영역을 다루어진다. 그 중에서 건강에 직접적인 영향을 끼치는 주거환경요인은 좁게는 주거지나 주거단지의 계획에서 핵심적인 계획요소로서, 실내의 공기 질과 습도, 온도, 통풍 등의 주택의 실내 환경요인과 주택 주변의 나무와 물, 토지 그리고, 일조량, 복사열, 기온(옥외), 바람, 소음, 화재, 연기, 냄새 등 미세기후나 안전성과 쾌적성에 영향을 끼치는 자연적 또는 인공적 요인들이 있다. 이러한 요인들을 토대로 주거지 뿐 아니라 도시전체의 건강한 환경을 도모할 수 있다. 예를 들어, 바람길은 건물이나 블록, 도시 전체의 쾌적한 공기를 공급하고, 나아가 기온조절의 역할까지 할 수 있다.

41) 이수기(2010), 건강한 커뮤니티 조성을 위한 도시계획, 공중보건의 통합연구의 경향과 한계점 분석, 서울도시연구, 제11권 제2호, pp. 21-24

한편, 크게는 도시의 사회경제적 요인들을 대상으로 하는 도시경영과 미래의 성장관리 또는 쇠퇴관리를 위한 도시 관리차원에 건강한 주거환경을 도모할 수 있다. 따라서, 건강한 주거환경계획을 위해서는 기본적으로 마이크로 도시계획의 개념에서 가장 결정적인 영향을 끼치는 주거환경 계획요소를 살펴볼 필요가 있다.

(2) 도시재생과 건강한 주거환경

도시재생(urban regeneration)은 한마디로 쇠퇴지역의 물리적, 사회적, 경제적, 환경적 재생에 해당된다. 세부적으로 보면, 물리적 측면에는 재개발, 재건축, 리모델링이 해당되며, 경제적, 사회적, 환경적(생태적)측면에서는 각각, 에 해당되며, 각각 재활성화(revitalization), 공동체 복원(community restoration), 복원(resilience)에 해당된다. 여기서, 건강한 주거환경을 위한 도시재생은 주로 쇠퇴지역의 불량주택지(주-상, 주-공 토지이용 혼재지역 포함)나 빈집의 개량 등을 다루며, 특히, 저출산 고령화사회, 인구감소시대의 주요한 사회적 이슈로 등장하고 있다. 예컨대, 노인이나 취약계층 주거지의 건강한 주거환경의 조성이 중요한 이슈가 되고 있고, 화재, 붕괴의 위험이 있거나 마약이나 범죄, 비행장소가 되고, 다양한 질병을 일으킬 수 있는 비위생적인 빈집의 개량이나 다른 용도의 활용을 위한 제도적 장치가 마련되고 있다.

3 건강에 영향을 끼치는 주거환경지표

3.1 건강한 주거환경 지표

(1) 계획지표(삶의 질)

수준 높은 건강한 주거환경을 위해서는 우선 삶의 지표를 크게 개선시켜야 한다. 그 지표에는 교육, 문화 등의 생활환경지표, 수질악화, 소음, 대기오염 등의 기후환경 지표 뿐 아니라 보건의료서비스 등의 공공복지 지표, 소득, 일자리 등의 경제지표, 지역협력체제나 조직, 자원봉사 등과 같은 커뮤니티의 사회적 변수에 의해 신체적 또는 정신적 건강에 영향을 미친다.

(2) 사회경제지표

경제적 안정은 건강위해요인을 최소화하는 반면, 낮은 소득은 불량한 위생이나 허술한 건강관리를 유발할 수 있고, 심지어 정신적 건강에 위해가 되는 경우 도 있다. 예컨대, 과도한 스트레스와 같은 정신적 원인을 유발하는 우울증에 대한 연구에 의하면, 소득수준이 낮을수록 우울증에 더 쉽게 걸리는 것으로 나타났다.[42)]

한편, 주거비용의 부담은 일반적인 신체건강 뿐 아니라, 우울증, 자존감 상실, 음주, 가족갈등 등 정신적 건강에 큰 영향을 끼친다. 예를 들어, 주택가격 또는 보증금, 가계부채, 총부채에 대한 원리금상환액과 월세지불액, 가처분소득, 주택소유 여부 등 경제적 변수와 함께 신체적, 정신적 건강수준(우울감・자존감)이 달라진다.

(3) 기후환경지표

수질, 공기, 소음과 같은 기후환경은 건강도시에 직・간접적 영향을 끼친다. 특히 날로 악화되는 수질과 대기의 개선과 부족해지는 식수대책, 최근의 황사나 미세먼지에 대한 각별한 관심이 필요하다. 왜냐하면, 최근 도시생활은 그러한 질병을 유발하는 열악한 기후환경에 노출되고 있기 때문이다. 한편, 건강한 물리적 환경을 갖추기 위해서는 태양열과 빛의 활용이 중요하다. 이미 선진국에서는 특히 태양열, 지열, 풍력 등 친환경 재생에너지의 이용은 보편화되고 있는 추세이다.

(4) 보건위생지표

보건위생 면에서 효율적인 쓰레기 처리시설이나 가로 청소 등을 통한 물리적 환경의 개선이 필요하다. 더구나, 의료서비스와 시설의 개선은 현대인들이 가장 많이 요구하는 서비스의 하나이기도 하다. 최근 응급의료 및 구조 체계(emergency medical and rescue system)의 구축과 시설확충은 건강도시를 만드는데 매우 중요한 역할을 한다. 그리고 빈곤층, 장애자, 노약자, 어린이 등 취약계층의 보건의료서비스나 시민보건개선을 위한 보건위

---

42) 18살부터 64살까지 전국 1만 3천여 명의 성인을 대상으로 진행된 보건복지부 연구(2008)에 따르면, 우리나라 성인인구 중 우울증을 앓고 있는 사람의 비율이 1.8%에서 2.5%로, 5년동안 크게 늘어난 것으로 나타났고, 월 소득이 200만 원 미만인 계층에서 우울증 발병 위험률이 다른 소득 계층보다 특히 높게 나타났으며, 경제활동이 활발해야 하는 4, 50대 중년 남성과 20대 남녀 가운데 무직과 저소득, 이혼과 사별 등을 경험한 이들에게서 우울증이 크게 증가했다고 조사되었다(http:// news.sbs.co.kr/section_news/news_read.jsp?news_id=N1000371246).

생지표도 매우 중요해 지고 있다. 특히 최근 고령화 사회에 대응한 보건위생 서비스의 개선이 매우 중요한 이슈로 등장하고 있다.

[건강] "소득 낮으면 우울증에 더 쉽게 걸린다"

우울증은 과도한 스트레스 같은 정신적인 원인이 큽니다. 하지만 소득수준이 낮을수록 우울증에 더욱 쉽게 걸리는 것으로 조사됐습니다. 보건복지부에 따르면 우리나라 성인 인구 중 우울증을 앓고 있는 사람의 비율이 1.8%에서 2.5%로, 5년 전보다 크게 늘어난 것으로 나타났습니다.

본 연구는 18살부터 64살까지 전국 1만 3천여 명의 성인을 대상으로 진행되었다. 그 결과, 월 소득이 200만 원 미만인 계층에서 우울증 발병 위험률이 다른 소득 계층보다 특히 높게 나타났다. 또한 경제활동을 활발히 해야 하는 4, 50대 중년 남성과 20대 남녀 가운데 무직과 저소득, 이혼과 사별 등을 경험한 이들에게서 우울증이 크게 증가했다.

[자료] http://news.sbs.co.kr/section_news/news_read.jsp?news_id=N1000371246(SBS 2008-02-01 11:42), 본문인용

표 12.3 주거비 부담요인에 따른 정신건강과 사회경제적·물리적 변수

정신건강	일반적인 경제적·물리적 변수
일반건강수준, 정신건강수준 (우울감·자존감)	경제적 변수(주택가격 또는 보증금, 가계부채, 총부채에 대한 원리금상환액과 월세지불액, 가처분소득, 주택소유 여부)
정신건강 (우울감과 자아존중감 척도로 측정한 자존감)	경제적 특성변수(연간소득, 경상소득, 가처분소득, 저소득가구, 일반가구), 주거환경 특성변수(단독주택, 아파트, 연립, 지하층, 반지하층, 지상, 옥탑층, 자가, 전월세, 주택가격, 주택규모(건평), 주택성능 및 환경, 주거시설 종류, 주거사용형태),
주관적 건강상태, 만성질환 유병여부, 우울감 여부	물리적 특성(최소주거면적, 필수설비기준, 구조·성능 및 환경기준), 경제적 특성(주거 점유형태)
거주자의 건강	주거와 주변 환경의 물리적 특성, 사회적경제적 특성(주택소유여부, 교육, 가구구성원별 월수입, 주택소유)
우울영향요인 분석, 건강상태 변수, 음주문제	일반적특성(성별, 연령, 종교, 학력)포함, 자아존중감, 삶의 만족도(영구임대아파트 주민 대상)
우울감 (지난 일주일간의 느낌과 행동에 관한 우울감)	주거빈곤요소(주거안정성, 주거비부담지표, 최저주거기준),사회서비스 이용만족도, 이용경험의 매개변수
건강매개변수 (주관적 건강상태, 정신적 건강, 가족갈등 대처방법)	주거빈곤항목(최저주거기준, 주거비, 주거불안), 가족책임 부담감, 가족관계 만족도, 가족생활 만족

[자료] 임승학 외(2017), 주거비부담요인이 월세거주자의 정신건강에 미치는 영향분석, 주거환경, 15: 4, p.28

3.2 신체적, 정신적 건강위험 저감을 위한 주거환경계획

주거환경에서 다양한 건강결정요인에 의해 그 결과 건강의 위험을 겪기 쉽다. 우선 건강위험의 원인은 불량한 주택환경과 설계, 건강하지 못한 생활양식이나 공공건강 공간 또는 서비스의 불량, 경제적 불안, 환경오염이나 소음, 교통사고, 부상 등이 있다. 결과적으로 **심장질환/호흡기질환***, 순환기질환, 정신건강질환(PTSD포함)이나 비만, 저체온 등을 일으킨다.

표 12.4 계획요소별 건강 위험과 유형

계획요소	건강위험(원인)	건강위험 유형(결과)	잠재적 저감/완화
주택(빌딩)	• 습하고 추운주택(습도, 온도) • 초과난방(excess heat) • 불량설계(poor design) • 고립(격리)개발 • **유해건축재료(라돈, 포름알데히드)*** 또는 유해물질 지반 • **실내 공기의 질***	• 심장질환/호흡기질환 • 정신건강 • 부상 • 증가 사망/사망률	• 단열 및 난방개선 • **정신건강을 고려한 설계(근린계획)*** • 재료, 지반, 실내공기 주택환경 검토계획*
공공공간 공공서비스	• 좌식 생활양식 • 부적절한 음식 접근 • 부적절한 건강서비스접근 • 고용/비고용과 관련 이슈	• 정신건강 • 순환기질환 • 비만(obesity)	• 정신건강과 물리적 활동을 위한 녹지 • 운동가능한 공간제공
대기 교통 가로	• 대기오염(먼지, 매연, 악취) • 도로교통사고 • 소음공해 • 좌식생활양식(2차생활창출)	• **심장/호흡기질환*** • 정신건강 • 비만 • 사망/사망률 증가	• 운동(걷기, 사이클링 포함) 공간제공 • 대기오염감소를 위한 교통(통행) 감소 • 사고감소를 위한 교통 간섭(intervention)
홍수(방재)	• 익사(Drowning) • 부상(Injuries) • 감염성질병(Infectious disease)	• 호흡기질환 • **심장박동정지*** • 저체온(hypothermia) • 상처감염 • 정신건강: PTSD포함	• 홍수피해 저감 (Mitigating against flooding)
기타	• 유해건축재(라돈, 석면 등) • 악취 위생 • 자연적/인위적 재해	• 트라우마 • 치매 • 고혈압	• 라돈방지표준설계 • 건축증명제(재료, 시설) • 혐오시설 격리

주) 고딕체는 특히 노인 및 취약계층에게 민감한 건강요인/ 주요 피해저감 대상임
※ ( ) 안 내용과 기타는 필자가 보완 첨가한 계획요소임
[자료] The Supporting Healthier Lifestyles Strategic Regeneration Framework Steering Group(2011), Healthy Urban Planning in Practice for the Olympic Legacy Masterplan Framework, p.27

개인의 건강은 특히 비만, 당뇨, 뇌혈관질환, 심장질환 등은 일상생활 습관이나 운동에 크게 영향을 끼치므로 이를 최소화할 수 있는 주거환경의 조성을 위하여 각 층의 다양한 사람들을 육체적, 정신적 건강을 위한 토지이용과 인프라 구축, 그리고 공중보건개선 프로그램이 필요하다.

표 12.5 건강지표별 건조 환경 / 기타변수

건강지표	건조환경/기타변수	결과
비만	도시확산, 성별, 교육, 연령, 식생활(sprawl)43)	• 성별, 교육, 연령, 식생활을 통제했을 때에도 스포롤이 심한 주거지 사람들의 비만도가 더 높음 • 고속도로 건설관리비용 예산 중 일부만 보행, 자전거 등 대체통행수단에 투자해도 큰 변화발생
	건조환경, 인종, 사회경제44)	• 비만은 인종, 사회경제지표에 따라 차이를 보인 반면, 도시 건 환경과는 관련이 없음
	건조환경, 통행행태45)	• 걷기좋은 환경은 많은 신체활동의 유발과 자가용 이용시간을 감소시킴. 걷기좋아하는 사람은 비만을 줄일 수 있으나, 걷고 싶은 선호도가 낮은 경우, 근린유형에 관련없이 걷기 비율이 아주 낮음
	건조환경,통행행태, 자동차이용, 신체활동46)	• 근린보행지수 증가(5%)는 개인신체활동 증가초래(32%), 비만, 자동차이용시간, 배기가스는 감소
비만+당뇨, 고혈압	보행친화적환경, 근린 안전성, 범죄율, 커뮤니티 보행지수47)	• 안전하고 걷기 좋을수록 주민 건강상태는 양호함 • 신체활동과 주민의 건강증진을 위해서는 보행환경개신과 범죄로부터의 안전성을 높이도록 제안
비만+ 체질량48)	토지이용혼합도, 주거밀도, 도로망 연결도, 걷기자전거시설, 보행친화도, 범죄밀도, 신체활동	• 근린이 보행친화적이고 토지이용혼합도와 도로망 연결도가 높을수록 신체활동이 많고 체질량지수가 낮음. 안전하고 좋은 경관일수록 신체활동이 많고 체질량 지수가 낮음(단, 식생활과 사회경제변수에 대한 고려없음

43) Ewing et al.(2003)과 McCan and Ewing (2003)이 미국 83개 대도시권의 448개 카운티 대상으로 미국 질병통제예방연구센터(BRFSS)자료를 분석한 결과

44) Soot et al. (2006)은 미국 시카고 대도시권 10개 카운티를 대상으로 키와 체중자료(자동차운전면허정보), 우편번호구역을 대상으로 건조환경과 비만과의 관계 분석

45) Handy et. al.(2007)은 건조환경과 통행행태(걷기수준, 자가용이용시간)의 상관관계를 분석함

46) Frank et al.(2004)는 미국 아틀랜타 대도시권을 분석한 결과로 토지이용혼합과 보행친화적인 환경조성이 건강증진에 효과적인 정책임을 주장

47) Doyle et al.(2006)은 근린안전성과 보행환경의 관계를 바탕으로 건강에 미치는 영향을 분석함

48) Salens et al.(2003)은 캘리포니아 샌디에이고에서 서로 상반된 주거환경을 가진 2곳의 근린지역을 대상으로 건조환경이 신체활동과 비만에 끼치는 영향을 분석

<table>
<tr><td rowspan="2">체질량+
당뇨, 심장</td><td>도시확산(sprawl), 압축도시, 사회(성별, 인종, 교육, 연령), 흡연, 과일채소소비[49)]</td><td>• 압축도시일수록 걷는 시간이 많고, 비만율이 낮으며 고혈압비율도 낮음(여가용 신체활동은 예외). 단, 어느 수준이상일 때 효과(임계수준)</td></tr>
<tr><td>도시확산 (sprawl), 격자 도로, 사회경제, 생활 습관(흡연), 과일채소 소비[50)]</td><td>• 스포롤이 심한 지역에 살수록 체중이 많고, 접근성이 높은 격자형도로망 지역일수록 건강에도 긍정적임</td></tr>
<tr><td>일반적인
건강
(신체활동)[51)]</td><td>보행친화적 환경, 토지이용혼합(근린디자인요소, 뉴어바니즘), 신체활동</td><td>• 주거와상업의 토지이용혼합과 보행친화적인 환경조성을 통한신체활동의 증가를 보여줌
• 소득이 증가하면 여가신체활동의 증가로 중, 저소득층에 더 주요한 정책이 된다고 주장함</td></tr>
<tr><td>(신체활동)
걷기[52)]</td><td>건조환경, 걷기에 대한 개인태도와 선호도</td><td>• 걷기 좋은 근린지역에 대한 선호도(self-selection)을 제어해도 건조 환경이 자동차사용이나 걷기에 영향을 미침</td></tr>
</table>

[자료] 이수기(2010), 건강한 커뮤니티 조성을 위한 도시계획, 공중보건의 통합연구의 경향과 한계점 분석, 서울도시연구, 제11권 제2호, pp. 21-24.

표 12.6 계획요소별 관련지표

구분	공기의 질 평가	생물 다양성 / 생태	지속 가능 주택	디자인 접근성 문건	식품 위협	조경 전략	소음 평가	오픈 스페이스	계획 문건	재생 문건	소매 영향	지속성	교통 평가 계획
건강한 주택	● 실내 공기질	●	●	●	—	●	◑	●	●	◑	○	●	◑ 가로 안전
건강한 옥외 환경	◑ 미세 먼지, 황사 등	●	●	●	◑ 경작	◑	● 소음 기준	○	○	◑	◑	○	◑
활동적 이동 (가로)	○	◑	○	●	○	○	◑ 방음벽	◑ 완충 녹지	○	◑	◑	◑	●
활력있는 이웃 (근린)	○	○	●	●	◑	○	◑	◑	○	○	○	◑	◑

[주] ●: 직접관련(매우밀접), ◑: 간접관련(역간밀집), ○: 관련미약
- 도시장점: 판매(소매), 교통, 계획, 접근성, 주택, 지역재생
- 농촌장점: 공기, 생물, 식품, 약초, 오픈스페이스, 조경, 지속성

49) Ewing et al.(2003)과 McCan and Ewing (2003)이 미국 83개 대도시권의 448개 카운티 대상으로 미국 질병통제예방연구센터(BRFSS)자료를 분석한 결과
50) Kelly-Schwartz et al.(2004)의 국가건강 및 영양실험조사(NHANES)의 분석결과
51) Rodriguez et. al(2006)은 미국 북캐롤라이나주의 전통적 근린과 뉴어바니즘 근린주거단지의 관계를 분석함
52) Handy et. al.(2006)은 북가주 8개 근린지역을 대상으로 건조환경과 보행수준의 상관관계를 분석함

3.3 건강증진을 위한 주거환경개선사업

(1) 영역별 주거환경개선 사업

개인 또는 공공의 건강증진을 위한 주거환경개선사업은 개인생활영역, 지역사회영역, 사회기반영역, 포괄적 영역 등에 필요한 다양한 기법들이 적용된다.

표 12.7 개인 및 공공의 영역별 건강증진과 주거환경개선 및 관리

개인생활 영역	지역사회 영역
• 금연, 음주문화 개선 • 영양개선 및 관리 • 운동프로그램 개발	• 건강검진과 대중매체를 통한 건강증진 • 사회적 약자를 배려한 공간환경 조성 • 생활권 정비를 통한 주거환경 개선 • 사회적 기업, 마을기업 육성과 공동체 회복
사회적 기반 영역	**포괄적 환경 영역**
• 보행환경 개선 • 교육환경 개선 • 식품 관리 • 생활체육 환경조성	• 도시미관/경관 • 폐기물 관리 • 상하수도/지하수 관리 • 에너지절약형 주거지 조성

[자료] 김영(2017), 건강한 주거환경과 도시재생, 한국환경정책학회 및 무주군, 건강도시 회복력 증진 방안세미나 자료

(2) 압축도시의 계획과 도시재생사업 추진

도시 전체의 주거환경 면에서 보면, 평면적 시가지 확산으로 인하여 직장과 주거지가 멀어지는 만큼 차량매연 등에 의한 대기오염으로부터 결코 자유로울 수 가 없다. 그러므로 에너지 소모가 많고 환경악화를 유발하는 도시의 확산 개발보다는 각종 주거 및 인프라 등을 도시내부에 두는 압축도시(compact city)와 기성시가지를 주거환경을 재정비하고 재활성화하는 도시재생(urban regeneration, renaissance)이 건강한 주거지를 만드는데 큰 역할을 한다. 더구나, 최근 급증하고 있는 쇠퇴지역의 빈집은 그 지역의 위생, 안전, 경관 등을 저해시키는 요인이 된다. 건강하고 안전한 주거환경은 특히 인구감소시대에는 압축도시계획과 도시재생사업이 필수적이고, 그 외에도 다양한 주거환경 정비사업과 관리개선기법 등이 요구된다.

(3) 공해방지 대책과 기술발전

건강한 주거환경을 위해서는 공해 방지와 관리를 위한 정책과 투자, 그리고 관련 기술의 도입으로 건강한 주거환경을 조성할 수 있다.

영국에서는 교통량감소를 통해 대기오염 및 소음을 감소시키기 위해 매연감소장치를 개발하고 속도통제 험프 등으로 차량속도를 줄이게 하는 자동차 길들이기(traffic calming) 정책수립과 투자가 활발히 이루어지고 있고, 화석연료대신 전기 또는 대체에너지를 사용하는 전철이나 전차, 전기 자동차, 수소자동차, 무공해 항공기 등 다양한 친환경적 교통수단을 사용하거나 기술을 개발하고 있다.

(4) 계획지표 설정과 개선 및 관리 프로그램의 개발과 사회참여 유도

신체적으로나 정신적으로 건강한 주거환경의 계획과 건설을 위해서는 우선 계획지표를 통한 물리적 환경의 개선과 관리프로그램이 필요하다. 특히 체육 및 레저행사와 건강증진 문화행사 등 다각적인 프로그램 개발과 건강증진 캠페인이 동시에 수반되어야 한다. 이러한 프로그램들은 현대인의 정신건강(mental health)을 위해 큰 역할을 한다. 따라서, 주거지의 물리적, 정신적 환경을 개선을 위해서는 우선 활동적인 건강(active living)을 기반으로 생태적 친환경 계획하고, 재해의 위협이나 재해이후의 외상 후 스트레스 장애(PTSD, post-traumatic stress disorder)와 같은 질병에 대비한 건강한 주거환경계획이 필요하다.

결국, 지속적으로 건강한 주거환경개선을 조성하기 위해서는 무엇보다도 다양하고 유연한 주택 및 단지계획이 필요하다. 나아가 제도적으로는 주택건설기준을 재설정하고, 도시재생을 통한 쇠퇴주거지의 다양하고 폭넓은 주거환경개선을 통하여 건강한 커뮤니티의 조성계획을 유도하여야 한다.

4 건강한 주거지 계획과 주택단지계획

4.1 건강한 주거지의 계획(물리적 건조 환경의 개선)

건강한 주거환경계획을 위한 성패는 우선 사회적, 문화적 생활환경을 고려한 다음, 세부적인 물리적 환경을 어떻게 개선하느냐에 달려 있다.

먼저 건강, 안전, 교육 등의 사회적·문화적 생활환경도 주민생활의 구성요소로서 영향을 미치고 있으므로 물리적 생활환경 개선과 함께 중요한 부문이라 할 수 있다. 외국의 사례에서도 물리적 환경개선은 사회적・경제적 생활환경개선을 바탕으로 이루어진다. 우리나라의 경우, 사회적・경제적 환경개선에 대한 노력이 다소 미흡한 가운데, 물리적 환경개선에 치중하는 경향이 있다. 2010년 전후의 세계 건강도시 어젠다(agenda)는 취약계층이나 저소득층 중심으로 건강, 교육 등의 다양한 서비스의 개선을 목표로 한다.

한편, 다양한 물리적 주거환경의 악화는 사회접촉기회 부족, 운동부족 문제 등을 유발한다. 특히, 도로단절, 근린시설 부족(상점 등), 비공식 여가기회의 부족 (놀이공원, 분할대여농지, 매력 없고 설계가 불량한 보행로 (도로교통의 보행로 지배), 단열불량과 태양단열낭비, 식품증대를 위한 기회부족 등은 비공식 상호접촉기회의 부족(공동체), 격리, 대기가 오염된 국지 산보(散步)환경, 연료부족, 정상운동 부족, 식품 데저트 및 불량 다이에트(diet) 등 여러 가지 문제를 일으킨다. 그 결과 정신적 웰빙, 호흡기 질환 심장질환과 비만문제 등을 일으킨다.

(1) 가로 및 산보로 계획

교통체계는 물리적환경과 육체적 활동사이의 상관관계를 개선시킴으로써 중요한 현안으로 나타나고 있다. 특히, 보행로나 산보로, 조깅로 등은 공공건강 정책으로서 가로환경의 중요한 요소들이며, 이러한 요소들은 육체적 활동을 유도하는 최근의 주요한 지방정부의 도시정책의 핵심이 되고 있다.[53)]

한편, 많은 기관, 조직, 지역사회, 그리고 개개인 모두가 건강한 도시계획에 대한 필요성을 제기하고 있으나, 교통가로 계획을 통한 건강개선에 대한 보다 더 구체적인 대안을 마련할 필요가 있다. 즉, 주민들의 건강한 라이프 스타일을 향유하고 자동차에 의존하던 기존의 교통체계에 변화를 주어보행환경을 개선하거나 대중교통, 전기차등을 이용하여 건강 뿐 아니라 시간대별로 교통을 제한하도록 가로를 재설계하거나 굴데삭(Cul-De-Sac)과 대형가구(Super Block) 등의 기법을 이용하여 안전한 보행순환체계를 갖추기도 한다.

그러나, 어떤 경우에는 그러한 기법이 건강하지 못한다는 결과를 초래한다고 주장되기도 한다. 예를 들어 굴데삭(cul-de-sacs)의 디자인은 막다른 골목으로서 가급적 차량통행을 막고 보행공간을 늘여 커뮤니티의 안전과 건강을 위해 중요한 설계기법으로 알려져 있으나, 실제로 일부에서는 굴데삭보다 교차로가 많을수록 더 많이 걷는 것을 의미하여 건강해지고 굴데삭이 많을수록, 더 많이 운전한다는 주장이다. 격자 식 거리로 이웃에 사는

53) Owen N, Humpel N, Leslie E, Bauman A, Sallis JF. 2004. “Understanding environmental influences on walking: review and research agenda”. American Journal of Preventive Medicine Vol.27(1). pp.67~76.

사람들은 막 다른 골목에 사는 사람들보다 실제로 26 % 적은 마일을 운전한다는 것이다.[54) 55)]

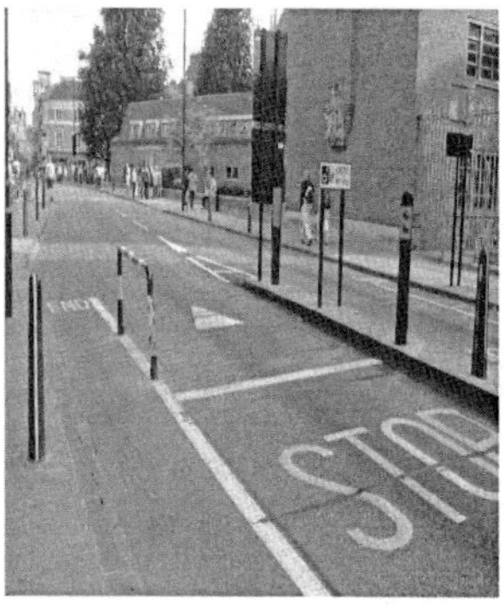

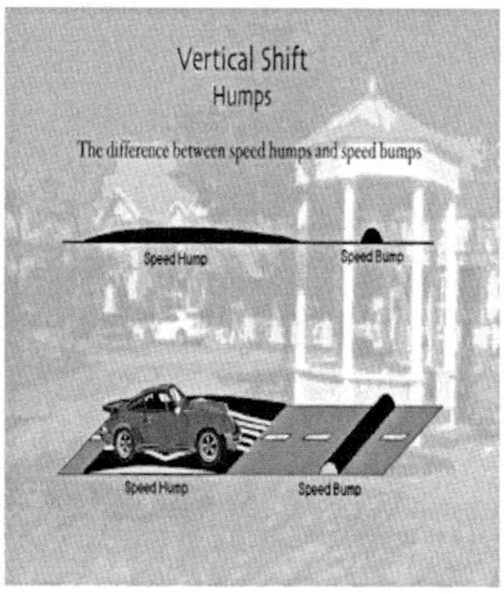

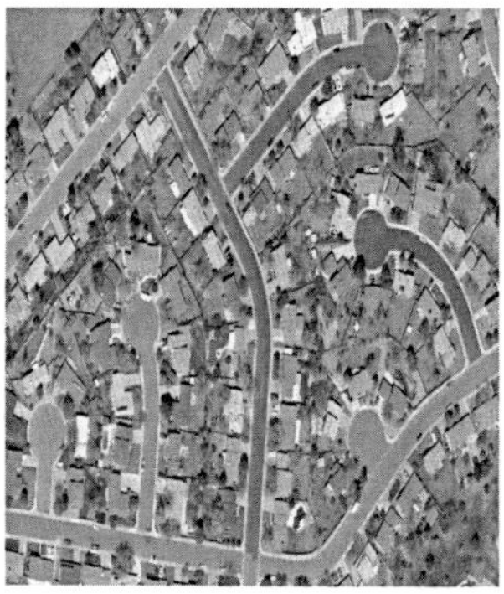

교통제한(Cambridge, UK)
[자료] 필자 촬영

교통정온화(traffic calming)
Vertical Shift Hump/굴데삭(Cul-De-Sac)

» **그림 12.6** 교통제어기법과 가로계획기법(굴데삭)
[자료] https://www.reddit.com/r/CittiesSkylines/comments/303pzt/culdesacs/

최근 에너지 절약적인 왕래수단이라는 인식이 확산되면서 출퇴근, 여가, 운동을 목적으로 하는 보행자가 늘어나는 추세이다. 우선 보행(걷기)은 다양한 면에서 이로운 활동이며, 산보(걷기)는 가장 기본적인 활동적 생활의 하나이다. 더욱이 기본적으로 건강에 유익할 뿐 아니라 친환경적이다. 따라서, 산보로나 보행로는 걷기를 통한 활동적 생활(active living)을 위한 시설로서 신체건강이나 정신건강에 매우 유익한 환경을 만들어 준다. 여기서, 적당한 보행속도(분당 20~25m)로 40~50분 정도만 걸어도 전신 지구역이 높아지고 다이어트효과 또한 기대 할 수 있으며, 이 때 적당한 걷기운동은 유산소 능력, 신체구성, 혈압하강, 혈청지질 하강, 골밀도 증가, 우울 및 불안 수준 감소 등의 긍정적 효과를 가져다준다.[56)]

한편, 맑은 공기와 숲속의 산보로는 더욱 더 건강에 이롭다. 우리나라는 지리산 둘레길, 제주도와 대구의 올레길, 강원도의 바우길 등 지역과 지역을 연결한 장거리의 녹색길이

---

54) 격자형 거리로 이웃에 사는 사람들은 막 다른 골목(Cu-de-sac)에 사는 사람들보다 실제로 26% 적은 거리를 운전한다.

55) Excerpted from Happy City: Transforming Our Lives Through Urban Design by Charles Montgomery, published in November 2013 by Farrar, Straus and Giroux, LLC. 행복한 도시 에서 발췌 : 2013 년 11 월 Farrar, Straus 및 Giroux, LLC가 발행 한 Charles Montgomery의 Urban Design을 통한 삶의 변화.

56) 고영완 외, 2000, 걷기운동 지속시간에 따른 비만노인 여성의 적정 걷기 운동속도 설정과 예측, 한국체육학회지 제 39권 4, pp.353-370.

조성되어 대중의 관심을 받고 있고. 도시 내 보행로나 자전거 도로 체계를 개선시켜 자전거나 보행으로 건강을 증진시키고 출퇴근시간 교통정체 구간이 감소하는 등, 친환경적인 네트워크를 형성시켜 건강한 도시로서의 기능이 강화되고 있다. 이처럼 건강한 녹색보행공간의 조성을 위해서는 도시 내 친환경적이고, 누구나 이용 가능한 자전거도로 등 녹색교통체계를 네트워크화 하여 통근, 쇼핑, 산책, 레크리에이션 등 일상생활을 영위하면서 건강증진을 할 수 있도록 효율적인 도시공간의 설계 및 활용이 필요하다.

(2) 공원녹지계획

도시의 공원녹지는 주민들의 건강욕구를 충족시키는 중요한 자원이다. 도시의 공원은 운동의 기회를 제공하고 질병의 예방 효과를 증진시킨다. 정신적 측면에서 스트레스 해소, 심신의 회복 등 심리적 건강에 큰 영향을 미치며, 기능적인 측면에서는 산소의 공급, 소음의 방지, 기후의 완화 등의 역할을 통해 도시에너지 절약과 쾌적한 환경을 유지하는데 큰 역할을 한다. 예를 들어 30m의 수고를 가진 활엽수(약 20만 개의 잎) 효과는 다음과 같다.[57)]

① 공기의 질 개선 효과

생리적 현상이 왕성한 때에는 한 계절에 약 42㎥의 물을 토양으로부터 흡수하여 공기 중으로 발산

② 쾌적성, 냉난방 효과(자란 나무 3그루가 있을 경우)

12개의 방을 식힐 수 있는 에어컨과 같은 능력(도시와 녹지대의 10도의 온도 차)과 훌륭한 그늘 제공, 10~50 % 정도의 냉방비 절감

③ 운동효과

숲 산책, 등산과 같은 운동으로 심장기능을 활발하게 하고 혈압을 정상 수준으로 유지

④ 건강치유 효과

혈중 글루코오스의 양을 감소시키며 인슐린의 효과를 증대시키며 당뇨의 치유와 예방에도 큰 효과

최근 들어 여가문화 수요증대에 따라 도시에서 중요한 부분을 차지하는 도시공원을 보다 적극적으로 활용하기 위해 다양한 프로그램 개발과 시설의 개선이 요구된다. 특히,

---

57) Irving(원저자). 1985. 권진오, 도시숲의 가치와 이해 그리고 미래, p.113. 재인용.

공원 및 녹지를 녹색 네트워크에서 소거점 역할을 부여하고, 건강한 도시생태계획과 아름다운 경관을 유지하도록 조성해야 된다.

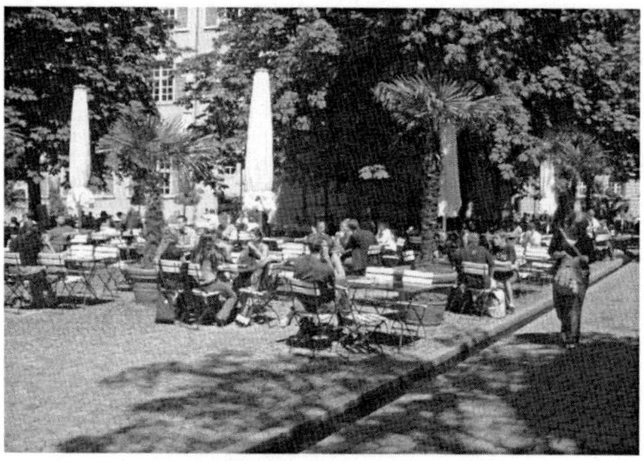

도심 휴식공원 Freiburg, Germany

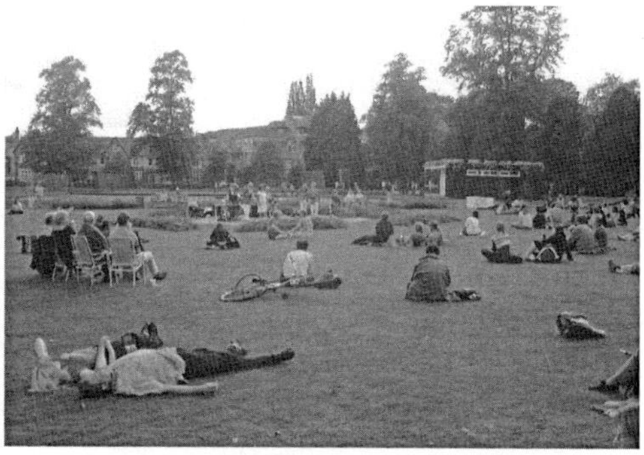

도심 근린공원 Cambridge, UK

» **그림 12.7** 유럽(독일남부, 영국 캠브리지)의 도심공원(필자 촬영)

(3) 바람길 및 친수공간계획과 옥상녹화계획

바람길 계획은 통풍, 온도, 습도 등 미세기후를 활용하여 건강하고 쾌적한 주거환경을 조성하는 계획이다. 도시 전체의 바람길 체계 구축이나 상가나 고밀도 주거단지의 자연통풍과 에너지절약을 위해 하천이나 녹지공간을 이용한 바람길 계획이 권장된다. 이때, 바람길 소통을 위한 건축물의 높이나 밀도, 수림녹지나 공원의 역할이 크므로 계절에 따른 주풍(prevailing wind)과 육풍 및 해풍의 방향과 산이나 언덕의 방향이나 높이 등을 감안하여 계획하여 한다. 예를 들어, 겨울에는 산에서 내려오는 북서풍의 찬공기를 지나치게 많이 유입시켜서는 안되며, 여름에는 오히려 산바람을 고층 건축물이 막아서는 안되며. 이 때문에 상록수(주로 북측)와 활엽수(주로 남측)의 적절한 식재와 하천변 오픈스페이스나 가로계획으로 대지에 적합한 통풍과 태양열을 고려하여야 한다, 또한, 친수공간 조성과 물체계 네트워크을 통하여 생명이 살아 흐르는 생태수변 공간을 창출하면서 깨끗한 공기의 흐름우로 건강한 주거환경을 유도할 수 있다.

4.2 건강한 주택단지와 주택계획

우선 주택단지의 쾌적한 주거환경을 조성하기 위해 단지의 규모, 인구 및 호수밀도, 건물동의 유형 등의 다양한 계획요소들을 감인하여 환경적으로 건강하고 안전하며, 주민건강을 증진시키는 인간 중심의 공간을 계획할 필요가 있다. 특히 주택단지내의 공원, 운동장, 놀이터 등과 마을주민센터, 노인센터 등의 단지 내 공공시설은 지역주민이 일상생활에서 가장 많이 이용하는 공공공간과 시설들이다. 이들은 주민들의 운동, 신체관리 등을 통한 육체적 건강 뿐 아니라 휴식, 안정과 주민들 간의 이동과 만남, 놀이를 통해 공동체 의식을 향상시키는 사회적 기능을 제공하면서 정신적 건강에 이로운 주거환경을 만드는 내는 중요한 공간들과 시설들이다.

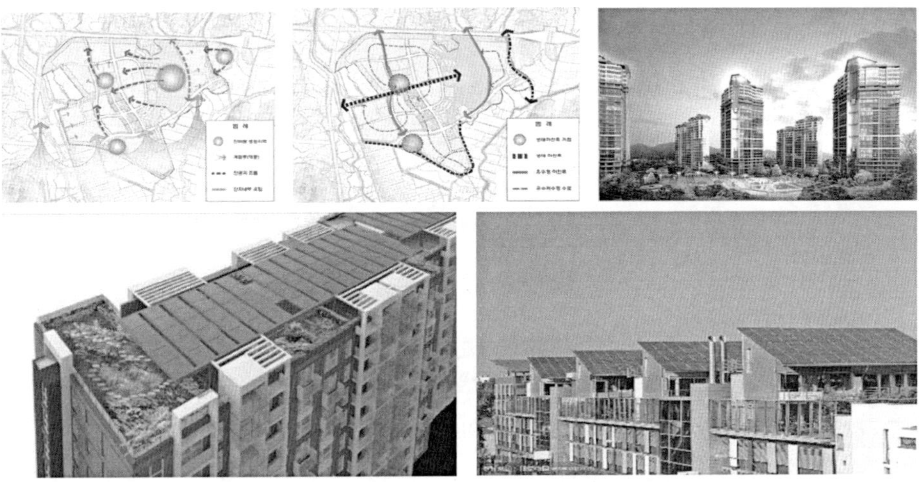

» **그림 12.8** 바람길 계획(인천 서창지구)과 옥상녹화 및 그린월(green wall) 사례

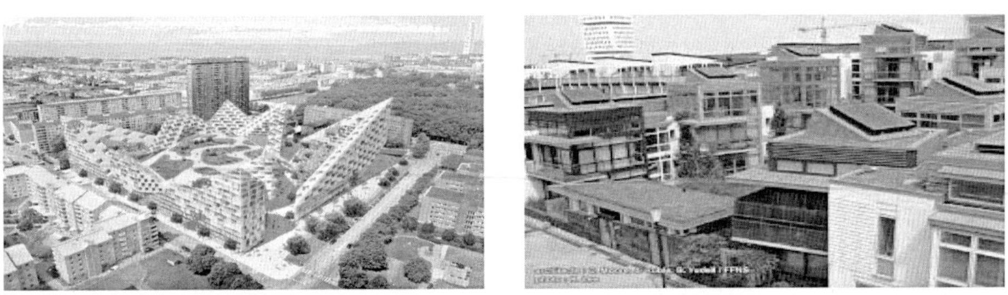

스웨덴 말뫼지구 주거환경개선

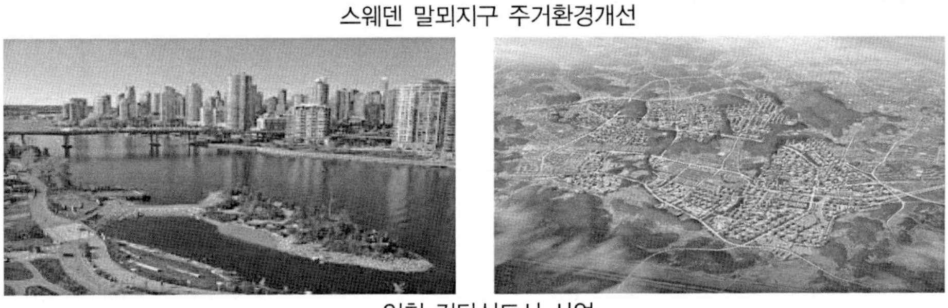

인천 검단신도시 사업

» **그림 12.9** 건강한 주거지 조성사업(예)

여기서, 우선 주민을 위한 건강한 주거환경을 조성하기 위해 단지의 규모, 인구, 밀도, 유형을 다양화하고, 타 용도로 변경이 가능한 유연한 토지이용계획 또는 복합용도계획을 도모할 수 있다. 근린형의 주거지를 조성하기 위해 녹지공원의 확보와 물을 이용한 건강한 공간을 연출하여 자연공간으로 둘러싸인 그린 포켓형(green pocket) 친환경 생태 주거단지를 조성할 수 있다. 또한 주민들의 사회적 교류(social interaction)를 위한 소통·여가공간을 제공하며, 공공·쇼핑·작업·문화 기능과 치유·힐링·휴식 기능 등을 수용할 수 있는 복합용도의 건물을 계획할 수 있다. 특히 옥상녹화나 그린월 등과 같은 주택과의 일체형 녹화로 건강한 주거환경을 조성할 수 있다.

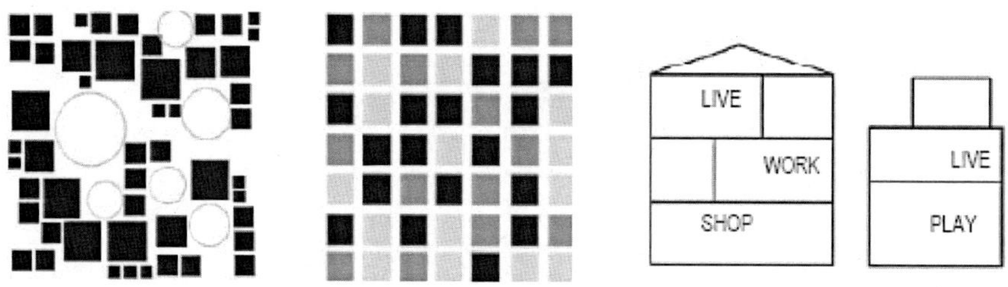

» **그림 12.10** 건강 관련 토지이용 기법
[자료] Gibson(2000). Fundamental Building Block. UBC Urban Studio.

표 12.8 건강한 주택단지계획과 적용가능방안(사례)

계획목표	주택단지 계획 및 건설	적용가능방안(사례)
친환경적 생태주거단지	건강성과 쾌적성 제고	일조권, 통풍,
	에너지 저감 및 재생에너지 사용	자연형 태양열, 태양광, 난방
	생태환경 복원	깨끗한 공기와 물, 공원 확보
	단지경관 및 조망 확보	저층건물, 가시권 확보
사회문화, 복지기반 사람중심 주거단지	사회적 접촉확대 공동체 주거단지 조성	사회적 교류공간, 시설확보
	복지, 의료, 정보서비스와 인간중심 설계	체육, 보행, 의료시설 확보
안전하고 모두에게 편리한 주거단지	무장애(barrier-free), 유니버설 디자인	모든 계층을 위한 공간설계
	범죄예방 및 관리를 위한 주거환경 구축	CPTED, 자연적 감시공간확보
	지진, 화재대비 긴급의료, 구조서비스 구축	방재계획(트라우마예방 등)

표 12.9 건강한 주거단지를 위한 주택건설기준에 관한 규정 강화안(예)

조항	대상	현행 규모(양적) 기준	질적 건강지표 적용(예시안)
간선시설 (제12조)	진입도로	도로의 폭(m) 일정기준이상	건강도시를 위한 자전거 도로의 확보 및 산보로 기준 추가 설정
	상수도시설	대지면적 1㎡당 1일 급수량 0.1톤 이상을 당해 대지에 공급	물의 질적 기준 추가설정
	하수도시설	대지면적 1㎡당 1일 0.1톤 이상의 오수를 처리	오염도, 냄새기준 추가설정

결국, 건강한 주택단지는 친환경적이고 생태적인 기반과 사회적 환경개선과 주거복지를 위한 인간적 기반, 그리고 취약계층이나 사회적 불안을 해소할 수 있는 모두를 위한 안전성과 편리성 기반, 그리고, 건강한 주택관리를 위한 유연성, 내구성 기반을 통하여 계획되고 실행하는 것이 바람직하다. 예를 들어, 각 계획기반을 목표로 주거지내 취약계층의 접근을 용이하게 하는 유니버셜 디자인(universal design)과 무장애(barrier-free)도시의 개념을 적용한 각종 시설의 재배치 계획을 실행한다. 또한, 주거복지시설이나 생활서비스시설이 부재한 곳에 주민들이 쉽게 접근할 수 있는 커뮤니티(공동체) 시설로 주거환경개선을 통한 건강증진효과를 낼 수 있다. 한편, 친환경 건축자재의 적용, 플러쉬아웃(Flush-out)의 시행, 효율적 환기성능의 확보 환기설비의 성능검증, 친환경 생활제품, 건강친화형 주택 시공관리, 기준을 적용한다.

표 12.10 건강주택 계획 및 건설과 적용사례

계획목표	주택계획 및 건설	적용가능 사례
유연하고, 내구성 있는 건강(장수)주택	건강장수주택을 위한 건축기술 구축	장수를 위한 노인주택
	개보수(관리)가 용이한 주택(리모델링)	유연한 공간계획(평면, 시설)
깨끗하고 무공해 건강주택	공기의 질 측정(개선방안)	공기의질 등급화
	무공해 건축재료 사용(등급화) 및 시공기술	페인트, 납, 석면, 포름알데히드, 공해방지, 라돈방지 주택설계

표 12.11 건강친화형 주택 건설기준(국토교통부, 2013년 12월 개정)

구분	평가내용	평가기준
친환경 건축자재의 적용	실내공기 오염물질 저방출 건축자재의 적용	• 오염물질 방출량 기준 적합여부
	실내마감용으로 사용되는도료의 납(Pb) 등 유해원소 함유량	• 환경표지 인증기준 적합여부
플러쉬아웃(Flush-out)의 시행	시행시기의 준수	• 모든 실내 내장마감재 및 붙박이 가구 등의 설치 후 입주자 입주 전 플러쉬아웃 시행여부
	외기유입량	• 실내바닥면적 $1m^2$당 $400m^3$ 이상 외기유입 시행여부
효율적인 환기성능의 확보	효율적인 환기성능의 확보	• 자연환기설비 : 환기기준 적합여부 및 단열성능·표면 결로 방지 성능 확보 여부 • 기계환기설비 : 환기기준 적합여부와 국가 또는 공인 인정기관의 인증서, 시험성적서등 객관적 기술자료 첨부 여부 • 바이패스 기능 및 프리히터의 적용여부(폐열회수형 환기장치) • 혼합형 환기설비 : 환기기준 적합여부 및 자연환기설비와 기계환기설비의 상호 보완적 가동여부
환기설비의 성능검증	적정 환기효율	• 각 실의 환기량이 환기기준 대비 25 %이내의 편차유지 여부
	TAB의 시행	• 대한설비공학회의 "공동주택 환기설비 TAB 기술기준"에 적합한 전문회사에서 TAB 시행여부
친환경 생활제품	빌트인 (built-in) 가전제품의 성능평가	• 오염물질 방출량 기준에 적합한 제품 설치 여부
	붙박이 가구의 성능평가	• 오염물질 방출량기준에 적합한 붙박이가구 설치여부
건강친화형 주택 시공관리 기준의 적용	일반 시공 관리기준	• 실내공기오염물질의 배출공정 작업시 환기시행 여부 • 자재관리계획에 따른 자재 보관·관리 여부 • 유지관리계획에 따른 건설폐기물 적치 및 반출 여부
	접착제 시공 관리기준	• 시공면 수분 함수율 4.5% 미만 여부 • 시공면 평활도 3mm/2m 이하 여부 • 실내온도 5℃ 이상 유지 여부 • 접착제 시공시의 오염물질 외부배출 시행여부
	유해화학물질 확산방지를 위한 도장공사 시공관리기준	• 도료 제조업체 지침(MSDS)에 따라 운반·보관·저장 및 시공 시행여부 • 비산 및 실내 유입 방지대책에 따른 외부도장공사 시행여부 • 실내도장 시 발생하는 오염물질의 외부배출 대책 시행여부 • 오염물질 저방출 장비 사용여부

[자료] 국토교통부(2013), 건강친화형 주택 (청정건강주택) 시설기준 전면개정

5 건강한 주거환경 조성사업

5.1 건강도시 사업을 활용한 건강한 주거 커뮤니티 조성사업

건강한 커뮤니티를 실현하기 위해서는 크게 보건의료와 주거 및 생활환경 그리고 안전 분야의 개선이 필요하다. 이를 위해 시민 홍보 강화 등의 지역사회 건강증진 프로그램을 개발 및 추진하고 그에 따른 지표를 개발하여 지역사회 환경문제 해결한다. 건강한 주거 커뮤니티 조성을 위해 간단히 열거 하면, 보건의료, 생활/주거환경, 안전 등 3 가지 부문이 있다.

표 12.12 건강한 주거 커뮤니티 조성사업

부문	내 용
보건의료	• 공동체적 상생을 포함하는 건강단체 육성 • 커뮤니티 중심 활동공간 조성 • 사용자중심의 선택적 건강 프로그램 개발 • 보건의료서비스 강화
생활환경 주거환경	• 지역커뮤니티 삶을 위한 주거환경 조성 • 다양한 지역문화와 특성이 반영된 생활환경 조성 • 친환경 생활터 중심의 인프라 시설개발
안전	• Smart City, U-City 기법을 활용한 지역 안전망 구축 • 물리적 환경설계를 통한 안전도시 구축

[자료] 김영환(2012), 국내외 유헬스 기술 및 시장동향, 필자 수정(2017.12)
[참고자료] http://www.jeiltrx.co.kr/board/data /data/PDS0026_U-HealthCare.pdf

각 부문에 대하여 도심 및 기성시가지, 도시외곽, 교외, 농촌 등 다양한 지역의 입지여건과 밀도에 따라서 주거 커뮤니티가 구현될 수 있다. 계획과정에서는 생태도시 개발사업이나 건강클러스터 사업, 건강문화 사업 등은 새로운 건강도시 개발사업의 핵심사업이 되기도 한다. 그러나, 도시재생 측면에서 보면, 시가지 쇠퇴의 근본적인 원인은 도시의 외연적 확산과 대규모 도시개발 등으로 도시기능의 유출과 상주인구의 감소로 인한 경제 활력저하 등에 있기 때문에 건강도시 사업의 방향도 도심의 공동화를 막고 도시로 인구가 유입될 수 있는 건강하고 활기찬 정주여건을 마련해주고 경제 활성화를 위한 지원체계 구축에 초점이 맞추어져야 한다.

현재 우리나라의 경우, 쇠퇴된 시가지 복구를 위해 주거환경 정비법 등의 법・제도적 기반은 마련되어 있지만, 신규 개발 또는 난개발로 인한 도심과 농촌의 도시공간구조적인 부조화문제, 기반시설을 계획적으로 설치하는데 수반되는 문제 등을 해결하는데 있어서 많은 어려움이 있다. 결국 이러한 문제를 해결하기 위해서는 종합적인 지침(가이드라인)이 필요하다.

5.2 스마트 시티 사업을 활용한 건강한 주거환경조성 사업

스마트 도시(smart city)란 도시가 당면한 과제를 효율적이며 효과적으로 신속하게 해결해 낼 수 있는 도시를 의미하며, 그 결과로 시민의 일과 삶의 질이 높고 지속 가능한 도시를 말한다.[58] 이 스마트 도시는 주어진 도시여건과 의식 있는 독립적 시민을 기반으로 경제, 사람, 거버넌스, 이동, 환경, 생활 측면에서 미래지향적으로 잘 운영되는 도시를 말한다. 이러한 스마트 도시는 각종 도시 서비스와 인프라의 효율성과 연계성, 안전성 등을 위해 기술적・지능적 통합 관리와 미래지적 운영관리를 통하여 도시의 집합적인 지식을 극대화 한다. 이것은 경제혁신이나 거버넌스 분야, 그리고 도시인프라 분야로 나누진다. 이 중에서 가장 중요한 것은 도시 인프라 분야이며, 특히 정보통신 및 컴퓨터 기술을 활용하여 도시기반시설과 서비스체계를 구축한다.[59]

여기서, 건강하고 안전한 주거환경의 개선과 관련된 도시 인프라는 교통 및 환경, 에너지와 공공설비, 범죄예방과 치안 등에서 건강한 주거환경을 조성하는 데 빅데이터 분석이나 인공지능, 크라우드 등을 이용하여 현장에서 적용할 수 있다. 이러한 스마트 도시사업은 개발도상국에서도 크게 활용되고 있다. 그 예로 스마트 도시사업으로 인도는 상하수도 및 위생보건관리, 건강관리, 재난관리 등 도시공공서비스 관리하고, 중국은 교통, 치안, 에너지, 폐기물처리, 환경감시, 의료정보화 등 각종 서비스의 네트워크화 하고 있다.

---

58) 강명구(2017), 스마트도시의 개념과 의미, 스마트도시, 서울의 과제, 세계와 도시, vol.9, p.20.

59) 2020년 스마트시티 시장을 부문별로 보면 스마트 정부・교육이 20.9%로 가장 비중이 크고, 이어 스마트 에너지(16.7%), 스마트 건강관리(15.3%), 스마트 보안(14.1%), 스마트 인프라(13.8%), 스마트 빌딩(10.2%), 스마트 교통(9.1%) 등이 다음 규모를 차지한다.(과학기술기획평가원(KISTEP)의 과학기술&ICT 정책・기술 동향 57호 참조)

표 12.13 주거환경(건강, 안전, 교통)관련 스마트도시(지능형 도시)활성화와 적용예

도시 인프라 분야		관련 분야	
건강관련분야	구글 스마트 시티 적용 사례[60]	경제 혁신	거버넌스
교통, 환경	실시간 데이터 분석을 통한 교통체증·매연 배출 방지, 차량 공유 서비스	산업, 클러스터, 도심의 혁신	대민봉사 활동
에너지와 공공설비	에너지 그리드를 통한 수요예측 및 효율적인 에너지 전송과 상하수도 체계	지식 인력 : 교육 및 고용	참여와 직접민주주의
범죄예방, 치안	데이터 분석을 통한 범죄 발생 예측과 경찰력 배치	지식 집약형 기업 창출	시민서비스: 삶의 질

[자료] http://www.ekn.kr/news/article.html?no=182349:위키백과사전, 스마트시티: 지능형 도시 활성화, 저자편집(https://ko.wikipedia.org/wiki/%EC%8A%A4%EB%A7%88%ED%8A%B8_%EC%8B%9C%ED%8B%B0)

한편, 건강분야에서의 환경개선을 통해 바람직한 건강도시를 구축할 수 있다. 예를 들어, 의료와 IT를 접목하여 원격진료 시스템을 이용하여 의사가 시간적·공간적 제약 없이 환자를 진료할 수 있고, 헬스케어 서비스를 제공하려면 언제 어디서나 이용자의 건강상태를 진단할 수 있는 생체계측기술이 필요하다. 현재 우리나라에서는 당뇨병, 고혈압 등 만성질환을 앓고 있는 환자들을 대상으로 휴대폰, 컴퓨터 등을 이용하여 건강 상태를 진단 받은 뒤, 전문 의료진에게 진료를 받을 수 있도록 하는 수준에 있는 반면 외국에서는 다양한 기술개발과 제도적 지원을 통해 스마트 Health 사업을 적극 추진하고 있다.

5.3 도시재생사업을 활용한 건강한 주거환경 조성사업

선진국에서와 같이, 우리도 현격한 인구감소의 시대에 살고 있다. 특히 구도심 쇠퇴와 농촌인구, **지방인구의 감소로** 시가지는 공동화, 불량화되고 이제는 인구가 분산된 지방도시 외곽도 점차 빈집이나 **빈 건물들이 크게 증가**하는 추세이다. 현재 전국 주택보급률이 100%를 넘어서 1가족-1가구의 시대로 접어들었지만, 지속적인 인구감소 현상으로 빈집 또한 100만 채를 초과하면서 대도시나 지방도시의 슬럼화와 일부 농촌지역의 폐허화가 크게 우려된다.

60) 구글의 프로젝트에는 빅데이터를 활용한 환자 맞춤형 치료, 실시간 데이터 분석을 통한 교통체증·매연 배출 방지, 차량 공유 서비스, 에너지 그리드를 통한 수요 예측 및 효율적인 에너지 전송, 데이터 분석을 통한 범죄 발생 예측과 경찰력 배치, 신재료와 설계 혁신을 통한 건축, 상하수도 시스템 현대화를 통한 수자원 낭비방지 등이 있다. (http://www.ekn.kr/news/article.html?no=182349)

이러한 빈집들은 근본적으로 인구감소와 고령화에 따른 인구이동에 의해 발생되며, 대부분은 주택의 노후화나 주거환경의 악화, 불량한 접근성 등으로 빈집들이 크게 증가한 이유로 꼽을 수 있으며, 최근에는 신도시개발을 통해 많은 택지개발이 이루어졌지만 입주율이 저조하여 새로운 형태의 빈집들이 발생하고 있다.

빈집과 그 주변은 건물방치로 쓰레기, 오물, 담배 투기로 인한 악취, 위생문제와 유해물질이나 먼지 등으로 인한 주거건강상의 위협이 될 수 있다. 특히, 농촌지역의 빈집은 더 심각하다.[61] 곤충과 빈대, 쥐, 바퀴발레 등의 유입과 번식으로 약 28개 정도의 질병을 일으킬 수 있다. 이러한 공공위생 문제이외에도 범죄(절도), 마약, 음주, 흡연, 폭력발생(우범지대화) 등으로 미관의 저해, 화재・붕괴 등의 위험 증가, 심각한 낙서나 기물 훼손과 같은 반달리즘(Vandalism) 으로 사회적 문제가 되기도 한다.

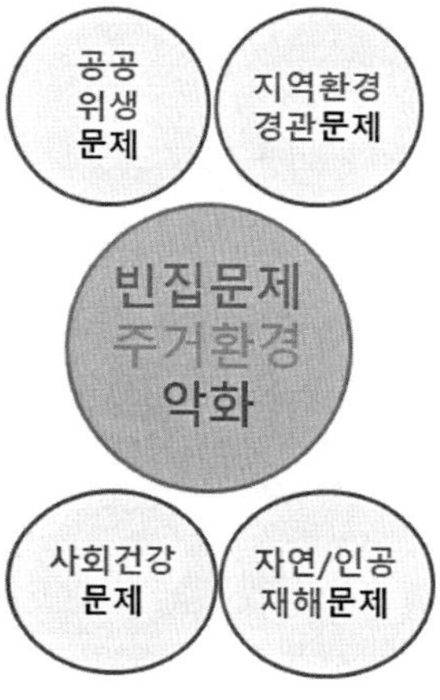

» **그림 12.11** 빈집 주거환경

표 12.14 빈집으로 인한 주거건강 문제

주거환경문제	건강안전 관련 위험요소
공공위생	• 건물 방치로 인한 악취, 오물, 먼지, 유해물질 발생 • 곤충과 빈대, 쥐, 바퀴벌레의 유입/번식(28개 질병)
지역환경 관리 및 경관	• 시설관리 부족으로 인한 주거환경악화(특히 농촌) • 건물노후화, 낙서, 불법포스트 등 경관훼손(심리
사회건강	• 범죄(절도), 마약, 음주, 흡연, 폭력발생(우범지대화) • 반달리즘(문화훼손, 기물파괴) 등의 사회적 일탈
자연/ 인공재해	• 붕괴, 낙석, 토사유출, 폭우, 벼락 등 자연재해 발생 • 담배 투기와 누전 등으로 인한 화재발생(부상, 사망)

그로 인해 빈집에 대하여 영국이나 일본에서는 이미 심각한 사회문제로 인식되어 빈집에 대한 해결을 다양한 도시재생사업의 일환으로 진행하고 있다. 영국은 빈집 소유주와 구매자, 지역 부동산 관련 단체를 위해 사회적 기금을 마련하여 보조금 지원형식의 빈집개선 정책을 마련한 뒤, 빈집개선의 효과를 창출하고 있으며, 일본은 '빈집 뱅크' 제도를 만들어 지자체가 직접 빈집 정보를 공개하고 그 공고문을 확인한 입주 희망자들이 신청하여 임대 형태로 저렴하게 생활할 수 있도록 지원해주고 있다.

61) [농촌 빈집 5만채] '잡초 · 먼지가 주인행세' 마을마다 폐가 수두룩[2017/07/22 11:31 연합뉴스기사]

빈집 활용 및 고령화와 관련된 사업을 위한 정책으로 방치된 빈집을 도시재생사업으로서 개선하는 경우, 주로 철거 후 주차장, 주말농장으로 변화시키거나 리모델링을 통해 게스트하우스, 공유주택, 아이들 공부방 등 새로운 공간으로 탈바꿈시켜 지역커뮤니티를 강화하는 추세이다. 최근, 지방도시에서도 쾌적한 주거환경을 조성하기 위하여 빈집 정비사업을 추진하고 있다. 1년 이상 거주하지 않는 주택 또는 건축물을 대상으로 노후정도가 심하고 안전사고 발생 위험이 있는 비위생적인 건물을 우선적으로 리모델링 및 철거 비용을 지원하고 있으며, 도심 빈집의 다양한 활용을 통한 도시재생사업을 도모하고 있다.

최근의 도시재생 뉴딜정책으로 전국적으로 대규모 도시재생사업이 전개되고 있는 만큼, 빈집대책과 새로운 도시재생사업을 연계하여 건강한 주거환경을 도모할 수 있다. 특히, 사회적 문제가 발생하는 빈집의 우범지대를 다양하고 새로운 공간으로 창출하여 지역민들의 삶의 질 향상을 도모하고 여가생활을 보장하게 하여 건강한 지역을 만들 필요가 있으며, 빈집 및 고령화를 대비한 국민건강증진을 위한 정책방향이 보건의료 중심적 접근에서 보다 넓은 건강한 '도시만들기' 접근으로 확대할 필요가 있다.

5.4 건강한 주거환경계획과 사업

건강한 주거환경을 위해서는 다양한 공간 및 시설 계획기법과 제도를 필요로 한다. 우선 건강한 삶을 위해 걷기, 뛰기, 운동 등의 활동적 생활환경을 제공하고, 자전거-대중교통 환승체계를 구축하여야 한다. 주민협약이나 조례 등으로 쾌적한 가로수나 깨끗한 골목길로 정비할 필요가 있다. 특히, 악취배출(업체)의 규제나 차량소음이나 층별 소음 등의 기준을 강화하고, 건강한 공원이나 오픈스페이스계획을 유도하여야 한다. 그 외에도 공영주차장을 확보하고, 노인건강관리 시설이나 공간(Aging in place)이나 무장애시설과 놀이터 등, 사회적 약자를 보호하는 유니버셜 설계(Universal design)를 적용한다. 또한, 복합생태건축, 건강주택, 노후주택 리모델링 등으로 주택환경을 개선한다.

한편, 사회적 교류 확대, 공동체 회복, 안전한 공간의 확보를 위해 쉼터, 커뮤니티 센터 등 공동체 공간을 계획하고 CPTED나 자연감시(공간)계획을 수립하고, 협의체 구성이나 주민대학운영 등을 지원할 수 있는 행정서비스를 제공한다, 아울러, 건강한 주거환경을 위해 최근의 빈집과 관련된 장기적인 도시재생사업을 계획하고, 이러한 계획과 사업이 원활 이루어질 수 있도록 주거지 조성사업, 주거환경개선 사업, 스마트도시 구축사업 시, 건강을 고려한 주거환경계획 지침의 수립과 주거환경개선을 위한 건강도시 조례를 제정・관리하도록 한다.

표 12.15 주거지 근린환경의 개선(건강, 안전)과 주거환경계획(공간시설, 운영제도)

대상지 문제점 사례*	대상지 근린환경개선(건강, 안전)*	주거환경계획(공간, 시설, 제도)**
• 보행여건 불리 • 자전거이용 불편 • 골목길정비(일회성)	• 보행친화적인 안전한 도로 확보 • 자전거 도로 등 교통체계정비 • 가로경관 정비(장기계획)	• 걷기 등 활동적 생활공간 • 자전거-대중교통 환승체계 • 가로수, 골목길 정비(협약)
• 악취 및 소음 발생	• 청결 공간 확보 • 소음저감	• 악취배출(업체) 규제 • 소음기준(dB) 강화
• 녹지시설 부족 • 주차장문제(일회성) • Barrier-free 부족 • CCTV(일회성) • 소통공간, 쉼터부재 • 커뮤니티시설 문제	• 복합용도개발, 공원 · 운동장 조성 • 다양한 근린시설. 편의시설 제공 • 사회적 약자를 위한 공간 확보 • 범죄로부터 안전한 공간 확보 • 공동체 공간 확보 • 주민 커뮤니티 시설(장기계획)	• 복합공원, 오픈스페이스계획 • 공영, 사설 주차공간계획 • 노인(Aging in place), 무장애시설 • CPTED, 자연감시공간계획 • 건강관리센터배치 (운영관리) • 노인센터, 놀이터, 쉼터 계획
• 저층주거지(일회성)	• 거주환경을 보장하는 주택계획 • 노후주택 후화 • 폐공가매입(일보수	• 복합 생태건축, 건강주택 • 노후주택 리모델링(위생개선)
• 낮은 인지도 • 저조한 주민참여	• 장소성, 인구지리적 특성감안 • 교육서비스 제공, 주민역량강화	• 장소식별성, 공동체회복(공간확보) • 협의체. 주민대학지원(행정)
• 단기적 계획 • 일회성 사업	• 도시재생사업연계, 삶의 질 개선 • 건강도시 조례제정	• 장기적 사업(빈집 등) • 건강조례, 주거환경계획 지침

[자료] 주) *주거환경사업 대상지의 문제점과 근린환경개선(사례) **건강을 고려한 주거환경계획(필자제안)

효율적인 주거환경계획과 사업을 위해서는 무엇보다도 원천적인 건강의 위협요소를 차단하고 철저히 예방하여야 한다. 좁게는 주택의 실내의 깨끗한 공기와 물을 확보하고, 인체에 유해지 않는 물질과 재료를 사용하도록 하고, 설비나 시공에서 건강에 유해하지 않는 기술과 계획이 선행되어야 한다. 생활패턴의 변화나 음식의 선택, 전자파가 발생하는 기기의 사용에서 신체적, 정신적으로 건강한 선책과 이용을 우선적으로 고려하여야 한다. 또, 넓게는 대기오염이나 미세먼지, 미세기후로 인한 악영향을 최소화하도록 계획되어야 한다. 한편, 재해나 사고가 발생할 경우, 건강과 안전을 위한 신속한 긴급복구와 기술과 관리 차운에서 다양한 지원이 이루어지도록 계획하고 사업을 추진하여야 한다.

6 결어: 미래의 건강도시와 주거환경계획

우리의 주거환경은 수많은 건강결정요인에 의해 결정된다. 최근 기후변화로 인한 이상기온과 수해, 물 부족과 미세먼지와 황사 등으로 인한 대기오염과 오염물질 방기로 인한 수질·토양오염 등은 중요한 주거건강의 위협요인으로 등장하고 있다. 또한, 최근 부적절한 음식과 식수, 공기 등으로 위생보건환경이 위협받고 있고, 바이러스 출현으로 인한 심각한 질병과 흡연, 음주, 운동부족 등 생활습관으로 인한 주거환경의 변화로 우리의 건강위협요인도 크게 증가하고 있다. 이러한 위협으로부터 벗어나, 건강한 주거환경을 조성하기 위해서는 도시계획 및 방재계획과 건강도시사업과 경제사회 및 행정 등이 함께 조화되어야 한다. 예컨대, 도시계획, 도시재생사업과 스마트도시 사업 등은 함께 추진될 수 있다.

그러나 건강한 주거환경을 위한 주거환경 정비나 개선사업은 제도적으로 아직도 정착되지 못하고 있다. 따라서, 건강한 주거지를 조성하기 위해서는 다양하고 우연한 계획 및 개발기법과 정책이 법제화되어야 한다. 특히, 도시재생사업과 지역경제활성 화사업, 건강도시사업과 함께 주거환경개선사업이 가능하기 때문에 건강한 주거환경의 조성을 위한 다양한 법제도의 제정과 적용이 기대된다.

최근 저출산·초고령화 현상이 가속화됨에 따라 일, 여가, 교육, 통근, 통행 등, 일상의 주거생활이 건강할 수 있도록 물리적·사회경제적 주거환경을 개선해야 한다. 나아가, 종합적이고, 체계적인 주거환경 계획으로 도시전체 차원에서 건강도시를 조성하여야 한다. 이때, 지속가능한 건강한 주거환경을 조성하는 것이 무엇보다 더 중요하다. 이는 기존의 주거환경 개선정책이 지적되었듯이 일회성이나 단기적인 사업에 그치는 경우가 많고, 장기적인 건강 담보가 되지 않는 주거환경은 우리의 신체적, 정신적 건강에 가징 직접적이고 결정적인 악영향을 끼친다.

결국, 주거환경의 질 개선은 삶의 질 개선이면서 우리에게 건강증진의 필수요건이 된다. 따라서, 주거환경과 경제적/사회적 환경이 건강과 안전에 큰 위협을 받고 있는 계획지표(요소)부터 우선 검토하여 선택적으로 주거환경의 위협요인을 최소화할 수 있는 건강한 커뮤니티, 건강한 주거환경을 만들어야 한다.

토론문제

1. 주거환경 결정요인에서 신체적, 정신적 건강문제와 직결되는 요인들은?

2. 도시재생사업에서 건강한 주거환경을 조성하기 위한 사업의 내용은?

3. 빈집의 위생문제와 건강한 주거환경을 갖추기 위한 조건은?

4. 건강한 주거지 및 주택 계획을 위한 계획기법은?

참고문헌

강은정(2015), 건강도시를 향하여(역서), 한울

국토교통부(2013), 건강친화형 주택 (청정건강주택) 시설기준

국토연구(2013), 웰빙사회를 선도하는 건강도시 조성방안 연구

김광문, 하종평 역(1979), 보이지 않는 차원, 형제사, p.18

김영 외(2009), "건강도시 개념적용을 통한 도시계획 방향설정에 관한 연구", 대한국토・도시계획학회

김영(2007), 건강도시/Healthy Cities, Healthy Communities, 대한국토도시계획학회, 국토계획, Vol. 42. No.1, p.5

김영(2010), "우리나라 건강도시 조성을 위한 추진방향과 과제", 국토연구원 월간국토 7월호, pp.43~56.

김영환외(2012), "도시재생사업에서 저탄소 녹색 계획요소 활용 및 탄소저감 효과에 관한 연구", 한국도시설계학회지 pp.167-182.

박광하(2014), 환경과 건강, 도시출판 동화기술

안점판(2013), "건강클러스터 조성을 위한 도시기능 및 입지환경요인 분석 연구", 경상대학교 박사학위논문.

윤병준외(2009), 건강증진론, 한국방송대학교출판부

이경환외(2011), "도시재생 과정에서 활용가능한 건강도시 계획지표 개발 및 전문가 의식차이에 관한 연구", 한국도시설계학회지 pp. 137-150.

이연숙외(2011), 건강주택, 연세대학교 출판부

이영석(2008), 주거환경계획, 대우출판사

Anthony, J. A. (2007), A Good Return on Investment, Healthy Cities and Communities Short Course. Australia, Deakin University.

Barton H. and Tsourou C. (2000), Healthy Urban Planning-A WHO guide to planning for people, Spon Press.

Butterworth I.(2007), Planning for health and well-being Indicators and case study.

Coburn, T. (2009) "Toward the Healthy City: People, Places and the Politics of Urban Planning", The MIT Press, London, England.

Deakin University (2007), Healthy Cities and Communities, Short course

Duhl. L.H et al.(1999), Healthy Cities and the City Planning Process, WHO Regional Office for Europe

Gibson(2000), Fundamental Building Block, UBC Urban Studio.

Hall, P.(1992), Urban and Regional Planning, Oxford University Press.

Hancock, T. and Duhl. L.H (1998), Promoting Health in the Context.

Hancock. T. (2005), Healthcare Quarterly, Healthy Cities and communities, Short Course, Australia, Deakin University.

Heimsath, C. (1977), Behavioral Architecture, McGraw-Hill Inc.

Jackson, R. J. (2002), Creating A Healthy Environment.

Kim, Yeong (2009), A Study on Effective Action Planning for Healthy Cities Projects, Fukuoka, Japan.

Kim, Y.(2008) "Indicators and Urban Planning for Healthy Cities in Korea", Ichikawa Japan.

Kim, Y.(2009), How 'Healthy City Concept' can be applied to 'Urban Planning' in Korea?, Healthy City Conference: Healthy Urban Planning, Tainan, Taiwan.

Levy. John M. (2003), Contemporary Urban Planning, Prentice Hall.

MacGregor, C. (2010), Urban regeneration as a public health intervention, Journal of Social Intervention: Theory and Practice, Volume19, Issue 3.

Michelle, L. and onald, Wells (2004), "Healthy Cities: Improving Urban Life", Smart Apple Media, USA.

Newman, O. (1973). Defensible Space.

Town of Gibsons(2000), UBC Urban Studio, Fundamental Building Block.

U. K., Department of Health (1998), Our Healthier Nation.

WHO (2007), Training Manual for the Healthy City Program.

William, Johnson C.(1997) Urban planning and politics.

http://www.jeiltrx.co.kr/

http://www.urbanstudio.sala.ubc.ca/...gibson_2000

http://www.who.int/ publications/en/(European Cities and Towns)

http://uli.org/wpcontent/uploads/ULI-Documents/ Intersections-Health-and-the-Built-Environment.pdf

13 건강도시 기획 사례

- 성남시 건강도시 기반조성 연구를 중심으로[62)]

1 성남시 건강도시 기획 추진 배경

도시는 그 곳에서 생활을 영위하는 사람들에게 다양한 측면에서 영향을 미친다. 도시는 시민들의 건강에도 매우 큰 영향을 미친다고 할 수 있다. 시민의 건강에 영향을 미치는 요소들은 셀 수 없을 정도로 많다. 예를 들어, 직장, 학교, 산업, 교통, 주택, 식품과 음료, 공기, 수질, 쓰레기, 정책, 보건의료자원 등 헤아리기 힘들 정도이다. 이러한 점에서 건강도시 사업은 시민의 건강을 중심으로 도시 안의 다양한 요소들을 시민의 건강향상에 유리하게 조성하기 위한 통합적 노력이라고 할 수 있다.

성남시는 기원전 18세기부터 백제의 수도(위례)로 지정되었던 만큼 긴 역사를 가지고 있다. 그러나, 1973년까지는 농촌지역으로 존속하였었다. 1973년에 시로 승격되었고, 특히 도시가 빠르게 성장하게 된 계기는 1989년에 시작된 분당의 개발이었다. 분당은 1기 신도시로 계획적으로 개발된 도시이다. 분당지구 입주 후부터 성남시의 인구가 급격히 증가하였다. 이후 판교와 위례 지구의 개발이 이어졌다. 현재는 인구 100만 명에 가까운 대도시로 성장하였다. 한 편, 신시가지인 분당구의 개발은 원시가지인 수정구, 중원구와의 격차를 확대하는 결과를 초래하였고, 아직까지 여러 가지 측면에서 원시가지와 신시가지 사이의 사회적, 환경적 격차가 존재하는 도시의 특성을 가지고 있다. 이러한 사회적, 환경적 격차는 건강 격차의 요인이 되고 있기도 하다.

62) 이 장은 '건강도시 성남' 기반조성을 위한 연구의 내용을 바탕으로 재작성 하였음.

이러한 상황에서 성남시는 건강도시사업을 기획하고 추진하는 것이 필요하다. 도시 내에서의 건강의 격차를 완화하기 위한 물리적, 사회적 환경 개선 및 정책 개발 등의 다양한 측면의 노력이 기울여져야 할 필요가 있다.

2 성남시의 특성

(1) 지리

성남시는 대한민국의 중심인 경기도의 중심부에 위치한다. 성남시는 서울의 송파구, 강남구와 접하고 있으며, 서울의 중심으로부터 남동쪽으로 26km 떨어져 있다. 성남시의 북쪽에는 서울의 서초구, 강남구, 송파구가 동쪽으로는 광주시와 하남시가 위치해 있으며, 남쪽으로는 용인시가, 서쪽으로는 의왕시와 과천시가 위치하고 있다.

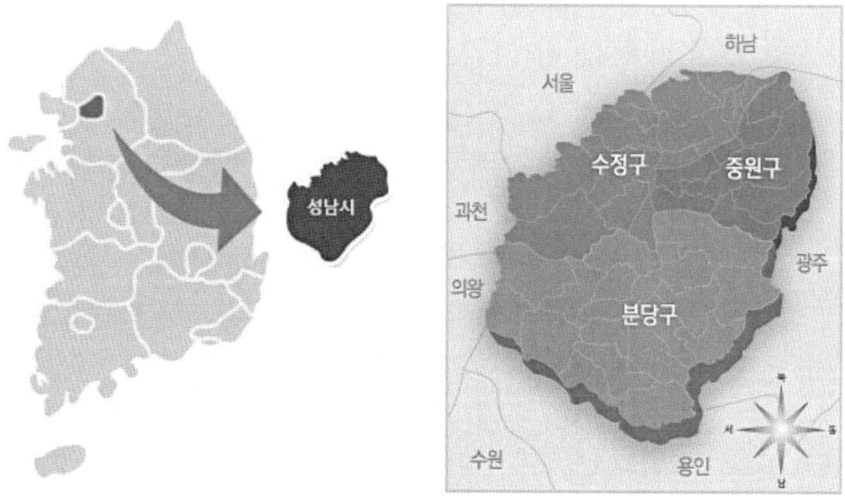

» **그림 13.1** 성남시 지도(성남시 홈페이지)

서울과 가까운 지리적 이점으로 인해 성남은 교통이 매우 편리하게 발달되어 있다. 성남은 경부고속도로, 서울외곽순환고속도로, 용인-서울 고속도로, 성남-안양 고속도로, 분당-수서 도로, 성남-장호원간 도로 등의 도로와 분당선, 8호선, 신분당선, 경강선 등의 지하철이 통과하는 교통네트워크의 중심지이다.

(2) 행정

성남시의 면적은 141.82km^{2}로 경기도 면적의 1.3%를 점유하고 있다. 인구는 2017년 7월 현재 972,623명에 이르며, 가구 수는 396,636가구이다. 행정구역은 2017년 7월 현재 3구, 50동으로 구성되어 있다(성남시 홈페이지).

표 13.1 성남시 행정구역

지역	동		통	반	면적(km^2)
	행정	법정			
전체	50	44	1,340	8,064	141.72
수정구	17	17	334	1,946	45.99
중원구	11	9	304	1,824	26.38
분당구	22	18	702	4,294	69.35

[자료] 성남시 홈페이지

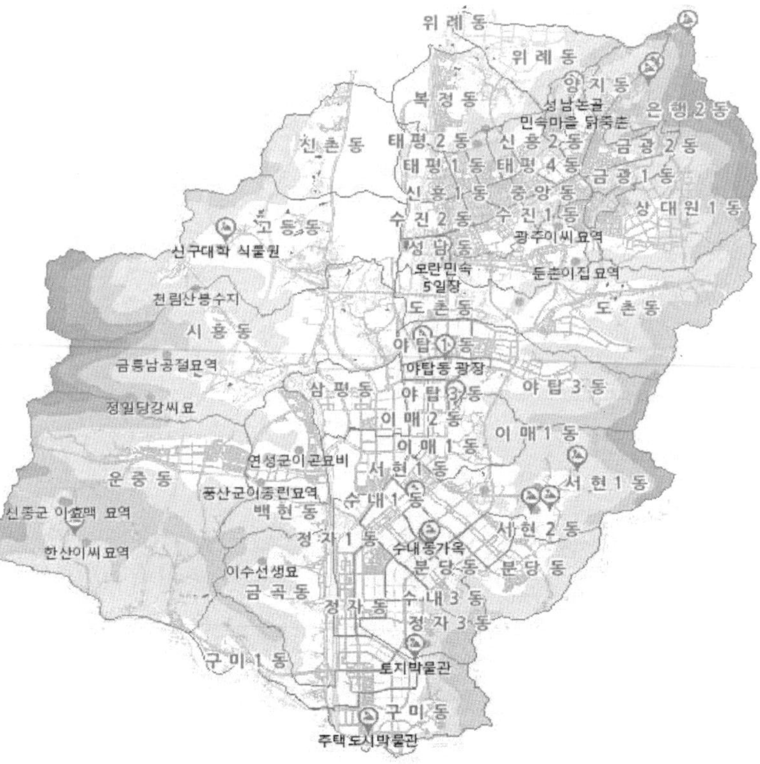

» **그림 13.2** 성남시 지도(동)(성남시 홈페이지)

성남시 행정조직은 1실, 6개 국, 보건소 3개 등 145개 부서로 구성되어 있다.

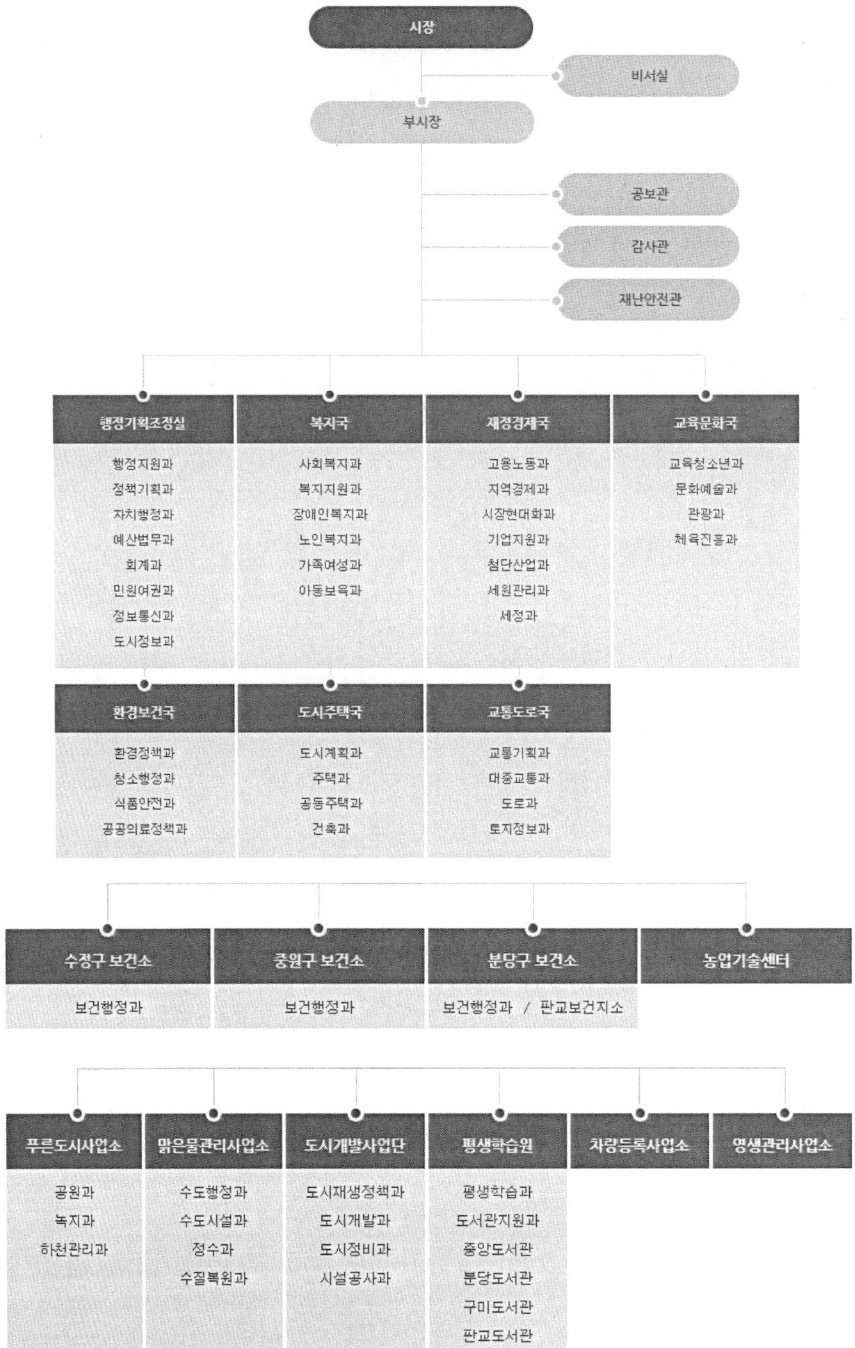

» **그림** 13.3 성남시 조직도(성남시 홈페이지)

(3) 산업

성남시는 발전에 필요한 다양한 잠재력을 가지고 있으며, ICT 산업의 중심지이다. 성남시는 판교 테크노밸리와 야탑 밸리, 위례 메디바이오 단지 등 첨단 정보 산업단지와 바이오나노 산업단지를 갖추고 있다. 또한 대한민국의 하이테크산업과 연구의 허브이기도 하다. 더욱이, 성남시는 생태계를 보전하기 위해 많은 노력을 기울이고 있으며, 인간과 자연이 공존하는 환경친화 도시를 추구하고 있다. 뿐만 아니라, 매년 다채로운 공연과 전시회가 열리는 문화와 예술의 도시이다. 거주 및 산업활동 여건에 있어서 분당구와 판교, 위례 등 계획적으로 개발된 지역은 국내 최고 수준이라고 할 수 있다.

(4) 역사

기원전 18년에 백제의 시조 "온조"는 위례성에서 성남을 수도로 지정하였다(성남시, 2015). 고구려의 장수왕 63년(475년)에 성남은 북한산군으로 편입되었다가, 한산성의 신주로 지명되었다(553년). 통일신라 시대인 문무왕 4년(664년)에 한산주로 이름이 바뀌었다. 고려 태조 23년(904년)에 다시 광주로 이름이 바뀌었고, 성종 2년(983년)에 광주목으로 승격되었다. 조선 태조 4년(1395년)에 광주목은 경기좌도로 편입되었다. 인조 15년(1637)에는 광주부로 승격되었다, 고종 32년(1895)에는 광주군으로 재지명되었다.

근대 이후, 특히 최근들어 성남시는 두드러지게 변화하였다.

- 1946년 3월 3일 광주군 중부면 직할 성남출장소가 설치되었다.
- 1968년 8월 1일 광주군 성남지구 도시건설사업소가 설치되었다.
- 1968년 9월 1일, 서울특별시 광주대단지 사업소가 설치되었다.
- 1973년 7월 1일, 성남시로 승격되었다.
- 1988년 수정출장소, 중원출장소가 설치되었다.
- 1989년 분당지구개발 지원사업소가 설치되었다.
- 1991년 분당구가 설치되었다.
- 2009년 판교 입주가 시작되었다.
- 2016년 위례 입주가 시작되었다.

3 건강도시 관련 지표

3.1 인구

(1) 구별 인구분포 및 밀도

성남시는 1·2인 가구가 많은 편이며 증가하고 있다(340,223가구). 전체 가구 중의 가구형태별 분포에서 1인 가구가 22.7%, 2인 가구가 21.6%를 점유하고 있다.

2017년 7월 현재 성남시의 전체 인구는 972,623명이며, 구별 인구 분포는 수정구가 237,660명, 중원구가 232,396명, 분당구가 502,567명이었다.

표 13.2 구별 인구

구 분	전 체	수정구	중원구	분당구
2017.9	972,623	237,660	232,396	502,567
2016	974,580	232,841	237,909	503,830
2015	971,424	250,004	250,004	501,889

[자료] KOSIS, 2017.12.10

성남시의 전체 면적은 141.72km^{2}이며, 수정구가 45.99km^2, 중원구가 26.38km^2, 분당구가 69.35km^{2}이다. 1km^{2}당 인구밀도는 수정구가 5,167.6명, 중원구가 8,809명, 분당구가 7,246.8명이었다(2017년 9월).

표 13.3 인구밀도

구 분	전 체	수정구	중원구	분당구
면적(km^2)	141.72	45.99	26.38	69.35
2017.9	6876.8	5167.6	8809.6	7246.8
2016	6876.8	5062.9	9018.5	7265.0
2015	6854.5	5436.1	9477.0	7237.0

[자료] KOSIS, 2017.12.10.

(2) 노인 인구 비율

노인 인구는 2016년에 성남시 전체 인구의 11.26%인 105,861명이었다. 구별로는 수정구는 12.1%로 노인 인구 비율이 가장 높았고, 중원구는 11.8%, 분당구는 9.9%이었다.

표 13.4 노인 인구 비율

연도	전체		수정구		중원구		분당구	
	노인 인구 수	노인인구 비율(%)	노인 인구 수	노인인구 비율(%)	노인 인구 수	노인인구 비율(%)	노인 인구 수	노인인구 비율(%)
2016	105,861	11.26	28,239	12.1	27,986	11.8	49,633	9.9
2015	106,658	10.78	26,779	10.7	27,378	11.0	48,041	9.6

[자료] KOSIS, 2017.12.10.

(3) 인구동태

성남시의 인구는 2014년과 2015년에는 감소하였지만 2016년에는 2,046명이 증가하였다. 합계출산율은 2016년에 1.110이었다.

표 13.5 인구동태

구분		2016	2015	2014
전체	합계출산율	1.110	1.159	1.114
	출생	8,312	8,864	8,718
	사망	4,184	4,105	3,915
	전출	176,472	162,050	160,400
	전입	174,390	152,980	150,240
	증감	2,046	-4,311	-5,357
수정구	합계출산율	1.140	1.116	1.093
	출생	1885	1876	1936
	사망	1176	1165	1132
	혼인	1531	1494	1681
	이혼	621	683	717
중원구	합계출산율	1.069	1.096	1.012
	출생	1916	2076	1992
	사망	1281	1285	1190

중원구	혼인	1394	1533	1636
	이혼	597	692	705
분당구	합계출산율	1.114	1.208	1.176
	출생	4511	4912	4790
	사망	1727	1655	1593
	혼인	3125	3397	3545
	이혼	656	675	714

[자료] KOSIS, 2017.12.10.

(4) 총부양비

총부양비도 지속적으로 감소하여 2016년에는 24.06이었다. 저출산 추세로 인해 유년부양비는 감소하는 반면 노년부양비는 증가하고 있다.

표 13.6 부양비 및 노령화 지수

연도	총부양비63)	유년부양비64)	노년부양비65)	노령화지수66)
2014	32.1	18.3	13.8	75.5
2015	24.04	17.6	14.5	82.2
2016	24.06	17.6	16.6	94.4

[자료] 행정자치부 「주민등록인구통계」, 2014년 연말 기준, 외국인 제외

국민기초생활수급자는 2014년에 10,605명이었다. 사회복지시설은 2010년에 33개소에서 꾸준히 증가하여 2014년에 61개소에 달한다.

63) 총부양비 = 유년부양비 + 노년부양비
64) 유년부양비 = (0~14세 인구/15~64세 인구) × 100
65) 노년부양비 = (65세 이상 인구/15~64세 인구) × 100
66) 노령화지수 = (65세 이상 인구/0~14세 인구) × 100

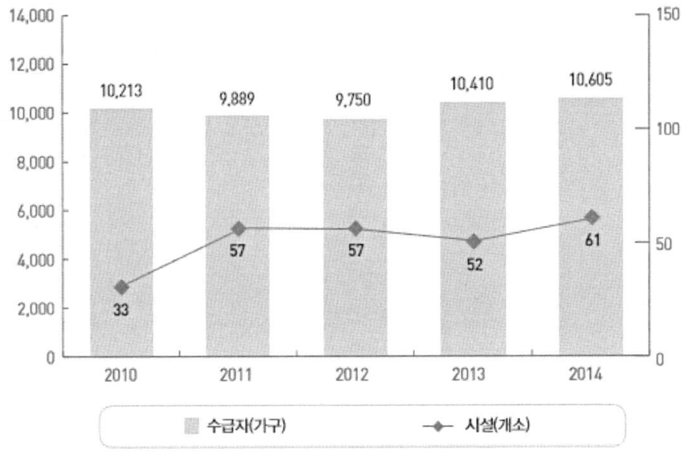

» **그림 13.4** 국민기초생활수급자 및 사회복지시설(성남시, 2015)

(5) 사망률

전국의 인구 10만명당 사망률은 2015년에 541.5, 2016년에 549.4이었고, 경기도는 2015년에 429.6, 2016년에 441.4이었다. 성남시의 인구 10만 명 당 사망률은 2015년에 394.57에서, 2016년 414.79, 2017년 9월 현재 430.18로 증가하였다.

표 13.7 사망률

연도	전체	사망자 수	사망률(인구10만명당)
2017.9	972,623	4184	430.18
2016	974,580	4105	414.79
2015	971,424	3915	394.57

[자료] KOSIS, 2017.12.10.

성남시민의 전체 사망원인에 의한 사망률은 경기도의 전체 사망원인에 의한 사망률과의 비교지수를 산출하여 비교하였다. 경기도의 사망률을 1로 하여 1과 같을 경우 경기도의 사망률과 같으며, 1보다 큰 구는 경기도 평균에 비해 사망률이 낮은 편이고(우수), 1보다 작으면 경기도 평균에 비해 사망률이 높은 것(열악)으로 해석할 수 있는 사망률 비교지수를 산출하였다.

사망률 비교지수는 비교대상인 '100,000-경기도 사망자수'를 분모로 하고, '100,000-성남시 사망자수'를 분자로 하여 계산한 상대사망률 지수이다.

성남시 전체적으로는 남자, 여자 모두 경기도보다 사망률이 낮았으나, 수정구와 중원구의 남자와 여자의 사망률은 경기도 평균보다 높았다.

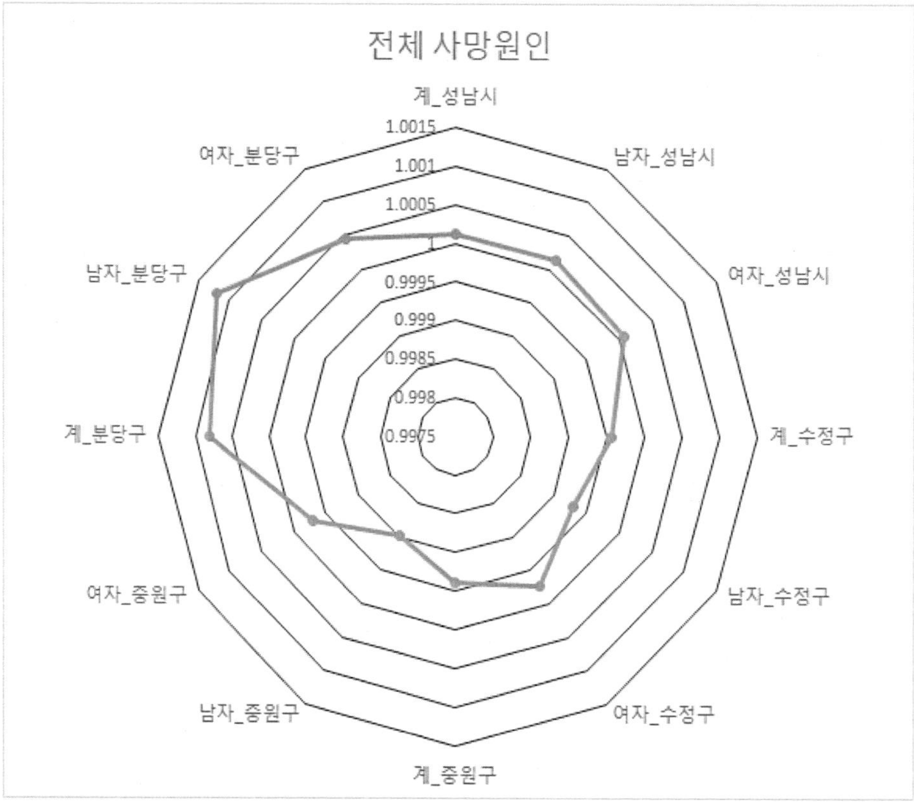

» **그림 13.5** 사망원인 전체 사망률(경기도=1)(자료: 통계청)

3.2 건강

(1) 사망원인

성남시민의 신생물에 의한 사망률은 2016년에 인구 10만명당 93.4명이었다. 동일한 기간에 경기도민의 신생물에 의한 사망률은 95.5명이었다. 성남시민의 신생물에 의한 사망률이 경기도민에 비해 낮았다.

성남시민의 각 사망원인별 사망률 비교지수는 경기도의 동일 사망원인에 의한 사망률을 1로 하여 1과 같을 경우 경기도의 사망률과 같으며, 1보다 큰 구는 사망률이 경기도보다 낮은 편이고(우수), 1보다 작으면 사망률이 경기도보다 높은 것(열악)으로 산출하였다.

사망률이 1, 2위인 신생물과 순환기계통 사망률을 살펴보면 신생물로 인한 사망률은 수정구와 중원구의 남·녀가 경기도 평균에 비해 열악(사망률이 높음)하고, 분당구는 우수한(사망률이 낮음) 것으로 분석되었다.

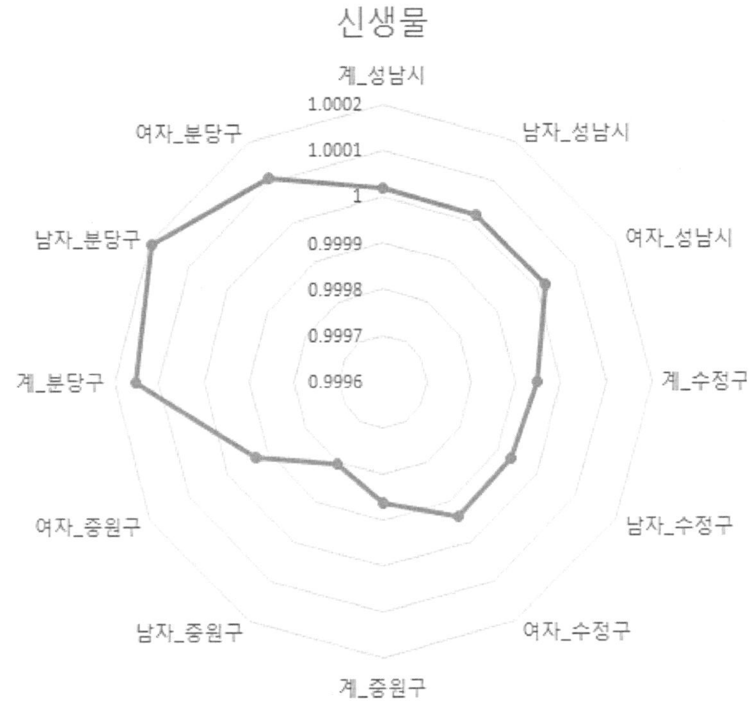

» **그림 13.6** 신생물 사망률 비교지수(자료: 통계청)

순환기계 질환으로 인한 사망률은 2016년에 성남시민이 인구 10만 명 당 59.5명이었고, 경기도민은 65.1명이었다. 성남시민의 순환기계통 질환으로 인한 사망률이 경기도민에 비해 낮았다. 수정구의 남자 중원구의 남자 및 여자가 경기도 평균에 비해 열악(사망률이 높음)하였다.

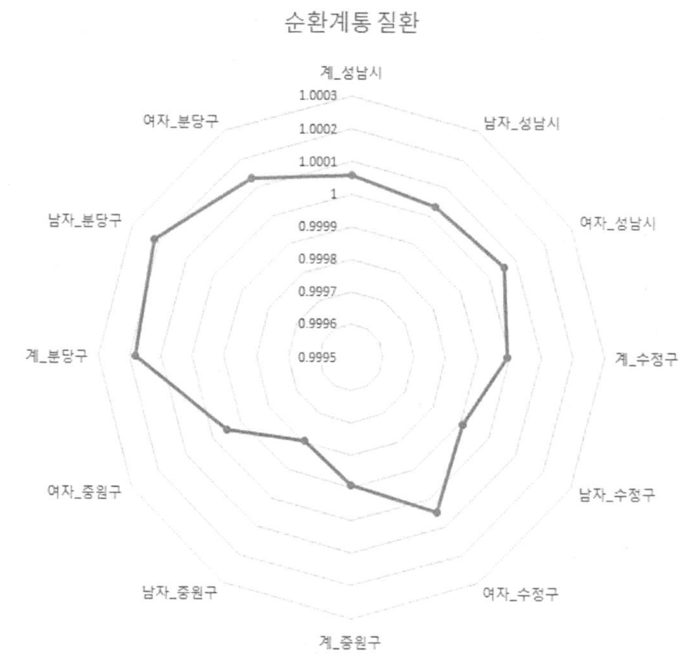

» **그림** 13.7 순환기계통 사망률 비교지수(자료: 통계청)

호흡기계 질환에 의한 사망률은 성남시민이 인구 10만 명당 22.8명이었는데 경기도민은 27.8명이었다. 성남시민의 호흡기계 질환사망률 비교지수는 수정구의 남・녀가 경기도보다 열악(사망률이 높음)하였다.

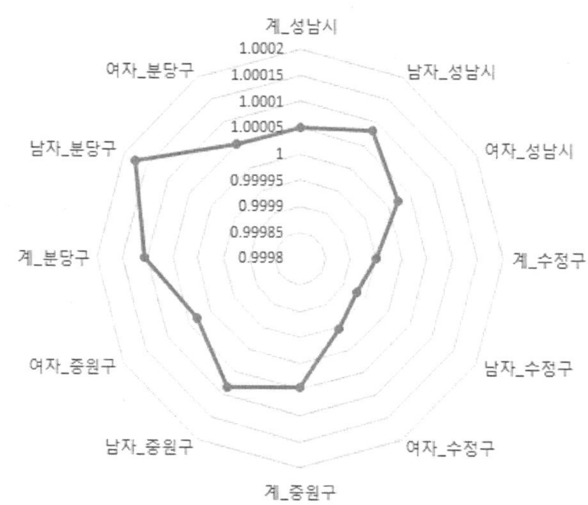

» **그림** 13.8 호흡기계통 사망률 비교지수(자료: 통계청)

소화기계 질환에 의한 사망률은 성남시민이 11.8명, 경기도민이 14.8명이었다. 소화기계 질환에 의한 인구 10만 명당 사망률 비교지수는 수정구의 남·녀와 중원구의 남자가 경기도보다 열악(사망률이 높음)하였다.

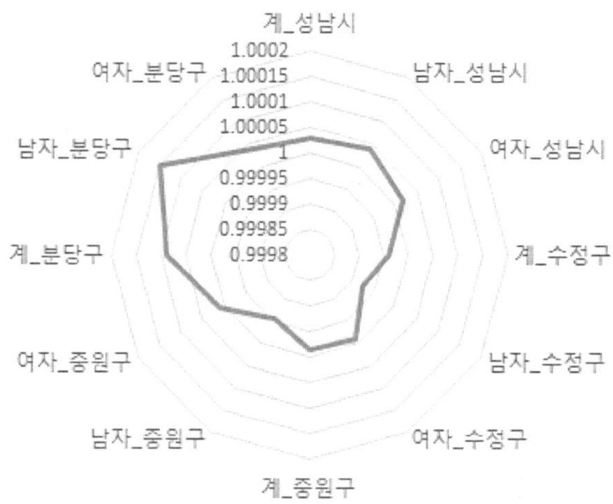

» **그림 13.9** 소화기계통 사망률 비교지수(자료: 통계청)

(2) 건강만족/불만족 요인

건강과 관련되는 요인으로 시민들이 만족스러워 하는 요인들은 대중교통(35.1%), 녹지(14.7%), 문화와 체육(13.8%)이었다. 반면에 불만족스러워 하는 요인들은 환경(31.5%), 도시주택(12.4%), 보건복지(12.0%)이었다(성남시. 2015)

(3) 지역간 건강수준 격차

경기도와 비교했을 때 동별로 차이가 있는 지표들이 많아 지역보건사업에서 동별 특성을 고려하여 사업을 시행해야 할 것으로 판단되었다. 건강도시사업을 기획하고 추진하기 위해서는 동별 환경적 특성, 사회적 특성 등을 고려해야 한다. 경기도와 비교지수를 산출하여 경기도보다 열악한 동을 파악하였다. 각 지표별로 열악한 동은 다음과 같다.

① 고혈압 의사진단 경험률

- 수정구: 수진1동, 고등동, 신촌동, 신흥2동
- 중원구: 상대원3동, 중앙동
- 분당구: 수내2동, 이매2동

② 당뇨병 의사진단 경험률

- 수정구: 고등동, 시흥동, 수진1동, 신흥1동, 신흥3동, 태평2동, 태평3동
- 중원구: 상대원2동, 상대원3동, 은행2동, 중앙동, 하대원동, 성남동
- 분당구: 수내2동, 야탑2동

③ 비만율

비만율은 전반적으로 우수한 편이었고 신흥1동과 복정동만 열악하였다.

- 수정구: 신흥1동, 복정동

(4) 스트레스 인지율

스트레스 인지율은 전반적으로 우수한 편이지만 일부 동에서는 열악하였다. 경제활동 인구가 많은 지역과 연관성이 있는 것으로 보인다.

- 수정구: 산성동, 양지동, 복정동
- 중원구: 상대원2동, 상대원3동, 은행2동, 중앙동
- 분당구: 백현동, 야탑3동, 정자동, 정자1동, 판교동

(5) 주관적 건강수준 인지율

주관적 건강수준은 한국인이 OECD회원국 중에서 가장 낮은 국가에 속한다. 자신의 건강이 매우 좋다고 생각하는 한국인은 32.5%에 불과하다(OECD, 2017). 주관적 건강수준 인지율을 성남시 동별로 살펴보면 분당구는 우수하였으며, 수정구의 대부분의 동과 중원구의 일부 동에서 열악하였다.

- 수정구: 고등동, 태평1동, 태평2동, 태평3동, 태평4동, 단대동, 산성동, 수진2동, 신촌동, 신흥2동, 양지동, 위례동
- 중원구: 상대원2동, 상대원3동, 은행2동, 중앙동, 하대원동
- 분당구: 야탑3동, 정자1동

3.3 보건의료자원

성남시에 소재한 보건기관은 보건소 3개, 보건지소 1개가 있다. 의료기관은 상급종합병원 1개, 종합병원 5개, 병원 41개로 병원급 이상 의료기관의 57.5%가 분당구에 소재하고 있다. 종합병원 이상의 의료기관은 수정구와 중원구에 각 각 1개소씩 있다. 의원은 752개

소, 한의원은 350개소, 치과의원은 440개소가 있다(KOSIS, 2017.12.10.)

의료인력은 의사 3,609명, 치과의사 707명, 한의사 420명, 약사 875명, 간호사 4,245명, 의료기사 2,778명, 간호조무사 2,393명씩이었다. 인구 1,000명당 의사밀도는 수정구 1.4명, 중원구 1.1명 정도, 분당구가 4.5명이었다. 인구 1,000명당 치과의사 밀도는 수정구 0.6명, 중원구 0.5명, 분당구 0.8명이었다. 인구 1,000명당 한의사 밀도는 수정구 0.4명, 중원구 0.4명, 분당구 0.6명이었다. 인구 1,000명당 간호사 밀도는 수정구 1.2명, 중원구 1.2명, 분당구가 8.6명이었다.

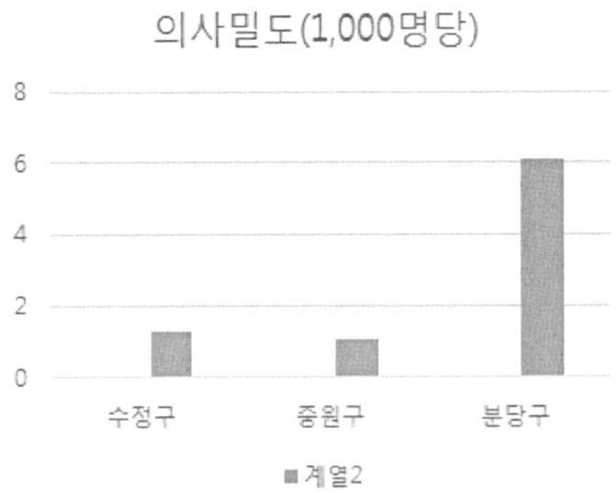

» 그림 13.10 의사밀도(KOSIS, 2017.12.10.)

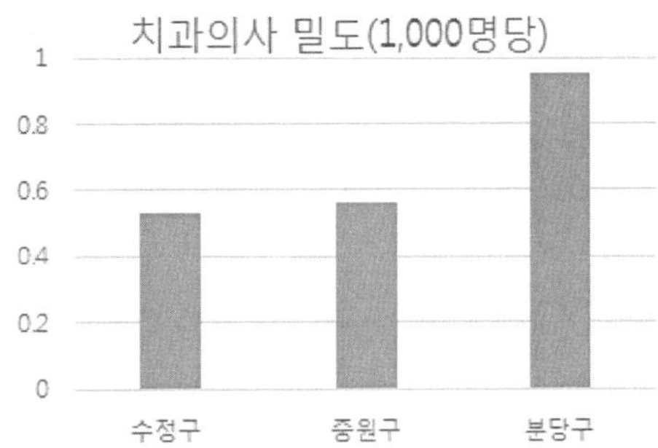

» 그림 13.11 치과의사밀도(KOSIS, 2017.12.10.)

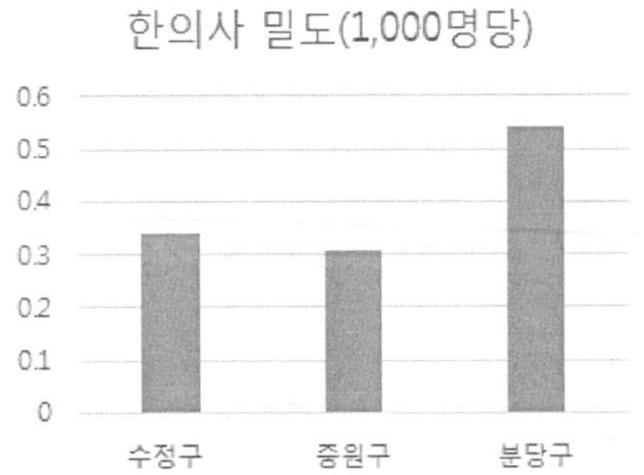

» 그림 13.12 한의사 밀도(KOSIS, 2017.12.10.)

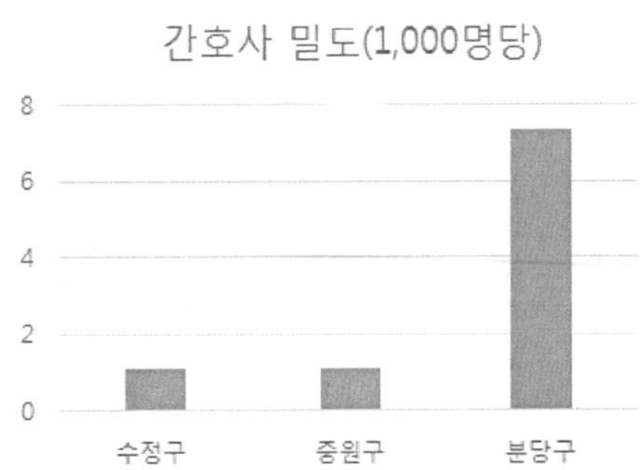

» 그림 13.13 간호사 밀도(KOSIS, 2017.12.10.)

3.4 의료이용

성남시민의 관내 의료이용률은 분당구는 높은 편이지만 수정구와 중원구의 특정 서비스는 낮은 편이었다. 특히 투석, 재활, 정신, 중독 진료의 경우에는 매우 낮았다.

표 13.8 관내 의료이용률

구	전체	내과	외과	소아 청소년과	응급실	분만실 (의원)	ICU	감염	재활	정신	중독	화상	투석
수정구	21.64	13.91	21.50	38.36	14.99	58.63	8.35	11.44	1.71	36.01	43.93	13.27	0.00
중원구	18.02	24.77	16.93	17.18	15.86	6.51	19.02	21.57	0.00	0.00	3.27	13.64	7.99
분당구	61.45	57.62	49.40	74.45	73.97	71.01	56.90	56.97	60.77	16.46	12.94	49.60	65.45

[자료] 성남시

기준시간67) 내 의료이용률은 수정구가 88.68%, 중원구가 89.34%, 분당구가 88.56%이었다.

표 13.9 종합병원 및 상급종합병원 기준시간 내 의료이용률

구	기관 구분	전체	내과	외과	소아 청소년과	응급실	분만실 (의원)	ICU	감염	재활	정신	중독	화상
수정구	병원	88.68	88.57	91.62	94.83	79.58	92.04	92.68	87.71	89.84	67.94	73.67	86.73
중원구	병원	89.34	87.22	90.88	95.52	72.11	93.49	92.50	88.70	86.33	69.70	65.58	90.91
분당구	병원	88.56	85.34	90.11	93.77	77.23	93.99	89.26	85.34	83.48	63.78	64.03	85.60

[자료] 성남시

표 13.10 종합병원 및 상급종합병원까지의 소요시간(분)

구	상급 종합병원	권역 응급의료센터	종합병원 (300+)	종합병원	지역 응급의료센터
기준시간	180	90	90	90	60
수정구	99.01	97.56	96.65	96.30	93.44
중원구	99.34	97.52	96.86	96.45	93.58
분당구	99.21	96.98	96.71	95.82	93.90

[자료] 성남시

19세 이상 성남시민의 미충족 의료는 22.8%에서 2012에 16.7%로 낮아졌다. 미충족의료란 응답자가 판단하기에 의료서비스를 이용할 필요가 있는데 의료서비스를 이용하지 못

67) 기준시간은 내과, 외과, 소아청소년과, 분만실(의원), ICU, 재활, 정신, 중독, 화상, 투석은 60분, 응급실, 감염은 30분을 기준으로 하였다.

한 것을 말한다. EU27개 국가 평균 미충족 의료는 남성이 5.9%, 여성이 6.7%이었다. 성남 시민의 미충족 의료 발생 사유로는 이용해야 할 시간에 병의원이 진료를 하지 않아서 38.1%, 증상이 가벼워서 26.3%, 경제적 이유 18.4% 등이었다.

4 우선순위 조사

시민들의 우선순위를 파악하기 위하여 조사를 실시하였다. 조사는 동별로 주민 비례, 보건소 이용자, 공무원을 대상으로 가천대학교 IRB심의를 거친 조사표를 배부하였고, 동의서에 동의한 응답자를 대상으로 자기기입식으로 조사를 실시한 후 회수하였다. 총 1,200명에게 조사표를 배부하였고, 약 1,000부를 회수하였으며, 분석이 가능한 조사표 920부에 대하여 입력 후 분석을 실시하였다.

조사내용은 각 사업분야에 대해 많은 시민을 대상으로 하는 사업인지? 얼마나 중요한 사업인지를 질문하는 내용이었으며 건강도시의 비전, 개인 인적사항을 질문하는 문항도 포함시켰으며, 이들을 제외한 각 항목은 Likert 5점 척도를 사용하였다. 조사표의 주요 조사 항목은 다음과 같다.

- 사회문화적 여건 개선사업
- 물리적 환경 개선사업
- 물리·사회적 하부구조 개선사업
- 건강관리사업
- 취약계층의 건강에 대한 지원사업
- 보건의료서비스 제공사업
- 사회건강정책 및 서비스사업

분석 결과, 많은 시민에게 적용되는 사업이라는 인식의 평균점수와 중요한 사업이라는 인식의 평균점수는 각 항목별로 모두 상관계수(r) 0.7 이상의 높은 상관관계를 보였다.

많은 시민에게 적용되는 사업이라고 인지하는지에 대한 응답은 주로 물리적 환경 개선사업들이 상위 순위로 선정되었다. 중요한 사업인지에 대한 질문에 대해서도 물리적 환경 개선사업이 상위 순위로 선정된 항목이 많았다. 그 뒤를 이어 건강관리사업, 건강증진센터, 보건시설 확충 등의 물리사회적 하부구조 개선사업이 다음으로 높은 순위로 선정되었다.

대학생들을 교육하여 포토보이스를 이용한 참여연구를 실시하였다. 연구의 내용은 성남시민의 건강향상을 위한 건강도시 사업을 위헤 필요한 8개의 주제를 선정하여 각 주제에 대해 팀별로 의미, 장애요인, 촉진요인을 사진으로 찍어와 토론을 통해 이러한 내용을 가장 잘 나타낸다고 생각하는 사진을 선정하도록 하였다. 이 주제들 중에서 건강도시 사업에 필요하다고 생각되는 사업의 내용을 반영하였다.

5 성남시 건강도시 추진을 위한 비전, 목적, 전략 개발

성남시의 건강도시 추진과 관련하여 기회요인과 위협요인을 분석하였다. 기회요인으로는 도시가 지속적으로 발전을 거듭해온 점, 인구 100만 명에 가까운 도시로서의 자원과 인프라를 보유한 점, 대한민국 인구의 40%가 집중된 서울을 포함한 수도권의 중심에 소재한 점, 분당, 판교, 위례 등 계획적 개발에 의한 우수한 도시 인프라를 확보한 점, 수준 높은 시민 의식수준, 혁신을 수용하는 정치력과 행정력을 꼽을 수 있을 것이다. 위협요인으로는 도시 내 원시가지와 신시가지 사이의 지역간 격차, 원시가지의 상대적으로 낙후된 도시 환경, 원시가지의 신체활동을 위한 환경 및 시설 부족, 시민의 낮은 건강만족도, 건강을 지원하는 사회적 환경의 취약성(높은 경쟁, 낮은 신뢰), 공동체 의식 약화, 미세먼지 등 대기환경 악화 등을 선정하였다.

표 13.11 성남시의 기회와 위협 요인

기회	위협
• 도시의 지속적 발전 • 인구 100만 명에 가까운 도시 • 풍부한 자원과 인프라 보유 • 수도권의 중심에 소재 • 분당, 판교, 위례 등 계획적 개발에 의한 우수한 도시 인프라 • 수준 높은 시민 의식수준 • 혁신을 수용하는 정치력과 행정력	• 원시가지와 신시가지 사이의 지역간 격차 • 원시가지의 상대적으로 낙후된 도시 환경 • 원시가지의 신체활동을 위한 환경 및 시설 부족 • 낮은 건강만족도 • 건강을 지원하는 사회적 환경의 취약성(높은 경쟁, 낮은 신뢰) • 공동체 의식 약화 • 미세먼지 등 대기환경 악화

성남시의 통계, 기본자료, 조사결과, 문헌 등을 참고하고 연구진과 자문단, 성남시 관계자 등과의 협의, 직관 등 양적 자료와 질적 자료를 바탕으로 성남시 건강도시 추진을

위한 비전, 목적, 전략을 개발하였다.

성남시의 지역간 불평등 감소, 한국인의 비교적 저조한 행복수준 등을 고려하여 비전을 "평등, 행복, 건강한 성남"으로 개발하였다. 비전을 달성하기 위한 목적으로 건강도시 추진을 위한 거버넌스 체계 구축, 건강불평등 감소, 정신건강증진, 주민역량 강화, 건강도시 여건 조성이 필요한 것으로 판단하여 선정하였다. 건강도시를 추진하기 위해서는 전담조직이 필요하다. 모든 정책에 건강을 반영하기 위하여 건강도시 심의위원회를 구성하여 운영할 필요가 있다. 건강도시 사업을 위한 재원확보도 필요하며, 건강도시 연구를 위한 건강도시·정책연구소를 설립할 필요가 있다. 건강불평등 감소를 위해서는 취약계층 건강관리 강화, 공공의료 강화, 스마트 헬스케어 적용, 힐링주택 공급을, 정신건강 증진을 위해서는 생애초기 돌봄 강화, 사회적 환경개선, 물리적 환경개선을, 주민역량 강화를 위해서는 보건교육 강화, 주민참여 강화, 민·관·산·학협력, 마을 특성화를 세부목적으로 설정하였다. 건강도시 여건 조성을 위해서는 고등학생 아침 간편식 급식, 도시환경 개선, 건강한 도시 인프라 구축 등을 선정하였다.

비전과 목적을 실현하기 위해서 모든 정책에 건강을 고려하기, 범사회적 참여, 관련부서의 협력, 선택과 집중을 통한 성공모델 개발을 전략으로 선정하였다.

사회적으로 시민들이 각자 충실한 역할을 수행할 수 있으며 적극적으로 참여하고(Social), 시민 건강을 위해 첨단기술을 연구하고 활용하며(Technological), 문화예술을 향유할 수 있고(Artistic), 활력과 회복을 누릴 수 있는(Reviving) 건강한 도시를 대표하는 영어 단어의 첫 글자를 따서 STAR City, Seongnam으로 명명하였다.

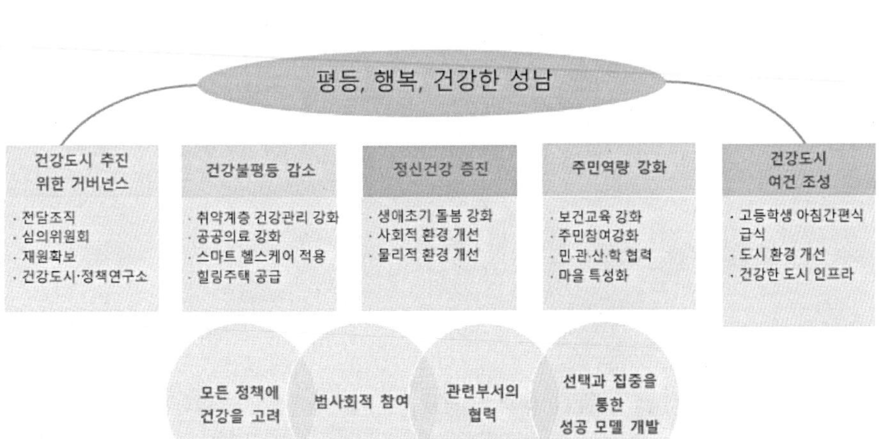

>> **그림 13.14** 건강도시 추진을 위한 비전, 목적, 전략

6 「건강도시 성남」 추진을 위한 실행방안

「건강도시 성남」을 추진하기 위해서는 세부목적을 구현해야 하며 세부목적을 실현하기 위해서 필요한 사업내용을 개발하였다

6.1 건강도시 추진을 위한 거버넌스 체계 구축

건강도시 추진을 위해 전담조직으로 건강도시과를 신설하여 건강도시 사업을 주관하도록 한다. 나아가 시장을 위원장으로 하는 건강도시 심의위원회를 구성하여 시의 모든 정책에 대해 건강을 반영하도록 한다. 공공보건조직과 시민 참여 조직이 협력하는 체계를 구축하는 것이 필요하며, 의료기관과 관련 분야의 협력관계를 구축한다. 건강도시 · 정책연구소는 연구, 기획, 자문 등의 역할을 수행하도록 한다.

시민은 건강마을을 만들고, 시민참여연구단에 참여한다. 또한 건강도시를 위한 제안을 받아, 시민배심원단에서 제안을 심의하여 선정된 제안을 시에 제출한다.

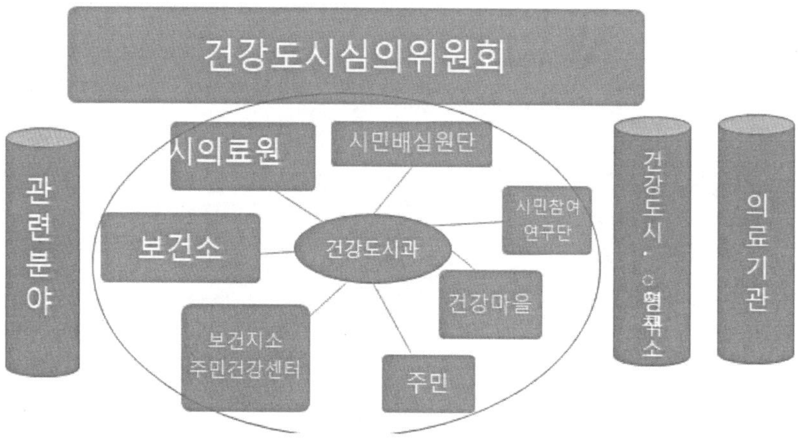

» **그림 13.15** 건강도시 추진체계도

(1) 건강도시 전담조직 구성

시장의 관심이 건강도시 사업 성패의 관건이 되므로 전담조직은 시장에게 보고하고, 지원을 받을 수 있는 행정조직으로 구성하는 것이 타당하다. 사업을 위한 예산의 확보 및 타 관련부서와의 협의가 원활해야 하고, 건강과 관련되는 다양한 분야와 협력하는 다부문

접근을 원활하게 할 수 있어야 한다. 단기적 방안으로 환경보건국 내에 건강도시과를 설치한다. 건강도시과에서 건강도시 추진을 위한 업무를 담당하고, 타 부서와 협의 등을 담당하도록 한다.

보다 바람직한 업무 협의 및 추진을 위하여 중기적으로 보건관련 부서를 관장하는 보건국의 설치, 장기적으로는 보건국, 복지국, 환경국 및 3개의 보건소를 담당하는 조직으로 사회정책실 설치를 추진할 필요가 있다.

(2) '건강도시 심의위원회'(가칭) 설치

모든 정책에 건강을 고려하기 위하여 '건강도시 심의위원회'(가칭)를 운영한다. 이 위원회의 위원장은 시장이 되며, 위원회에서 검토한 결과를 시장에게 보고한다. 필요한 경우 건강도시・정책연구소에 자문을 구한다.

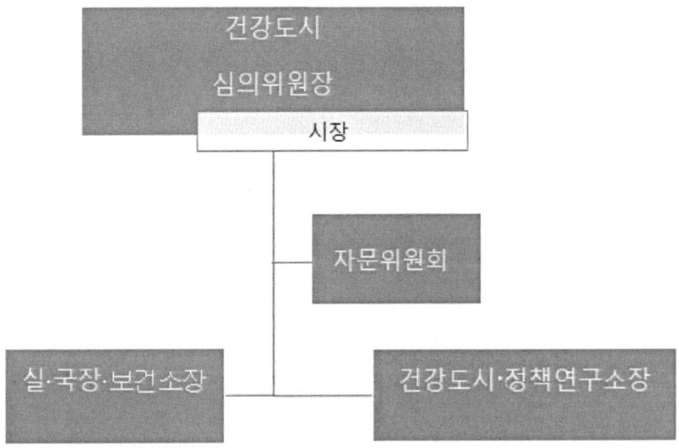

» **그림 13.16** 건강도시 심의위원회 조직 안

(3) 재원확보

건강도시를 추진하기 위해 필요한 재원으로 담배소비세를 재원으로 활용할 필요가 있다. 2016년의 성남시 담배소비세는 약 600여 억 원에 달하였다.

(4) '건강도시・정책연구소'(가칭) 설치

건강도시사업을 추진하기 위한 정책연구, 건강도시사업 모니터링 및 평가, 건강영향평가, 시민교육, 홍보자료 개발 등을 지원하기 위하여 건강도시・정책연구소를 설치하여 운영한다. 동별 지표의 수집과 분석을 통해 건강불평등 요소를 찾아 개선방안을 제시한다.

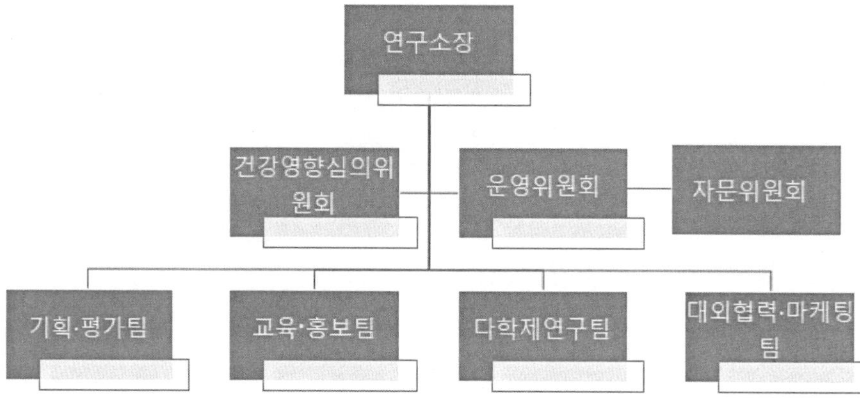

» **그림 13.17** 건강도시 · 정책연구소 조직(예시)

① 건강도시 정책 연구

지속적인 건강도시사업 추진을 위하여 건강도시와 관련된 제반 연구를 수행한다. 다부문 접근을 위한 정책, 건강도시사업을 활발히 추진할 수 있는 정책 등을 개발한다. 건강도시 사업 추진을 위한 건강도시 계획을 수립한다.

② 건강영향평가 실시

건강도시 · 정책연구소에 자문위원단을 두고 분야별로 자문위원단의 자문을 제공한다. 모든 정책에 대해서 건강과 관련한 영향을 검토하고 건강도시 심의위원회에 자료를 제공한다. 재개발사업 및 트램 설치와 같은 교통체계 개편 등과 관련된 대규모 사업과 정책 등에 대해서는 위원회에서 건강영향평가를 실시한다. 건강영향평가의 결과를 건강도시 심의위원회에 보고한다.

③ '건강도시 아카데미'(가칭) 운영

건강도시가 성공적으로 추진되기 위해서는 건강도시에 대한 시민의 충분한 인식과 참여가 핵심이다. 시민들에게 건강도시에 대한 관심을 가지고, 적극적으로 참여하도록 하기 위하여 시민의 건강도시에 대한 이해를 높이고, 역량을 강화하는 것이 필요하다. 시민의 이해 향상과 역량 강화를 위한 교육을 실시할 '건강도시 아카데미'(가칭)를 운영한다.

아카데미를 통해 건강도시 추진을 위한 다학제 교육을 실시한다. 초 · 중 · 고등학교 학생, 공무원 및 산업장 근로자, 지역주민 등 다양한 시민의 특성에 맞추어 적합한 교육 프로그램을 개발한다.

아카데미를 통하여 시민 지도자를 양성한다. 시민지도자들은 건강도시에 대해 교육을 실시할 강사, 건강마을 만들기 지도자 등으로 활동하도록 한다.

시민 중에서 희망자를 선발하여 시민참여 연구단을 구성하고 건강도시를 위한 주민참여연구를 실시한다. 주민참여 연구의 결과는 건강도시 축제 등을 통해 시에 정책으로 제안한다. 건강도시 코디네이터를 양성하여 건강도시 사업이 필요한 곳과 주민의 건강생활 실천 및 사회물리적 환경을 점검하는 일 등을 지원한다.

④ 시민참여 연구단 구성, 운영

주민이 중심이 되어 주민의 눈으로 지역의 건강문제를 파악하고, 해결방안을 모색하도록 하기 위하여 시민참여 연구단을 구성하여 운영한다. 시민참여 연구단은 주민참여연구를 수행하며, 연구 결과를 정책 제안으로 제출하도록 한다.

⑤ 건강도시 제안제도 운영

건강도시 추진을 위해 시 행정조직 내 부서들의 건강도시에 대한 관심을 높이고 모든 정책에 건강을 반영할 수 있도록 하기 위해서 공무원 제안제도를 운영할 필요가 있다. 제안을 개발하기 위해 연구할 수 있도록 연구팀 운영을 지원하며, 제안제도를 통하여 우수한 제안을 채택하고, 우수한 제안을 제출한 팀에 대해 포상을 실시한다.

⑥ 시민배심원단 운영

시민 중에서 건강도시에 대한 이해도가 높고 참여의지가 높은 시민을 선발하여 시민배심원단을 구성하여 운영한다. 시민배심원단은 시민 및 공무원의 제안을 심의한다. 제안 중에서 우수한 제안을 선정하고, 선정된 제안을 시에 제출한다. 다양한 관련 부서에 종사하는 공무원의 참여를 확대하기 위해 공무원 제안도 수집하여 시민배심원단의 선정 과정을 거치고 우수한 제안을 한 시민과 공무원에게는 포상을 한다.

⑦ 다부문 협력 추진

건강도시사업을 관리하기 위하여 민·관의 연계와 협력을 통합적으로 추진할 수 있도록 하기 위하여 현재 운영 중인 '공공의료협의회'를 확대하여 다부문 협력을 추진한다. 보건의료관련 기관 및 단체와 협력하도록 한다. 건강문제의 우선순위를 결정하고, 건강문제의 개선을 위한 다부문 협력 방안을 제시하도록 한다.

⑧ 건강도시 추진상황 모니터링 및 정기평가 실시

건강도시사업을 지속적으로 추진하기 위하여 건강도시 지표와 추진상황에 대한 모니터링을 매년 2회씩 실시하고, 2년마다 정기평가를 실시한다.

⑨ 건강도시 프로젝트 국제협력 추진

건강도시 연구소를 통해 건강도시 프로젝트의 국제협력을 추진하여, 해외 우수사례 및 동향을 연구하고 성남시 건강도시에 반영한다. 또한 외국의 건강도시 프로젝트 컨설팅을 통해 국제협력을 증진하고, 개발도상국에 증가하고 있는 비만, 당뇨, 고혈압 등의 예방과 관리를 위한 건강도시 또는 건강증진 프로젝트를 추진하고 성남시와 협력체계를 구축한다.

6.2 건강불평등 감소

(1) 취약계층 건강관리 강화

① 기본적 공공의료의 보장
② 교통약자의 이동성 강화
③ 노숙인 쉼터, 한부모 가정 등 취약계층 주택 개량
④ 건강문해력 향상 및 이해하기 쉬운 자료 제공
⑤ 독거노인 등 취약계층을 위한 식사배달 확대

(2) 공공의료의 강화

① 보건인력 및 시설 확충
② 응급의료체계 강화
③ 공공간병 체계 구축
④ 감염병 유행 예방 및 대비

(3) 스마트 헬스케어 적용

(4) 힐링주택 공급

6.3 정신건강증진

(1) 생애초기 돌봄 강화

① 출산, 양육시 휴직 장려
② 임산부, 영유아 방문 건강관리사업
③ 공동육아 지원
④ 게임중독 예방교육 및 프로그램
⑤ 레크레이션 신체활동 보급
⑥ 학교 점심시간 연장
⑦ 인지저하증 예방 및 개선사업

(2) 사회적 환경 개선

① 공동체의 회복
② 휴양 장려
③ 치유농업 보급
④ 자살 예방 상담
⑤ 자기주도 학습지원 학습카페 운영

(3) 물리적 환경 개선

① 치유농장 운영(Care Farm)
② 스트레스 감소 시설

6.4 주민역량 강화

(1) 보건교육 강화

① 초·중·고등학교 보건교육 내실 운영
② 어린이 신체활동 지원
③ 시민 보건교육 강화

(2) 주민참여 강화

① 건강도시 마일리지 운영
② 인문·사회과학적 소양을 지닌 시민 양성
③ 정보소외계층 문해력 향상
④ 건강도시 축제 개최

(3) 민·관·산·학 협력 추진

① 창의도시 추진
② 지역의 창의산업, 공유경제 육성
③ 착한식당, 건강한 먹거리 운동
④ 건강한 제과·제빵 레시피 보급
⑤ 착한 가게 운동

(4) 마을 특성화

① 우범지역 개선
② 대형 복합건축물 재건축
③ 에너지 자립마을(그린빌리지) 지원
④ 노인-대학생 입주 공공 요양시설 설립
⑤ 도시 산업체계 재편 유도

6.5 건강도시 여건 조성

(1) 고등학생 아침 간편식 급식

(2) 도시환경 개선

① 공공시설 정수기 미생물 오염 점검 및 관리
② 실내 및 대기 공기질 모니터링 및 개선
③ 시내버스, 노후 자동차의 친환경 연료 교체
④ 악취감소
⑤ 복개천의 자연하천 복원 및 수질 개선

(3) 건강한 도시 인프라

① 유니버설 디자인 도입

② 건강친화형 건축물 추진 확대

③ 재난, 사고, 테러 등에 대비한 훈련 및 대피소 건설

④ 노후한 고가도로를 고가공원으로 조성

⑤ 신체활동을 지원하는 도시

⑥ 건강 및 고령친화 주택 개량

⑦ 협동주택 (코하우징) 공급

⑧ 아동 놀이시설 증설

⑨ 노년기의 건강한 성문화 지원

7 소요예산 추정

건강도시 사업을 위하여 사업의 소요예산을 추정하였다. 예산 사이클을 고려할 때 건강도시 추진 첫 해에는 예산을 확보하기 어렵기 때문에 첫해에는 예산이 소요되지 않는 사업과 최소의 필수사업인 건강도시 심의위원회 운영, 건강도시・정책연구소 운영에 필요한 예산을 추정하였다. 첫 해에 건강도시 사업 예산을 요구하여 둘째 연도부터 건강도시사업 예산을 확보하고 배정하는 것으로 소요예산을 추정하였다. 5개년의 예산을 추정하였으며 매 년도에 물가상승률을 추정하여 반영하는 예산을 추정하였다.

예산 추정 결과 2018년에는 약 2억 3000만원, 2019년에는 약 151억원, 2020년에는 약 155억원, 2021년에는 약 145억원, 2022년에는 약 60억원이 필요할 것으로 추정하였다. 예산 추정은 보고서에서 제안한 사업들을 작은 규모로 모두 수행하는 것을 가정한 것으로 참고자료이며, 사정에 맞추어 사업을 선택하고 조정하는데 따라 변경될 수 있는 것이다.

8 BI개발

건강도시 BI를 개발하였다. BI는 시각디자인 전문가에게 의뢰하여 19개의 시안을 개발하였다. 이 시안들 중에서 의견수렴을 거쳐 4개의 BI 후보를 선정하였고, 4개의 BI 후보 중에서 시민과 공무원의 의견수렴을 통해 최종 1개를 선정하였다.

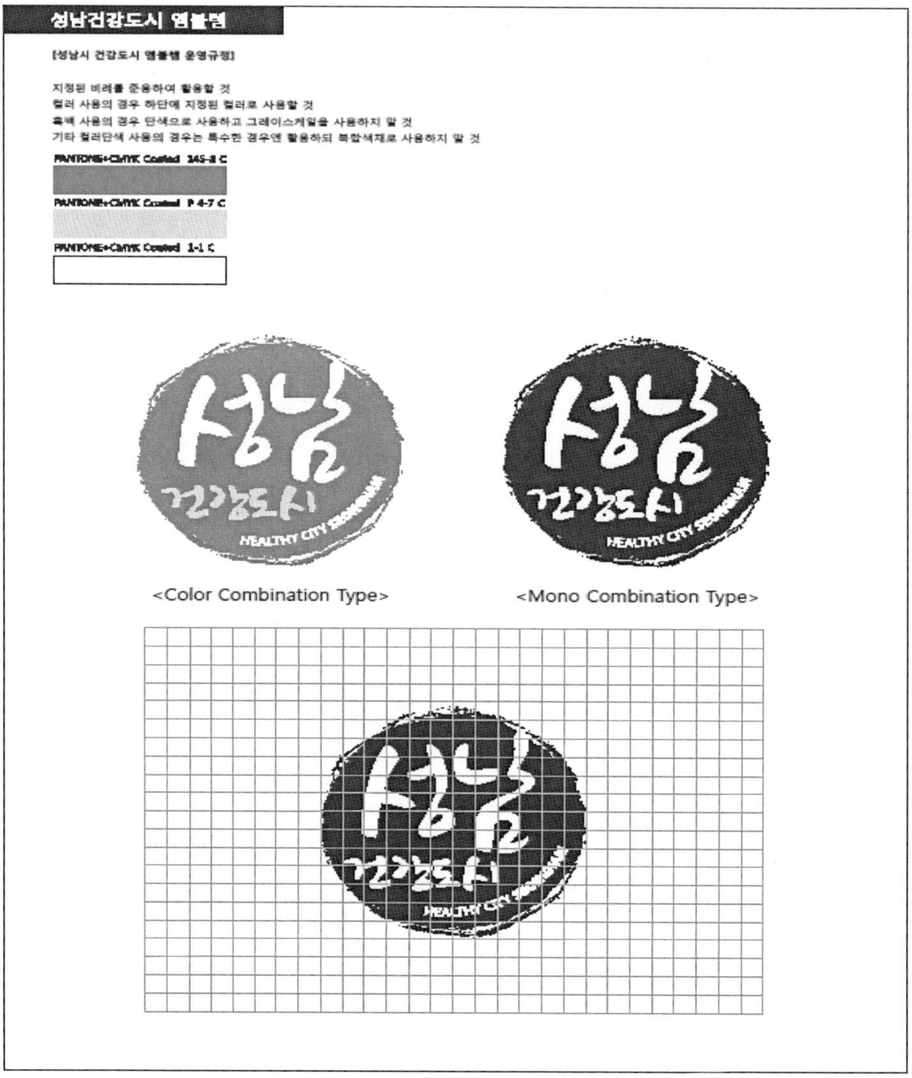

» **그림** 13.18 건강도시 BI

9 건강도시 로드맵 및 평가

건강도시의 지속적 추진을 위해 연도별 로드맵을 개발하였다. 초기에는 기반조직의 설치, 재원의 확보, 연구소 설립 등을 추진하고, 점진적으로 건강도시 사업을 추진하며, 시장의 임기에 맞추어 4년을 단위로 중기평가와 기획을 하도록 하였다.

모니터링은 WHO의 자가평가 지표들을 중심으로 적합한 지표들을 선정하여 그 지표들을 중심으로 자가평가를 하도록 하였다. 평가는 건강도시 지표들을 중심으로 평가를 하도록 제안하였다. 실제 평가를 위해서는 별도의 평가지표와 방법을 구체화하여 실시할 필요가 있다.

토론문제

1. 성남시 수정구 · 중원구와 분당구의 지역간 건강격차를 축소시킬 방안을 토론하시오.

2. 성남시민들이 많이 이용하는 식당의 식품을 안전하고 건강하게 제공하도록 유도할 수 있는 방안에 대해 토론하시오.

3. 성남시 학생들은 과중한 학업부담으로 신체활동이 부족하다. 학생들의 신체활동 실천율을 높일 수 있는 방안에 대해 토론하시오.

참고문헌

경기도교육청(2012). 2012년 학생 스마트폰 이용습관 전수조사
김동영, 최민애, 한용희(2013). 수도권 대기오염에 의한 건강위해 취약지역의 평가. 경기개발연구원
김윤(2016). 건강보험 의료이용지도 구축 연구. 국민건강보험
김희연(2010). 저소득 취약계층 건강 보호 방안 연구. 경기개발연구원
보건복지부·질병관리본부(2015). 2014 지역사회건강조사
보건복지부, 대한의학회(2016). 소비자 건강정보 제공을 위한 중장기 전략 수립에 관한 연구.
복정고등학교(2017). 2017학년도 「성남형교육」 사업계획서.
서울의료원, 서울특별시 공공의료재단(2017). 미래 건강도시 서울 심포지엄.
서울특별시교육청(2010). 「서울 7050+운동」 실천을 위한 핸드북: 신체활동의 새로운 접근
성남시(2014). 2014년 제5회 성남시 사회조사 보고서
성남시(2015). 2015 시정주요통계.
성남시(2017). 내부자료, 분당구·경기도·아주대학교·보건복지부·질병관리본부(2015). 2014 지역사회건강통계
성남시 수정구·경기도·아주대학교·보건복지부·질병관리본부(2015). 2014 지역사회건강통계
성남시 중원구·경기도·아주대학교·보건복지부·질병관리본부(2015). 2014 지역사회건강통계
성남시, 가천대학교 산학협력단(2017). 건강포럼 자료집
성남시, 성남산업진흥재단(2016). 2016년 성남시 경제지표조사 결과 보고서
수정·중원·분당구보건소(2015). 2016년도 업무계획
여성가족부(2012). 2012년 학생 스마트폰 이용습관 전수조사
용인시, 가천대학교(2013). 용인시 건강도시 기초자료 확보를 위한 연구 용역 보고서
이상대, 김희연, 유영성(2012). 100세 시대 건강장수도시 만들기. 2012. 경기개발연구원
이해국, 2017, 세미나 자료
정해식, 김성아 대한보건협회(2015). OECD BLI 지표를 통해 본 한국의 삶의 질. 보건복지포럼
조용래, 이기영, 빈미영(2015). 건강한 도시 만들기: 하천변 산책로 정비로부터. 경기개발연구원

호문기(2013). 국내 환경보건분야 정책 · 연구 동향 및 시사점. 한국과학기술기획평가원

행정안전부(2012). 2011년 인터넷 중독 실태조사

한국보건사회연구원(2014). 2014년도 노인실태조사

행정중심복합도시건설청(2017). 행복도시 스마트시티

WHO, 보건복지부 · 한국건강증진개발원 역(2015). 건강도시: 좋은 정치가 시민을 건강하게 합니다

NACCHO(2011). Local Public Health Workorce Benchmarks

New York City(2010). Active Design Guidelines: Promoting Physical Activity and Health in Design

OECD(2017). Health at a Glance 2017

WHO(1994). Action for health in cities. Copenhagen: WHO Regional Office for Europe

WHO(2011). Intersectoral Action on Health

WHO, The WHO Center for Health Development, Kobe(2010). Urban HEART: Urban Health Equity Assessment and Response Tool: user manual.

저 자 약 력

강은정 : 순천향대학교 보건행정경영학과

고광욱 : 고신대학교 의과대학 예방의학교실

김건엽 : 경북대학교 의과대학 예방의학교실

김 영 : 경상대학교 도시공학과

김은정 : 계명대학교 도시학부 도시계획학전공

김진희 : University of New South Wales

김태환 : 국토연구원 기획경영본부

박남수 : 협성대학교 보건관리학과

성현곤 : 충북대학교 도시공학과

이원재 : 가천대학교 헬스케어경영학과

정가 29,000원

건강도시의 이론과 실제

2018년 4월 10일 초판 인쇄
2018년 4월 20일 초판 발행
저　자 : 강은정 · 고광욱 · 김건엽 · 김영
김은정 · 김진희 · 김태환
박남수 · 성현곤 · 이원재
발행자 : 송　준
발행처 : 홍릉과학출판사
주　소 : 서울시 강북구 인수봉로 50길 10
01093
등　록 : 1976년 10월 21일 제5-66호
전　화 : (02) 999-2274~5, 903-7037
팩　스 : (02) 905-6729
e-mail: hongpub@hongpub.co.kr
http://www.hongpub.co.kr
ISBN: 979-11-5600-578-0

저자와의
협의하에
인지생략